Toxikologie
für Chemiker und Biologen

Wolfgang Dekant und Spiros Vamvakas

Toxikologie

für Chemiker und Biologen

Unter Mitarbeit
von Hannelore Popa-Henning

Mit einem Geleitwort
von Dietrich Henschler

Spektrum Akademischer Verlag Heidelberg · Berlin · Oxford

Anschrift der Autoren:

Wolfgang Dekant/Spiros Vamvakas
Institut für Pharmakologie und Toxikologie
Universität Würzburg
Versbacher Str. 9
97078 Würzburg

Die Deutsche Bibliothek – CIP-Einheitsaufnahme

Dekant, Wolfgang:
Toxikologie für Chemiker und Biologen / Wolfgang Dekant und Spiros Vamvakas.
Unter Mitarb. von Hannelore Popa-Henning. Mit einem Geleitw. von Dietrich
Henschler. – Heidelberg ; Berlin ; Oxford : Spektrum, Akad. Verl., 1994
ISBN 3-86025-218-6
NE: Vamvakas, Spiros:

Lektorat: Frank Wigger, Regine Kühn (Ass.)
Redaktion: Eberhard Kiefer
Produktion: Brigitte Achauer, Myriam Nothacker
Umschlaggestaltung: Zembsch' Werkstatt, München
Druck und Verarbeitung: Franz Spiegel Buch, Ulm

Spektrum Akademischer Verlag Heidelberg · Berlin · Oxford

EIN VERLAG DER SPEKTRUM FACHVERLAGE GMBH

Inhalt

Geleitwort

Wo steht die Toxikologie in Deutschland heute? Schaut man in die Programme großer internationaler Fachtagungen, stellt man mit Genugtuung fest: Deutsche Wissenschaftler leisten maßgebliche Beiträge und stehen hinter denen anderer Länder nicht zurück. Fragt man nach guten Ausbildungsstätten in angemessener Zahl und nach wissenschaftlichen Organisationsformen im Lande, stellt man verwundert fest: Es gibt sie nicht. Weder ist Toxikologie als akademisches Fach hinreichend an Universitäten vertreten noch existiert eine fest etablierte, wissenschaftliche Gesellschaft; eine schwache Sektion unter der Ägide einer Gesellschaft für Pharmakologie fristet ein Kümmerdasein und kann sich mit Programmen und Veranstaltungen mit den Gesellschaften anderer, selbst sehr viel kleinerer Länder nicht entfernt messen. Wie ist dies möglich in einem Land, das sich besonderer Fortschrittlichkeit in Gesundheits- und Umweltschutz rühmt, das ehrgeizige Gesetze und Verordnungen erläßt und damit eine Vorreiterrolle reklamiert, das kompetente toxikologische Expertise in hohem Maße benötigt und einsetzt und das noch immer ein hohes Forschungs- und Entwicklungspotential in Chemie und Pharmazie besitzt?

Der Gründe sind viele. Einer durchgehenden Einrichtung von Lehr- und Forschungsstätten an den Hochschulen stand und steht ein verkrustetes Verständnis von Toxikologie seitens der etablierten Pharmakologen entgegen. Danach erschöpft sich die Toxikologie in der Beschäftigung mit akuten Vergiftungen und in Routineuntersuchungen zur Gewinnung von Toxizitätskennzahlen; das sei besser in Industrie- denn in Hochschullabors abzuwickeln. Die eigentlichen Ursachen liegen aber tiefer. Obwohl die Konturen einer modernen Toxikologie ganz wesentlich in Deutschland um die letzte Jahrhundertwende bis in die Mitte dieses Jahrhunderts entwickelt worden sind, mangelt es seit langem an einer klaren Aufgabenbeschreibung sowie an der Erarbeitung eines Identitätsprofils. Ist Toxikologie eine eigenständige Wissenschaft oder nicht vielmehr eine multidisziplinäre Aufgabe? Brauchen wir den Generalisten, der das gesamte Wirkungsprofil von Stoffen kritisch aufarbeitet und Risikoabschätzungen zum Zwecke der Einrichtung von Schutz- und Verhütungsstrategien durchführt, oder genügt nicht die Zusammenführung von Superspezialisten auf methodischen Einzelgebieten, die diese Aufgaben kompetenter bewältigen können? Wer bestimmt die Prioritäten in Gegenwarts- und Zukunftsaufgaben toxikologischer Problembearbeitungen: der Wissenschaftler oder der Politiker? Wieweit soll der Toxikologe bei der Beratung politischer Entscheidungsträger gehen?

Dieses Dilemma wird auch deutlich im Bestand einschlägiger Fachliteratur. Zwar existieren Lehr- und Handbücher über Teilgebiete wie akute Vergiftungen, Gewerbetoxikologie, Lebensmitteltoxikologie und andere. Ein umfassendes Toxikologiebuch, das Studenten und jungen Wissenschaftlern den Weg in die fachliche Tätigkeit weist, existiert im deutschen Sprachraum seit mehreren Jahrzehnten nicht mehr.

Das vorliegende Buch will die schmerzlich empfundene Lücke schließen. Es holt in der Stoffauswahl weit aus und deckt alle wesentlichen Stoffgebiete ab, wobei die Kapitel der Allgemeinen Toxikologie eine besondere Vertiefung erfahren. Sein Vorteil gegenüber anderen, von einer größeren Zahl von Vertretern verschiedener Fachdisziplinen verfaßten Büchern ist die Geschlossenheit der Darstellung durch nur zwei Autoren, die das Denkmuster einer Schule repräsentieren. Man wünscht dem Werk, daß es von vielen jungen Wissenschaftlern als Einführung intensiv genutzt und von erfahrenen als Referenzquelle oft herangezogen wird; und daß baldige Neuauflagen das Stoffangebot einer sich ungewöhnlich rasch ausweitenden Wissenschaft ständig aktualisieren.

Würzburg, im Juli 1994 Dietrich Henschler

Vorwort

Der Schutz ihrer Mitglieder vor chemikalienbedingten Gesundheitsschäden ist ein wichtiges Ziel unserer Gesellschaft. So regeln heute mehrere Gesetze die Herstellung und die Nutzung chemischer Stoffe. Im Bereich der Forschung und Ausbildung gewinnt zudem die Toxikologie, die Schadwirkungen chemischer Substanzen auf Lebewesen beschreibt, zunehmend an Bedeutung; als Wahl- oder Pflichtveranstaltung ist sie auf Empfehlung wissenschaftlicher Fachgesellschaften mittlerweile in naturwissenschaftliche Studiengänge, besonders in das Chemiestudium, integriert. Auch für Biologen hat sich die Toxikologie mehr und mehr zu einem wichtigen Tätigkeitsfeld entwickelt.

Viele Lehrbücher, besonders die auf Studenten der Medizin oder Ärzte ausgerichteten, behandeln die Toxikologie gemeinsam mit der Pharmakologie, aber oft in weit geringerem Umfang; nicht selten wird sie im Zusammenhang mit dem Nachweis und der Behandlung von Vergiftungen präsentiert. Mit dem vorliegenden Lehrbuch wollen wir die moderne Toxikologie in einer auf den Naturwissenschaftler ausgerichteten Form darstellen – unter besonderer Betonung von Wirkungsmechanismen und anhand aktueller Probleme. Um die Einarbeitung in das multidisziplinäre Fach Toxikologie zu erleichtern, vermittelt das Buch auch relevantes Basiswissen aus Biochemie, Anatomie und Physiologie. Neben Studenten der Chemie und Biologie soll es auch praktisch tätigen Naturwissenschaftlern (Chemikern, Biologen, Pharmazeuten, Lebensmittelchemikern) sowie Medizinern, die sich mit toxikologischen Fragestellungen befassen müssen, als Einführung in die Toxikologie dienen.

Struktur und Schwerpunkte des Buches beruhen auf dem Konzept des Unterrichts in Toxikologie, wie er seit Anfang der achtziger Jahre von den Dozenten des Instituts für Toxikologie der Universität Würzburg für Studenten der Chemie abgehalten wird. Deren positive Resonanz war ein wichtiges Motiv für uns, den Stoff und die Art der Darbietung einem breiten Publikum zugänglich zu machen.

Beim Aufbau des Buches haben wir versucht, dem Leser durch ausformulierte Zwischenüberschriften, eine Stichwortvorschau zu jedem Kapitel sowie durch Fettdruck der Glossarbegriffe (bei ihrem ersten Auftreten) den Einstieg in den Lehrstoff zu erleichtern sowie die Darstellung übersichtlich zu gestalten. In Exkursen zu den einzelnen Kapiteln finden sich interessante und für das jeweilige Thema relevante Aspekte, die meist nicht direkten Lernstoff, sondern ergänzende Informationen darstellen. Zu jedem Kapitel gehört eine Liste mit weiterführender Literatur, meist in Form von Übersichtsartikeln oder Monographien; allgemeine Informationsquellen zur Toxizität bestimmter Stoffe oder Stoffgruppen sind auch in einem Exkurs in Kapitel 1 aufgeführt.

An der Entstehung dieses Buches waren viele Kollegen und Mitarbeiter beteiligt. Allen voran möchten wir Professor Dietrich Henschler für seine aktive Unterstützung bei der Erstellung des Manuskripts und für die durch ihn, während der langjährigen Arbeit an seinem Institut, vermittelten Konzepte und Kenntnisse danken. Für wertvolle Hinweise zur modernen Vergiftungsbehandlung möchten wir uns herzlich bei Professor H. H. Maurer, Universität des Saarlandes, bedanken. Auch Dr. Detlef Bittner und unseren Doktoranden sind wir für konstruktive Vorschläge bei der Erstellung zu Dank verpflichtet.

Würzburg, im Juli 1994

Wolfgang Dekant
Spiros Vamvakas

1

Grundbegriffe und Aufgabengebiete der Toxikologie

Geschichte und Aufgabengebiete der Toxikologie • Grundbegriffe • Dosis-Wirkungs-Beziehungen • Reversible und irreversible Vorgänge • Informationsquellen

1.1 Definition der Toxikologie

Toxikologie ist die Lehre von Schadeffekten chemischer Stoffe auf Lebewesen. Sie hat die Aufgabe, die Art der Schadeffekte (und ihre biochemischen, physiologischen und pathologischen Mechanismen) quantitativ zu erfassen, das **Risiko** der Exposition gegenüber chemischen Stoffen (sowohl synthetischer als auch natürlicher Herkunft) für die Gesundheit von Mensch und Tier abzuschätzen und dadurch die Gefahren von Vergiftungen abzuwenden. Die Toxikologie leistet ferner Beratung bei der Entwicklung von Schutz- und Vorsorgemaßnahmen und leitet Ärzte bei der Erkennung, Behandlung und Vorbeugung von Vergiftungen an.

Wegen der Komplexität der beobachteten, durch unterschiedlichste Chemikalien verursachten Effekte sind zum Verständnis der Toxikologie Kenntnisse aus verschiedenen Fachdisziplinen notwendig.

1.2 Berufsbild des Toxikologen und spezielle Arbeitsfelder in der Toxikologie

Die Toxikologie ist wie viele andere Zweige der Medizin ein interdisziplinäres Fach. Grundlagenfächer der Toxikologie sind Physiologie, Biochemie, Chemie (sowohl synthetische als auch analytische Aspekte) und Pathologie.

Exkurs 1.1: Ein Blick in die Geschichte der Toxikologie

Das Interesse der breiten Öffentlichkeit an der Toxikologie wurde erst in den letzten 20 Jahren durch Medienberichte über Unfälle in der Industrie und Umweltprobleme geweckt; die Kenntnisse und die gezielte Anwendung toxischer Stoffe sind allerdings schon sehr alt. In Griechenland wurden schon vor mehr als 2 000 Jahren toxische Stoffe (pflanzliche und tierische Gifte sowie Metalle) gezielt zum Zwecke von Mord und Selbstmord eingesetzt, auch die Nutzung von Giftstoffen (wahrscheinlich pflanzlicher Natur) für die „chemische Kriegführung" war bekannt. Das Wort Toxikologie leitet sich sogar von der Nutzung toxischer Stoffe für die Kriegführung ab; *toxikon* bedeutet „giftige Substanz, in die Pfeilspitzen getaucht werden" und ist von dem Wort *toxon* für „Bogen" abgeleitet.

Schon im zweiten Jahrhundert vor Christus wurden erste Experimente zur toxischen Wirkung von Giftstoffen an Kriegsgefangenen und Häftlingen durchgeführt und so viele Gifte erkannt. Wegen der weit verbreiteten Anwendung von Giftstoffen für politisch motivierte Mordanschläge fielen auch erste Versuche zur Behandlung von Vergiftungen und zur Entwicklung von Gegenmitteln (Antidoten) in diese Zeit. Diese Versuche waren durchaus erfolgreich, wie das Beispiel des Königs Mithridates zeigt. Dieser nahm, um sich vor Vergiftungen zu schützen, regelmäßig eine Mischung aus ungefähr 50 verschiedenen Stoffen zu sich. Offenbar waren seine Mixturen durchaus als Antidote geeignet, denn als er sich selbst vergiften wollte, um der Gefangenschaft zu entgehen, mißlang dieser Versuch.

In Rom wurden noch vor Christi Geburt wegen der weiten Verbreitung von absichtlichen Vergiftungen erste Gesetze zur Regulierung der Ausgabe von Giften erlassen. Bis in das Mittelalter war die Anwendung toxikologischer Kenntnisse auf die Mischung von Giften beschränkt, und vor allem in Italien entwickelte sich die Kunst des Vergiftens zu einem wahren Kult. Professionelle Vergifter wurden zur Beseitigung politischer Gegner, Rivalen und reicher Ehemänner angeheuert; Arsen war das „Modegift".

Eine wissenschaftliche Basis für die Toxikologie und der Einsatz gezielt geplanter Experimente zur Erkennung und Quantifizierung toxischer Wirkungen wurden von Paracelsus (1493–1541) entwickelt. Er erkannte auch als erster chemisch definierte Stoffe als Auslöser von Vergiftungen. Sein wichtigster Beitrag zur Entwicklung der Toxikologie ist die erstmalige Erstellung von Dosis-Wirkungs-Beziehungen. In der Aussage »Alle Ding' sind Gift und nichts ohn' Gift; allein die Dosis macht, daß ein Ding' kein Gift ist« ist diese Grundlage der Toxikologie niedergelegt.

Die Entwicklung der Toxikologie zu einer eigenständigen Disziplin begann mit dem Leibarzt von Napoleon Bonaparte, dem Spanier Orfila (1787–1853), der Nachweismöglichkeiten für giftige Substanzen entwickelte und damit die forensische Toxikologie begründete. Im 19. Jahrhundert machten Chemie und Physiologie rasante Fortschritte; viele Entdeckungen in der Pharmakologie und der Physiologie beruhten auf dem Einsatz toxischer Stoffe zur Störung von Regelkreisläufen im Organismus. Dadurch leistete die Toxikologie einen wichtigen Beitrag zum Verständnis physiologischer Vorgänge.

In diese Zeit fällt auch die Industrialisierung der Gesellschaft und die beginnende Massenproduktion vieler chemischer Stoffe und deren weit verbreiteter Einsatz; damit nahmen die Vergiftungsmöglichkeiten zu. Das Aufgabengebiet der Toxikologie erweiterte sich auf gewerbliche Vergiftungen und die Überdosierung von Arzneistoffen. Im 20. Jahrhundert hat der explosionsartige Fortschritt in den Naturwissenschaften, besonders in Chemie und Biochemie, einen bedeutenden Einfluß auf die Toxikologie gehabt. Wirkmechanismen toxischer Verbindungen auf molekularer Ebene wurden aufgeklärt. Die Entwicklung chromatographischer Methoden und analytischer Verfahren im 19. und 20. Jahrhundert machte aus der rein beschreibenden Toxikologie eine quantifizierende Wissenschaft, die Stoffkonzentrationen in biologischen Systemen mit Stoffwirkungen in Beziehung setzen kann. Mitte des 20. Jahrhunderts gelang die Entdeckung, daß Krebs überwiegend durch chemische Substanzen ausgelöst wird. Verbesserte Kenntnisse zur Toxikologie und daraus abgeleitete Schutzmaßnahmen verminderten die Zahl akuter Vergiftungen am Arbeitsplatz; dadurch wurde die Frage nach den Schadwirkungen der kontinuierlichen Aufnahme geringer Stoffmengen eine der wichtigsten Aufgaben der Toxikologie.

Erste Gesetze zur Vermeidung des Kontakts mit Giftstoffen am Arbeitsplatz hatte man schon im Mittelalter erlassen. Im 19. Jahrhundert erzwangen die zunehmenden Vergiftungsmöglichkeiten als Folge der rasch fortschreitenden Industrialisierung neue Vorschriften, die den Umgang mit toxischen Substanzen regulierten; auslösender Faktor für die Schaffung vieler Gesetze waren durch unwissentliche oder unsachgemäße Anwendung von Gebrauchschemikalien oder Arzneistoffen herbeigeführte Vergiftungsepisoden. Vor diesem Hintergrund kam es auch zum Aufbau von Behörden, die neue toxikologische Erkenntnisse in Gesetze und andere Regelinstrumente umsetzen.

Die Toxikologie hat sich im deutschen Sprachraum aus der **Pharmakologie** entwickelt und ist erst spät zum selbständigen akademischen Fach geworden. Beide Disziplinen verwenden ähnliche, teilweise identische Methoden und befassen sich mit demselben Ziel: der Aufklärung der Wechselwirkung von chemischen Stoffen mit dem Organismus. Aus der Dosisabhängigkeit dieser Wechselwirkungen ergaben sich früher die Unterschiede zwischen den beiden Fächern. Bei niedrigen Dosen können chemische Stoffe nützliche Wirkungen zur Behandlung von Krankheiten oder zur Linderung von Beschwerden haben; höhere Dosen erzeugen schädliche Wirkungen. Heute ist die Aussage „Toxikologie ist Pharmakologie bei hohen Dosen“ jedoch falsch, da sich die Toxikologie besonders in jüngster Zeit mit Schadwirkungen geringer, chronisch aufgenommener Stoffmengen befaßt, die ohne pharmakologischen Effekt sind. Außerdem unterscheiden sich die Arten der Wechselwirkungen zwischen toxischen Stoffen und Pharmaka. Die therapeutische Wirkung von Arzneimitteln beruht überwiegend auf reversiblen Interaktionen, während toxische Verbindungen sich häufig irreversibel (kovalent) an körpereigene Makromoleküle binden (siehe auch Abschnitt 1.5). Zudem machen in der großen Zahl von Chemikalien, die in der Toxikologie bearbeitet werden, Arzneimittel nur noch einen geringen Teil aus.

In der Bundesrepublik tätige Toxikologen sind oft Ärzte und Tierärzte, toxikologische Lehrstühle und Institute gehören meist den medizinischen Fakultäten an. In jüngster Zeit hat sich die Toxikologie durch Anwendung von physikochemischen, biochemischen und molekularbiologischen Methoden jedoch stark in die Richtung der Naturwissenschaften Chemie und Biologie entwikkelt; besonders im angelsächsischen Sprachraum sind viele Toxikologen in Forschung, Lehre und Verwaltung Naturwissenschaftler. Dieser Trend ist auch in der Bundesrepublik Deutschland, zumindest in der experimentellen Toxikologie, zu beobachten. Durch die vermehrte Anwendung naturwissenschaftlicher Verfahren in der Risikoermittlung und Charakterisierung von Schadstoffen und ihren Wirkungen ist zu erwarten, daß der Anteil der Naturwissenschaftler auch in Deutschland in absehbarer Zeit ansteigt. Medizinische Aspekte spielen aber in der **forensischen Toxikologie**, die Vergiftungen nachweist, sowie in der inneren Medizin, der Anästhesiologie, der Kinderheilkunde und der Arbeitsmedizin zum Erkennen und Behandeln von Giftwirkungen nach wie vor eine wichtige Rolle.

Die die Toxikologie vertretende Fachgesellschaft, die Deutsche Gesellschaft für Pharmakologie und Toxikologie (DGPT), vergibt an Naturwissenschaftler mit langjähriger praktischer Tätigkeit an toxikologischen Einrichtungen und theoretischer Weiterbildung auf allen Gebieten der Toxikologie (in Form von Kursen) nach Ablegen einer Fachprüfung den Titel „Fachtoxikologe DGPT“. Von der Apothekerkammer wird im Rahmen einer Weiterbildung der Titel „Fachapotheker für Pharmakologie und Toxikologie“ verliehen. Ärzte und Tierärzte können nach Tätigkeit an weiterbildungsberechtigten Einrichtungen und Ablegen einer Prüfung den Titel „Fach(tier)arzt für Pharmakologie und Toxikologie“ erwerben. Im Ausland, besonders in den Vereinigten Staaten, hat sich die Toxikologie in Forschung und Lehre bereits viel weiter verselbständigt; so gehöhren zum Beispiel der Society of Toxicology mehr als 6000 Mitglieder an.

Aufgrund der Vielfalt der Stoffgruppen und den daraus resultierenden komplexen Anforderungen an die Toxikologie hat diese eine Aufspaltung in bestimmte Arbeitsfelder erfahren, die im folgenden kurz umrissen werden.

Die *Arzneimitteltoxikologie* spielt eine wichtige Rolle in der vorklinischen Prüfung neuer Arzneistoffe und Arzneistoffkombinationen; diese dient dazu, im Tierversuch die Verträglichkeit der jeweiligen Substanz zu testen und schädliche Nebenwirkungen aufzudecken. Die Arzneimitteltoxikologie charakterisiert die Symptome einer akuten oder chronischen Vergiftung durch Arzneimittel und entwickelt Behandlungsmöglichkeiten. Eine besondere Bedeutung kommt Beobachtungen am Menschen zu. Nach Abschluß der vorklinischen Prüfung werden potentielle neue Arzneimittel in vorsichtig gesteigerten Dosen zunächst an gesunden Probanden und anschließend an bestimmten Patientengruppen mit dem Ziel des Erkennens von Nebenwirkungen untersucht. Die Arzneimitteltoxikologie klärt auch die Mechanismen der beim Menschen aufgetretenen Nebenwirkungen im Tierversuch weiter auf.

Die *Gewerbetoxikologie* steht in engem Verbund mit der Arbeitsmedizin und erarbeitet Kenntnisse über mögliche akute und chronische Vergiftungen beim Umgang mit chemischen Stoffen am Arbeitsplatz. Derartige Vergiftungen haben der toxikologischen Forschung wesentliche Impulse vermittelt. Anders als bei der Aufnahme von Giften aus der Umwelt sind hier Krankheitssymptome häufig einer spezifischen Stoffexposition zuzuordnen. Arbeitsstoffe kann man qualitativ und quantitativ erfassen und dadurch die Belastung der Beschäftigten genau überwachen. Die wichtigsten Aufgaben der Gewerbetoxikologie sind die Entwicklung von Schutz- und Verhütungsmaßnahmen vor beruflichen Vergiftungen und die Aufstellung von Toleranzgrenzen für Giftstoffe am Arbeitsplatz. Besonders hervorzuheben ist dabei die Verhütung von berufsbedingten Krebserkrankungen und anderen chronischen, auf chemische Einwirkungen zurückzuführenden Erkrankungen (zum Beispiel Lungenerkrankungen wie Asbestose oder **Silikose**).

Die *Umwelttoxikologie* (Ökotoxikologie) bearbeitet Schadwirkungen von Chemikalien auf Ökosysteme und Rückwirkungen dieser Schäden auf den Menschen und entwickelt Vorschläge für Präventivmaßnahmen. Grundlage der Umwelttoxikologie ist die exakte Erfassung von Umweltgiften in Wasser, Luft, Boden, Pflanzen und Tieren.

Die *Pestizidtoxikologie* spielt bei der Entwicklung neuer **Pestizide** und für die Formulierung von Schutzmaßnahmen bei deren Anwendung eine wichtige Rolle. Besonders bei der Entwicklung neuer Wirkstoffgruppen werden Kenntnisse der molekularen Mechanismen toxischer Wirkungen gezielt zur Entwicklung selektiv auf Schadorganismen toxischer Chemikalien eingesetzt. Die Pestizidtoxikologie charakterisiert weiterhin gesundheitliche Gefahren durch Pestizidrückstände in der menschlichen Nahrung.

Die *Nahrungsmitteltoxikologie* bearbeitet die Schadwirkungen natürlicher und synthetischer Nahrungsmittelbestandteile sowie toxische Wirkungen von Trinkwasserverunreinigungen. Eng verwandt mit der Nahrungsmitteltoxikologie ist die Toxikologie der Kosmetika, welche die lokale und systemische Verträglichkeit von Kosmetikinhaltsstoffen und Kosmetikzubereitungen untersucht.

Die Therapie von Vergiftungen wird in der *klinischen Toxikologie* durchgeführt. Klinische Toxikologen diagnostizieren und therapieren akute Vergiftungen und beantworten Notfallanfragen. Die klinische Toxikologie entwickelt auch unter Berücksichtigung von Kenntnissen zu den Wirkmechanismen von Stoffen neue Behandlungsmethoden für Vergiftungen.

In der Gesetzgebung zur Regulierung toxischer Chemikalien spielen bei Behörden angestellte Toxikologen eine wichtige Rolle. Diese charakterisieren das Risiko einer Stoffexposition und entscheiden auf der Basis von Gesetzen und Verordnungen, ob Stoffe für bestimmte Zwecke eingesetzt und/oder vermarktet werden können. Ihre Aufgabe ist es ebenfalls, Grenzwerte für toxische Stoffe am Arbeitsplatz, in Lebensmitteln, im Trinkwasser und in der allgemeinen Umwelt zu definieren und entsprechende Regelwerke zu verfassen.

Exkurs 1.2: Informationsquellen in der Toxikologie

Da die Toxikologie ein interdisziplinäres Arbeitsgebiet ist, fließen in die Charakterisierung toxischer Wirkungen Informationen von vielen Seiten ein. Wegen der Vielzahl an Informationsquellen wurden zwei Übersichtswerke zu Quellen für toxikologische Informationen verfaßt:

Wexler, P. *Information Resources in Toxicology*. 2. Aufl. Amsterdam/New York (Elsevier) 1988.

Webster, J. K. *Toxic and Hazardous Material, a Sourcebook and Guide to Information Sources*. New York/London (Greenwood Press) 1987.

Neben Lehrbüchern (eine Auswahl gibt die Literaturliste zu diesem Kapitel) und Fachzeitschriften, die neueste Ergebnisse aus der toxikologischen Forschung veröffentlichen, existieren eine Reihe von Monographien zu toxischen Wirkungen bestimmter Stoffe. Diese werden von nationalen und internationalen Gremien herausgegeben und fassen alle bekannten Daten zu einer Substanz zusammen; sie sind daher schnelle und umfassende Informationsquellen zur Toxikologie bestimmter Substanzen. Die hier angegebenen Monographien stellen eine Auswahl der wichtigsten Serien dar:

Die Environmental Protection Agency (EPA), die amerikanische Umweltbehörde, gibt eine große Sammlung von *Toxicological Profiles* (mehr als 400 veröffentlicht) heraus, die alle zu einer Substanz bekannten Daten zusammenfassen.

Das European Chemical Industry Ecology and Toxicology Centre (ECETOC) gibt *Monographs, Technical Reports* und *Joint Assessments of Commodity Chemicals* heraus, die ähnlich den *EPA Profiles* sind.

Die International Agency for Research on Cancer (IARC) veröffentlicht ebenfalls Informationen zu Toxikologie und Kanzerogenität von Chemikalien. Die *Monographs* (bis jetzt etwa 500 erschienen) evaluieren die Kanzerogenität von Chemikalien, diese werden durch eine als Index und Übersichtswerk dienende *Supplement Series* ergänzt.

Die *Scientific Publications* der IARC enthalten Konferenzberichte.

Das International Programme on Chemical Safety gibt die *Environmental Health Criteria* heraus, die die Schadeffekte von Chemikalien auf die Umwelt und den Menschen, unter Berücksichtigung aller zugänglichen Literaturquellen, beschreiben (mehr als 140 Bände).

Das National Institute for Occupational Safety and Health (NIOSH) in den USA hat eine Serie von *Current Intelligence Bulletins* aufgelegt, die toxische Wirkungen von Stoffen und Prozessen am Arbeitsplatz beschreiben.

Das National Toxicology Program (USA) veröffentlicht in der Serie *Technical Reports* die genauen Ergebnisse aller in dem Programm durchgeführten Kanzerogenitätsversuche. Diese *Reports* enthalten auch kurze Zusammenfassungen der weiteren Kenntnisse zur Toxikologie der geprüften Stoffe (bis jetzt knapp 440 Stoffe erfaßt).

In der BRD veröffentlicht die MAK-Kommission die Begründungen für die Festlegung von MAK-Werten. Diese Begründungen enthalten eine Übersicht über die zur Toxizität des Stoffes bekannte Literatur (etwa 500 Begründungen liegen vor).

Die Altstoffberichte der Gesellschaft Deutscher Chemiker (inzwischen mehr als 100) fassen ebenfalls alle bekannten Daten zur Toxizität von bereits genutzten Chemikalien zusammen.

Kenntnisse zur toxischen Wirkung von Stoffen sind auch aus verschiedenen Datenbanken abrufbar, hier kann nur eine kurze Auswahl gegeben werden:

Die *Chemical Abstracts*, die über das *Cas-on-line-System* abgefragt werden können, enthalten ebenfalls Informationen zur Toxizität von Chemikalien. Diese sind allerdings auf in Fachzeitschriften veröffentlichte Artikel beschränkt. Gleiches gilt für die auf CD-ROM erhältliche Datenbank *Medline*.

In den USA sind noch weitere Datenbanken wie der *Chemical Information Service* (CIS), die *Chemical Exposure-Database* und *Toxline*, teilweise erhältlich auf CD-ROM, verfügbar.

Auch einzelne Arbeitsrichtungen in der experimentellen Toxikologie können weiter unterteilt werden. Die *Neurotoxikologie* befaßt sich beispielsweise mit Schadeffekten von Chemikalien auf das Nervensystem, die *Immuntoxikologie* behandelt Wirkungen auf das Immunsystem. Auch die Begriffe *biochemische Toxikologie* (Anwendung biochemischer Methoden zum Studium toxischer Wirkungen) oder *analytische Toxikologie* (quantitativer Nachweis toxischer Stoffe) sind gebräuchlich und geben weiteren Beleg für die Spezialisierung in der Toxikologie.

1.3 Grundlagen der toxischen Wirkungen von Chemikalien

Ein Giftstoff kann im Prinzip als eine Verbindung definiert werden, die eine Schadwirkung auf Lebewesen auslöst. Dies ist allerdings keine praktisch tragfähige Definition, da toxische Wirkungen relativ sind und jede bekannte Chemikalie bei ausreichender Dosis einen toxischen Effekt erzielen kann. Tabelle 1.1 zeigt die Dosis verschiedener Chemikalien, die bei 50 Prozent der behandelten Versuchstiere zu einer tödlichen Vergiftung führt (**LD_{50}**). Bestimmte Chemikalien sind schon in Mikrogrammengen nach akuter Aufnahme hochtoxisch, andere verursachen auch bei Aufnahme großer Mengen keine nachweisbaren Schadwirkungen. Toxische Stoffe können sowohl Industriechemikalien und deren Nebenprodukte als auch nieder- und hochmolekulare Naturstoffe sein.

Giftwirkungen sind gesundheitliche Folgen der Wechselwirkung von Chemikalien und Lebewesen (biologischen Systemen). Sie entsprechen dem Produkt aus der dem Stoff eigenen Wirkungsstärke und der Menge dieses Stoffes, mit der der Mensch in Kontakt kommt oder die vom Menschen aufgenommen wird. Die aufgenommene Menge eines Stoffes wird als Belastung oder **Exposition** bezeichnet. Das Wort „Belastung“ beinhaltet schon eine Wertung und

Tabelle 1.1: Vergleich der akuten Toxizität verschiedener Stoffe in Versuchstieren

Chemikalie	Versuchstier	Aufnahmeweg	LD_{50} (mg/kg)
Ethanol	Maus	oral	10 000
Natriumchlorid	Maus	i.p.	4 000
Eisensulfat	Ratte	oral	1 500
Morphiumsulfat	Ratte	oral	900
Natrium-Phenobarbital	Ratte	oral	150
DDT	Ratte	oral	100
Picrotoxin	Ratte	s.c.	5
Strychninsulfat	Ratte	i.p.	2
Nikotin	Ratte	i.v.	1
d-Tubocurarin	Ratte	i.v.	0,5
Hemicholinium-3	Ratte	i.v.	0,2
Tetrodotoxin	Ratte	i.v.	0,10
Dioxin	Meerschweinchen	i.v.	0,001
Botulinustoxin	Ratte	i.v.	0,00001

i.p. = intraperitoneal; i.v. = intravenös; s.c. = subcutan

setzt Schadwirkungen beim Kontakt mit einem Stoff voraus; daher wird in diesem Buch der wertneutrale Begriff „Exposition" verwendet. Exposition (*exposure* im Englischen) beschreibt nur den Kontakt mit einem Stoff, der nicht zwangsläufig zu Schadwirkungen führen muß. Toxische Wirkungen können nur auftreten, wenn der chemische Stoff oder sein im Körper gebildetes Umwandlungsprodukt in ausreichender Menge und genügend lange einwirken können. Giftwirkungen sind daher nicht allein von der Struktur und den physikalisch-chemischen Eigenschaften eines Stoffes abhängig, sondern auch von Art, Häufigkeit und Dauer der Einwirkung sowie der Empfindlichkeit des biologischen Systems. Der bei Angabe der LD_{50}-Werte in Gewichtseinheiten am stärksten toxisch wirksame Stoff, das Gift von *Clostridium botulinum*, wirkt bereits in Picogrammengen tödlich. Vergiftungen durch diesen Stoff ereignen sich allerdings selten, da kaum jemand mit der Verbindung in Kontakt kommt (die Expositionsmöglichkeiten sind gering, siehe Kapitel 9). Auch akute Vergiftungen mit anderen stark toxischen Verbindungen (Quecksilbersalze) werden sehr selten (praktisch nur bei Aufnahme in Vergiftungsabsicht) beobachtet, obwohl diese Stoffe in geringen Konzentrationen im Blut der Bevölkerung nachweisbar sind und **ubiquitär** in der Umwelt vorkommen (die Expositionshöhe ist gering). Zur Charakterisierung des Gefährdungspotentials eines Stoffes sind daher neben Kenntnissen zur Art der toxischen Effekte und der zur Auslösung nötigen Dosis auch Informationen über die chemischen Eigenschaften des Stoffes und die Expositionsbedingungen nötig. Die wichtigsten Faktoren, welche die Toxizität beeinflussen, sind die Art der Stoffaufnahme und deren Dauer und Häufigkeit.

1.3.1 Stoffe können über verschiedene Wege in den Organismus gelangen

Die wichtigsten Aufnahmewege sind: Aufnahme über den Magen-Darm-Trakt (Ingestion), über die Lunge (Inhalation), über die Haut und Injektion in das Blut oder in Körpergewebe. Durch direkte Injektion in das Blut stellen sich toxische Effekte am schnellsten ein, gefolgt von Inhalation, Injektion in die Bauchhöhle (**intraperitoneal**), Injektion in den Muskel und oraler Gabe. Die physiologischen Gesetzmäßigkeiten, die für diese Abstufungen verantwortlich sind, sind in Kapitel 4 dargestellt.

1.3.2 Toxische Effekte auf ein Versuchstier oder einen Menschen können nach dem Ort ihres Auftretens unterschieden werden

Lokal wirksame Stoffe wirken an der Stelle ihres Kontakts mit dem Organismus, zum Beispiel beim Verschlucken ätzender Stoffe, bei der Inhalation von Reizgasen oder bei der Kontamination der Haut. Die Wirkungen sind meist auf die unmittelbar betroffenen Körperpartien wie Auge, Mund, Speiseröhre, Magen, Haut oder Lunge beschränkt. Lebensbedrohende Vergiftungen können auftreten, wenn für den Organismus lebenswichtige Organe (Atemtrakt, Speiseröhre) geschädigt werden.

Im Gegensatz dazu werden systemisch wirksame Stoffe über verschiedene Wege in den Organismus aufgenommen und dort verteilt. Die toxische Wirkung tritt an einem von der Eingangspforte mehr oder weniger weit entfernten Gewebe auf. Bis auf hochreaktive Stoffe wirken die meisten toxischen Verbindungen auf diese Weise; einige Verbindungen zeigen sowohl lokale als auch **systemische Wirkungen**. Bei systemisch wirksamen Stoffen ist die Toxizität auf verschiedene Organe unterschiedlich, meist werden nur wenige, bestimmte Organe oder Gewebe geschädigt. Die selektive Organschädigung bei systemischer Verteilung eines Stoffes wird als organspezifische oder **organotrope Toxizität** bezeichnet. Für die organotrope Toxizität eines Stoffes können selektive Anreicherungsmechanismen, die Konzentration von aktivierenden Enzymen im Zielorgan oder auch eine besondere Empfindlichkeit des Zielorgans gegenüber dem jeweiligen Stoff verantwortlich sein. Das häufigste Zielgewebe bei akuter Belastung ist das zentrale Nervensystem, gefolgt vom Blut und blutbildenden System, von Leber, Niere und anderen Organen. Toxische Wirkungen auf Knochen und Muskeln werden selten beobachtet.

Tabelle 1.2: Beispiele toxischer Wirkungen eingeteilt nach Zeitabhängigkeit und Wirkungsart

Exposition	Wirkungsart	Stoffbeispiel	toxische Wirkung
akut	lokal an der Einwirkungsstelle	Chlorgas	Lungenschaden
	systemisch	Arsenverbindungen Quecksilbersalze	Hämolyse Nierenschaden
	gemischt	Stickoxide	Lungenschaden, Methämoglobinämie
chronisch	lokal	Schwefeldioxid	Bronchitis
	systemisch	Benzol Vinylchlorid	Leukämie Leberkrebs
	gemischt	Tabakrauch	Lungenkrebs, Blasenkrebs

1.3.3 Dauer und Häufigkeit des Stoffkontakts haben großen Einfluß auf toxische Wirkungen

Die Exposition gegenüber Chemikalien kann **akut** (meist einmalig) oder chronisch sein; beim Kontakt mit toxischen Stoffen am Arbeitsplatz oder in der Umwelt sind die Grenzen oft fließend.

Im wissenschaftlichen Experiment dauern akute Expositionen weniger als 24 Stunden, wobei alle oben genannten Applikationswege gewählt werden können. Inhalationsversuche sind wegen des großen Aufwands und zur Simulierung der beruflichen Arbeitszeiten oft auf acht Stunden beschränkt. Akute Expositionen führt man meist mit einmaliger Gabe des jeweiligen Stoffes durch, aber weniger toxische Substanzen können auch mehrmals verabreicht werden.

Toxizitätsuntersuchungen mit wiederholter Gabe eines Stoffes fallen in drei Kategorien: **subakut**, **subchronisch** und **chronisch**. Im ersten Fall wird der Stoff wiederholt in einem Zeitraum von einem Monat oder weniger verabreicht, bei subchronischer Gabe über ein bis drei Monate hinweg. Chronische Expositionen können von drei Monaten aufwärts bis über die ganze Lebenserwartung eines Versuchstieres (bei Nagern 18 bis 24 Monate) andauern. Bei wiederholter Gabe eines Stoffes wählt man meist die orale Verabreichung, die am wenigsten aufwendige Applikationsform; der Stoff wird einfach dem Futter oder Trinkwasser beigemischt. Flüchtige oder in Futter oder Trinkwasser nicht stabile Stoffe können auch per Schlundsonde direkt in den Magen gegeben werden; diese Applikationsform ist, wie die wiederholte Inhalation, aufwendig und schwierig (Toxizitätsuntersuchungen am Tier sind in Kapitel 6 beschrieben), wird aber oft in der Arzneimitteltoxikologie zur Simulierung der Aufnahme eines Arzneistoffes im Menschen angewendet.

Bei vielen chemischen Stoffen unterscheiden sich die toxischen Effekte nach akuter Exposition maßgeblich von denen nach subchronischer oder chronischer Gabe. Als Beispiel können die Wirkungen des n-Hexans dienen. Während eine akute Inhalation hoher Konzentrationen zu narkotischen Effekten führt, die nach Ende einer einmaligen Exposition ohne Folgen abklingen, bewirkt die chronische Exposition gegenüber niedrigen Konzentrationen in der Atemluft (beispielsweise bei Klebstoffschnüfflern und am Arbeitsplatz) irreversible Lähmungen der Arme und Beine.

Nach einmaliger Gabe eines Giftstoffes können toxische Effekte bei guter **Resorption** oder schnell eintretender Beeinträchtigung lebenswichtiger Organe und Regelmechanismen schnell auftreten, aber auch zeitlich verzögerte Wirkungen sind bekannt. Beispielsweise führt die einmalige Gabe tödlicher Dosen Natriumcyanid (der Wirkungsmechanismus ist in Abschnitt 8.3.4 beschrieben) innerhalb von Minuten zum Tode, während mit tödlichen Dosen an 2,3,7,8-Tetrachlordibenzodioxin (siehe Abschnitt 8.3.1) der Tod der Versuchstiere erst nach zwei bis drei Wochen eintritt.

In Untersuchungen zur chronischen Toxizität werden nach jeder Stoffgabe oft auch akute Effekte beobachtet, die sich durchaus von den gegen Ende des Versuches beobachteten chronischen Wirkungen unterscheiden. Bei lipophilen Stoffen kann nach Expositionsspitzen Narkose auftreten, dagegen zeigen sich chronische Wirkung niedrigerer Expositionen gegen viele lipophile Stoffe in Leberschäden. Daher müssen zur Charakterisierung der Gefährlichkeit eines Stoffes sowohl die Ergebnisse der Studien zur akuten als auch jene zur subchronischen und chronischen Toxizität herangezogen werden.

1.3.4 Auch die Wahl der Tierspezies und die Art der Aufnahme beeinflussen das Ausmaß der toxischen Wirkungen

Das Ausmaß toxischer Wirkungen wird maßgeblich durch die verwendete Tierspezies und den genutzten Tierstamm beeinflußt. Beispielsweise zeigt Acetaminophen einen LD_{50}-Wert nach oraler Gabe von 800 mg/kg in der Maus, 3 000 mg/kg im Meerschweinchen und 3 800 mg/kg in der Ratte. Beim Menschen wurde aus Vergiftungen ein LD_{50}-Wert von 600 mg/kg abgeleitet.

Bei Inhalationsexperimenten können bei verschiedenen Spezies starke Unterschiede in Art, Ausmaß und Ort toxischer Wirkungen auftreten, da die Anatomie und Physiologie des Atemtraktes große Unterschiede aufweisen. Ratten sind obligate Nasenatmer, hingegen atmet der Mensch unter körperlichem Streß am Arbeitsplatz hauptsächlich durch den Mund.

Auch die Art der Aufnahme des Fremdstoffes hat einen maßgeblichen Einfluß auf das Ausmaß toxischer Wirkungen. Diese können bei oraler oder intraperitonealer Gabe stark unterschiedlich sein. Weitere Faktoren, die toxische Wirkungen beeinflussen sind Alter der Versuchstiere, Ernährungszustand und Haltungsbedingungen.

1.3.5 Im Gemisch verändern sich die toxischen Wirkungen von Stoffen

Die toxische Wirkung einzelner Substanzen in Gemischen im Vergleich zur Einzelsubstanz kann durch gegenseitige Beeinflussung der Resorption, der **Plasmaeiweißbindung**, der **Biotransformation** und der Ausscheidung (siehe Kapitel 4) verringert oder verstärkt werden. Beispielsweise kann ein im Gemisch vorhandener weiterer Stoff um biotransformierende Enzyme konkurieren; dadurch wird der Stoff nicht mehr im Organismus abgebaut, toxische Wirkungen werden verstärkt. Neben diesen Effekten auf die **Toxikokinetik** (siehe unten) können auch Veränderungen der **Toxikodynamik** auftreten. Die Interaktion mehrerer Stoffe kann sich auf toxikodynamische Phänomene additiv, überadditiv und subadditiv auswirken. Bei additiven Effekten entspricht die beobachtete Wirkung der Summe der Einzeleffekte, bei überadditiven Effekten ist sie größer (Potenzierung) und bei subadditiven Effekten kleiner. Ein Beispiel für solche Wechselwirkungen mit gesundheitsschädlichen Folgen ist das Trinken von Alkohol und gleichzeitige Einnahme von Arzneimitteln.

1.3.6 Sowohl Toxikokinetik als auch Toxikodynamik beeinflussen die toxischen Wirkungen

Toxische Effekte eines chemischen Stoffes sind die Folge einer Reihe von komplexen Vorgängen bei der Wechselwirkung von Stoff und Organismus. Das Ausmaß der toxischen Wirkungen wird sowohl von der Stoffbewegung und dem Stoffwandel (Metabolismus) im Organismus (diese Faktoren beeinflussen die Konzentration des Stoffes am Wirkort im Organismus) als auch von seiner Interaktion mit bestimmten Makromolekülen beeinflußt. Da die Konzentration am Wirkort unter anderem eine Funktion der Kinetik von Aufnahme und Ausscheidung des Stoffes und daher zeitabhängig ist, sind die toxischen Wirkungen ebenfalls zeitabhängig. Zeit- und Konzentrationsabhängigkeiten lassen sich getrennt beschreiben. Bei einer solchen Trennung sind die toxischen Wirkungen durch die toxikokinetische und die toxikodynamische Phase (Abbildung 1.1) charakterisiert.

Die toxikokinetische Phase beschreibt die Art und Geschwindigkeit der Aufnahme des Stoffes in den Organismus, seine Verteilung innerhalb des Körpers, seine Umwandlung im Organismus durch enzymatische beziehungsweise nichtenzymatische Prozesse und die Geschwindigkeit seiner Ausscheidung. Diese Teilprozesse umreißen die Einwirkung des Organismus auf die Substanz. Die dafür maßgeblichen Grundlagen werden in Kapitel 4 ausführlich dargestellt. Die toxikodynamische Phase beschreibt die Wechselwirkung der Substanz mit molekularen Strukturen des Organismus und damit spezifische Stoffwirkungen. Diese Interaktionen führen lokale und systemische Veränderungen der Organisation des biologischen Systems und somit toxische Wirkun-

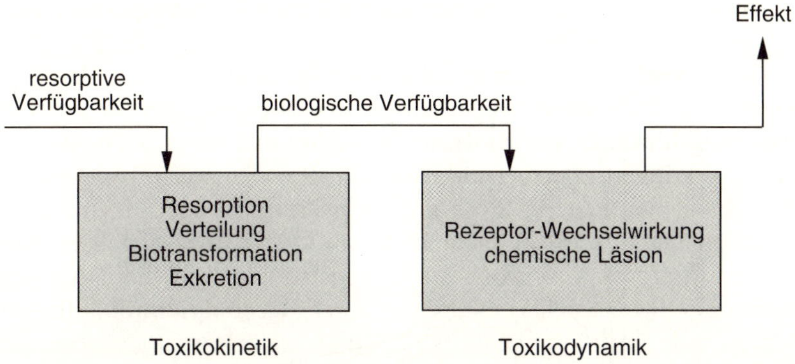

1.1 Toxikokinetische und toxikodynamische Phase bei der Wechselwirkung einer Substanz mit dem Organismus.

gen herbei. Die toxikodynamischen Prozesse umfassen die Wirkung der Substanz auf den Organimus. Die diesen Interaktionen zugrundeliegenden Mechanismen werden in Kapitel 3 behandelt.

1.4 Akute Intoxikation

Bei reversiblen Wirkungen (siehe Exkurs 1.3) existiert eine Grenzkonzentration, unterhalb der kein toxischer Effekt zu beobachten ist (subtoxischer Bereich). Wird diese Grenzkonzentration überschritten, ergibt sich ein toxischer Effekt, dessen Dauer und Stärke hauptsächlich durch die Toxikokinetik der Substanz beeinflußt wird. Bei oraler Gabe ist die Geschwindigkeit der Resorption durch die Schleimhäute des Magen-Darm-Traktes geschwindigkeitsbestimmend für das Anfluten des Stoffes im Organismus. Bei gleicher Dosierung und gleicher Eliminationsrate entscheidet die Resorptionsgeschwindigkeit über den Zeitverlauf der Stoffkonzentration im Blut und damit über das Ausmaß toxischer Wirkungen (Abbildung 1.2).

Auch die Eliminationsgeschwindigkeit eines Stoffes oder seiner Metaboliten bestimmt Ausmaß und Dauer der toxischen Wirkungen. Stoffe, die langsam eliminiert werden, führen bei gleicher Dosis und Resorptionsrate, aber unterschiedlicher Eliminationsgeschwindigkeit zu verschieden starken und unterschiedlich lang anhaltenden toxischen Wirkungen (Abbildung 1.3).

Eine direkte Korrelation zwischen der Konzentration des Stoffes am Wirkort und der toxischen Wirkung stellt den einfachsten Fall einer zeitabhängigen Wirkungsbeziehung dar. Bei akuten Vergiftungen kann die Korrelation zwischen Wirkung und Plasmaspiegel des Stoffes durch folgende Faktoren beeinflußt werden: a) Die zeitliche Änderung der Stoffkonzentration am Wirkort verläuft nicht parallel zur Plasmaspiegelkurve; b) die toxische Wirkung des

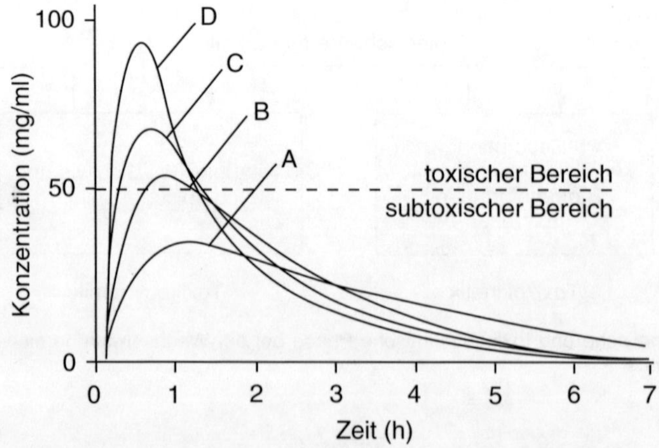

1.2 Korrelation der Zeitabhängigkeit der Blutspiegel eines Stoffes und der toxischen Wirkung. Dargestellt sind theoretische Blutspiegelkurven einer Substanz in Abhängigkeit von der Resorptionsgeschwindigkeit bei gleicher Dosis und Elimination. Je höher die Resorptionskonstante k_a (Aufnahme einer bestimmten Stoffmenge pro Zeiteinheit) liegt (A = 1, B = 2, C = 3, D = 6). desto schneller (und höher) steigt die Konzentration des Stoffes im Blut; bei einer sehr niedrigen Resorptionskonstante kann die Konzentration stets im subtoxischen Bereich bleiben.

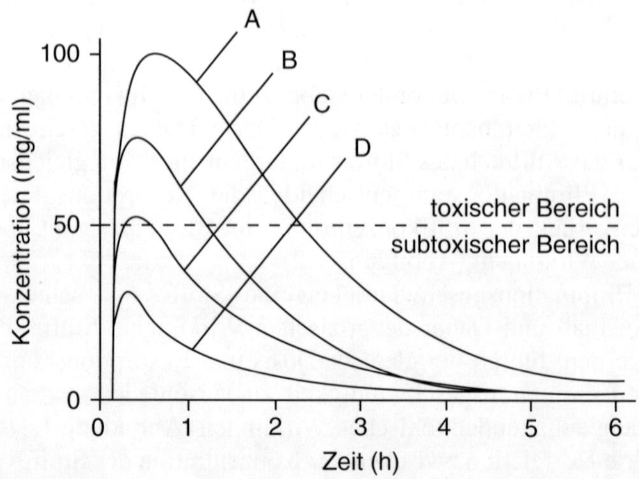

1.3 Korrelation der Zeitabhängigkeit der Blutspiegel eines Stoffes und der toxischen Wirkung. Dargestellt sind theoretische Blutspiegelkurven einer Substanz in Abhängigkeit von der Eliminationsgeschwindigkeit bei gleicher Dosis und Resorption. Die Höhe der Eliminationskonstante k_e (A = 1, B = 2, C = 4, D = 10) bestimmt, wie lange die Konzentration des Stoffes im toxischen Bereich bleibt. Bei sehr schneller Elimination kann die Stoffkonzentration im Organismus im subtoxischen Bereich bleiben.

Stoffes beruht auf der Bildung toxischer Metaboliten (Bioaktivierung, siehe Kapitel 5) und nicht auf den toxikodynamischen Eigenschaften der Ausgangssubstanz; c) für die toxische Wirkung ist eine kumulative, irreversible Schädigung bestimmter Funktionen des Organismus verantwortlich (siehe Exkurs 1.3), deren Folgen erst nach Ausscheidung des Stoffes beobachtet werden.

1.5 Dosis-Wirkungs-Beziehungen

Wie schon Paracelsus erkannte, sind alle toxischen Wirkungen von Fremdstoffen relativ und nicht nur von den Eigenschaften des Stoffes, sondern auch von der Dosis abhängig; allein die Dosis macht aus, ob ein Stoff giftig ist oder nicht. **Dosis-Wirkungs-Beziehungen** beschreiben den Zusammenhang zwischen aufgenommener Dosis und dem Ausmaß der toxischen Wirkung. Sie stellen das wichtigste und grundlegendste Konzept der Toxikologie dar und ihr Verständnis ist für die Charakterisierung toxischer Wirkungen essentiell. Da der nach Gabe eines Fremdstoffes resultierende toxische Effekt sowohl eine Funktion der Dosis als auch eine Funktion der Zeit ist, trägt man in Dosis-Wirkungs-Beziehungen die innerhalb der Beobachtungszeit maximal erreichbare Wirkung auf; dadurch erhält man zeitunabhängige Kurven.

Folgende grundlegende Annahmen spielen eine bedeutende Rolle bei der Erstellung von Dosis-Wirkungs-Beziehungen: a) Der toxische Effekt des Stoffes ist auf eine Wechselwirkung mit einem biologischen Makromolekül (**Rezeptor**) zurückzuführen; b) das Ausmaß der toxischen Wirkung verläuft proportional zur Konzentration des Stoffes am Rezeptor; c) die Konzentration am Rezeptor ist proportional der Dosis.

Dosis-Wirkungs-Beziehungen im toxikologischen Sinn ergeben sich aus der dosisabhängigen Zunahme einer graduell abgestuften Wirkungsintensität bis zum erreichbaren Wirkungsmaximum an einem einzelnen Individuum oder einem einfachen biologischen System (Enzym, Organfraktion, Gewebe). In Abhängigkeit von der Dosis wird entweder die Intensität eines Effekts an einem Versuchsobjekt oder die Häufigkeit (**Inzidenz**) des Effekts in einem Kollektiv (stochastische Wirkung) geprüft. Im ersten Fall nimmt die Intensität bis zum Wirkungsmaximum zu, im zweiten Fall steigt die Zahl der Mitglieder des Kollektivs, die den Effekt zeigen. Basis für die Dosis-Wirkungs-Beziehung bei reversiblen Effekten ist die Assoziation des Stoffes mit dem Rezeptor. Da die Konzentration des Stoffes am Rezeptor proportional zur Dosis ist, verlaufen Dosis-Wirkungs-Kurven wie Rezeptorbindungskurven.

Grundlagen für „individuelle" Dosis-Wirkungs-Beziehungen sind auf bestimmte Stoffwirkungen zurückzuführende, abgestufte Effekte, die sich durch Meßparameter erfassen lassen. Eine anschauliche Dosis-Wirkungs-Beziehung im Individuum tritt beim Genuß alkoholischer Getränke zutage. Das Trinken kleiner Mengen (niedriger Dosen) Ethanol führt nur zu geringen Beeinträchti-

Exkurs 1.3: Rezeptortheorie und Dosis-Wirkungs-Beziehungen

Die molekularen Wechselwirkungen in der toxikodynamischen Phase beruhen auf Bindungen des Fremdstoffes an biologische Makromoleküle des Organismus, die auch als Rezeptoren bezeichnet werden. Der Begriff „Rezeptor" stammt aus der Pharmakologie; er bezeichnet hypothetische Kontaktstellen mit hoher Affinität für körperfremde und für körpereigene Stoffe. Die Besetzung dieser Kontaktstellen bewirkt Veränderungen in physiologischen Regelmechanismen innerhalb der einzelnen Zelle oder im Gesamtorganismus (siehe Kapitel 3). Rezeptoren konnten lange nur durch die nach Gabe von Stoffen beobachteten Wirkungen beschrieben werden. Durch die Fortschritte in der Biochemie hat man inzwischen zahlreiche Proteine mit Rezeptoreigenschaften für körpereigene Stoffe (zum Beispiel Hormone) isoliert und ihre Struktur aufgeklärt.

In der Toxikologie werden nur wenige Stoffwirkungen direkt durch Bindung eines Fremdstoffes an *Proteine* mit Rezeptoreigenschaften ausgelöst. Zur Analyse toxikodynamischer Vorgänge erweitert man den Rezeptorbegriff daher auf verschiedenste biologische Makromoleküle (Proteine mit oder ohne enzymatische Aktivität, Lipide, DNA).

Grundsätzlich lassen sich zwei Arten der Interaktionen unterscheiden. Der chemische Stoff kann sowohl reversibel als auch irreversibel an den Rezeptor gebunden werden. Nach diesem Verhalten kann man zwischen „Konzentrationsgiften" (reversibel) und „Summationsgiften" (irreversibel) unterscheiden. Bei „Konzentrationsgiften" ist die Bindung an den Rezeptor reversibel und abhängig von der Konzentration des toxischen Stoffes im Organismus. Mit zunehmender Besetzung des Rezeptors nimmt die Wirkungsstärke zu; nach Ausscheidung des Stoffes geht die Wirkung auf null zurück. Die Interaktionen zwischen Stoff und Rezeptor beruhen auf elektrostatischen Wechselwirkungen, van-der-Waals-Bindungen und Wasserstoffbrücken. Nach Aufnahme von „Konzentrationsgiften" werden der Stoff oder seine Metaboliten meist rasch wieder ausgeschieden oder entgiftet; die maximale Konzentration des Stoffes am Rezeptor stellt sich innerhalb der Beobachtungszeit ein.

„Summationsgifte" dagegen reagieren unter Bildung einer kovalenten Bindung mit dem Rezeptor und bewirken eine irreversible Veränderung des Rezeptors. Auch nach Ausscheidung des Stoffes aus dem Organismus bleibt die Wirkung bestehen. Bei erneuter Aufnahme kann der toxische Stoff mit den übrigen freien Rezeptoren reagieren; die Wirkung des Stoffes ist somit additiv und kumuliert. Bei „Summationsgiften" sind Wirkungen nach der ersten Aufnahme kaum zu beobachten, sondern erst nach mehrfacher und langfristiger Aufnahme. Die Wirkungen können allerdings durch Reparatur geschädigter DNA oder Abbau und Neusynthese veränderter Proteine teilweise bis vollständig reversibel sein.

Bei „Konzentrationsgiften" läßt sich die Interaktion des Stoffes (S) mit dem Rezeptor (R) in einer Gleichgewichtsreaktion formulieren:

$$[S_f] + [R_f] \rightleftharpoons [SR] \quad \text{(Gl. 1.1)}$$

Dabei bezeichnet S_f die Konzentration des ungebundenen Stoffes und R_f die Konzentration an unbesetztem Rezeptor. Die toxischen Wirkungen beruhen auf der Zahl besetzter Rezeptoren und lassen sich durch die Rezeptortheorie

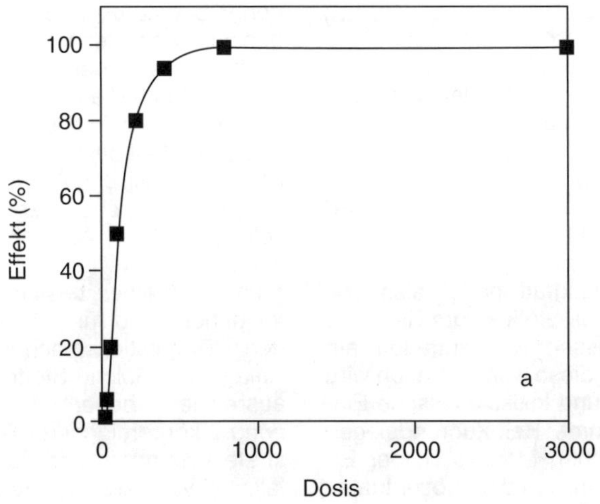

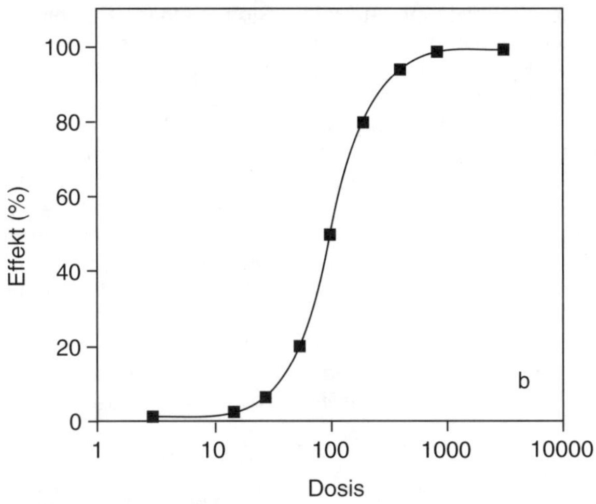

1.4 Darstellung der Dosis-Wirkungs-Beziehung eines rezeptorvermittelten Effekts in linearer (a) und halblogarithmischer Form (b). Der Wendepunkt der S-förmigen Kurve b gibt den ED_{50}-Wert (50 Prozent der maximal erreichbaren Wirkung) des Stoffes an.

quantitativ beschreiben, die dem Massenwirkungsgesetz unterliegt:

$$K_d = \frac{[S_f] \times [R_f]}{[SR]} \qquad \text{(Gl. 1.2)}$$

K_d ist die Dissoziationskonstante des Stoff-Rezeptor-Komplexes. Die Affinität eines chemischen Stoffes für den entsprechenden Rezeptor ist durch seine Affinitätskonstante gegeben.

$$K_a = \frac{1}{K_d} \qquad \text{(Gl. 1.3)}$$

Der Sättigungsgrad y aller gleichartigen Rezeptoren ergibt sich als:

$$y = \frac{K_a \times [S]}{1 + K_a \times [S]} \qquad \text{(Gl. 1.4)}$$

Der Sättigungsgrad hängt also von der Affinität des Stoffes zum Rezeptor und von dessen Konzentration am Rezeptor ab; diese Konzentration wird durch Dosis und toxikokinetische Einflüsse bestimmt. Bei Zugrundelegen dieses einfachen Modells ist der Effekt E eine Funktion des prozentualen Anteils der besetzten Rezeptoren und damit der Dosis. Die in Abbildung 1.4a bei linearer Auftragung gezeigte Kurve geht bei logarithmischer Auftragung der Dosis (Abbildung 1.4b) in eine S-förmige Kurve über. Deren Wendepunkt charakterisiert die Konzentration, bei der die Wirkung 50 Prozent der maximal möglichen Wirkung erreicht hat. Diese Konzentration wird als ED_{50}-Wert (50 Prozent des maximalen Effekts) bezeichnet. Der ED_{50}-Wert ist der Affinität der Substanz zum Rezeptor umgekehrt proportional.

Zusätzlich kann die Konzentration eines Stoffes am Rezeptor von der Anwesenheit anderer, auch körpereigener Substanzen abhängen, die um den gleichen Rezeptor konkurrieren. Stoffe, die an einen Rezeptor binden, können durch die Rezeptorbesetzung biologische Funktionsabläufe fördern. In diesem Fall besitzen sie eine sogenannte intrinsische Aktivität; im Sinne der physiologischen Regulation ist ein solcher Stoff ein Agonist. Stoffe ohne intrinsische Aktivität, die jedoch eine Affinität für einen bestimmten Rezeptor haben, sind für den entsprechenden Regulationsmechanismus ein Antagonist. Solche Stoffe können bei ausreichend hoher Affinität die Bindung körpereigener Rezeptorsubstrate verhindern und dadurch ebenfalls physiologische Regelkreisläufe stören.

Sowohl agonistische als auch antagonistische Effekte von toxischen Stoffen stellen Beeinträchtigungen der physiologischen Steuermechanismen dar, die Gegenreaktionen auslösen können. Bei Agonisten mit intrinsischer Aktivität sind Rezeptorbesetzung und biologischer Effekt gekoppelt; für einfache biologische Systeme gilt aufgrund der Rezeptortheorie in erster Näherung folgender Zusammenhang: Die Intensität eines biologischen Effekts ist proportional zur Stärke des auslösenden Reizes; die Reizstärke ist wiederum proportional zur Menge des gebildeten Fremdstoff-Rezeptor-Komplexes.

gungen der motorischen Koordinations- und der geistigen Leistungsfähigkeit; bei mehr als 1,4 Promille Ethanol im Blut ist die Grenze einer akuten Intoxikation erreicht, bei mehr als 2,5 Promille tritt beim Nichtgewöhnten als massiver toxischer Effekt Bewußtlosigkeit auf. Dieser „maximale" Effekt kann auch durch Dosiserhöhung nicht mehr übertroffen werden (Tabelle 1.3).

Im Experiment geht es oft darum, Effekte auf biochemische Prozesse wie die Hemmung eines bestimmten Enzyms nach Aufnahme eines Stoffes zu quantifizieren. Solche Experimente können unter Verwendung nur eines Versuchstiers und einer stufenweise gesteigerten Dosis durchgeführt werden. Abbildung 1.5 zeigt die Dosisabhängigkeit der Hemmung (Inhibition) zweier

Tabelle 1.3: Symptome der Alkoholintoxikation (Rausch) bei steigenden Blutspiegeln von Ethanol

Blutkonzentration von Ethanol in Promille	Erscheinungen
0,3	erste Gangstörungen
0,5	leichte Einschränkung des Gesichtsfeldes und der Aufmerksamkeit
0,7 bis 0,8	verlängerte Reaktionszeit, erste Sprachstörungen
1,2	mäßiger Rauschzustand
1,4	Koordinationsfähigkeit massiv beeinträchtigt
2,0	stark eingetrübtes Bewußtsein, Verlust des Erinnerungsvermögens
ab 2,4	Bewußtlosigkeit
4 bis 5	tiefe Bewußtlosigkeit, Lebensgefahr

Enzyme, der **Cholinesterase** und der Carboxylesterase (beide sind serinabhängige Enzyme), durch Organophosphate (eine detaillierte Darstellung der Toxikologie von Organophosphaten findet sich in Abschnitt 8.5.3) nach Aufnahme über die Nahrung in Ratten. Das Ausmaß der Hemmung beider Enzyme ist dosisabhängig, die Kurven unterscheiden sich jedoch. Die Hemmung der Cholinesterase steigt im gesamten untersuchten Bereich linear zur Dosis, dagegen

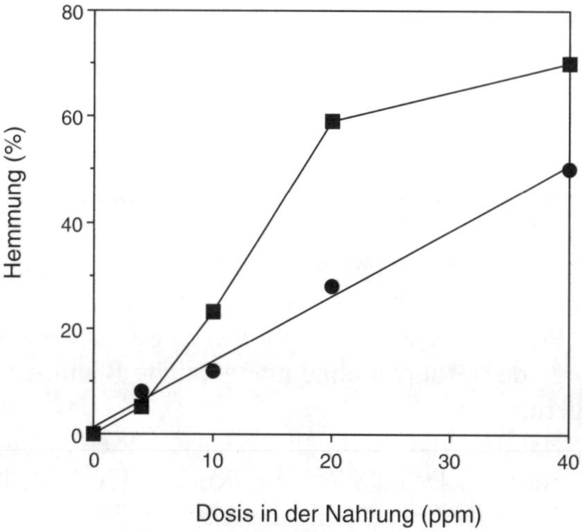

1.5 Dosisabhängigkeit der Inhibition der Enzyme Cholinesterase ● und Carboxylesterase ■ nach Aufnahme eines Organophosphatpestizids mit der Nahrung in Ratten.

zeigt die Dosisabhängigkeit der Inhibition der Carboxylesterase eher den Verlauf einer Sättigungskurve. Toxische Effekte korrelieren in diesem Beispiel direkt mit der Inhibition der Cholinesterase (zu Wirkmechanismen siehe Kapitel 8.5.3) und können durch Messung der Hemmung quantifiziert werden.

Für die toxikologische Beurteilung einer Substanz zieht man jedoch vor allem Dosis-Wirkungs-Kurven heran, die sich aus der dosisabhängigen Häufigkeit eines Effektes innerhalb eines Kollektivs ergeben. Die Art und Stärke der toxischen Wirkung muß vorher definiert werden; im Kollektiv lassen sich sowohl graduell abgestufte Effekte (zum Beispiel eine dosisabhängige Enzyminhibition) als auch Alles-oder-Nichts-Effekte (Tod des Versuchstieres oder Auftreten eines Tumors) beobachten. Zur Verdeutlichung der Zusammenhänge sei ein Experiment dargestellt – die Bestimmung der akuten Toxizität einer hypothetischen Substanz in Mäusen –, in dem die Individuen nach dem Alles-oder-Nichts-Prinzip reagieren, das Kollektiv aber eine abgestufte, dosisabhängige Reaktion zeigt. Der Tod eines Versuchstieres innerhalb des Beobachtungszeitraums ist der am einfachsten feststellbare Indikator, und Untersuchungen zur akuten Toxizität stellen immer noch einen der wichtigsten Beurteilungsmaßstäbe für Stoffe dar; eine detaillierte Beschreibung des Vorgehens und der Probleme bei solchen Untersuchungen gibt Abschnitt 6.2.1. Bei Verwendung einer einzelnen Maus für einen Toxizitätsversuch besteht zwar eine bestimmte Wahrscheinlichkeit für den Eintritt des Todes, die von der Wirkungsstärke der Substanz und der individuellen Empfindlichkeit des Einzeltieres abhängt, doch erst in Kollektiven zeigt sich eine Dosisabhängigkeit. Bei niedrigen Dosen reagieren nur die empfindlichsten Tiere, bei steigender Dosierung stirbt ein zunehmender Anteil der Tiere; im Extremfall sterben alle Tiere (Abbildung 1.6).

Bei ausreichender Größe der Einzelgruppen und einer großen Anzahl von Gruppen ergeben sich bei linearer und halblogarithmischer Darstellung Beziehungen zwischen der Wirkung und der applizierten Dosis in Form von Kurven, die der Dosisabhängigkeit rezeptorvermittelter Wirkungen gleichen (Abbildung 1.7a, b).

Aus dem sigmoiden Kurvenverlauf (Abbildung 1.7b) einer log-normalverteilten Dosis-Wirkungs-Beziehung läßt sich die Antwort des Kollektivs bei niedrigen Dosen schwer ermitteln. Hierzu wären sehr große Tierzahlen nötig, was aus Tierschutz- und Kostengründen nicht durchführbar ist. Die Darstellung der Meßdaten als Häufigkeitsverteilungen und die Anwendung statistischer Verfahren (Probit-Analyse) ermöglichen eine Extrapolation und erlauben es, Zahl und Größe der Gruppen ohne maßgebliche Beeinflussung des Ergebnisses zu verringern.

Symmetrische Häufigkeitsverteilungen (Gauss-Verteilungen) erhält man aus den halblogarithmischen Dosis-Wirkungs-Kurven (Abbildung 1.7b), indem man von der Zahl der bei einer Dosis reagierenden Tiere die Zahl der auf die nächst niedrigere Dosis reagierenden Tiere abzieht. Die Ergebnisse solcher Untersuchungen können dann in einem Diagramm niedergelegt werden, das

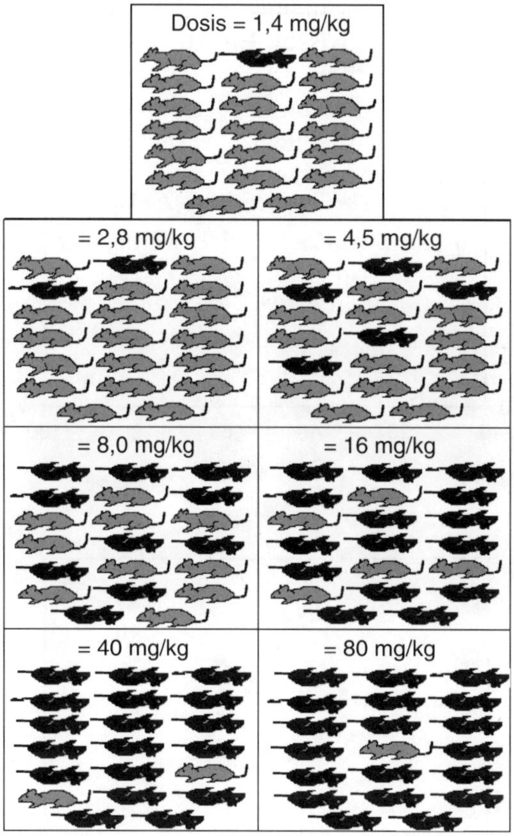

1.6 Dosis-Wirkungs-Beziehungen im Kollektiv; Bestimmung der akuten Toxizität einer hypothetischen Substanz in Nagern. Als einfach zu bestimmender Endpunkt für toxische Wirkungen wurde der Tod der Versuchstiere beobachtet; mit steigender Dosis sterben immer mehr Versuchstiere. Bei Auftragung der Zahl toter Tiere gegen die Dosis ergibt sich eine Dosis-Wirkungs-Beziehung im Kollektiv (siehe Abbildungen 1.7 und 1.8). Experimente wie dieses dienen zur Bestimmung der LD_{50}-Werte.

die Beziehung zwischen der Dosis und der Zahl der zusätzlich reagierenden Individuen graphisch wiedergibt (Abbildung 1.8). Ist die dosisabhängige Meßgröße des Effekts wie im oben beschriebenen Experiment die Letalität eines Stoffes, so ist die effektive Dosis (ED_{50}) gleich der bei der 50 Prozent der Individuen reagieren (absterben), der mittleren letalen Dosis (LD_{50}).

Zur Überführung der sigmoiden Kurve in eine Gerade führt man eine sogenannte Probit-(*probability units-*)Transformation durch (Abbildung 1.9). Durch die Probit-Transformation wird die sigmoide Kurve aus Abbildung 1.7b in eine Gerade überführt, deren Verlauf durch nur drei Meßpunkte festgelegt werden kann. Diese Gerade kann auch sehr gut in den Bereich kleiner Dosen (die Wirkung bei diesen Dosen ist für den Menschen relevant) extrapoliert werden.

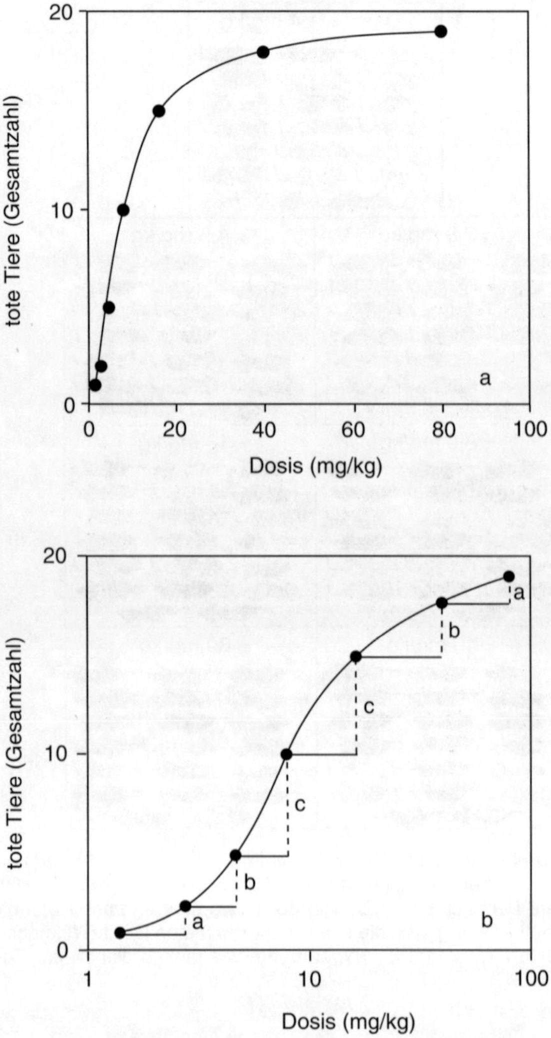

1.7 Auswertung des in Abbildung 1.6 dargestellten Versuchs durch lineare Auftragung (a) und halblogarithmische Auftragung (b) der Dosis-Wirkungs-Kurve. Die Stufen in (b) geben an, wie viele Tiere bei der nächsthöheren Dosis zusätzlich sterben.

Mathematisch stellt die Probit-Transformation eine Integration der Flächen unter der Gauss-Verteilung dar. Da eine Gauss-Verteilung impliziert, daß definierte prozentuale Anteile der Kurvenfläche vom Mittelwert aus durch die Standardabweichung oder ein Mehrfaches davon repräsentiert werden, lassen sich auf der Ordinate der Dosis-Wirkungs-Kurve auch äquidistante Probit-Einheiten auftragen, deren Abstand durch den Wert der Standardabweichung σ auf der Abszisse gegeben ist. Definitionsgemäß wird der 50-Prozent-Wert (also die Dosis, bei der 50 Prozent der Tiere gestorben sind) als Probit 5

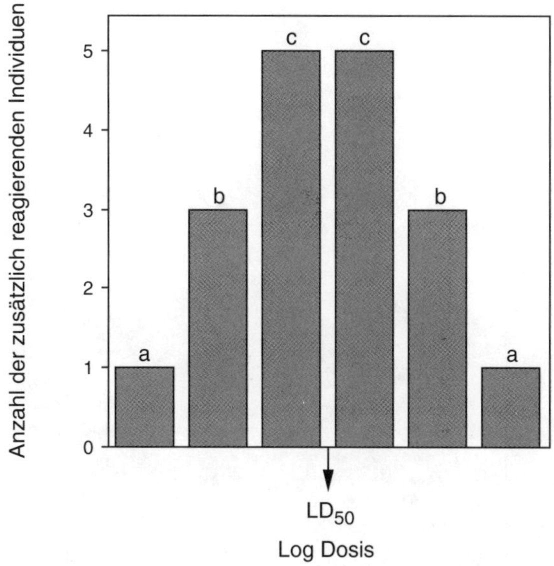

1.8 Umwandlung der Daten aus Abbildung 1.7b in eine Häufigkeitsverteilung. In diesem Beispiel liegt eine symmetrische Verteilung (statistische Normalverteilung, Gauss-Verteilung) vor; die Mittellinie, die das Diagramm in zwei Hälften teilt, gibt den LD_{50}-Wert an.

bezeichnet, Probit 4 beziehungsweise 6 entsprechen den Abständen $\pm\ \sigma$ oberhalb des 50-Prozent-Wertes der Verteilungsfunktion und Probit 3 beziehungsweise $7 \pm 2\sigma$. Die Probit-Werte 2 bis 8 repräsentieren 0,1, 2,3, 15,9, 50,0, 84,1, 97,7 und 99,9 Prozent der gesamten Fläche unter der Kurve (entspricht Gesamtmortalität). Aus statistischen Gründen ist die minimal mögliche Standardabweichung bei sehr niedrigen und sehr hohen Dosen (geringe Änderung in der Zahl reagierender Individuen in diesen Dosisbereichen) groß, dies bedingt eine der maßgeblichen Unsicherheiten bei der Extrapolation der nach hohen Dosen beobachteten Wirkungen auf sehr niedrige Dosen. Die aus statistischen Gründen minimal möglichen Fehler der Meßwerte sind durch die gestrichelten Linien in Abbildung 1.9 angedeutet (siehe auch Kapitel 10).

Bei Auftragung der Daten aus dem Toxizitätsversuch in Abbildung 1.6 kann man den LD_{50}-Wert erhalten, indem man eine horizontale Linie von Probit 5 zur Dosis-Achse zieht und am Schnittpunkt eine senkrechte Linie fällt. Das gleiche Verfahren läßt sich zur Bestimmung der zur Tötung von fünf Prozent des Kollektivs nötigen Dosis anwenden. Dieser liegt für unsere hypothetische Substanz bei 1,4 mg/kg.

Aus Probit-Transformationen läßt sich anhand der Steigung der Dosis-Wirkungs-Kurve (Abbildung 1.10) auch vergleichend die relative Wirkungsstärke von Substanzen ablesen. Stoff A und Stoff B in der Abbildung haben zwar einen identischen LD_{50}-Wert (10 mg/kg), unterscheiden sich aber im Verlauf der Dosis-Wirkungs-Kurven. Für Stoff A ergibt sich ein steiler Verlauf; bei

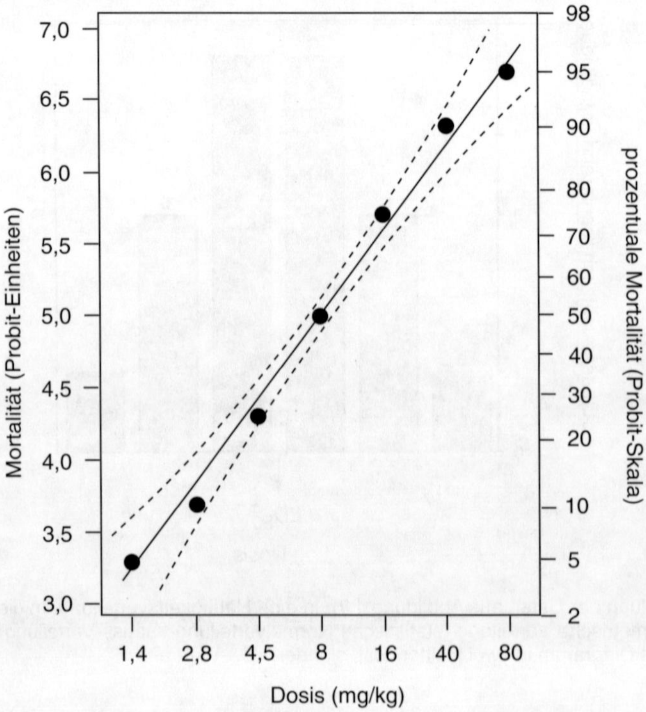

1.9 Darstellung der Ergebnisse des Versuchs aus Abbildung 1.6 in der Probit-(*probability units*-)Skala. Die gestrichelten Linien geben die minimal mögliche Streuung der Daten an.

Halbierung der LD_{50}-Dosis zeigen weniger als fünf Prozent der mit dem Stoff behandelten Tiere einen Effekt, während bei gleicher Dosis von Stoff B noch ungefähr 30 Prozent der Tiere betroffen sind. Der Verlauf der Dosis-Wirkungs-Beziehungen hat einen wichtigen Einfluß auf die Bewertung der Toxizität eines Stoffes und hängt von den Mechanismen der toxischen Wirkung ab. Bei Stoffen mit einer steilen Dosis-Wirkungs-Kurve, die als Arzneimittel eingesetzt werden, bringt schon eine kleine Erhöhung der Dosis ein Vergiftungsrisiko mit sich; interindividuelle Unterschiede in der Empfindlichkeit müssen bei der Beurteilung dieser Stoffe nur wenig berücksichtigt werden. Andererseits reagiert bei Stoffen mit einer flachen Dosis-Wirkungs-Kurve schon nach Aufnahme geringer Mengen der empfindliche Teil der Bevölkerung mit Vergiftungserscheinungen. Der Verlauf der Dosis-Wirkungs-Beziehungen (beispielsweise zeigt 2,3,7,8-Tetrachlordibenzodioxin eine sehr flache Dosis-Wirkungs-Beziehung für krebsauslösende Wirkungen, siehe Kapitel 10) und mögliche Gefährdungen besonders empfindlicher Menschen müssen daher in die Beurteilung eingehen.

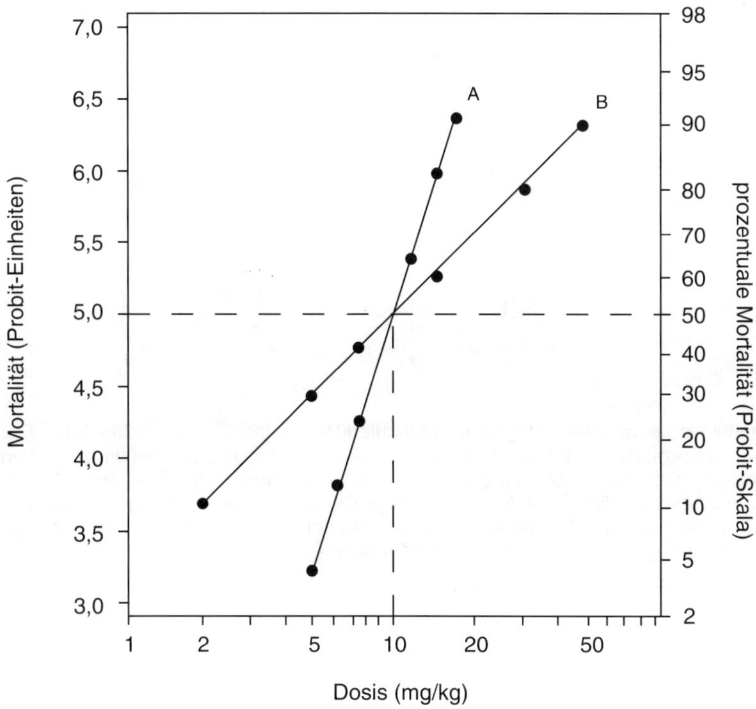

1.10 Vergleich der Dosis-Wirkungs-Kurven von zwei Stoffen mit identischen LD_{50}-Werten in der Probit-Skala.

1.6 Chronische Intoxikation

Bei chronischer Aufnahme eines Stoffes können auch Dosen, die nach einmaliger Aufnahme keine toxische Wirkung zeigen, nach ausreichender Belastungszeit zu Schadwirkungen führen. Chronisch toxische Wirkungen sind meist auf Kumulationseffekte zurückzuführen. Dabei kann sowohl der toxische Stoff als auch der biologische Effekt kumulieren (Substanz- und Effektkumulation). Substanzkumulation tritt auf, wenn pro Zeiteinheit mehr Stoff zugeführt wird, als durch Eliminationsvorgänge ausgeschieden werden kann. Da auch die Stoffelimination von der Konzentration im **Plasma** abhängig ist, stellt sich nach mehrmaliger Gabe ein Gleichgewicht zwischen Aufnahme und Ausscheidung ein (Abbildung 1.11). Die Gleichgewichtskonzentration ist stoffabhängig. Viele Stoffe sind schlecht über die Nieren ausscheidbar oder reichern sich in Speichergeweben wie Fett oder Knochen an. In diesen Speichergeweben gelagerte Stoffe zeigen wegen geringer Verfügbarkeit am Wirkort keine toxischen Effekte. Erst nach Absättigung der Speichergewebe treten Wirkungen auf, deren Intensität dann mit den Plasmaspiegeln des Stoffes korreliert ist. Die Effektkumulation wird in folgendem Abschnitt beschrieben.

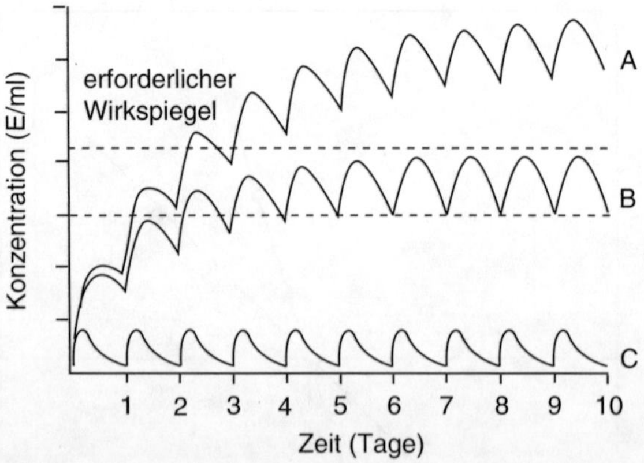

1.11 Kumulation eines Fremdstoffes bei kontinuierlicher Aufnahme unterschiedlicher Dosen und langsamer Ausscheidung (Kurven A und B). In Kurve C wird pro Zeiteinheit genausoviel Stoff zugeführt, wie durch Eliminationsvorgänge ausgeschieden wird. In den Kurven A und B übertrifft die Aufnahmegeschwindigkeit die Aussscheidungsgeschwindigkeit, es kommt zur Kumulation des Stoffes. Als Maß für die Stoffkonzentration im Organismus wurden die Konzentrationen des Stoffes im Plasma gemessen; E = willkürliche Einheiten.

1.7 Dosis-Wirkungs-Beziehungen bei Summationsgiften

Bei den irreversiblen Wirkungen von „Summationsgiften" können unterschiedliche Gesetzmäßigkeiten in den Dosis-Wirkungs-Beziehungen erwartet werden. Wegen der im Extremfall völlig irreversiblen Bindung von „Summationsgiften" an den Rezeptor kumulieren die Wirkungen solcher Stoffe. Bei gleichmäßig fortgesetzter Einwirkung ergibt sich eine Dosis-Zeit-Beziehung, bei der die Wirkung des Stoffes der über den Belastungszeitraum aufgenommenen Gesamtdosis entspricht. Stoffe, die diesen Dosis-Wirkungs-Beziehungen unterliegen, werden auch $c \times t$-Gifte (c = Konzentration, t = Zeit der Einwirkung) genannt. Zu dieser Gruppe gehören zum Beispiel viele chemische **Kanzerogene**, und auch ionisierende Strahlen wirken nach diesem Prinzip. Bei „Summationsgiften" ist die erzielte Wirkung nicht von der Staffelung der Einzeldosen (Dosierungsintervall) abhängig; das Ausmaß der Wirkung wird nur von der Gesamtdosis bestimmt. Abbildung 1.12 zeigt das Ergebnis eines klassischen Experiments, das diesen Zusammenhang verdeutlicht. In diesem Experiment wurden Ratten unterschiedliche Tagesdosen (mg/kg) des Kanzerogens 4-Dimethylaminoazobenzol zugeführt und in jeder Einzelgruppe die Zeit bis zum Auftreten von Tumoren bestimmt (**TD_{50}**-Werte, Dosis, die bei 50 Prozent der behandelten Tiere zur Ausbildung eines Tumors führt). Man stellte Tumoren fest, wenn hohe Dosen kurze Zeit oder niedrige Dosen längere Zeit eingewirkt hatten. Die Gesamtdosis ($c \times t$) bis zum Auftreten der Tumoren war in allen Gruppen gleich.

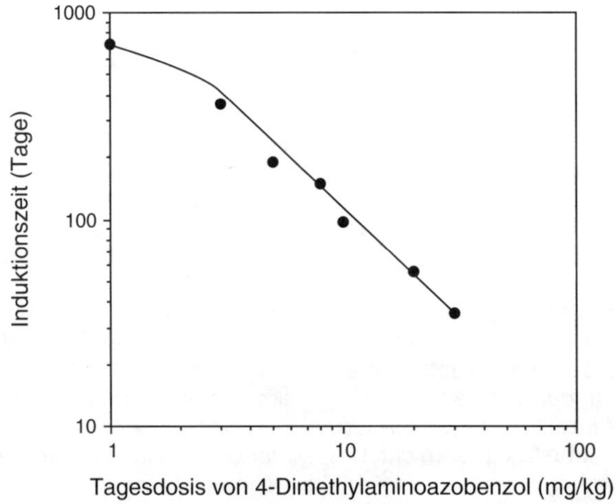

1.12 Dosisabhängigkeit der „Tumorlatenzzeit" (Induktionszeit, der Zeit bis zum Auftreten von Tumoren bei 50 Prozent der behandelten Tiere) nach Gabe von 4-Dimethylaminoazobenzol an Ratten. Die zur Ausbildung der Tumoren nötige Gesamtdosis ist konstant. (Daten von Druckrey et al. *Quantitative Analyse der experimentellen Krebserzeugung.* In: *Naturwissenschaften* 49 (1962) S. 217–228.)

Bei „Konzentrationsgiften" kann man wegen der Reversibilität der Interaktionen wirkungsfreie Dosen beobachten; bestimmte Dosen des Stoffes sind notwendig, um meßbare Effekte zu erzeugen. Daher lassen sich bei reversiblen Wirkungen auch Schwellenwerte definieren. Bei „Summationsgiften" hingegen sind Schwellenwerte umstritten; sie können nicht bewiesen werden. Der Verlauf der Kurven im sehr niedrigen Dosisbereich, der für den Menschen meist relevant ist, läßt sich nicht sicher extrapolieren, da auch bei Verwendung sehr großer Tierkollektive die gemessenen Änderungen zu gering sind. Diese Probleme beruhen auf dem großen Fehlerbereich der Probit-Transformation für die bei niedrigen Konzentrationen auftretenden, sich von Dosierungsgruppe zu Dosierungsgruppe nur sehr wenig unterscheidenden toxischen Effekte (siehe Abbildung 1.9).

Trotz langer Belastungszeiten kann bei niedrigen Dosen infolge von Eliminationsvorgängen und Reparaturprozessen auch bei „Summationsgiften" eine wirkungsfreie Zone auftreten, die als Schwellenkonzentration gelten kann. Das Vorliegen von Schwellenwerten ist bei chemischen Kanzerogenen umstritten; dieser Problemkreis wird in Kapitel 10 näher diskutiert.

Exkurs 1.4: Wichtige Begriffe in der Toxikologie

Dieser Exkurs klärt die Definitionen wichtiger Begriffe, die zum Verständnis toxikologischer Fragen und gesetzlicher Regelungen zum Umgang mit toxischen Stoffen (siehe Kapitel 11) notwendig sind. (Zitate aus der Gefahrstoffverordnung.)

»Die *Maximale Arbeitsplatzkonzentration* (MAK) ist die Konzentration eines Stoffes in der Luft am Arbeitsplatz, bei der im allgemeinen die Gesundheit der Arbeitnehmer nicht beeinträchtigt wird . . .«

Der MAK-Wert ist die höchstzulässige Konzentration eines Gefahrstoffes als Gas, Dampf oder Schwebstoff in der Luft am Arbeitsplatz, die nach dem gegenwärtigen Stand der Kenntnis auch bei wiederholter und langfristiger, in der Regel täglich achtstündiger Exposition bei einer durchschnittlichen Wochenarbeitszeit von 40 Stunden im allgemeinen die Gesundheit der Beschäftigten nicht beeinträchtigt und diese nicht unangemessen belästigt. Die MAK-Werte dienen dem Schutz der Gesundheit am Arbeitsplatz. Sie werden für gesunde Personen im arbeitsfähigen Alter aufgestellt, wobei nach Möglichkeit die unterschiedliche Empfindlichkeit des arbeitsfähigen Menschen durch Alter, Geschlecht, Konstitution, Ernährungszustand, und dergleichen berücksichtigt wird. Die Überwachung der MAK-Werte kann durch systematische, quantitative Messungen der Konzentration des verwendeten Gefahrstoffes in der Luft am Arbeitsplatz erfolgen. Zusätzlich werden Analysen am biologischen Material (zum Beispiel im Blut und Harn) durchgeführt und ausgewertet.

»*Der Biologische Arbeitsplatztoleranzwert* (BAT) ist die Konzentration eines Stoffes oder seines Umwandlungsproduktes im Körper oder die dadurch ausgelöste Abweichung eines biologischen Indikators von seiner Norm, bei der im allgemeinen die Gesundheit der Arbeitnehmer nicht beeinträchtigt wird . . .«

Dieser BAT-Wert ist – vereinfacht ausgedrückt – die beim Menschen höchstzulässige Menge eines Gefahrstoffes, die nach dem gegenwärtigen wissenschaftlichen Kenntnisstand im allgemeinen die Gesundheit der Beschäftigten auch dann nicht beeinträchtigt, wenn sie durch Einflüsse des Arbeitsplatzes erzielt wird. BAT-Werte dienen im Rahmen spezieller Vorsorgeuntersuchungen dem Schutz der Gesundheit am Arbeitsplatz. Sie werden in Körperflüssigkeiten gemessen.

»Die *Technische Richtkonzentration* (TRK) ist die Konzentration eines Stoffes in der Luft am Arbeitsplatz, die nach dem Stand der Technik erreicht werden kann . . .«

Für eine Reihe krebserzeugenden und erbgutverändernden Gefahrstoffe lassen sich MAK-Werte nicht ermitteln. Da bestimmte krebserzeugende Stoffe technisch unvermeidlich sind, benötigt man Richtwerte für die zu treffenden Schutzmaßnahmen und für die meßtechnische Überwachung. Technische Richtkonzentrationen sind keine MAK-Werte, denn auch bei Einhaltung dieser Richtkonzentrationen ist eine Gesundheitsgefährdung nicht vollständig auszuschließen. Unter der Technischen Richtkonzentration eines gefährlichen Stoffes versteht man diejenige Konzentration als Gas, Dampf oder Schwebstoff in der Luft, die als Anhaltspunkt für die zu treffende Schutzmaßnahme und für die meßtechnische Überwachung am Arbeitsplatz heranzuziehen ist. Die TRK-Werte von Gasen und Dämpfen werden in ml/m^3, von partikelförmigen Stoffen in mg/m^3 und von Fasern in Fasern/m^3 festgelegt.

Die MAK-Werte, die BAT-Werte und die Technischen Richtkonzentrationen werden laufend überarbeitet. Die Stoffliste mit diesen Werten erscheint jährlich neu und kann bei der VCH

Verlagsgesellschaft in Weinheim bestellt werden.

»Die *Auslöseschwelle* ist die Konzentration eines Stoffes in der Luft am Arbeitsplatz oder im Sinne des Biologischen Arbeitsplatztoleranzwertes (BAT) im Körper, bei deren Überschreitung zusätzliche Maßnahmen zum Schutze der Gesundheit erforderlich sind . . .«

Auf dem Gebiet der Luftverunreinigungen ist man heute bestrebt, höchstzulässige Konzentrationen für die Allgemeinluft aufzustellen. Dabei wird zusätzlich zu den oben genannten MAK-Werten, eine größere Empfindlichkeit von besonders gefährdeten Bevölkerungsgruppen wie Kindern, Alten und Kranken berücksichtigt. Bei der Festlegung der *Maximalen Immisionskonzentrationen* (MIK-Werte) ist ferner die Tatsache wichtig, daß die Exposition gegenüber Allgemeinluftverunreinigungen 24 Stunden pro Tag stattfinden kann und Erholungspausen wie am Arbeitsplatz fehlen. Folglich sind die MIK-Werte viel niedriger als die höchstzulässigen MAK-Werte.

ADI-Werte (*acceptable daily intake*) sind ähnlich den MAK-Werten definiert und werden hauptsächlich für Nahrungsmittelzusatz- und Inhaltsstoffe (zum Beispiel Pestizide) aufgestellt. Auch ADI-Werte sind so festgelegt, daß nach Stand der wissenschaftlichen Kenntnis die lebenslange Aufnahme keine gesundheitsschädigenden Effekte auslösen darf. ADI-Werte lassen sich dementsprechend nicht für Summationsgifte erstellen.

Aus Dosis-Wirkungs-Beziehungen lassen sich für Stoffe mit reversibler Wirkung *lowest observed effect levels* (**LOEL**; Dosis, bei der erste toxische Effekte des Stoffes beobachtet werden) ableiten. Die Dosis, unterhalb derer keine Wirkung meßbar ist, wird als *no observed effect level* (**NOEL**; Dosis, bei der keine Toxizität beobachtet werden kann) bezeichnet. Die NOEL-Dosis muß allerdings nicht gleich dem *no effect level* (**NEL**; Dosis, bei der kein Effekt auftritt) sein, da möglicherweise Schadwirkungen aufgrund zu kleiner Kollektive oder zu unempfindlicher Meßmethoden nicht entdeckt werden. Für reversibel wirksame Stoffe lassen sich wegen fehlender Effektkumulation solche Schwellenwerte angeben, die nach Einführen von Sicherheitsspannen zur Festlegung von Toleranzwerten führen.

Bei allen Applikationsformen, bei denen die aufgenommene Dosis gut abschätzbar ist (orale Gabe, Gabe in die Bauchhöhle) wird die effektive Dosis als letale Dosis (LD) bezeichnet. Die tödliche Dosis (LD_{50}) ist die mittlere tödliche Menge eines Stoffes oder einer Zubereitung, die nach Applikation den Tod der Hälfte der Versuchstiere erwarten läßt. Sie wird, jedenfalls in den gesetzlichen Regelwerken, ausgedrückt in Milligramm pro Kilogramm Körpergewicht (mg/kg). Die Bezeichnung LD_{50} wird zwar auch bei Toxizitätsuntersuchungen nach Applikation auf die Haut angegeben; da in diesem Fall die effektive Dosis nicht bekannt ist, ist die Bezeichnung LD_{50} in diesem Fall nicht zutreffend.

Bei Inhalation gasförmiger Stoffe ist die vom Tier aufgenommene Dosis nur schwer bestimmbar; daher wird hier die für 50 Prozent der Versuchstiere tödliche Konzentration des Stoffes in der Gasphase (**LC_{50}**) verwendet. Die tödliche Konzentration (LC_{50}) im obigen Sinne ist die mittlere tödliche Konzentration eines Stoffes oder einer Zubereitung, die nach Aufnahme über die Atemwege von Versuchstieren innerhalb eines bestimmten Zeitraumes den Tod der Hälfte der Versuchstiere erwarten läßt. Sie wird ausgedrückt in Teile pro Million (ppm entspricht mg/l oder μg/ml) pro Stunde. Da dieser Wert zeitabhängig ist, müssen zum Vergleich von LC_{50}-Werten die Belastungszeiten identisch sein. In Untersuchungen zur Kanzerogenität von Chemikalien bezeichnet man die Dosis, die bei 50 Prozent der verwendeten Tiere einen Tumor erzeugt, als TD_{50}-Wert.

Weiterführende Literatur

Ariens, E. J.; Mutschler, E.; Simonis, A. M. (Hrsg.) *Allgemeine Toxikologie*. Stuttgart (Thieme Verlag) 1978.

Ballantyne, B.; Marrs, T.; Turner, P. (Hrsg.) *General and Applied Toxicology*. New York (Macmillan Press) 1993.

Forth, W.; Henschler, D.; Rummel, W.; Starke, K. (Hrsg.) *Allgemeine und Spezielle Pharmakologie und Toxikologie*. Mannheim/Leipzig/Wien/Zürich (Wissenschaftsverlag) 1992.

Gilman, A. G.; Wall, T. W.; Nies, A. S.; Taylor, P. (Hrsg.) *Goodman and Gilman's The Pharmacological Basis of Therapeutics*. New York (Pergamon Press) 1985.

Hayes, W. A. (Hrsg.) *Principles and Methods in Toxicology*. New York (Raven Press) 1989.

Klaassen, C. D.; Amdur, M. O.; Doull, J. (Hrsg.) *Casarett and Doull's Toxicology. The Basic Science of Poisons*. New York (Pergamon Press) 1991.

Sax, N. I.; Lewis, R. J. (Hrsg.) *Dangerous Properties of Industrial Materials*. New York (Van Nostrand Reinhold) 1988.

2

Quellen toxischer Stoffe und Formen der Exposition

Quellen toxischer Stoffe • Akute Vergiftungen • Chronische Vergiftungen • Luftverunreinigungen • Toxische Chemikalien in Nahrung und Trinkwasser

Alle chemischen Stoffe können toxische Wirkungen auslösen; wie stark diese ausfallen, ist in erster Linie eine Frage der Dosis. Akute Vergiftungen werden wegen der auffälligen Symptome gewöhnlich leicht erkannt und lassen sich meist einer spezifischen Stoffbelastung zuordnen; sie beruhen immer auf der (kurzzeitigen) Aufnahme größerer Stoffmengen oder sehr stark wirksamer Verbindungen. Aber auch nach chronischer Aufnahme können Krankheiten durchaus in ursächlichen Zusammenhang mit einer bestimmten Stoffbelastung gebracht werden, etwa am Arbeitsplatz oder nach Einnahme von Medikamenten (also einer Einwirkung definierter Stoffe in hohen Konzentrationen im Vergleich mit der Umweltbelastung). Dagegen bereitet die Bewertung der Rolle, die Umweltchemikalien als Auslöser von Gesundheitsschäden spielen, häufig große Schwierigkeiten. Wegen der sehr niedrigen Dosen beziehungsweise Schadstoffkonzentrationen, die im Normalfall aus der Umwelt aufgenommen beziehungsweise in der Umwelt gemessen werden, sind die erwarteten Gesundheitsstörungen meist so gering, daß sie sich weder durch epidemiologische Methoden noch durch Extrapolation der Ergebnisse von Tierexperimenten erfassen lassen. Über die Zusammenhänge zwischen der Exposition gegenüber chemischen Stoffen in der Umwelt und dem Auftreten von Gesundheitsschäden wissen wir daher noch viel zu wenig. Erfolgsaussichten für eine ursächliche Verknüpfung von Stoffbelastung und Krankheiten bestehen nur bei Substanzen, die spezifische, sehr seltene Krankheitssymptome auslösen. Daher ist es bisher lediglich in wenigen Fällen in Gebieten mit extremer Umweltverschmutzung gelungen, einen ursächlichen Zusammenhang zwischen Gesundheitsstörungen in der Bevölkerung und Schadstoffbelastungen eindeutig nachzuweisen.

Besonders bei kanzerogenen Verbindungen wird die Bedeutung der chronischen Stoffaufnahme für die Wahrscheinlichkeit, an Krebs zu erkranken, sehr kontrovers diskutiert; sichere Aussagen zum Risiko von Krebserkrankungen durch „Umweltkanzerogene" sind auch vom Fachmann nur schwer zu treffen. Durch moderne analytische Methoden lassen sich krebserzeugende Stoffe in der Umwelt schon in sehr niedrigen Konzentrationen nachweisen, für die sich bei Aufnahme in den menschlichen Organismus Dosen weit unter den NOEL-Werten ergeben. Doch fast unweigerlich führt der Nachweis solcher Stoffe in der Umwelt zu einer „kritischen" Berichterstattung in der Presse, deren Seriosität und Wahrheitsgehalt vom Laien kaum überprüft werden kann. In den so ausgelösten öffentlichen Diskussionen übersehen auch die beteiligten Politiker häufig das Grundprinzip der Toxikologie, die Dosis-Wirkungs-Beziehung, und die Notwendigkeit der Aufnahme des Giftstoffes in den Organismus zur Auslösung toxischer Wirkungen. Selbst Giftstoffe, die in geringen Konzentrationen in einer nicht *bioverfügbaren* Form vorliegen (etwa Dioxine auf Kieselrotsportplätzen), werden zu großen, oft mit Aktionismus angegangenen Problemen aufgebauscht.

Das Erkennen der Rolle von Schadstoffen für bestimmte Erkrankungen und die Abschätzung des Gesundheitsrisikos durch einzelne Umweltverunreinigungen wird durch die gewaltige Zahl genutzter beziehungsweise natürlich vorkommender Chemikalien massiv erschwert. Derzeit sind über zehn Millionen chemische Verbindungen bekannt; ungefähr 100 000 befinden sich in industrieller oder technischer Anwendung, und davon werden über 400 in Mengen von mehr als 100 000 Tonnen pro Jahr hergestellt. Nur ein geringer Teil dieser Stoffe ist hinsichtlich seiner toxischen Wirkungen charakterisiert. Bei der diesbezüglichen Auswahl von Stoffen spielen vor allem ihre technische Bedeutung und das Ausmaß der möglichen Exposition gegenüber der jeweiligen Verbindung eine wichtige Rolle; daher handelt es sich bei den meisten der auf ihre toxische Wirkung gut untersuchten Stoffe um in großen Mengen produzierte Industriechemikalien, Pflanzenschutzmittel oder Arzneimittel.

Die Zahl natürlicher Nahrungsbestandteile, die in erheblichem Umfang in den menschlichen Körper gelangen (und die ebenfalls chemische Stoffe darstellen), ist sehr groß. Viele über die Nahrung aufgenommene Substanzen – sowohl natürliche Inhaltsstoffe der Nahrungsmittel wie auch bei deren Zubereitung entstehende Verbindungen – sind weder in ihrer Struktur aufgeklärt noch auf ihre chronischen toxischen Wirkungen untersucht. Wegen der Bedeutung der Ernährung und damit der Nahrungsinhaltsstoffe für die Auslösung und den Verlauf chronischer Erkrankungen und Krebs (siehe Kapitel 9) ist zu erwarten, daß man im Zuge der weiteren Erforschung der Wirkungen von Nahrungsinhaltsstoffen bedeutsame Belastungen mit Schadfolgen aufklären wird.

2.1 Akute Vergiftungen

Die Inzidenz akuter Vergiftungen in der Bundesrepublik Deutschland läßt sich nur sehr unvollständig aus der Todesursachenstatistik des statistischen Bundesamtes und der Krankheitsartenstatistik der allgemeinen Ortskrankenkassen abschätzen. Nach diesen Statistiken beläuft sich die Zahl tödlicher Vergiftungen in Deutschland auf ungefähr 2 000 Fälle pro Jahr. An erster Stelle der Vergiftungsursachen stehen derzeit bei Erwachsenen Arzneimittel und bei Kindern im Haushalt verwendete Chemikalien und Arzneimittel; Chemikalien am Arbeitsplatz und Anwendung von Pestiziden spielen eine geringe Rolle. Eine genauere Aufschlüsselung der Vergiftungsursachen in der Bundesrepublik findet sich in Kapitel 7.

2.1.1 Immer wieder kommt es zu Unfällen beim bewußten Umgang mit toxischen Chemikalien

Solche Unfälle ereignen sich am Arbeitsplatz und nach Betriebsstörungen in Produktions- und Verarbeitungsanlagen. Absichtlich werden Gifte zum Zweck des Mordes oder Selbstmordes aufgenommen. Ein selten auftretendes, aber ernstes Problem stellen durch Explosion oder andere Störfälle bedingte Freisetzungen großer Giftstoffmengen dar (Tabelle 2.1). Trotz moderner Sicherheitstechnik haben solche Unfälle häufig zu Massenvergiftungen geführt, bei

Tabelle 2.1: Einige Chemieunfälle mit Freisetzung größerer Mengen an toxischen Stoffen

Ort	Jahr	Vergiftung auslösender Stoff	Herkunft	Folgen
Hamburg	1928	Phosgen	Lager	10 Tote, 7 200 Verletzte
Seveso, Italien	1976	Tetrachlor-dibenzodioxin	Produktion von 2,4,5-Trichlor-phenol	10 000 Evakuierte
Chicago, USA	1978	Schwefel-wasserstoff	Leck eines Tankers	8 Tote, 29 Verletzte
Memphis, USA	1979	Parathion	Lager	150 bis 200 Evakuierte
London	1980	Cyanid	Produktion	4 000 Evakuierte
Fitchburg, USA	1982	Vinylchlorid	Produktion	3 000 Evakuierte
Bhopal, Indien	1984	Methylisocyanat	Produktion	über 2 500 Tote über 3 000 Erkrankte

denen die Anzahl der zu behandelnden Opfer, die durchaus die Kapazität der Kliniken überschreiten kann, oft das größte Problem darstellt. Je nach **Persistenz** des Stoffes in der Umwelt und seiner Ausbreitung sind hier auch Übergänge von akuter zu subchronischer und chronischer Schädigung durch Rückstände möglich. Viele der in Tabelle 2.1 genannten Unfälle ereigneten sich wegen unzureichender Sicherheitsmaßnahmen (Bhopal) oder Anwendung besonders gefährlicher Prozesse. Der in Seveso genutzte Prozeß zur Herstellung von 2,4,5-Trichlorphenol war schon lange wegen seiner Störanfälligkeit bekannt und führte schon mehrmals zu heftigen Explosionen (beispielsweise 1949 in einer Anlage von Monsanto in Nitro in den Vereinigten Staaten und 1953 bei der BASF in Deutschland) unter Freisetzung von Tetrachlordibenzodioxin. (Die Toxikologie von chlorierten Dioxinen ist in Abschnitt 8.3.1 beschrieben, Überlegungen zur Risikobewertung von chlorierten Dioxinen finden sich in Abschnitt 10.7.) Allerdings können auch unter normalen Umständen sichere Produktionsprozesse zu Unfällen führen; die auslösenden Faktoren lassen sich meist trotz fortschreitender sicherheitstechnischer Analysen nicht vorhersehen und daher nicht ausschließen. Unfälle mit Freisetzung toxischer Chemikalien haben wegen der schwerwiegenden Folgen oft zur Einführung von Sicherheitsmaßnahmen und -verordnungen beigetragen.

Auch das Halten von giftigen Tieren (zum Beispiel Giftschlangen und Skorpionen als Hobby) und der Genuß von Giftpflanzen und -tieren sind unter „bewußtem Umgang mit toxischen Chemikalien" zu erwähnen und führen immer wieder zu Vergiftungen. Als Beispiel für die bewußte Inkaufnahme eines Vergiftungsrisikos mit Todesfolge sei der in Japan als Delikatesse geltende Fugufisch genannt. Diese Kugelfischart enthält in einer bestimmten Drüse das sehr wirksame Peptidgift Tetrodotoxin (zu Struktur und Wirkungsmechanismen siehe Abschnitt 9.3.2). Der Fisch darf nur von speziell ausgebildeten Köchen zubereitet werden, doch trotz dieser Vorsichtsmaßnahme gibt es in Japan mehrere Dutzend Todesfälle pro Jahr, die auf unsachgemäße Zubereitung von Kugelfischen zurückzuführen sind.

2.1.2 Oft ist sich der Verbraucher möglicher Gefahren durch toxische Chemikalien nicht bewußt

Ein großer Teil der akuten Vergiftungen in der Bundesrepublik wird durch Chemikalien verursacht, die für Anwendungen in Haushalt oder Hobby frei verfügbar sind. Am häufigsten sind davon Kinder betroffen. Zahlreiche Haushaltschemikalien enthalten Säuren oder Laugen und wirken stark ätzend (Tabelle 2.2); bei Mischung verschiedener Reiniger können toxische Stoffe (Chlorgas) freigesetzt werden. Auch Lösungsmittelvergiftungen treten auf. Viele Pestizide sind trotz gesetzlicher Auflagen leicht erhältlich und werden gut zugänglich und ohne Sicherheitsvorkehrungen gelagert.

Tabelle 2.2: Gefährliche Stoffe im Haushalt, deren absichtliche oder unabsichtliche Aufnahme zu Vergiftungen führen kann

Art der Stoffe	Beispiele
säurehaltige Haushaltsprodukte	Entkalker, WC-Reiniger, Batterien, Rostentferner
laugenhaltige Haushaltsprodukte	Abflußreiniger, Ablaugemittel, Backofen- und Grillreiniger, Bleichmittel, Geschirrspülmaschinenreiniger
Detergentien	Geschirrspülmittel, Waschmittel für Textilien
Petroldestillate	Bodenpflegemittel, Holzschutzmittel, Holzveredlungsmittel, Holzbeizen, Möbelpflegepolituren, Anzündprodukte, Autopolituren, Lampenöl
Produkte mit chlorierten Kohlenwasserstoffen	Abbeizmittel, Fleckentferner, Imprägniermittel für Textilien, Fassaden- und Steinreiniger
ethylenglykolhaltige Frostschutzmittel	

2.2 Chronische Vergiftungen

Chronische Vergiftungen entstehen durch langandauernde Aufnahme von Schadstoffen; wichtigste Ursachen chronischer, auf die Einwirkung von Chemikalien zurückzuführender Erkrankungen sind der Genuß alkoholischer Getränke und das Rauchen. Beim Umgang mit potentiell toxischen Stoffen am Arbeitsplatz kann man zwischen bewußter und unbewußter Exposition gegenüber toxischen Verbindungen unterscheiden; die Unterscheidung ist jedoch keineswegs absolut, da das Bewußtsein über die Giftwirkung eines Stoffes sehr stark vom Stand der wissenschaftlichen Erkenntnis abhängt. Bei chronischem Kontakt mit toxischen Stoffen am Arbeitsplatz ist die Kenntnis einer möglichen Gefährdung gewöhnlich vorhanden. Dementsprechend ergreift man wirksame Maßnahmen zur Minderung der Exposition und Gefährdung. Durch **Biomonitoring** (siehe Exkurs 10.1) beziehungsweise Messung der Konzentration des Schadstoffes in der Luft am Arbeitsplatz kontrolliert man die Exposition; zusätzlich werden die Arbeitnehmer regelmäßig gesundheitlich überwacht

Während hinsichtlich der Produktion und der Verarbeitung von Chemikalien ein Gefährdungsbewußtsein entstanden ist, mangelt es noch am Schutz der Endverbraucher vor chemischen Stoffen. Dem Nutzer sind die in vielen Endprodukten enthaltenen Chemikalien nicht bekannt, und infolge des fehlenden Wissens über toxische Wirkungen nimmt er potentielle Gefährdungen nicht wahr. Die Kennzeichnungspflicht von Chemikalien nach dem Chemikaliengesetz (siehe Kapitel 11) soll zwar dem Verbraucher Kenntnisse zur Giftigkeit von Endprodukten vermitteln und die Exposition gegenüber toxischen Chemi-

Exkurs 2.1: Chronische Folgen von Zigaretten- und Alkoholkonsum

Aktives und passives Rauchen und Alkoholgenuß sind heute als Ursache vieler Krankheiten bekannt; die Häufigkeit der darauf zurückführbaren Erkrankungen und Todesfälle übertrifft die durch andere Umweltgifte ausgelösten Krankheits- und Todesfälle um mehrere Größenordnungen.

Folgen der Aufnahme von Zigarettenrauch sind Herz- und Gefäßerkrankungen sowie Magen-Darm-Erkrankungen; langjährige Raucher leiden oft an einer chronischen Bronchitis. Die wichtigste Konsequenz des Rauchens ist allerdings die krebsauslösende Wirkung, die durch epidemiologische Studien eindeutig belegt ist. Inhaltsstoffe des Tabakrauchs lösen nicht nur in der Lunge Tumoren aus, sondern steigern auch in anderen Organen wie der Harnblase, der Niere und der Mundhöhle die Tumorhäufigkeit. Da der Nebenstromrauch, der vom Raucher in die Umgebung abgegeben wird, ebenfalls krebserzeugende Substanzen enthält, sind in geschlossenen Räumen auch Nichtraucher gefährdet.

Als Folgen chronischen Alkoholkonsums sind Lähmungen und chronische Entzündungen im Magen-Darm-Trakt beschrieben. Die häufigste und schwerwiegendste Komplikation sind Leberschäden, die sich am Anfang in Form einer Alkohol-Fettleber äußern. Die Fettansammlung in der Leber ist lange Zeit reversibel; doch schließlich kann sich daraus eine chronische Leberentzündung entwickeln, die oft unter Zerstörung des normalen Aufbaus der Leber in eine **Leberzirrhose** übergeht. In Ländern mit hohem Wein- und Schnapskonsum ist die Leberzirrhose eine wichtige Todesursache. Neben Persönlichkeitsveränderungen findet man bei Alkoholkranken auch vermehrt Krebs an Mund und Rachen, Kehlkopf, Speiseröhre und Leber. Die International Agency for Cancer Research stuft Ethanol als eindeutig krebserzeugend im Menschen ein.

kalien verringern; bestimmte oft genutzte Stoffe (zum Beispiel das als Lösemittel für Hobbyzwecke eingesetzte Benzin mit dem toxischen Inhaltsstoff Benzol) sind jedoch nicht kennzeichnungspflichtig.

Auch der Begriff der bewußten Exposition ist relativ; als Beispiel kann die toxische Wirkung von Vinylchlorid und Asbest dienen. Bis zur Aufdeckung der krebserzeugenden Eigenschaften dieser Stoffe galten beide als wenig toxisch; dementsprechend war nur ein geringes Gefährdungsbewußtsein vorhanden. Zur Vinylchloridproduktion genutzte Kessel wurden ohne Atemschutz gereinigt; selbst äußerst stark wirksame Asbestformen bearbeitete man ohne Schutzmaßnahmen. Erst durch die Fortschritte in der **Epidemiologie** und in der experimentellen Toxikologie wurden diese Gefahren erkannt und entsprechende Sicherheitsmaßnahmen eingeführt. Ein weiteres Beispiel für den Wandel des Gefährdungsbewußtseins liefert die Metallentfettung mit Trichlorethen. In den fünfziger und sechziger Jahren benutzte man dafür häufig offene Trichlorethenbäder in schlecht belüfteten Räumen; die Arbeiter waren zum

Teil kontinuierlich über Jahre sehr hohen Konzentrationen von Trichlorethendämpfen ausgesetzt. Auch verschmutzte Körperteile (Hände) und Kleidungsstücke reinigte man aus fehlender Kenntnis über das gesundheitsgefährdende Potential mit Trichlorethen. Die Metallentfettung mit dieser Substanz wird heute in geschlossenen Anlagen durchgeführt, und die Reinigung der Anlagen erfolgt mit Atemschutz. Da unser Wissen zur toxischen Wirkung von Stoffen kontinuierlich wächst, wird man in Zukunft mit Sicherheit weitere Risikostoffe erkennen und weitere Gefährdungen definieren.

Zur Kategorie des bewußten Umgangs mit toxischen Verbindungen gehört auch die Aufnahme von Genußgiften. Hier ist vor allem der Genuß alkoholischer Getränke und das Rauchen zu nennen. Der Tabakrauch führt beim Raucher zu einer Exposition gegenüber gesundheitsschädigenden Chemikalien, die jegliche andere Stoffbelastung bei weitem übertrifft. Mehrere hundert individuelle chemische Verbindungen wurden im Tabakrauch nachgewiesen, darunter viele kanzerogen wirksame Stoffe wie Arsen, Cadmium, Benzpyren, Dimethylnitrosamin und Vinylchlorid.

2.3 Unfreiwillige Exposition mit potentiell chronischen Wirkungen

2.3.1 Luftverunreinigungen können als Gase, Dämpfe oder Schwebstoffe vorliegen und werden vor allem inhaliert

Unter den verschiedenen Umweltproblemen nimmt die Luftverschmutzung im Medieninteresse den breitesten Raum ein. Zu Luftverunreinigungen tragen Immissionen von Industrie und Gewerbe, Kohle- und Erdölkraftwerke, Kraftfahrzeuge und Hausbrand in jeweils unterschiedlichem Ausmaß bei. Verunreinigt wird die Luft zum einen durch feste Partikel wie Kohlenstaub, Asche und Ruß. Diese können sich als Schwebstoffe lange in der Atmosphäre halten und durch atmosphärische Strömungen weit verteilen. Sie können auch als Träger von adsorbierten Gasen und Flüssigkeiten dienen; beispielsweise hat an Staubpartikel adsorbierte Schwefelsäure, die durch Oxidation und Hydrolyse aus Schwefeldioxid entsteht, eine sehr starke Reizwirkung auf den Atemtrakt. Den Schwebstoffen stehen gasförmige Verunreinigungen gegenüber, die meist in geringer, oft aber auch in toxischer Konzentration vorliegen. Die wichtigsten Gase, die zur Luftverschmutzung beitragen, sind Kohlenmonoxid, Stickoxide, Schwefeldioxid und Ozon. Die Toxikologie der Luftverunreinigungen ist ausführlich in Kapitel 8 beschrieben. Auch flüchtige organische Verbindungen wie Lösungsmittel sowie schwermetallhaltige Partikel verunreinigen die Luft. Abbildung 2.1 zeigt die Mengen und die bedeutsamsten Quellen der wichtigsten Luftverunreinigungen.

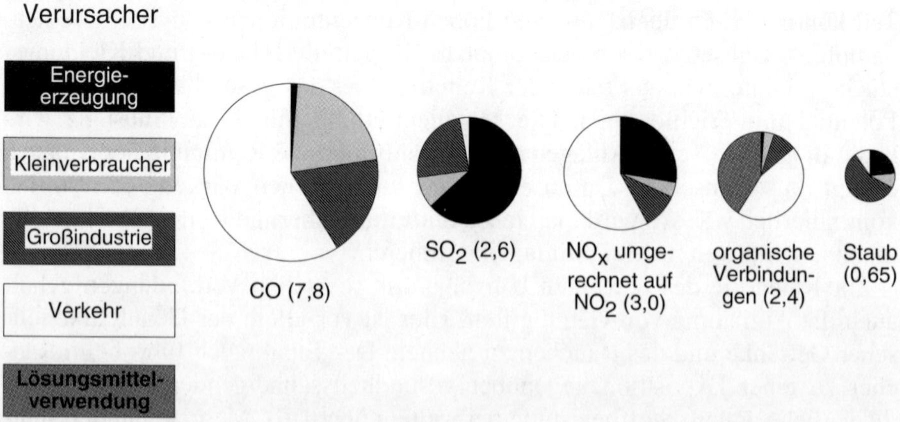

2.1 Anthropogene atmosphärische Emissionen in der Bundesrepublik Deutschland (1986). Die Zahlen in Klammern zeigen die Gesamtjahresemissionen der einzelnen Stoffe in Millionen Tonnen an.

Industrielle Prozesse spielen als Quelle für diese Allgemeinluftverunreinigungen nur bei wenigen Stoffen eine wichtige Rolle; sie tragen hauptsächlich zur Belastung mit Lösungsmitteln sowie mit Staub bei. Lösungsmittel werden vor allem im verarbeitenden Gewerbe, sowie bei der Reinigung von Metallteilen und Kleidern frei. Aufgrund gesetzlicher Auflagen und der Überwachung ihrer Einhaltung haben Verunreinigungen der Luft durch großtechnische Prozesse und die Energieerzeugung in der Bundesrepublik Deutschland kontinuierlich abgenommen (Abbildung 2.2).

Die Emission von Schwefeldioxid und Kohlenmonoxid aus gewerblichen Quellen ist durch Gesetze erfolgreich reduziert worden. Dagegen haben die verkehrsbedingten Emissionen von Kohlenmonoxid und Stickoxiden wegen des steigenden Verkehrsaufkommens trotz gesetzlicher Regelungen (Katalysator) nicht abgenommen. PKW-, Bahn- und Flugverkehr tragen maßgeblich zur Emission von Stickoxiden und organischen Verbindungen (Kohlenwasserstoffen) bei. Die Anteile der einzelnen Verkehrsträger sind allerdings sehr schwer abzuschätzen. Unter der Annahme einer gleichbleibenden Jahresfahrleistung werden aber durch die Einführung des Katalysators im Ottomotor und Richtlinien zur Schadstoffemission von Dieselmotoren auch die Beiträge des LKW- und PKW-Verkehrs auf längere Zeit hin absinken.

Krebserzeugende Luftverunreinigungen sind wegen der Irreversibilität der Wirkung als **Noxen** (krankheitsauslösender Faktor) sehr bedeutsam. Die wichtigsten dieser Stoffe, deren Quellen und die jeweils freigesetzten Mengen (geschätzt) führt Tabelle 2.3 auf.

Weder die in die Umwelt abgegebenen Mengen an Schadstoffen noch die in der Außenluft gemessenen Konzentrationen sind gleichbedeutend mit den vom Menschen aufgenommenen und daher zu möglichen Schadwirkungen führenden Mengen. Da der Mensch sich einen Großteil seines Lebens in Gebäuden

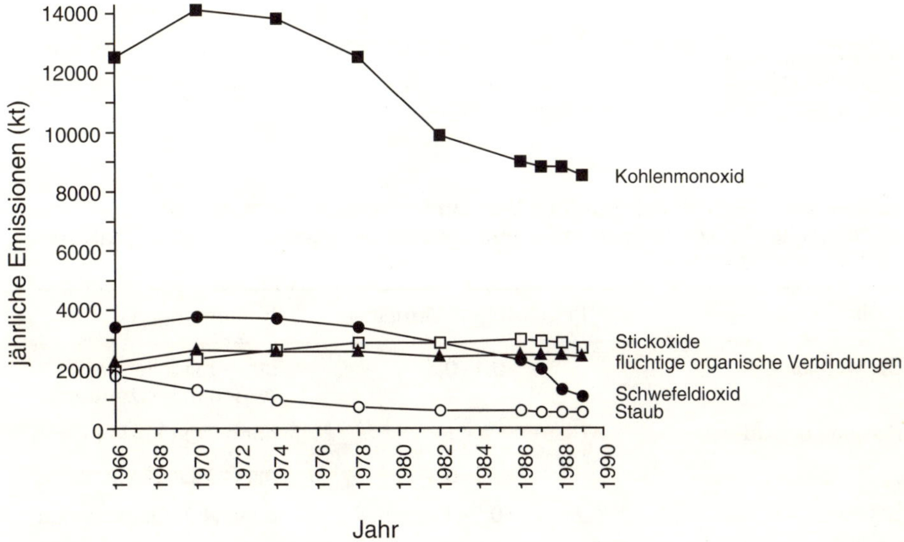

2.2 Tendenzen der jährlichen Emissionen wichtiger Luftschadstoffe in der Bundesrepublik Deutschland (West) von 1966 bis 1989 in Kilotonnen.

Tabelle 2.3: Quellen krebserzeugender Luftverunreinigungen

Luftverun-reinigungen	Emission in Tonnen pro Jahr				
	Industrie und Gewerbe	Verkehr	Privat-haushalte	Verwit-terung	gesamt
Arsen und anorganische Arsenverbindungen	22–70	–	–	–	22–70
Asbestfasern	<14	<7	–	100	105–120
Benzol	4 900	41 200	–	–	46 100
Cadmium und seine Verbindungen	25,2–48,5	–	–	–	25,2–48,5
Dieselmotor-emissionen	1 000	69 000	–	–	70 000
PAH*(Leitsubstanz Benzo[a]pyren)	1,1	0,5–5,8	2,5–3,8	–	4,1–10,7

* PAH: polyzyklische aromatische Kohlenwasserstoffe
Quelle: Modifiziert nach LAI, 1991.

aufhält, stellt auch die Belastung von Innenräumen mit Schadstoffen einen bedeutsamen Faktor für potentielle Gesundheitsrisiken dar. Die Innenraumluft ist erst in den letzten 15 Jahren als mögliche Quelle für toxische Chemikalien erkannt worden. In Innenräumen finden sich Stoffe wie Formaldehyd, Pentachlorphenol und auch, in sehr hohen Konzentrationen, Benzol und Stickoxide (Tabelle 2.4). Für Benzol schätzt man, daß der Aufenthalt in Innenräumen belastender ist als ein Aufenthalt im Freien.

Tabelle 2.4: Größenordnung des Verhältnisses zwischen mittlerer Innen- und mittler Außenluftkonzentration für ausgewählte anorganische und organische Luftverunreinigungen

Stoff	Innen/Außen-Verhältnis	Bemerkungen
Schwefeldioxid	0,1–0,5	steigt mit fallender Außenluftkonzentration
Kohlenmonoxid	≤1	ohne CO-Quelle innen
	1–5	mit CO-Quelle innen
Stickoxide (berechnet als NO_2)	0,5–1	ohne NO_2-Quelle innen
	2–5	mit NO_2-Quelle innen
Schwebstaub	1	ohne Tabakrauch
	> 2	mit Tabakrauch
Asbest	< 1	ohne Asbestquellen innen
	1–3	mit Asbestquellen innen
Formaldehyd	10	
aliphatische Kohlenwasserstoffe	2–5	übliche Werte
	≫ 5	in der Nachbarschaft von Quellen (zum Beispiel chemischen Reinigungen)
Benzol	1–5	mit Tabakrauch manchmal noch höher
PAH	0,5	ohne Tabakrauch innen
	bis > 10	mit Tabakrauch innen

Modifiziert nach Wichmann et al., 1992.

Zur Verunreinigung der Innenraumluft tragen Heizquellen, Lösungsmittel, Ausdünstungen aus Möbeln sowie Chemikalien aus Hobbyprodukten (Farben, Klebstoffen) bei. Die Hauptursache bildet allerdings der Tabakrauch. Durch Zigarrettenrauch können in Innenräumen weit höhere Schadstoffkonzentrationen als in der Außenluft entstehen: Das krebserzeugende Benzo[a]pyren liegt in stark verrauchten Innenräumen in Konzentrationen zwischen 20 und 60 ng/m^3 vor, während die Außenluftkonzentrationen üblicherweise zwischen 1 und 3 ng/m^3 betragen. Auch die Konzentrationen an Formaldehyd (aus Tabakrauch) überschreiten die Richtwerte teilweise massiv. Die Verunreinigung der Innenraumluft durch Tabakrauch stellt dementsprechend ein schwerwiegendes gesundheitspolitisches Problem dar. Das Lungenkrebsrisiko durch Passivrauchen wurde in über 30 Studien untersucht und zeigt in der überwiegenden Zahl der Studien einen positiven Zusammenhang. Passivrauchen wurde daher durch die amerikanische Umweltbehörde Environmental Protection Agency (EPA) in die Liste der beim Menschen krebserzeugenden Noxen aufgenommen. Dabei liegt die Exposition gegenüber Tabakrauch bei Anwesenheit von Rauchern in der Wohnung maßgeblich höher als am Arbeitsplatz; das durch Passivrauchen induzierte individuelle Krebsrisiko wird bei Vergleich mit dem Krebsrisiko anderer Luftschadstoffe nur von Radon übertroffen. Radon entsteht durch den Zerfall radioaktiver Übergangsmetalle in Gesteinen, die auch beim Hausbau verwendet werden. Das durch radioaktiven Zerfall neu gebildete Radon diffundiert aus den Mauern und reichert sich besonders in Kellerräumen oder schlecht gelüfteten Wohnräumen an. Einigen epidemiologischen Studien zufolge verursacht Radon bis zu fünf Prozent der Lungenkrebsfälle in der Bundesrepublik Deutschland.

2.3.2 Viele – auch natürliche – Inhaltsstoffe der Nahrung können toxisch wirken

Pestizidrückstände. Pestizidrückstände in Lebensmitteln haben eine starke Beachtung in der Öffentlichkeit gefunden. Presseberichte erweckten den Anschein, daß die Belastung der Lebensmittel mit Pestiziden ständig zunimmt. Dies stimmt allerdings mit den gemessenen Daten nicht überein. Aufgrund der in den letzten 20 Jahren erlassenen Verbote und Anwendungseinschränkungen zeigt die Lebensmittelbelastung mit Pestiziden vielmehr eine rückläufige Tendenz. Als Pestizidrückstände kommen wegen ihrer Persistenz und guten Fettlöslichkeit hauptsächlich Organochlorverbindungen (die Toxikologie von Pestiziden ist in Abschnitt 8.5 dargestellt) in Frage. Ihre Anwendung als Pestizide ist in der Bundesrepublik seit mehreren Jahren verboten; die entsprechende Exposition ist zwar noch meßbar, geht aber stark zurück. Wegen ihrer Fettlöslichkeit lagern sich diese Stoffe unter anderem im Fettgewebe ein und werden mit der Muttermilch wieder abgegeben. Die Ausscheidung über die Muttermilch kann daher repräsentative Aussagen über die Exposition der Allgemeinbevölkerung liefern (Abbildung 2.3).

Bei routinemäßigen Überprüfungen von Lebensmitteln stellte man zusätzlich fest, daß der Gehalt an Pflanzenschutzmittelrückständen die erlaubten Höchstmengen nur äußerst selten – maximal in fünf Prozent der untersuchten Proben – überschritt. Allerdings ist selbst ein Überschreiten dieser Höchstwerte noch nicht mit einem gesundheitlichen Risiko verbunden, da die Höchstmengen deutlich unter den zulässigen täglichen Aufnahmewerten liegen (siehe die Definition der ADI-Werte in Kapitel 1).

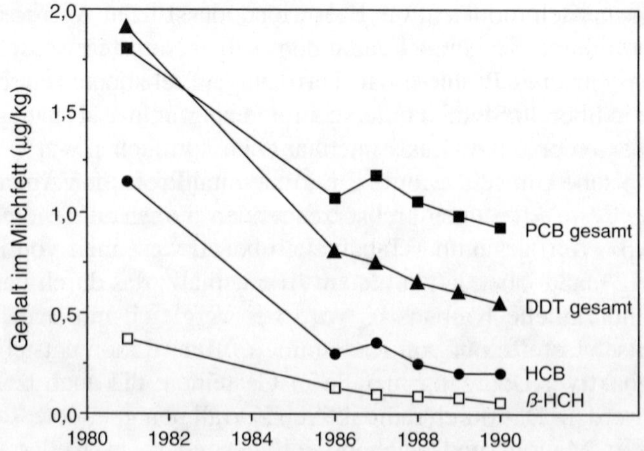

2.3 Zeitliche Veränderung der Gehalte an Organochlorverbindungen in Frauenmilchfett in den alten Bundesländern. PCB = polychlorierte Biphenyle und ihre Metaboliten, DDT = 1,1,1-Trichlor-2,2-(*p*-chlorphenyl)ethan und seine Metaboliten, HCB = Hexachlorbenzol, *β*-HCH = *β*-Hexachlorcyclohexan.

Natürliche Nahrungsinhaltsstoffe. Die natürlichen Bestandteile der vom Menschen aufgenommenen Nahrung bestimmen wesentlich den Gesundheitsstatus des Einzelnen. Nach einer sehr umfassenden epidemiologischen Studie ist die Ernährung einer der wichtigsten Krebsrisikofaktoren (siehe Kapitel 3). Die Nahrung des Menschen ist ein Gemisch sehr vieler Verbindungen; sie enthält sowohl niedermolekulare Stoffe als auch verschiedenartigste Makromoleküle. Die meisten Einzelstoffe sind natürlichen Ursprungs; einige werden zur Geschmacksverbesserung oder Stabilisierung der Nahrung absichtlich zugesetzt, andere sind aufgrund einer Umweltbelastung vorhanden.

Lebensmittelzusatzstoffe werden schon sehr lange verwendet; das älteste Beispiel ist die Zugabe von Salz und von Gewürzen zur Geschmacksverbesserung beziehungsweise Haltbarmachung von Lebensmitteln. Definierte Lebensmittelzusatzstoffe kommen seit ungefähr 100 Jahren in großen Mengen zum Einsatz. Ihr Nutzen zur Verbesserung der Haltbarkeit von Lebensmitteln und damit zur Lebensmittelversorgung der Bevölkerung eines Industriestaates ist unumstritten. Gegenwärtig sind mehr als 2000 verschiedene Substanzen als Lebensmittelzusatzstoffe zugelassen. Ein damit verbundenes Gesundheitsrisiko ist nur sehr schwer festzustellen; immer wieder bringt man allergische Erkrankungen mit diesen Stoffen in Verbindung, doch in den meisten Fällen läßt sich ein ursächlicher Zusammenhang nicht nachweisen. Lebensmittelzusatzstoffe müssen vor der Anwendung auf ihre Toxizität getestet werden. Auf der Grundlage dieser Toxizitätsprüfungen werden – unter Berücksichtigung von Sicherheitsspannen – Höchstmengenverordnungen und ADI-Werte festgelegt (siehe Exkurs 1.4).

In ihrer Bedeutung für potentielle Gesundheitsrisiken unterschätzt werden in Lebensmitteln vorhandene natürliche Schadstoffe: bestimmte Pflanzeninhaltsstoffe, Stoffwechselprodukte von Bakterien oder Pilzen und toxische Umwandlungsprodukte, die bei der Zubereitung der Nahrung entstehen. Einige natürliche Pflanzeninhaltsstoffe wie Safrol oder Aristolochiasäure sind stark krebserzeugend (siehe Kapitel 9). Safrol und auch das nahe verwandte Estragol kommen in Spuren in etherischen Ölen vor.

Viele als Nahrungsmittel genutzte Pflanzen enthalten in geringen Mengen zahlreiche weitere Verbindungen, die bei Untersuchung mit den üblichen toxikologischen Testverfahren im Versuchstier toxische und kanzerogene Wirkungen ausüben. Allein frisch gebrühter Kaffee enthält, wie durch gaschromatographische Analyse nachgewiesen wurde, über 800 flüchtige Chemikalien. Von diesen Inhaltsstoffen hat man bislang erst 21 auf kanzerogene Wirkungen untersucht und 16 davon waren in Nagern tatsächlich krebserzeugend (Tabelle 2.5).

Tabelle 2.5: Konzentration von natürlichen Inhaltsstoffen in pflanzlichen Nahrungsmitteln, die unter den Bedingungen von Kanzerogenitätsstudien in Nagern krebserzeugend sind

Nutzpflanze oder pflanzliches Nahrungsmittel	in Nagern krebserzeugender Inhaltsstoff	Konzentration (µg/kg)
Petersilie	5- und 8-Methoxypsoralen	14
Pilze	*p*-Hydrazinobenzoat	11
Senf	Allylisothiocyanat	10 000 bis 70 000
schwarzer Pfeffer	Limonen	8 000
Jasmintee	Benzylacetat	80
Kartoffeln, Weintrauben	Kaffeesäure	50 bis 200
Kaffee	Catechol	100
Ananas	Ethylacrylat	0,07

Einige der in Pflanzen vorkommenden toxischen Verbindungen können als natürliche Pestizide angesehen werden, da sie der Pflanze zur Abwehr von Fraßfeinden dienen. Auch Glykoside wie Amygdalin, das unter Cyanidfreisetzung zerfällt, kommen in Pflanzen vor und können in pflanzlichen Nahrungsmitteln enthalten sein. Strukturen und Wirkungen sind in Kapitel 9 detailliert beschrieben, wo auch gezeigt wird, daß pflanzliche Nahrung insgesamt einen krebshemmenden Effekt ausübt.

Toxische Stoffwechselprodukte von Bakterien und Pilzen wie Aflatoxine oder Ochratoxine stellen eine weitere wichtige Nahrungsmittelbelastung (in erster Linie bei unsachgemäßer Lagerung) dar. $Aflatoxin_{B1}$ ist ein sehr starkes Kanzerogen, das schon in Konzentrationen von 1 μg/kg in der Nahrung bei Versuchstieren zu Lebertumoren führt (Abbildung 2.4). Im tropischen Afrika

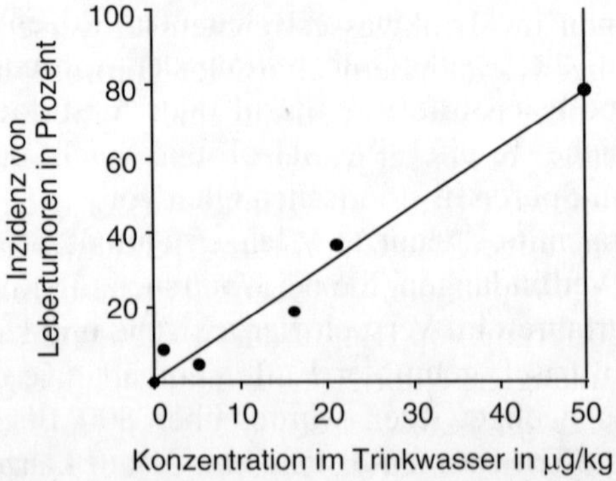

2.4 Dosis-Abhängigkeit der kanzerogenen Wirkung von Aflatoxin in Ratten. (Daten von Wogan, G. N.; Paglialunga, S.; Newberne, P. M. *Carcinogenic Effects of Low Dietary Levels of Aflatoxin$_{B1}$ in Rats.* In: *Food Cosmet. Toxicol.* 12 (1974) S. 681–685.)

und in Südchina werden in Nahrungsmitteln Aflatoxinkonzentrationen im mg/kg-Bereich erreicht, entsprechend ist dort die Rate an Leberkrebs erhöht. Ochratoxine sind Nierenkanzerogene in Tieren und erzeugen im Menschen Nierenschäden und Blasenkrebs. Ihre Aufnahme mit Lebensmitteln wird mit einer auf dem Balkan häufig beobachteten chronischen Nierenschädigung (Balkan-Nephropathie) in Verbindung gebracht.

Bei der Zubereitung von Lebensmitteln durch Hitzeeinwirkung entstehen durch Zersetzung natürlicher Lebensmittelinhaltsstoffe ebenfalls viele potentiell toxische Produkte. Man schätzt, daß Menschen, deren Nahrung viel gegrilltes oder gebratenes Fleisch enthält, bis zu zwei Gramm dieser Stoffe pro Tag aufnehmen. Als Inhaltsstoffe in gebratener Nahrung hat man Benzol, Acrolein, verschiedene polyzyklische aromatische Kohlenwasserstoffe, Furfural, Nitrosamine und Nitroaromaten nachgewiesen. Alle diese Stoffe sind in Versuchstieren krebserzeugend. Eine mögliche wichtige Rolle bei der Krebserzeugung im Menschen durch Nahrungsinhaltsstoffe spielen hoch mutagene und stark kanzerogene Isochinoline, die bei der Pyrolyse von Proteinen – etwa beim Grillen von Fleisch über Holzkohle – in großen Mengen entstehen (zu Strukturen und Wirkungen siehe Kapitel 9).

2.3.3 Auch über das Trinkwasser gelangen Schadstoffe zum Menschen

Schadstoffe können auch über das Trinkwasser aufgenommen werden. Hierbei sind zum einen Rückstände von Pestiziden bedeutsam, zum anderen aber auch durch landwirtschaftliche Prozesse eingetragene oder bei der Wasseraufbereitung entstehende Stoffe, Lösungsmittelrückstände sowie in den Trinkwasserquellen natürlich vorkommende gelöste Schwermetalle.

Als Düngemittel verwendetes Nitrat gelangt in landwirtschaftlich intensiv genutzten Gegenden in großen Mengen in das Grund- und Trinkwasser. Die

Nitratkonzentrationen im Trinkwasser reichen teilweise aus, um bei Genuß größerer Mengen bei Kleinkindern eine **Met-Hämoglobinämie** (Kapitel 8) auszulösen. Daher sollte bei hohem Nitratgehalt Trinkwasser nicht zur Bereitung von Babynahrung verwendet werden.

Bei der Chlorierung von Trink- und Brauchwasser (Schwimmbäder) entstehen chlorierte Verbindungen wie Chloroform, Tetrachlorkohlenstoff, chlorierte Carbonsäuren und Chlorphenole, die ebenfalls toxische Wirkungen auslösen können. Durch Chlorierung von Huminsäuren, die im Grundwasser vorhanden sind, werden hoch mutagene chlorierte Furanone gebildet.

Große Probleme für die Trinkwasserqualität verursachen in begrenzten Gebieten „Altlasten" wie beispielsweise ins Erdreich abgeflossene Lösungsmittel. Diese verteilen sich über größere Grundwasservolumen und gelangen dadurch auch ins Trinkwasser. In den Vereinigten Staaten hat intensive Nutzung von Trichlorethen zur Entfettung von Metallteilen (Flugzeugwartung) eine stellenweise massive Trinkwasserbelastung ausgelöst; die Kosten für die Sanierung dieser Trinkwasserquellen belaufen sich auf über 100 Millionen Dollar pro Jahr.

Die Belastung mit Schwermetallen stellt in der öffentlichen Trinkwasserversorgung in der Bundesrepublik Deutschland kein Problem dar, da die zugelassenen Quellen routinemäßig daraufhin untersucht werden. Allerdings kann durch Bleirohre in Gebäuden auch bei Nutzung des öffentlichen Trinkwassers die Bleibelastung massiv erhöht werden. Die Aufnahme von schwermetallhaltigem Wasser aus Hausbrunnen oder auch Heilquellen (die Max-Quelle in Bad Dürkheim enthält zum Beispiel hohe Konzentrationen an Arsenverbindungen) hat in etlichen Fällen zu chronischen Vergiftungen geführt. In Taiwan liegt die Arsenbelastung des Trinkwassers, das meist aus durch den hohen Arsengehalt des Gesteins kontaminierten Hausbrunnen gewonnen wird, einer chronischen Vergiftung („Schwarzfußkrankheit") zugrunde, die mit massiven Durchblutungsmängeln einhergeht und sich letztendlich in Degenerationserscheinungen und in schwarzen Verfärbungen der Beine äußert. Bei den Erkrankten wird auch eine erhöhte Krebsinzidenz beobachtet. (Die Toxikologie von Arsen ist in Abschnitt 8.4 dargestellt.)

Weiterführende Literatur

Ames, B. N. *Pollution, Pesticides, and Cancer*. In: *J. AOAC Internat.* 75 (1992) S. 1–5.

Castegnaro, M.; Chernozemsky, I. N.; Hietanen, E.; Bartsch, H. *Are Mycotoxins Risk Factors for Endemic Nephropathy and Associated Urothelial Cancers?* In: *Arch. Geschwulstforsch.* 60 (1990) S. 295–303.

Concon, J. M. (Hrsg.) *Food Toxicology. Part A: Principles and Concepts.* New York/Basel (Marcel Dekker) 1988.

Concon, J. M. (Hrsg.) *Food Toxicology. Part B: Contaminants and Additives*. New York/Basel (Marcel Dekker) 1988.

Guilmette, R. A.; Johnson, N. F.; Newton, G. J.; Thomassen, D. G.; Yeh, H. C. *Risks from Radon Progeny Exposure: What We Know, and What We Need to Know*. In: *Annual Review of Pharmacology and Toxicology* 31 (1991) S. 569–601.

Kaiser, U. *Passivrauchen – Ein unterschätztes umweltmedizinisches Problem*. In: *Bundesgesundheitsbl.* 11 (1993) S. 469–471.

LAI (Länderausschuß für Immissionsschutz). *Krebsrisiko durch Luftverunreinigungen*. Ministerium für Umwelt, Raumordnung und Landwirtschaft des Landes Nordrhein-Westfalen (Hrsg.) Düsseldorf 1991.

Macholz, R.; Lewerenz, H.-J. (Hrsg.) *Lebensmitteltoxikologie*. Berlin (Springer) 1989.

Overvik, E.; Gustafsson, J. A. *Cooked-Food Mutagens – Current Knowledge of Formation and Bological Significance*. In: *Mutagenesis* 5 (1990) S. 437–458.

Ramón, J. M.; Serra, L.; Cerdó, C.; Oromí, J. *Dietary Factors and Gastric Cancer Risk*. In: *Cancer Research* 71 (1993) S. 1731–1735.

Wichmann, H. E.; Schlipköter, H. W.; Füllgraff, G. (Hrsg.) *Handbuch der Umweltmedizin*. Landsberg (ecomed) 1992.

3

Mechanismen toxischer Wirkungen

Struktur und Funktion der Zelle • Cytoplasmatische Organellen • DNA-Replikation • Proteinsynthese • Genexpression • Stoffwechsel der Zelle • Toxische Wirkungen auf zentrale Stoffwechselwege • Chemische Kanzerogenese • Tumorzellen • Phasen der Tumorentstehung • Genmutationen • Onkogene • Nicht gentoxische Kanzerogene

Toxische Stoffe üben ihre Wirkungen aus, indem sie mit zellulären Elementen reagieren und dadurch physiologische Strukturen und Funktionen beeinträchtigen. Deshalb sind für das Verständnis der vielfältigen Mechanismen der Toxizität Grundkenntnisse der Architektur und der wesentlichen physiologischen Prozesse der Zellen erforderlich.

3.1 Die Zelle: Struktur und Funktion

Zellen sind die kleinsten selbständigen funktionellen Einheiten des Organismus. Der Körper eines erwachsenen Menschen enthält ungefähr 6×10^{13} Zellen. Die meisten dieser Zellen sind mikroskopisch klein, also mit bloßem Auge nicht sichtbar. Bei Tieren liegt das mittlere Zellgewicht bei einem bis zwei Nanogramm. Einige Zellen können jedoch eine beachtliche Größe erreichen, zum Beispiel Muskelzellen oder Vogeleier. Alle Zellen bestehen aus der äußeren Zellmembran, dem Cytoplasma mit dem Cytosol, dem Cytoskelett und den Zellorganellen sowie dem Zellkern (Abbildung 3.1). Sie besitzen die Fähigkeit, ihre eigene Struktur aufrechtzuerhalten, zu wachsen und sich zu vermehren.

Zusätzlich zu diesen dem eigenen Bedarf dienenden Funktionen leisten die Zellen Arbeit für den Gesamtorganismus. Qualität und Quantität dieser Arbeit

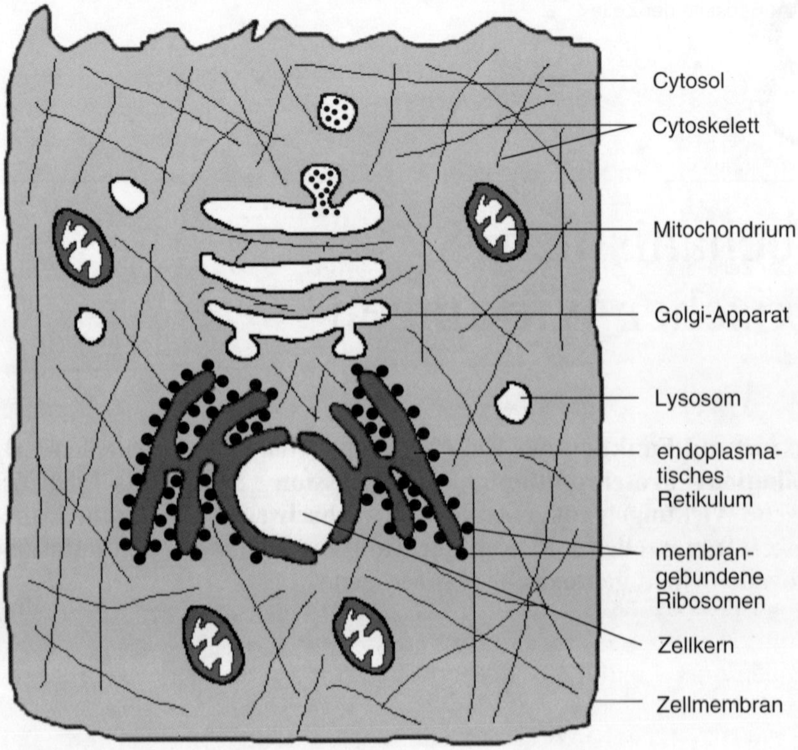

3.1 Grobschematische Darstellung der wesentlichen Bestandteile einer Zelle.

variieren stark von Zellart zu Zellart; anders ausgedrückt, die Zellen des Organismus weisen einen hohen Grad an **Zelldifferenzierung** auf. Mit diesem Begriff beschreibt man die Spezialisierung von Zellen, die zunächst in mehrfacher Richtung entwicklungsfähig waren.

3.1.1 Die Zellmembran (Plasmamembran) umschließt den Zellkörper

Die Zellmembran ist bei manchen Zellen glatt, bei anderen mehr oder weniger stark gefaltet und hat eine Dicke von sieben bis zehn Nanometern. Alle **biologischen Membranen**, einschließlich der Plasmamembran, besitzen den gleichen Grundaufbau einer bimolekularen Lipidschicht, die von globulären Proteinen durchsetzt wird (Abbildung 3.2). Die Lipide bilden dabei einen flüssigen Film, in dem die Proteine wie Inseln schwimmen (*fluid mosaic*-Modell). In der Lipiddoppelschicht, die hauptsächlich aus Phospholipiden und Cholesterol aufgebaut ist, bilden die hydrophilen Gruppen der Lipide die äußere Begrenzung, während die hydrophoben Gruppen ins Innere der Membran gerichtet sind. Bei den Proteinen unterscheidet man die peripheren Membranpro-

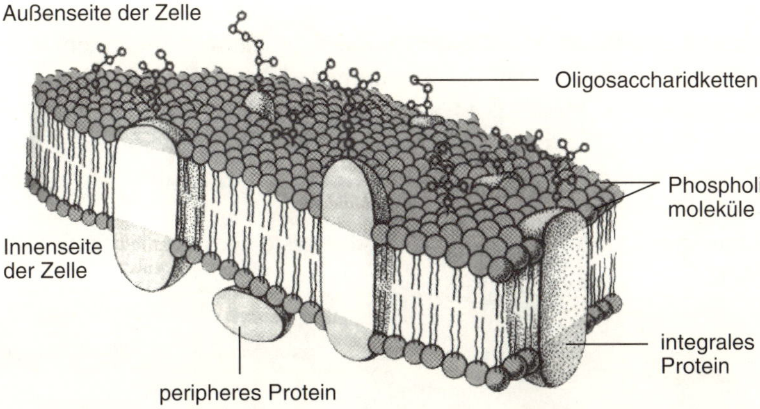

3.2 Das *fluid mosaic*-Modell der Zellmembran: Lipiddoppelschicht mit eingelagerten integralen (inneren) und lose gebundenen peripheren Membranproteinen. An Proteine und Lipide sind teilweise Oligosaccharidketten kovalent gebunden, die auf der extrazellulären Seite über die Membran hinausragen.

teine, welche nur lose an die Membranoberfläche gebunden sind, und die inneren oder integralen Membranproteine, die sich durch den ganzen Membranquerschnitt hindurch erstrecken (Transmembranproteine). Sowohl an Proteine als auch an Lipide sind teilweise Oligosaccharidketten gebunden, welche über die Membranoberfläche an der Außenseite der Zelle hinausragen; man spricht dann von Glykoproteinen und Glykolipiden.

Die Plasmamembran trennt das Zellinnere vom extrazellulären Raum. Dabei fungiert sie als hochselektiver Filter, der den Eintritt von Zellnährstoffen ermöglicht, Zellprodukte beziehungsweise Abfallstoffe des zellulären Stoffwechsels nach außen transportiert und ungleiche Ionenkonzentrationen zwischen dem Intra- und dem Extrazellulärraum aufrechterhält. Letzterem kommt eine große Bedeutung zu, da bestimmte Ionenkonzentrationen innerhalb der Zelle Voraussetzung für den Ablauf der physiologischen Stoffwechsel- und Erregungsvorgänge sind. Um diesen Aufgaben gerecht zu werden, verfügt die Plasmamembran über eine Reihe von Transportsystemen.

3.1.2 Verschiedene Systeme ermöglichen den Stofftransport zwischen Intra- und Extrazellulärraum

Unter energetischen Aspekten kann man Transportprozesse in zwei Hauptgruppen einteilen:

- passive (nicht energieverbrauchende) Transportprozesse: Diffusion, erleichterte Diffusion, Osmose und Filtration
- aktive (energieverbrauchende) Transportprozesse.

Diffusion. Sowohl Ionen als auch Moleküle besitzen eine thermische Eigenbewegung und kollidieren ständig miteinander. In Räumen mit einem Konzentrationsunterschied ist die Zahl der Zusammenstöße in Richtung der niedrigeren Konzentration geringer als in allen anderen Richtungen. Folglich findet solange eine Teilchenbewegung vom Ort der höheren Konzentration zum Ort der niedrigeren Konzentration statt, bis sich ein Konzentrationsausgleich eingestellt hat.

Quantitativ wird dieser Vorgang durch das erste Ficksche Diffusionsgesetz beschrieben:

$$q = k \cdot A \cdot \frac{\Delta C}{\Delta X} \qquad \text{(Gl. 3.1)}$$

Die pro Zeiteinheit transportierte Stoffmenge (q) ist der Konzentrationsdifferenz (ΔC) und der wirksamen Austauschfläche (A) direkt proportional und dem Diffusionsweg (ΔX) umgekehrt proportional. Der Proportionalitätsfaktor (k) ist eine vom Diffusionsmedium, von der Art und Größe der diffundierenden Teilchen und von der Temperatur abhängige Konstante.

Der Austausch der Atemgase Sauerstoff und Kohlendioxid verläuft nach den Gesetzmäßigkeiten der freien Diffusion. Auch lipophile Stoffe, Ionen und kleine hydrophile Moleküle können durch die Zellmembran diffundieren. Allerdings stellen die Membranen in diesen Fällen ein mehr oder weniger großes Hindernis für den Diffusionsprozeß dar. Lipidlösliche Stoffe bewegen sich direkt durch die Lipiddoppelschicht in Richtung der niedrigeren Konzentration. Darüber hinaus verfügen biologische Membranen aber über Poren, die von eingelagerten Membranproteinen gebildet werden. Ionen und kleine hydrophile Moleküle können durch solche wassergefüllten Kanäle (Durchmesser größenordnungsmäßig 1 nm) die Zellmembran durchdringen. Die Permeationsgeschwindigkeit hängt vom Moleküldurchmesser, von der Weite der Poren und von ihrer Dichte in der Membran ab.

Erleichterte Diffusion. Viele von den Zellen benötigte hydrophile Substanzen (wie Glucose) passieren die Plasmamembran relativ leicht, obwohl dies aufgrund ihrer Molekülgröße nicht zu erwarten wäre. Es handelt sich dabei um einen passiven Vorgang, der keine Energie verbraucht. Früher glaubte man, daß dieser bevorzugte Transport durch bewegliche Transportproteine, sogenannte Carrier, vermittelt wird. Nach dem aktuellen Kenntnisstand ermöglichen Wechselwirkungen der Substratmoleküle mit ortsfesten Membranproteinen diese erleichterte Diffusion. Die Wände der Proteinkanäle verfügen danach über Bindungsstellen, die sich in ständig pulsierender Bewegung befinden. Dadurch können Substratmoleküle mit geeigneten Strukturcharakteristika schnell wechselnde Bindungen mit den Membranproteinen eingehen und auf diese Weise vorangetrieben werden.

Von der einfachen Diffusion unterscheidet sich dieser Prozeß durch die

- Substratspezifität,
- Hemmbarkeit durch spezifische Inhibitoren, welche die Bindungsstellen der Transportproteine besetzen, und
- Sättigung des Transportprozesses ab einer bestimmten Substratkonzentration, wenn alle Bindungsstellen beansprucht werden.

Ein typisches Beispiel für die erleichterte Diffusion ist der Einwärtstransport von D-Glucose in die **Erythrocyten**.

Osmose. Unter Osmose versteht man einen Flüssigkeitstransport durch eine semipermeable (für gelöste Teilchen nicht durchgängige) Membran. Dabei wandern die Lösungsmittelmoleküle in die Richtung der höheren Teilchenkonzentration, bis sich ein Konzentrationsausgleich eingestellt hat. Zellmembranen sind für bestimmte niedermolekulare Substanzen, zum Beispiel Glucose und Harnstoff, durchgängig und damit, streng gesehen, keine semipermeablen Membranen. Da aber die Permeabilität für Wasser höher ist als für alle gelösten Teilchen, wird in den meisten Fällen jeder Stofftransport von einem entsprechenden osmotisch bedingten Wasserstrom begleitet; so wird das Gleichgewicht der osmotischen Drücke zwischen dem Zellinneren und dem Extrazellulärraum aufrechterhalten.

Aktiver Transport. Beim **aktiven Transport** befördern spezialisierte Proteine der Zellmembran Stoffe auch gegen ein Konzentrationsgefälle. Dafür ist Energie nötig, die aus dem Zellstoffwechsel zur Verfügung gestellt wird.

Zu den für die Zellfunktion besonders wichtigen aktiven Transportsystemen gehört die Na^+-K^+-Pumpe. Sie transportiert gegen den bestehenden Konzentrationsgradienten Natriumionen aus der und Kaliumionen in die Zelle – mit dem Ergebnis, daß intrazellulär die K^+-Konzentrationen und extrazellulär die Na^+-Konzentrationen stets höher sind als in dem benachbarten Kompartiment. Das dafür verantwortliche Transportsystem ist die **Na^+-K^+-ATPase**, die Energie aus der Hydrolyse von **ATP** zu ADP und Phosphat bezieht.

Im physiologischen Zustand sind die intrazellulären Ca^{2+}-Konzentrationen 10 000mal niedriger als die extrazellulären (10^{-7} M gegen 10^{-3} M). An der Aufrechterhaltung dieses ausgesprochen steilen Konzentrationsgradienten ist ebenfalls eine ATPase der Plasmamembran beteiligt.

In vielen Fällen befördert ein Transportsystem gleichzeitig zwei oder mehrere verschiedene Ionen beziehungsweise Moleküle. Diesen gekoppelten Transport nennt man **Cotransport** oder Symport, wenn beide Stoffe in dieselbe Richtung befördert werden, beziehungsweise **Antiport** oder Gegentransport, wenn die Beförderung in entgegengesetzter Richtung stattfindet. Glucose und Aminosäuren werden so zum Beispiel in Dünndarm und Niere gekoppelt an den aktiven Na^+-Transport durch die Membran befördert.

Für akute und chronische Vergiftungen ist es von Bedeutung, daß diese vielfältigen, ursprünglich für physiologische Prozesse im Laufe der Evolution entwickelten Transportsysteme auch von Fremdstoffen mit toxischem Potential benutzt werden können, die Strukturanalogien zu den **endogenen** Substraten zeigen. Die so bewirkte Konzentrierung des Fremdstoffes in der Zelle trägt wesentlich zu den toxischen Effekten bei. So machen sich zum Beispiel Cysteinkonjugate halogenierter Alkene (siehe Abbildung 5.5) die sehr effizienten Aminosäuretransportsysteme der Tubuluszellen der Niere zunutze, deren grundlegende physiologische Aufgabe die Rückgewinnung aller Aminosäuren und Peptide aus dem **Primärharn** ist. Indem diese lebenswichtigen Transportsysteme eine massive Aufkonzentrierung der potentiell toxischen Aminosäurekonjugate in den Nierenzellen bewirken, tragen sie zu deren Nephrotoxizität bei.

Vesikulärer Transport. Größere feste Partikel und Lösungströpfchen werden unter Verbrauch von Stoffwechselenergie durch Einschluß in bläschenförmige Membranabschnürungen, sogenannte Vesikel, in die Zelle transportiert (**Endocytose**) oder aus der Zelle herausgeschleust (**Exocytose**). Die Endocytose von festen Partikeln nennt man **Phagocytose**, die von echt oder kolloidal gelösten Substanzen **Pinocytose**. Häufig müssen Stoffe auch durch ganze Zellen – vor allem wenn diese durch Flüssigkeitsschichten von anderen Geweben getrennt sind – hindurchgeschleust werden. Diese Kombination von Endo- und Exocytose nennt man Transcytose (Abbildung 3.3).

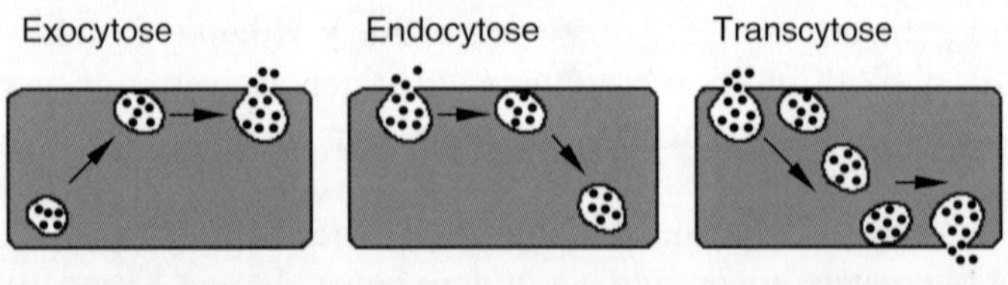

3.3 Schematische Darstellung verschiedener Formen des vesikulären Transports. Exocytose ist der Transport von zellulären Synthese- oder Abfallprodukten in den Extrazellulärraum; Endocytose bedeutet Einfuhr in die Zelle; auf dem Wege der Transcytose werden Stoffe durch die Zellen hindurchgeschleust. Der Export von intrazellulär synthetisierten Substanzen ist in Abbildung 3.5 näher dargestellt.

Die Phagocytose ist ein wesentlicher Mechanismus der Abwehr des Organismus gegen Bakterien. Dabei verbinden sich Membranrezeptoren von dafür spezialisierten Freßzellen (Phagocyten) mit Molekülen auf der bakteriellen Membran. Dann umschließt die Zellmembran das so festgehaltene Bakterium, und nach Abschnürung des Vesikels wird es zu den **Lysosomen** (siehe unten) transportiert, wo es enzymatisch abgebaut wird.

Mikrovilli und Bürstensaum. Die Transportkapazität einer Zelle kann durch Ausstülpungen und Einfaltungen der Zellmembran erheblich vergrößert werden. Bei stark resorbierenden oder sezernierenden Zellen (wie etwa Dünndarmepithelzellen oder Nierenzellen) bilden fingerförmige, bis zu 1 μm lange Ausstülpungen (**Mikrovilli**) einen dichten Rasen (Bürstensaum). Dadurch vergrößert sich die resorbierende Oberfläche um das 20- bis 50fache (Abbildung 3.4).

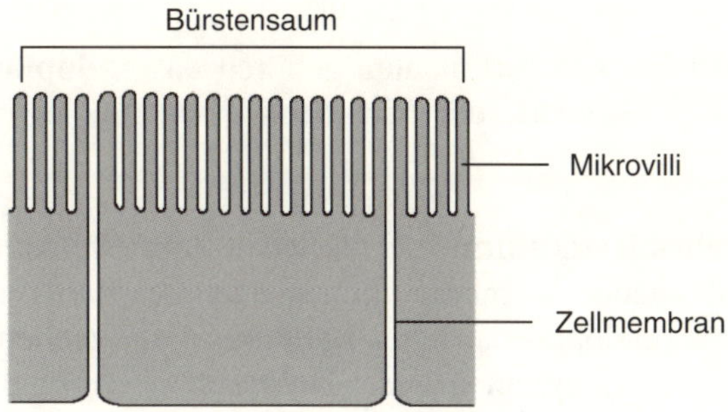

3.4 Dicht aneinandergereihte Mikrovilli bilden einen Bürstensaum. Dadurch wird die Transportkapazität von stark sezernierenden und/oder resorbierenden Zellen erheblich vergrößert.

3.1.3 Das Cytoplasma ist stark strukturiert

Unter **Cytoplasma** faßt man alle zellulären Elemente mit Ausnahme der Plasmamembran und des Zellkerns zusammen. Zum Cytoplasma gehören somit das Cytosol, das Cytoskelett und die cytoplasmatischen Organellen (siehe Abbildung 3.1).

Cytosol. Mit diesem Begriff bezeichnet man jenen Teil des Cytoplasmas, der den Raum zwischen den membranumhüllten Organellen ausfüllt. Das **Cytosol** macht ungefähr die Hälfte des gesamten Zellvolumens aus und enthält Tausende von löslichen, nicht membrangebundenen Enzymen, die am **Intermediärstoffwechsel** beteiligt sind. Das Cytosol ist aber keineswegs eine einfache Lösung, sondern stellt eine hoch organisierte gelatineartige Masse dar. Die im Cytosol lokalisierten Enzyme sind unter anderem an der Biosynthese von Zuckern, Aminosäuren, Fettsäuren und Nucleotiden, an der Proteinbiosynthese und an der **Glykolyse** beteiligt.

Cytoskelett. Im Cytosol bilden Proteinfilamente ein Netzwerk, das der Zelle ihre Gestalt gibt und ihre Bewegungen beeinflußt. Das zelluläre Gerüst entsteht durch die Interaktionen von drei Untereinheiten: den **Mikrotubuli**, welche aus Tubulinketten zusammengesetzt sind, den **Mikrofilamenten**, die sich aus Aktineinheiten aufbauen, und den **Intermediärfilamenten**, die abhängig vom Zelltyp aus verschiedenen Polypeptidkomponenten bestehen, wie zum Beispiel Keratinen, Vimentin und Desmin. Zusätzlich zu diesen drei Hauptgruppen enthält das **Cytoskelett** weitere Proteine, welche Filamente untereinander, aber auch mit verschiedenen Zellorganellen und mit der Plasma- und Kernmembran verbinden.

3.1.4 Die cytoplasmatischen Organellen erfüllen spezialisierte Funktionen

Zu den wichtigen Zellkompartimenten gehören das **endoplasmatische Retikulum**, der **Golgi-Apparat**, die **Mitochondrien**, die Lysosomen und die **Peroxisomen**.

Endoplasmatisches Retikulum. In fast allen Zellen bildet eine stark gefaltete, zusammenhängende Membran ein ausgedehntes Labyrinth kommunizierender Hohlräume (endoplasmatisches Retikulum), das stellenweise zu Zisternen erweitert ist. Die Membranen dieses Hohlraumsystems gehen in die äußere Membran der Kernhülle über (Abbildung 3.5). Das endoplasmatische Retikulum spielt eine zentrale Rolle bei wichtigen Biosyntheseprozessen der Zelle. Die Synthese der meisten Membranproteine und Lipide beginnt in Verbindung

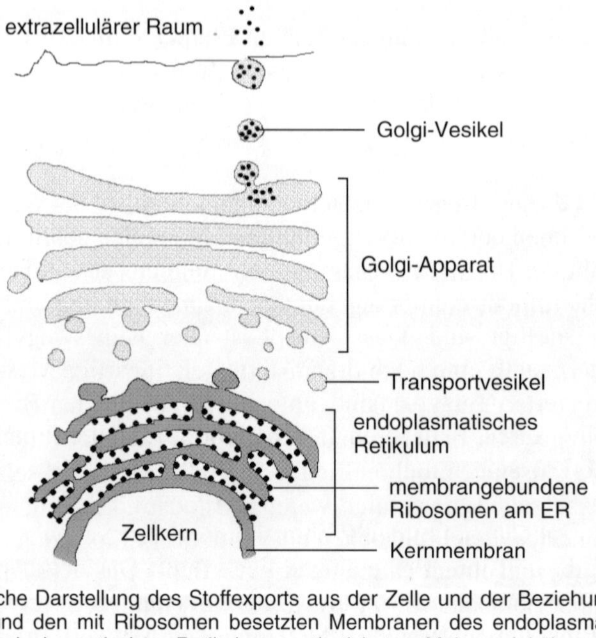

3.5 Schematische Darstellung des Stoffexports aus der Zelle und der Beziehung zwischen der Kernmembran und den mit Ribosomen besetzten Membranen des endoplasmatischen Retikulums. Die im endoplasmatischen Retikulum synthetisierten Makromoleküle werden im Golgi-Apparat modifiziert und in Golgi-Vesikeln zur Zellmembran transportiert.

mit den Membranen des endoplasmatischen Retikulums; das endoplasmatische Retikulum dient außerdem als Membrandepot zum Aufbau neuer Membranen.

Elektronenmikroskopisch unterscheidet man zwei Formen, das glatte (*smooth*) und das rauhe endoplasmatische Retikulum (sER und rER).

Die cytoplasmatische Seite der Doppelmembran des rauhen (granulierten) endoplasmatischen Retikulums ist mit **Ribosomen** besetzt. Ribosomen bestehen aus Ribonukleinsäuren und Proteinen und sind der Ort der zellulären Proteinsynthese (siehe Abschnitt 3.1.8). Folglich ist die rauhe Form des endoplasmatischen Retikulums in Zellen mit intensiver Proteinsynthese besonders stark ausgeprägt.

Das glatte (ungranulierte) endoplasmatische Retikulum dient der Synthese von Membranphospholipiden und Steroidhormonen, der Speicherung von Lipiden, Proteinen und Glykogen sowie dem Transport von verschiedenen zellulären Bestandteilen. Das glatte endoplasmatische Retikulum hat einen besonderen Stellenwert für die Toxikologie, weil sich an seinen Membranen zahlreiche Enzyme befinden, welche die Biotransformation – sowohl Bioaktivierung als auch Detoxifizierung (Entgiftung) – von Fremdstoffen katalysieren (siehe Abschnitt 4.5.1).

Golgi-Apparat. Der Golgi-Apparat befindet sich in Kernnähe und kann in einer Zelle einzeln oder mehrfach vorkommen. Er besteht aus Stapeln von fünf bis 30 scheibenförmig übereinandergelagerten, von glatten Membranen begrenzten Zisternen (Abbildung 3.5). Einen Stapel solcher Zisternen bezeichnet man als Dictyosom. In den Dictyosomen werden alle zellulären Exportprodukte modifiziert. Zu den Modifikationsreaktionen, die im Golgi-Apparat stattfinden, gehören die Anheftung von Zuckerresten, Sulfat- und Phosphatgruppen sowie der Anbau von Fettsäuren. Vom Rand der einzelnen Doppelmembranen schnüren sich Bläschen ab (Golgi-Vesikel), die mit den modifizierten zellulären Exportprodukten (exokrinen Sekreten, Hormonen) gefüllt sind und zur Plasmamembran gelangen. Nach der Exocytose des Vesikelinhalts bleiben die Vesikelmembranen in der Plasmamembran eingegliedert und werden bei Bedarf für endocytotische Transportprozesse benutzt.

Mitochondrien. Die Mitochondrien sind als Kraftwerke der Zelle hauptsächlich für die Energieproduktion verantwortlich. Zellen mit intensivem Stoffwechsel, zum Beispiel Herzmuskel-, **Nierentubulus**- oder Leberzellen, haben mehrere tausend Mitochondrien, während in stoffwechselarmen Zellen, wie etwa Muskelzellen, nur einige wenige Mitochondrien enthalten sind. Intakte Mitochondrien ähneln Stäbchen oder Rotationsellipsoiden mit einer Länge von 0,5–5 μm und einem Durchmesser von 0,2–1 μm (Abbildung 3.6).

Die Mitochondrien sind von zwei Membranen umgeben. Die äußere Membran schließt die Organellen von der Umgebung ab und ist permeabel für Proteine und Moleküle bis zu einem Molekulargewicht von 10 000 Dalton. Die

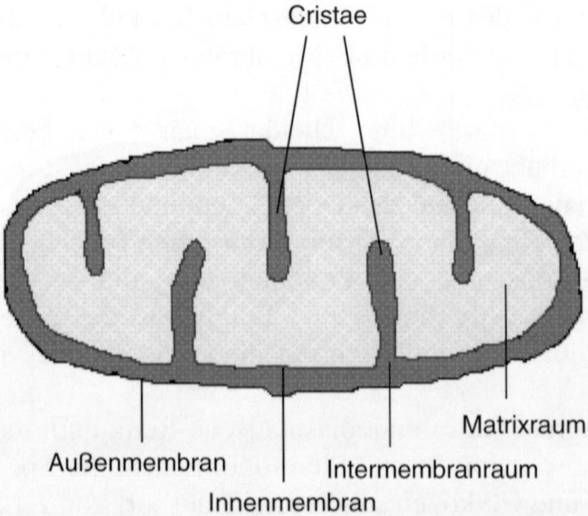

3.6 Schematische Darstellung eines Mitochondriums: Eine Doppelmembran grenzt die mitochondriale Matrix von der Umgebung ab. Die wesentlichen mitochondrialen Stoffwechselprozesse finden an der inneren Membran und in der Matrix statt.

innere Membran ist meistens in Form von Einstülpungen (Cristae) in den Innenraum gefaltet. Den Raum zwischen den beiden Membranen bezeichnet man als Intermembran- oder Intercristaeraum, während der von der inneren Membran umschlossene Raum Matrix genannt wird. Die innere Membran ist nicht permeabel, und der Stofftransport erfolgt hier durch spezielle Transportproteine. Die wesentlichen mitochondrialen Stoffwechselprozesse finden an der inneren Membran und in der Matrix statt. Dafür besitzt die innere Membran spezifische Enzyme. In der Matrix befindet sich ebenfalls eine große Palette von Enzymen und zwei bis sechs zirkuläre DNA-Moleküle. Die mitochondriale DNA (mtDNA) codiert für die Synthese bestimmter mitochondrialer Proteine und für mehrere **rRNA**- und **tRNA**-Arten. Die Mitochondrien vermehren sich unabhängig vom Zellzyklus durch Teilung.

Die zentrale Stoffwechselleistung der Mitochondrien besteht in der Synthese von ATP im Rahmen der **oxidativen Phosphorylierung**. Weiterhin befindet sich in der mitochondrialen Matrix der enzymatische Apparat des **Citratzyklus** und des Fettsäureabbaus durch β-Oxidation. Diese drei Prozesse sind eng miteinander verknüpft. In stark vereinfachter Form zeigt Abbildung 3.7 die mitochondrialen biochemischen Kaskaden.

Das beim Glucoseabbau entstehende Pyruvat sowie Fettsäuren und Aminosäuren werden aus dem Cytosol in die Matrix transportiert. Hier findet die Umsetzung zu Acetyl-CoA statt, das dann im Citratzyklus in mehreren Schritten einer vollständigen Oxidation zu CO_2 unterworfen wird. Der Fettsäureabbau liefert Acetyl-CoA für den Citratzyklus und Wasserstoffionen für die oxidative Phosphorylierung. Die im Zuge des Citratzyklus entstehenden $NADH_2$- und Succinatmoleküle werden durch den Multienzymkomplex der **Atmungs-**

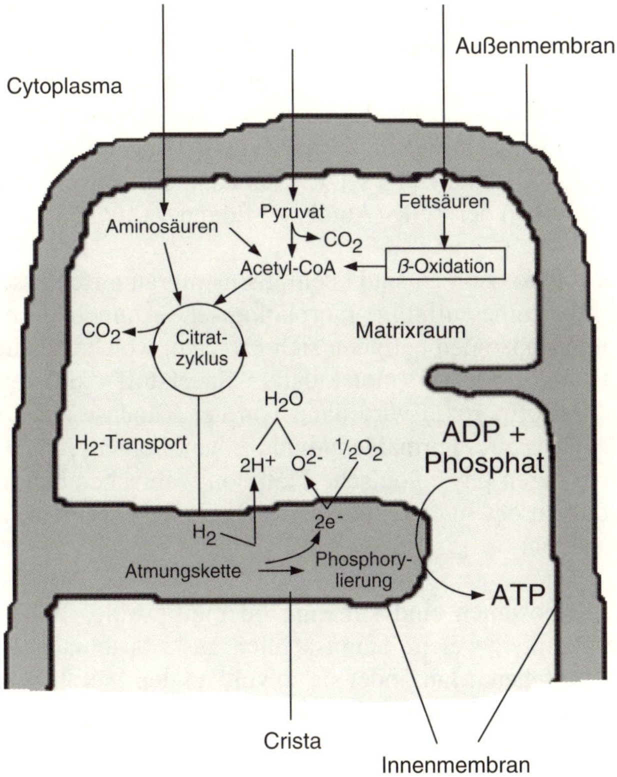

3.7 Schematische Darstellung wesentlicher mitochondrialer Stoffwechselprozesse: Citratzyklus, β-Oxidation von Fettsäuren und oxidative Phosphorylierung. Die Hauptaufgabe der Mitochondrien ist die Energieproduktion in Form von ATP.

kette an der inneren mitochondrialen Membran dehydriert. Dabei entstehen zwei Wasserstoffionen und zwei Elektronen. Die Elektronen reduzieren molekularen Sauerstoff, der anschließend mit den Wasserstoffionen zu Wasser reagiert. Die beim Wasserstoff- und Elektronentransport freiwerdende Energie wird zur Synthese von ATP aus ADP und Pyrophosphat eingesetzt. Aufgrund der funktionellen Verknüpfung der biologischen Oxidation mit der Synthese von ATP wird der Prozeß als oxidative Phosphorylierung bezeichnet.

Lysosomen. Wenn die Mitochondrien die Kraftwerke der Zelle sind, so stellen die Lysosomen das abfallverarbeitende Werk der Zelle dar. Sie arbeiten gleichzeitig als Müllabfuhr, als Deponie und als Recyclingunternehmen. Die Lysosomen sind 0,25–0,5 μm große Membransäckchen voller Proteasen, **Nucleasen**, **Lipasen**, Phospholipasen, Phosphatasen und Sulfatasen. Es handelt sich bei all diesen Enzymen um saure Hydrolasen für die kontrollierte Verdauung von Makromolekülen, deren Aktivitätsoptimum bei pH 5 liegt – einem Wert der in den Lysosomen aufrechterhalten wird (im Gegensatz zum Cytosol, dessen pH bei 7,2 liegt). Die Lysosomen sind in der Lage, sowohl zelleigenes (Autophagie) als auch **exogenes** (Heterophagie) Material zu verdauen. Im physiologischen Zustand schützt die lysosomale Membran den Rest der Zelle vor den degradierenden lysosomalen Enzymen. Bei einer Beeinträchtigung der Integrität der lysosomalen Membran im Zuge toxischer Prozesse werden die Hydrolasen in das Cytosol freigesetzt. Dies kann zu schweren Schädigungen bis hin zum Absterben der Zelle (Autolyse) führen.

Peroxisomen. Peroxisomen sind ebenfalls membranumschlossene Zellorganellen; sie besitzen eine auffällige morphologische Ähnlichkeit mit den Lysosomen. In den Peroxisomen befinden sich Enzyme, welche bestimmte organische Substrate mit Hilfe von molekularem Sauerstoff oxidieren. Das dabei gebildete Wasserstoffperoxid wird dann von der Katalase zur Oxidation von Phenolen, Ameisensäure, Formaldehyd und Ethanol eingesetzt. Dieser Peroxidationsreaktion, deren physiologische Funktion wahrscheinlich in der Entgiftung von Produkten des Intermediärstoffwechsels liegt, verdanken die Peroxisomen ihren Namen.

Ribosomen. Ribosomen sind kugelige oder ellipsoide, 10–20 μm große, membranlose Partikel, welche hauptsächlich aus ribosomaler RNA (rRNA) und Proteinen bestehen. Man findet sie sowohl an den Membranen des rauhen endoplasmatischen Retikulums (Abbildung 3.5) als auch frei im Cytosol.

3.1.5 Der Zellkern steuert als Informationszentrale den Stoffwechsel der Zelle

Mit Ausnahme der roten Blutkörperchen besitzen alle Zellen einen Kern. Der Zellkern (**Nucleus**) ist der Träger der genetischen Information und das Steuerungszentrum sämtlicher zellulärer Stoffwechselprozesse.

Kernhülle. Die Kernhülle ist eine doppelte Membran, deren äußeres Blatt mit Ribosomen besetzt ist und in die Membranen des endoplasmatischen Retikulums übergeht. Damit steht der perinukleare Raum zwischen den beiden Membranen der Kernhülle in Verbindung mit dem Hohlraumsystem des endoplasmatischen Retikulums. Die Kernhülle ist von zahlreichen Poren durchsetzt, an deren Rand innere und äußere Membran verschmolzen sind. Durch diese Poren findet der intensive Stoffaustausch zwischen dem Cytoplasma und dem Kerninneren statt.

Das Kerninnere: Karyoplasma und Chromosomen. Im Kerninneren befinden sich ein oder mehrere Kernkörperchen (Nucleoli). Sie bestehen aus DNA-Schleifen, welche die **Gene** für die ribosomale RNA (rRNA) tragen. Die Nucleoli synthetisieren die für die Proteinsynthese benötigte rRNA.

Ähnlich wie das Cytoskelett das Gerüst des Cytoplasmas darstellt, bildet die **nukleare Matrix** (Nucleoskelett) das Gerüst des Zellkerns. Die nukleare Matrix besteht hauptsächlich aus sauren Nichthistonproteinen; sie kann grob in einen peripheren Porenkomplex und ein zentrales fibrogranuläres Netzwerk unterteilt werden. Bestimmte repetitive Sequenzen in der DNA dienen der Verankerung an bestimmten Matrixproteinen. Dadurch ist die nukleare Matrix wesentlich an der räumlichen Organisation der DNA beteiligt.

Der Hauptbestandteil des Zellkerns sind die **Chromosomen**, lange, vielfach gewundene Fäden, die aus DNA, **Histonen** und Nichthistonproteinen aufgebaut sind. Im Kern einer stoffwechselaktiven, sich nicht in Teilung befindlichen Zelle (Interphasekern) sind die Chromosomen weitgehend gestreckt; während der Zellteilung werden sie stärker kondensiert und erscheinen als hakenförmige Strukturen mit einer primären Einschnürung, die Zentromer genannt wird.

Exkurs 3.1: Bausteine der DNA

Die genetische Information über die Struktur und Funktion der einzelnen Zelle und damit auch des gesamten Organismus ist in der DNA enthalten, einer unverzweigten Desoxyribosephosphatkette. An jedem Zuckerbaustein ist glykosidisch eine der vier Basen Adenin (A), Guanin (G), Cytosin (C) und Thymin (T) gebunden. Je drei aufeinanderfolgende Basenpaare codieren – im richtigen Leseraster gelesen – eine bestimmte Aminosäure. Durch Ausbildung von Wasserstoffbrücken bildet jede der vier Basen mit einer anderen ein stabiles Paar: A:T, T:A, G:C, C:G. Es paart also immer eine Purinbase (A, G) mit einer Pyrimidinbase (C, T). In der DNA-Doppelhelix sind zwei DNA-Stränge über diese Basenpaare miteinander verknüpft (Abbildung 3.8). Die beiden Stränge sind deshalb komplementär zueinander.

Der Kern einer menschlichen Zelle enthält 46 DNA-Doppelstränge in 46 Chromosomen. Je zwei Chromosomen entsprechen sich (homologe Chromosomen) und stammen vom Vater beziehungsweise der Mutter (doppelter Chromosomensatz). Jeder DNA-Doppelstrang in einem Chromosom enthält ungefähr $1{,}5 \times 10^8$ Basenpaare, was einer Länge des gestreckten DNA-Moleküls von etwa fünf Zentimetern entspricht. Mit Hilfe von Histonproteinen wird aber das DNA-Molekül stark aufgewickelt (kondensiert) – auf eine Länge von ungefähr 0,5 μm.

Die Anzahl der Chromosomen ist speziesspezifisch und konstant, das heißt, die Tochterzellen erhalten die gleiche Zahl an Chromosomen wie die Zelle, aus der sie durch Zellteilung entstanden sind.

3.1.6 Vor jeder Zellteilung muß die DNA verdoppelt werden

Bei der **Initiation** der **DNA-Replikation** werden die beiden Stränge der Doppelhelix voneinander getrennt, und die **DNA-Polymerase** synthetisiert an jedem der beiden Stränge den jeweils komplementären (Abbildung 3.8). Jede ursprüngliche Polynucleotidkette bildet so mit der neu hinzugekommenen wieder einen Doppelstrang. Eine Korrekturlesefunktion der DNA-Polymerase sorgt dafür, daß bei der Synthese der neuen komplementären Stränge Fehler nur mit einer Häufigkeit von $1:10^9$ vorkommen. Diese Fehler tragen zur Spontanmutationsrate bei (**Mutationen** sind bleibende Veränderungen des Erbgutes).

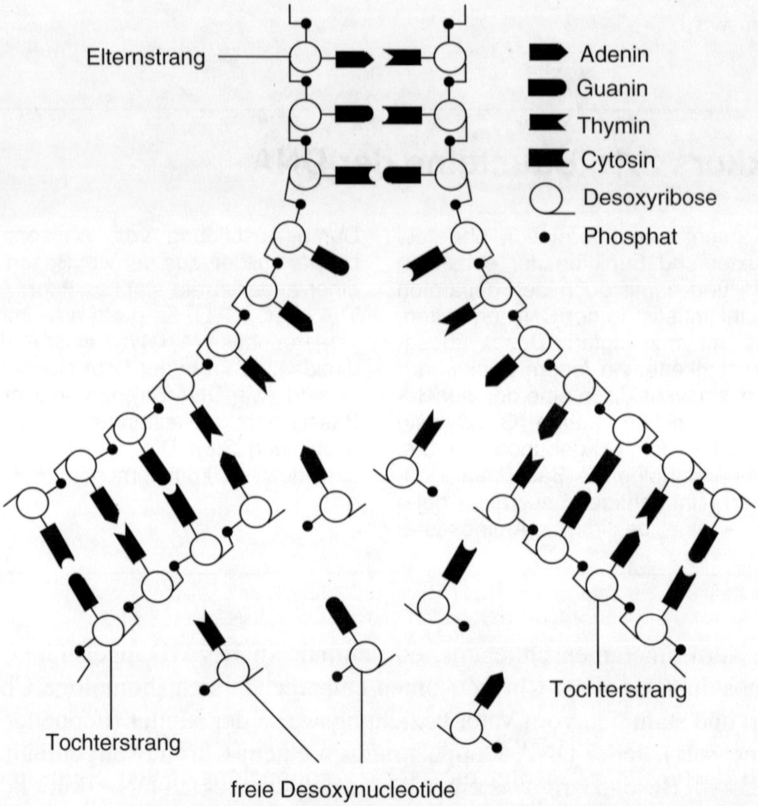

3.8 Grundstruktur der Desoxyribonucleinsäure (DNA, oberer Teil) und stark vereinfachtes Schema der DNA-Replikation (unterer Teil). Die beiden Stränge der Doppelhelix trennen sich, und nach dem Prinzip der spezifischen Basenpaarung (A:T, T:A, G:C, C:G) lagern sich neue Nucleotide an die Einzelstränge an. Das den Prozeß katalysierende Enzym ist die DNA-Polymerase.

3.1.7 Der Zellzyklus besteht aus Zellteilungsphase und Interphase

Die häufigste Art der Zellteilung ist die **Mitose**, eine Kern- und Cytoplasmateilung, bei der das genetische Material in exakt gleicher Form an die beiden Tochterzellen weitergegeben wird.

Die Interphase (die Zeit zwischen zwei Zellteilungsphased) wird in die G_1-, S- und G_2-Phase unterteilt (G = *gap*, Lücke; S = Synthese) (Abbildung 3.9). Die G_1-Phase ist die Wachstumsphase der Zelle. Nach Abschluß der vorhergehenden Zellteilung wird die Synthese von Proteinen wieder aufgenommen, welche für die verschiedenen Funktionen der Zelle beziehungsweise für die nächste Zellteilung benötigt werden. In teilungsfähigen Zellen schwankt die Dauer der G_1-Phase zwischen wenigen Stunden und Hunderten von Tagen. Somit bestimmt die unterschiedliche Länge der G_1-Phase die Länge des Zellzyklus. Einige Zellen verlassen auch vorübergehend oder für immer den Zellzyklus und treten in eine Ruhephase ein (G_0-Phase). Bei Bedarf können Zellen wieder aus der G_0-Phase in den Zellzyklus eintreten und sich teilen.

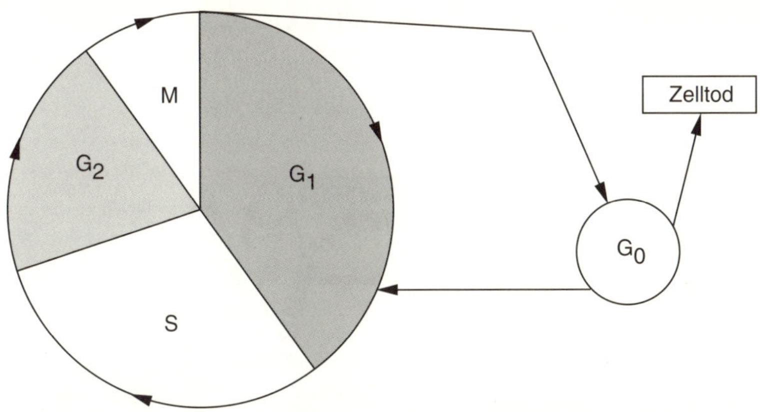

3.9 Schematische Darstellung des Zellzyklus. G_1: präreplikative Wachstumsphase mit schwankender Dauer (wenige Stunden bis Hunderte von Tagen), S: DNA-Replikationsphase (Synthese, sechs bis zehn Stunden), G_2: postreplikative Wachstumsphase (drei bis fünf Stunden), M: Mitosephase (ein bis zwei Stunden), G_0: Ruhephase.

Nach der G_1-Phase erfolgt die DNA-Verdoppelung in der S-Phase, deren Dauer etwa sechs bis zehn Stunden beträgt. Am Ende dieser Phase liegt das gesamte genetische Material doppelt vor. Jedes Chromosom besteht dann aus zwei identischen Untereinheiten, den Chromatiden. An die S-Phase schließt sich eine kurze, drei bis fünf Stunden dauernde Wachstumsphase (G_2-Phase) an, ehe die Zelle in die Mitose eintritt.

In der Mitose (Dauer: ein bis zwei Stunden) wird das in der S-Phase verdoppelte Genmaterial auf die beiden Tochterzellen verteilt. Dafür bilden Strukturen des Cytoskeletts einen Spindelapparat und die in der Interphase entstandenen identischen Chromatiden jedes Chromosoms werden zu je einem der zwei entgegengesetzten Pole des Spindelapparates „gezogen". Die Kernmembran wird neu gebildet, und die Zellmembran schnürt sich von der Peripherie ab und trennt die beiden Tochterkerne voneinander. In der Endphase der Mitose löst sich der Spindelapparat wieder auf, und die Tochterzellen nehmen die für den betreffenden Zelltyp charakteristische Gestalt an.

3.1.8 Die Proteinsynthese beinhaltet Transkription und Translation

Die DNA ist nicht die unmittelbare Matrize für die Proteinsynthese. Die genetische Information der DNA, welche die Anweisung für die Synthese eines bestimmten Proteins enthält, muß zunächst auf eine Ribonucleinsäure (RNA) kopiert werden. Die RNA enthält an Stelle von Desoxyribose Ribose und anstelle von Thymin Uracil. Mit dem Begriff **Transkription** wird die durch das Enzym RNA-Polymerase katalysierte Überschreibung der DNA-Sequenz in eine komplementäre RNA-Nucleotidsequenz beschrieben (Abbildung 3.10).

Diese Boten-RNA (Messenger-RNA, **mRNA**) wandert aus dem Zellkern zu den Ribosomen des endoplasmatischen Retikulums. Dort werden die von den

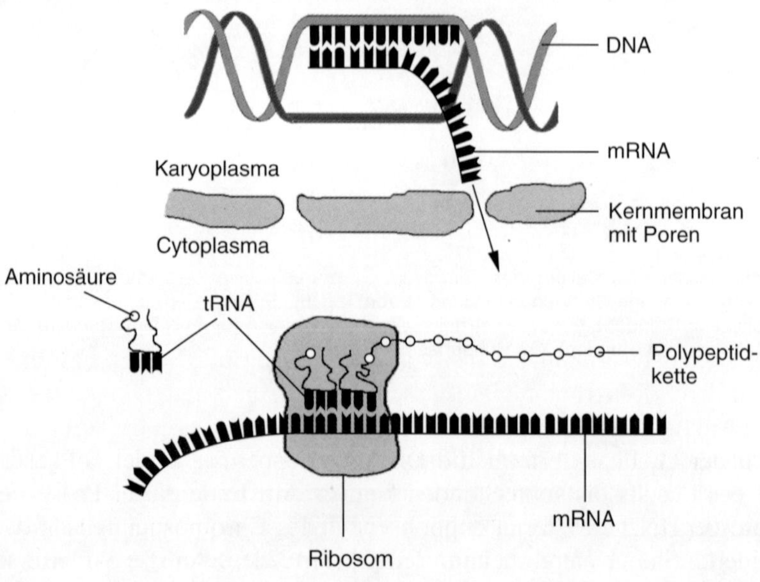

3.10 Grobschematische Darstellung der Proteinbiosynthese: Nachdem die DNA-Information über die Aminosäurezusammensetzung eines Proteins in ein mRNA-Molekül (Messenger-RNA) umgeschrieben worden ist (Transkription), wird diese mRNA aus dem Zellkern herausgeschleust. Das Ablesen der in ihr codierten Aminosäuresequenz und die Proteinsynthese (Translation) erfolgt in den Ribosomen mit Hilfe von tRNA-Molekülen (Transfer-RNA).

Basentripletts der mRNA codierten Aminosäuren über spezifische Transfer-RNA- (tRNA-) Moleküle zu dem entsprechenden Protein aneindergeknüpft (**Translation**). Bestandteile der Zelle, die keine Proteine sind, werden zwar nicht direkt durch die Basentripletts der DNA codiert, ihre Synthese wird jedoch indirekt – durch die Codierung der verantwortlichen Enzyme – ebenfalls von der DNA aus gesteuert.

Jeder Abschnitt des DNA-Stranges, der für ein Protein codiert, wird als ein Gen bezeichnet. Zwischen den codierenden DNA-Abschnitten eines Gens liegen längere nichtcodierende Sequenzen, welche zum Teil bei der DNA-Faltung und der Regulation der **Genexpression** eine Rolle spielen. Auch innerhalb der codierenden Gensequenzen findet man häufig nichtcodierende Abschnitte (sogenannte Introns). Die Introns werden zunächst in mRNA umgeschrieben, anschließend jedoch wieder herausgeschnitten; diesen Prozeß nennt man RNA-Splicing („Spleißen“ der RNA).

3.1.9 Verschiedene Mechanismen regulieren die Genexpression

Obwohl alle Zellen die gleiche (gesamte) genetische Information enthalten, unterscheiden sich die Zellen verschiedener Gewebe in ihrer Morphologie und Funktion beträchtlich voneinander. Die Hauptursache dafür liegt in dem unterschiedlichen Genexpressionsmuster zwischen den verschiedenen Zelltypen. Auch in der gleichen Zelle variiert die Genexpression in den verschiedenen Entwicklungsstadien im Zuge der Zelldifferenzierung und beim Durchlaufen des Zellzyklus. Das gezielte An- und Abschalten der Genexpression wird nicht nur auf der Ebene der **DNA-Transkription** kontrolliert, sondern auch durch die unterschiedliche Stabilität der gebildeten mRNAs sowie durch die Effektivität der Translation.

Die Transkriptionskontrolle erfolgt durch die Bindung von regulatorischen Proteinen (Transkriptionsfaktoren) an bestimmte DNA-Signalsequenzen. Diese Sequenzen liegen teilweise in unmittelbarer Nähe des von ihnen regulierten Gens. Sie können aber auch – zum Beispiel als sogenannte Enhancer-Sequenzen – in erheblicher Entfernung davon auf dem Genom lokalisiert sein. Spezifische Liganden können ihrerseits an die Transkriptionsfaktoren binden und dadurch deren Reaktivität beeinflussen. Ferner spielt eine Umorganisation der DNA-Struktur eine wesentliche Rolle bei der Genexpression. Für die Initiation der Transkription muß nämlich die Chromatinstruktur an der entsprechenden Stelle von der kondensierten Form in einen relaxierteren Zustand übergehen, in dem die DNA den Transkriptionsenzymen leichter zugänglich ist. Dafür müssen Histone und andere an der DNA-Struktur beteiligte Proteine modifiziert werden. Unter allen im Nucleus stattfindenden Proteinmodifikationen kann die Poly(ADP-Ribosyl)ierung am effektivsten und schnellsten eine wesentliche Veränderung der **Chromatinstruktur** bewirken. Das Anhängen der negativ geladenen Poly(ADP-Ribosyl)konjugate an die Proteine induziert nämlich eine vorübergehende Dissoziation der positiv geladenen Histone von der (negativ geladenen) DNA (Abbildung 3.11).

Weiterhin enthält die DNA bestimmte repetitive Sequenzen, welche ihrer Verankerung an der nuklearen Matrix dienen, so daß Veränderungen im Nucleoskelett ebenfalls die DNA-Struktur und damit die Genexpression beeinflussen können.

Einen zusätzlichen Mechanismus der Regulation der Genexpression stellt die DNA-Methylierung dar. Eine erhöhte Methylierung von Cytosinen in CG-Sequenzen, die durch eine spezifische Methylase katalysiert wird, bewirkt nämlich eine Verminderung der Gentranskription. Das Methylierungsmuster wird durch eine Erhaltungsmethylase nach der DNA-Replikation auf den Tochterstrang kopiert und bleibt damit bei der Zellteilung erhalten.

Die Komplexität der Regulation der Genexpression spiegelt ihre enorme Bedeutung wider. Eine Beeinträchtigung dieser Prozesse durch endogene oder exogene Faktoren kann zum Tod der Zelle führen oder bewirken, daß aus einer normalen Zelle eine Tumorzelle entsteht (siehe Abschnitt 3.3).

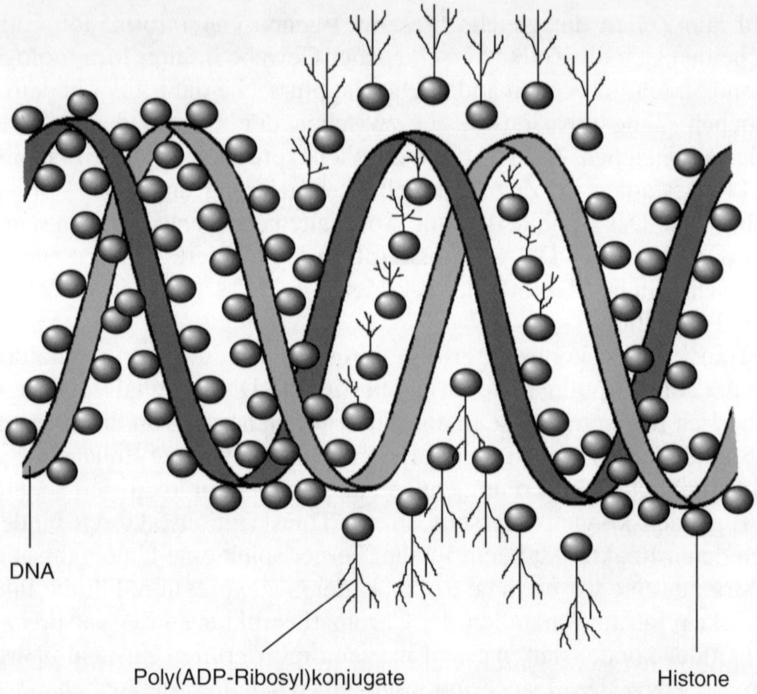

3.11 Die Induktion einer vorübergehenden Dissoziation der positiv geladenen Histone von der DNA durch das Anhängen von negativ geladenen Poly(ADP-Ribosyl)konjugaten erhöht die Zugänglichkeit der DNA für Proteine, welche Transkription, Replikation und Reparatur der DNA regulieren.

3.2 Akute und chronische Toxizität

Wenn ein Fremdstoff mit toxischem Potential einmalig in ausreichend hoher Dosis auf den lebenden Organismus einwirkt, kann mehr oder weniger sofort eine akute Vergiftung entstehen. Der Begriff Vergiftung bezieht sich gewöhnlich auf klinische Symptome, zum Beispiel Atemnot, Blutdruckabfall, Erbrechen, Durchfall und Blutungen. Dagegen spricht man von Toxizität, wenn man die Veränderungen auf Organebene oder in einzelnen Zellen betrachtet, etwa die Zerstörung der Plasmamembranintegrität, die Beeinträchtigung der Energieproduktion in den Mitochondrien oder Veränderungen des physiologischen Ionenmusters der Zelle.

3.2.1 Toxische Fremdstoffe greifen in zentrale physiologische Prozesse der Zelle ein

Zwischen den verschiedenen biochemischen Kaskaden gibt es zahlreiche Verknüpfungen. So kommt es im Zuge der Toxizitätsentwicklung – selbst bei Stoffen, die primär einen selektiven Angriffspunkt unter den zellulären Elementen haben – zu multiplen Störungen der physiologischen Prozesse. In Tabelle 3.1 sind Veränderungen zellulärer Parameter aufgeführt, welche für die Zelltodinduktion von großer Bedeutung sind.

Tabelle 3.1: Toxische Veränderungen zellulärer Parameter und ihre Folgen

Erhöhung der intrazellulären Ca^{2+}-Konzentrationen	Erniedrigung der intrazellulären ATP-Konzentrationen	Modifikation von Proteinthiolen und Disulfiden
↓	↓	↓
Aktivierung Ca^{2+}-abhängiger degradierender Enzyme, Zerstörung von Zellmembranen und Cytoskelettelementen, DNA-Fragmentierung	Störung des zellulären Ionenmusters, Beeinträchtigung der Proteinsynthese	Störung der Funktion sulfhydrylabhängiger Proteine (z.B. Ionenpumpen, Cytoskelettelemente)

Calciumhomöostase. Durch viele akut toxische Prozesse wird eine Beeinträchtigung der **Calciumhomöostase** (Aufrechterhaltung der Calciumkonzentration) induziert. Die Calciumkonzentrationen in der Zelle unterliegen unter normalen physiologischen Bedingungen einer strikten Kontrolle. Im Cytosol sind sie geringer als 10^{-6} M, während sie im Extrazellulärraum 10^{-3} M betragen. Durch spezialisierte Calciumtransportmechanismen an der Plasmamembran sowie an den Membranen der Mitochondrien (siehe Abschnitt 3.2.2) und des endoplasmatischen Retikulums, ist die Zelle in der Lage die Calciumkonzentrationen entsprechend den aktuellen physiologischen Bedürfnissen kurzfristig zu erhöhen und rasch wieder zu senken. Dadurch wird die Aktivität calciumabhängiger Proteine reguliert, welche wichtige Funktionen bei der Zellteilung, der Differenzierung und beim Wachstum haben und auch die Genexpression beeinflussen können. Auf der anderen Seite kann eine anhaltende Erhöhung der zellulären Calciumkonzentrationen im Rahmen toxischer Prozesse zu einer Aktivierung calciumabhängiger degradierender Enzyme führen. Dazu gehören calciumabhängige Proteasen, Lipasen und Endonucleasen.

Die Aktivierung der calciumabängigen nichtlysosomalen Proteasen induziert eine Beeinträchtigung von Struktur und Funktion des Cytoskeletts (Abbildung 3.12). Das Cytoskelett ist über spezifische Proteine mit der Plasmamembran der Zelle verankert und trägt dadurch wesentlich zur Integrität der Membran bei. So kommt es bei der Zerstörung dieser Verknüpfungen im Zuge der unphysiologischen Aktivierung der calciumabhängigen proteinabbauenden Enzyme zur Bildung von charakteristischen Vorstülpungen der Plasmamembran in den extrazellulären Raum, für die sich der Begriff Plasmamembranbläschen etabliert hat. Eine weitere Beeinträchtigung der Plasmamembraninte-

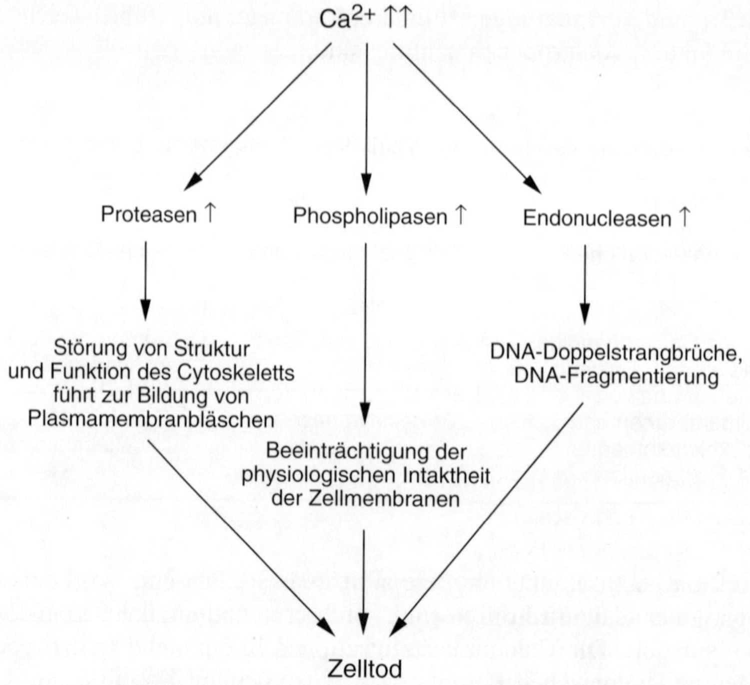

3.12 Calciumabhängige Mechanismen der Cytotoxizität: Anhaltende Erhöhung der zellulären Calciumkonzentrationen führt zur Aktivierung von calciumabhängigen degradierenden Enzymen und dadurch zur Zerstörung zellulärer Makromoleküle. Die nach oben zeigenden Pfeile kennzeichnen eine Konzentrations- beziehungsweise Aktivitätszunahme.

grität bei toxisch erhöhten Calciumkonzentrationen wird durch die Aktivierung von calciumabhängigen Phospholipasen hervorgerufen. Im Zellkern kommt es schließlich durch die unphysiologische Aktivierung von calciumabhängigen Endonukleasen zu einer vermehrten Bildung von DNA-Doppelstrangbrüchen. Dieser schwerwiegende Schaden kann Struktur und Funktion des Genoms soweit beeinträchtigen, daß die Zelle stirbt.

Abbau des zellulären ATP-Vorrats. Eine Verminderung der zellulären ATP-Konzentrationen durch toxische Hemmung der für die ATP-Produktion verantwortlichen mitochondrialen Enzyme verhindert den physiologischen Ablauf von wichtigen energieabhängigen Prozessen. Einen besonderen Stellenwert hat die Beeinträchtigung der Funktion der Ionenpumpen in der Plasmamembran, der Na^+/K^+- und der Ca^{2+}-ATPase, weil sich dadurch das zelluläre Ionenmuster verändert. Außerdem wird ATP zur Proteinsynthese und zur Polymerisation der Mikrofilamente und damit zur Aufrechterhaltung des Cytoskeletts benötigt.

Modifikation von Proteinthiolen und Disulfiden. Proteinthiole und Disulfide spielen eine außerordentlich wichtige Rolle für Struktur und Funktion von vielen zellulären Proteinen. Sie stabilisieren die für die Substratbindung essentielle Enzymkonformation und tragen zur enzymatischen Katalyse bei. Die Ca^{2+}-ATPasen der Plasmamembran und des endoplasmatischen Retikulums sind zum Beispiel sulfhydrylabhängige Enzyme. Weiterhin führt die erhöhte Oxidation von Thiolgruppen des Cytoskelettproteins Aktin zu Störungen im zellulären Gerüst und ist dadurch an der Bildung von Plasmamembranbläschen beteiligt. Zum Schutz der lebenswichtigen Proteinthiole verfügen alle Zellen über hohe Mengen von Nichtproteinthiolen, hauptsächlich **Glutathion**, das im Cytosol Konzentrationen von 5–10 mM aufweist. Seine Funktion besteht in dem Abfangen von reaktiven Fremdstoffen, bevor diese mit Proteinthiolen reagieren. Oberhalb bestimmter Konzentrationen der toxischen, glutathionverbrauchenden Fremdstoffe kommt es jedoch zur Erschöpfung des Glutathion-Vorrats und nachfolgend auch zum Angriff auf die Proteinthiole.

3.2.2 Zelluläre Strukturen sind Angriffspunkte für toxische Fremdstoffe

Wichtig für die Beurteilung toxischer Prozesse ist nicht nur, welche biochemischen Kaskaden davon betroffen sind, sondern auch die Lokalisation des Schadens auf subzellulärer Ebene. Zusätzlich zum Zellkern und dem darin befindlichen Genom, die bei der Krebsentstehung besprochen werden (siehe Abschnitt 3.3), sind vier zelluläre Elemente häufiger Angriffspunkt toxischer Fremdstoffe: die Plasmamembran (besonders ihre Rezeptoren), die Mitochondrien, das endoplasmatische Retikulum und die Lysosomen (Tabelle 3.2).

Tabelle 3.2: Zelluläre Strukturen als Angriffspunkte toxischer Fremdstoffe und daraus resultierende funktionelle Störungen

Plasmamembran	Mitochondrien	endoplasmatisches Retikulum	Lysosomen
↓	↓	↓	↓
Störung des zellulären Ionenmusters, des interzellulären Informationsaustauschs und der Erregungsübertragung	Störung der Energieproduktion und des Calciumhaushalts	Störung des Fremdstoffmetabolismus und des zellulären Ionenmusters	Freisetzung lysosomaler degradierender Enzyme in das Cytosol

Toxische Effekte auf die Plasmamembran. Eine toxische Schädigung von Struktur und Funktion der Plasmamembran entsteht häufig durch die Induktion der Lipidperoxidation, die Degradation von Membranphospholipiden durch Aktivierung calciumabhängiger Phospholipasen, die Hemmung der Membranphospholipidsynthese oder die Modifikation von Membranproteinthiolen. Da die Plasmamembran als selektiver, dynamischer Filter fungiert, kommt es dadurch zu einer Beeinträchtigung von vielen zellulären Prozessen.

Die Ca^{2+}-ATPase, welche für den Calciumauswärtstransport verantwortlich ist, ist ein sulfhydrylabhängiges Enzym und kann demzufolge durch Thioloxidation oder durch kovalente Bindung von Fremdstoffmetabolitenn gehemmt werden. Auch die Na^{+}/K^{+}-ATPase der Plasmamembran wird häufig durch die Einwirkung von toxischen Fremdstoffen wie etwa Vanadium, $HgCl_2$ und Gentamicin inhibiert. Das Ergebnis ist eine Erhöhung der intrazellulären Na^{+}-Konzentration. Über die Verknüpfung mit dem Na^{+}/Ca^{2+}-Austauscher, der neben der Ca^{2+}-ATPase für die Aufrechterhaltung des Calciumgradienten sorgt, ergibt sich daraus auch eine Erhöhung der intrazellulären Ca^{2+}-Konzentration.

Häufig sind auch die Ionenkanäle der Plasmamembran Angriffspunkt von Nervengiften. Tetrodotoxin, ein Fischgift und Saxitoxin, das in einigen Muschelarten und Schellfischen vorkommt, blockieren zum Beispiel den Natriumkanal und können dadurch zu Lähmungserscheinungen und Ateminsuffizienz führen.

Alle Organochlorinsektizide, darunter auch das bekannte DDT (Dichlordiphenyltrichlorethan), erzeugen in geringen Konzentrationen Übererregbarkeit und Tremor, in höheren Konzentrationen Krämpfe und spastische Lähmungen. Zum Verständnis des Wirkungsmechanismus ist ein kurzer Exkurs in die Physiologie der Nervenzellerregung notwendig. Eine Überträgersubstanz, ein sogenannter **Neurotransmitter** (zum Beispiel Acetylcholin oder Noradrenalin), bewirkt einen kurzzeitigen Anstieg der Na^{+}-Permeabilität und führt damit zum Einstrom von Na^{+} in die Zelle. Dadurch wird das negative Ruhemembranpotential der Zelle von ursprünglich –70 mV in Richtung 0 mV

Exkurs 3.2: Toxische Wirkungen und die Vernetzung molekularer Prozesse in der Zelle

Die Analyse wichtiger Veränderungen der Zellphysiologie durch toxische Stoffe macht eines deutlich: Die Zellbiochemie kann nicht als eine Anzahl von separat verlaufenden Kaskaden betrachtet werden, sondern nur als ein funktionell zusammenhängendes System. So ist es auch möglich, daß bei selektiver Störung eines Prozesses ein Ausgleichsmechanismus einspringt, welcher die Zelle vorübergehend bis zur Behebung des Schadens stabilisiert. Als Beispiel kann man sich wieder die Calciumhomöostase vor Augen halten. Führt ein toxischer Fremdstoff zu einer mehr oder weniger selektiven Hemmung der Ca^{2+}-ATPase der Plasmamembran, so können die Mitochondrien für eine kurze Zeit das vermehrte cytosolische Calcium speichern, bis die Zelle wieder in der Lage ist, Calcium über die Ca^{2+}-ATPase in den Extrazellulärraum zu transportieren (siehe Abschnitt 3.2.2). Der selektive Schaden führt damit nicht zum Zelltod. Falls jedoch ein toxischer Fremdstoff gleichzeitig zu einer Hemmung der Ca^{2+}-ATPase der Plasmamembran und der mitochondrialen Funktionen führt, besteht die Möglichkeit, daß durch die erhöhten Calciumkonzentrationen die Zelle stirbt.

erhöht (**Depolarisation**). Zum Wiederabbau des Ruhemembranpotentials (Repolarisation) sinkt die Na^+-Permeabilität, gleichzeitig steigt die K^+-Permeabilität, so daß K^+ verstärkt in den Extrazellulärraum fließt. Durch die Einlagerung der Organochlorverbindungen in die Lipidmembran wird der Wiederverschluß der Natriumeinstromkanäle und die Wiederherstellung des physiologischen negativen Ruhemembranpotentials verhindert. Folglich bleiben die Zellen auf einem gesteigerten Erregbarkeitsniveau, das sich klinisch in den oben beschriebenen Symptomen äußert.

Störungen von Rezeptor-Liganden-Interaktionen. Der Austausch von Information und die Abstimmung der Einzelzellen aufeinander ist Voraussetzung für die physiologische Intaktheit des Gesamtorganismus. Die Informationsübertragung findet mittels Botenstoffen statt. Dazu gehören neben Hormonen die von Nervenzellen synthetisierten und in den Extrazellulärraum sezernierten Neurotransmitter. Diese Überträgerstoffe (zum Beispiel Adrenalin, Noradrenalin, Serotonin, Acetylcholin) reagieren dann mit spezialisierten Bindungsproteinen, den Rezeptoren, die an der Plasmamembran der benachbarten Zelle (Nerven-, Muskel- oder Drüsenzelle) sitzen. Den Ort der Erregungsübertragung bezeichnet man als **Synapse** (Abbildung 3.13).

Die Funktion von Nervenzellen wird häufig durch Fremdstoffe beeinträchtigt, welche strukturell physiologischen Rezeptorliganden ähneln und dadurch

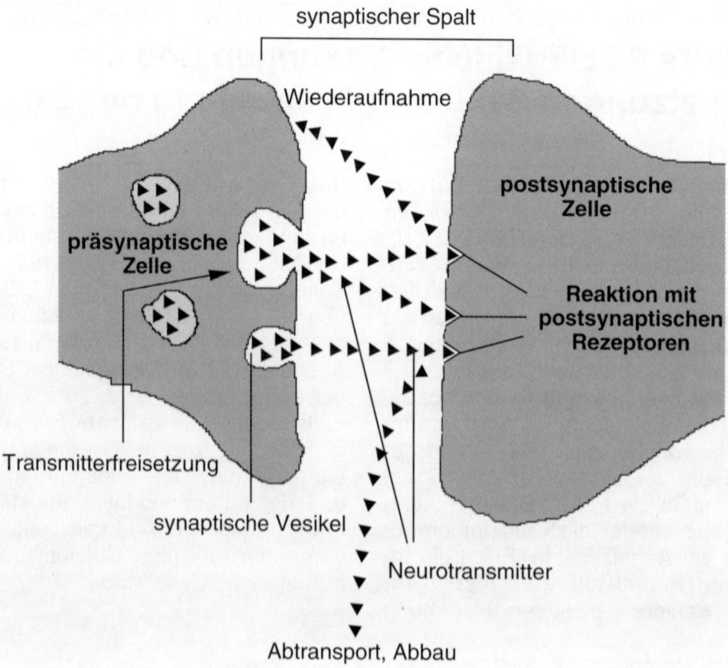

3.13 Schematische Darstellung einer Synapse und der Informationsübertragung von der präsynaptischen auf die postsynaptische Zelle mittels eines Neurotransmitters. Der biologische Effekt wird durch die Reaktion des Neurotransmitters mit spezifischen Rezeptoren auf der postsynaptischen Membran ausgelöst.

mit den Membranrezeptoren interagieren können. Die Bindung des physiologischen Neurotransmitters Acetylcholin an seinen Rezeptor induziert zum Beispiel die Öffnung von Ionenkanälen und die Erregung der entsprechenden Nervenzelle. Die Belladonna-Alkaloide Atropin und Scopolamin binden an die Acetylcholinrezeptoren, ohne dabei einen biologischen Effekt auszulösen, und hemmen damit acetylcholinvermittelte Prozesse durch die Blockade des Rezeptors.

Ein weiteres wichtiges Beispiel für toxische Effekte durch indirektes Eingreifen in die physiologischen Membranrezeptor-Liganden-Interaktionen stellt die akute Vergiftung durch organische Phosphorsäureester dar, welche vielfach Anwendung als Insektizide und **Fungizide** im Pflanzenschutz finden. Dem Mechanismus der toxischen Wirkung der Alkylphosphate liegt die Bindung an Acetylcholinesterase und deren Inaktivierung zugrunde. Dieses Enzym hat die Aufgabe, das in den synaptischen Spalt sezernierte Acetylcholin schnell wieder abzubauen, damit die nervale Erregung wieder abklingt. Durch die Hemmung der Acetylcholinesterase führen die Alkylphosphate zu einem Anstau von Acetylcholin und damit zu einer inneren Vergiftung durch das körpereigene Acetylcholin. Die klinischen Symptome der starken Erregung sind Tränen-

und Speichelfluß, Erbrechen, Durchfälle, sehr schmerzhafte Magendarmkoliken, Muskelkrämpfe und asthmaähnliche Atembeschwerden.

Toxische Effekte auf die Mitochondrien. Die Mitochondrien spielen eine zentrale Rolle bei der Homöostase des zellulären Ca^{2+}- und ATP-Spiegels. Bei toxisch erhöhten cytosolischen Calciumkonzentrationen wirkt die sehr gute Speicherkapazität der Mitochondrien für Calcium entgegen. Die Calciumaufnahme in die Mitochondrien erfolgt ohne Verbrauch von Energie. Die treibende Kraft dafür ist die Potentialdifferenz an der mitochondrialen Membran, die während der mitochondrialen Atmungsprozesse entsteht. Die aus dem Elektronentransport von oxidierbaren Substraten (**NADH**, $FADH_2$) auf molekularen Sauerstoff freiwerdende Energie wird für den Protonentransport in den extramitochondrialen Raum benutzt. Dadurchbilden sich ein pH-Gradient und eine Potentialdifferenz über die mitochondriale Membran hinweg aus. Diese Potentialdifferenz an der mitochondrialen Membran ermöglicht die Calciumaufnahme in die Mitochondrien ohne weiteren Energieverbrauch. Dagegen bewirken energieverbrauchende ATPasen die Aufnahme von Calcium in das endoplasmatische Retikulum und den Calciumtransport durch die Plasmamembran. Aus diesem Grund sind die Mitochondrien besonders wichtig für den Schutz vor zu hohen Ca^{2+}-Konzentrationen im Rahmen toxischer Prozesse, in denen häufig die intrazellulären ATP-Konzentrationen erniedrigt sind. Das überschüssige Calcium wird dabei vorübergehend in den Mitochondrien gespeichert, bis die Zelle in der Lage ist, das physiologische Calciumgleichgewicht wieder herzustellen. Die Ausübung dieser Schutzfunktion ist jedoch nicht unbegrenzt möglich, weil die Potentialdifferenz an der mitochondrialen Membran auch für die Bildung von ATP die treibende Kraft ist. Da bei toxisch erhöhten Calciumkonzentrationen im Cytosol die Speicherung von Calcium in den Mitochondrien vor der ATP-Synthese Vorrang hat, kommt es in diesen Situationen zu einer Hemmung der Energieproduktion. Abhängig vom Ausmaß der toxischen Veränderungen kann letztendlich ein Teufelskreis entstehen, der zu massiven Störungen des zellulären Energiehaushalts und zum Absterben der Zelle führt.

Zahlreiche toxische Fremdstoffe beeinträchtigen zusätzlich direkt die mitochondriale ATP-Produktion, zum Beispiel durch Hemmung spezifischer Enzyme, welche in den Elektronenfluß der mitochondrialen Atmungskette oder in den Citratzyklus involviert sind.

Toxische Effekte auf das endoplasmatische Retikulum. Die aktive, ATP-verbrauchende Speicherung von Calcium im endoplasmatischen Retikulum ist ebenfalls an der Regulation der intrazellulären Calciumhomöostase beteiligt. Verglichen mit den Mitochondrien weist das endoplasmatische Retikulum eine zwar geringere Kapazität, dafür aber eine höhere Affinität für Calcium auf. Aus diesem Grund spielt das endoplasmatische Retikulum eine wichtige Rolle bei der Regulation der physiologischen niedrigen Calciumkonzentrationen. Außerdem ist das endoplasmatische Retikulum in den ersten Stadien der Toxi-

Exkurs 3.3: Hemmung des Citratzyklus durch Fluoracetat

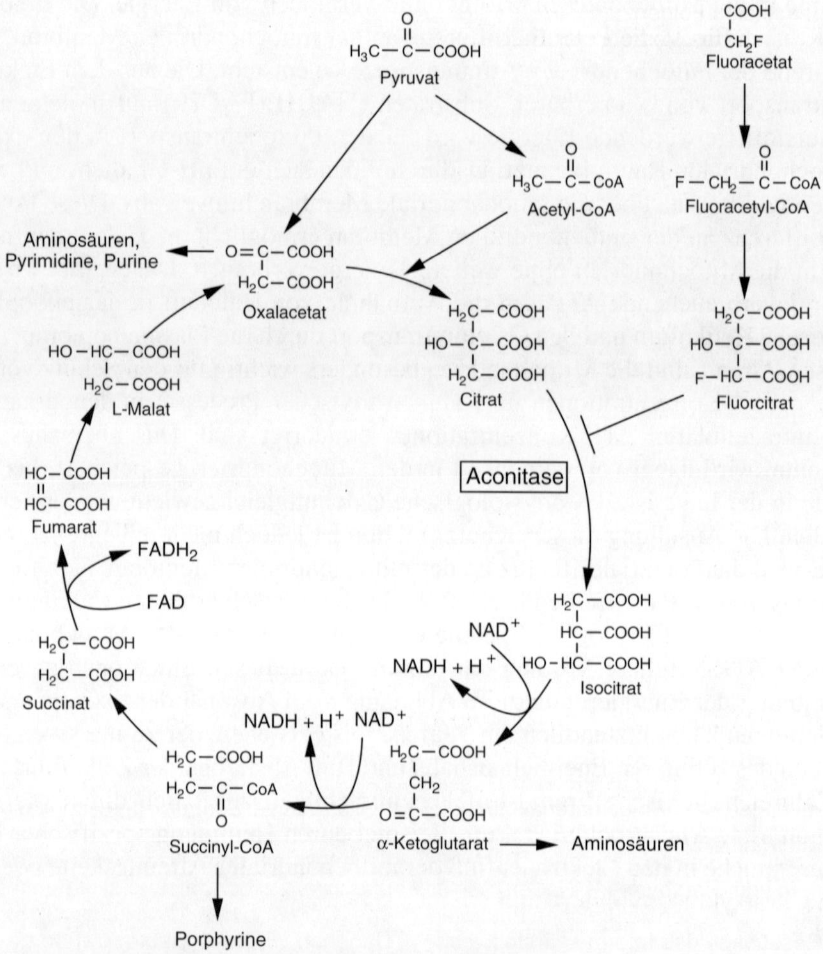

3.14 Der Citratzyklus nimmt eine zentrale Stellung im Stoffwechsel der Zelle ein. Zwischenprodukte des Citratzyklus dienen als Ausgangsmaterial für die Biosynthese von Proteinen, Kohlenhydraten, Porphyrinen, Purinen und Pyrimidinen. Außerdem werden die in den Zwischenschritten entstehenden Wasserstoffatome in der Atmungskette oxidiert, und die dabei freiwerdende Energie wird zur Bildung von ATP verbraucht. Durch die „letale Synthese" von Fluorcitrat aus Fluoracetat wird die Isomerisierung von Citrat durch die Aconitase gehemmt und damit der Citratzyklus vollständig unterbrochen. Es entsteht eine schwere Vergiftung mit möglicherweise tödlichem Ausgang.

Die hochspezifische und außerordentlich effektive Hemmung des Citratzyklus durch das aus Fluoracetat im Organismus entstehende Fluorocitrat liefert ein ausgezeichnetes Beispiel für den Eintritt von Giftstoffen in biochemische Regelkreise und die daraus in bestimmten Fällen resultierenden letalen Folgen.

Durch den Verzehr der Blätter von *Dichapetalum cymosum*, einer in Afrika vorkommenden Pflanze, entsteht bei den betroffenen Tieren innerhalb weniger Stunden ein ausgesprochen schweres Vergiftungsbild: Erbrechen und starke Bauchschmerzen, Herzrhythmusstörungen und Kreislaufschock, Nierenversagen und schließlich Krämpfe, Koma und Tod. Die giftige Substanz in diesen Blättern ist Fluoroacetat, das im Organismus zu Fluoroacetyl-CoA aktiviert wird und anschließend mit Oxalacetat Fluorocitrat bildet (Abbildung 3.14). Zum Verständnis der starken Giftwirkung von Fluorocitrat, das als **Rodentizid** (Mittel zur Bekämpfung schädlicher Nagetiere) Anwendung findet (siehe Abschnitt 8.5.8), ist ein kurzer Exkurs in die Biochemie und die Bedeutung des Citratzyklus notwendig.

Der Citratzyklus, nach seinem Entdecker auch Krebs-Zyklus genannt, ist der gemeinsame Stoffwechselweg, in den alle zur Oxidation bestimmten Nahrungsstoffe als Acetyl-CoA einmünden. Die im weiteren Verlauf entstehenden Zwischenprodukte sind wichtiges Ausgangsmaterial für die Biosynthese von Kohlenhydraten, Lipiden, Proteinen, Purinen, Pymiridinen und Porphyrinen. Neben seiner Rolle bei diesen zahlreichen anabolen Reaktionen des Intermediärstoffwechsels ist der Citratzyklus auch für die Energieproduktion von außerordentlicher Bedeutung. Die in den Zwischenschritten entstehenden Wasserstoffatome werden in der Atmungskette oxidiert und die dabei freiwerdende Energie wird zur Bildung von ATP aus ADP und anorganischem Phosphat verbraucht (vergleiche Abbildung 3.7). Im ersten Schritt des Citratzyklus kondensiert Acetyl-CoA mit Oxalacetat zu Citrat, das dann unter der katalytischen Wirkung der Aconitase zu Isocitrat isomerisiert.

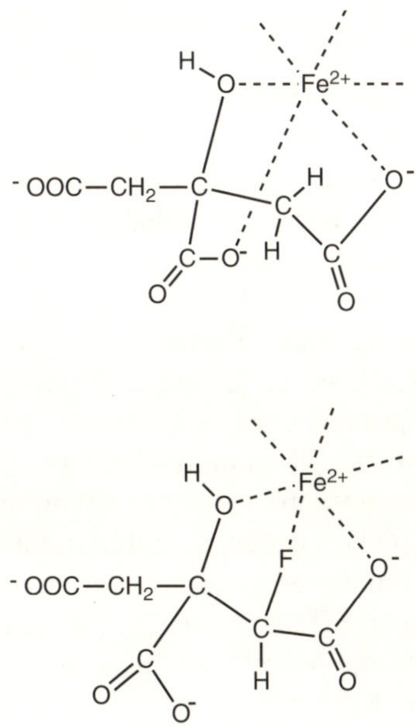

3.15 Die Bindung von Citrat an das Fe^{2+} der Aconitase leitet die Bildung des Isomers Isocitrat ein, während der Einbezug des stark negativen Fluoratoms von Fluorcitrat in den Chelatkomplex zur vollständigen Hemmung des Enzyms führt.

Das aktive Zentrum der Aconitase enthält ein Fe^{2+}-Ion, das einen Chelatkomplex mit dem Hydroxysauerstoff und zwei Carboxylatsauerstoffatomen des Citrats bildet (Abbildung 3.15). Dagegen wird das Fluorocitrat so gebunden, daß das Fluoratom in den Chelatkomplex mit Fe^{2+} eintritt. Die hohe Elektronegativität des Fluors bewirkt eine sehr starke Wechselwirkung mit Fe^{2+} und dadurch eine Hemmung der Aconitase und Unterbrechung des Citratzyklus.

zität von Bedeutung, wenn die Calciumkonzentrationen im Cytosol noch vergleichsweise niedrig sind, jedoch eindeutig höher als die normalen Werte.

In den Membranen des endoplasmatischen Retikulums findet sich eines der wichtigsten fremdstoffbioaktivierenden Enzymsysteme, die **Cytochrom-P-450**-abhängigen **Monooxygenasen**. Daher sind diese subzellulären Organellen häufig Angriffspunkt von intrazellulär entstehenden, zum Teil sehr kurzlebigen, reaktiven Intermediaten. Tetrachlorkohlenstoff (CCl_4) ist ein klassisches Beispiel für einen potent hepatotoxischen Fremdstoff, der durch die Cytochrom-P-450-abhängigen Monooxygenasen zu reaktiven Radikalen metabolisiert wird (siehe Kapitel 4.5). Diese kurzlebigen Radikale schädigen primär Strukturen in der Umgebung ihres Entstehungsortes, also die Membranen des endoplasmatischen Retikulums. Biochemisch spiegelt sich die Toxizität von CCl_4 in der Hemmung der Cytochrom-P-450-abhängigen Monooxygenasen, der Beeinträchtigung der Proteinsynthese und der Akkumulation von Lipidtröpfchen wider. Sowohl kovalente Bindung an die Membranlipide als auch Initiation der Lipidperoxidation durch die reaktiven Radikale sind an den toxischen Effekten von CCl_4 beteiligt. Die durch die Desintegration der Lipide verursachte Membranschädigung am endoplasmatischen Retikulum, aber auch an den Mitochondrien und sämtlichen anderen zellulären Membranen führt zum Zusammenbruch der Elektrolytgradienten, zur Freisetzung von Enzymen aus ihrem physiologischen Wirkungsort und zu einer intrazellulären Anhäufung von Triglyceriden (Fetttröpfchen als morphologisches Korrelat), weil durch die Membrandesintegration deren Transport von ihren Bildungsorten ins Blut gestört wird.

Toxische Effekte auf die Lysosomen. Eine Vielzahl von kationischen Fremdstoffen, darunter häufig verwendete Arzneimittel, führen zu einer Akkumulation von Phospholipiden in den Lysosomen, weil sie dort ihren Abbau hemmen. Diese Fremdstoffe bestehen aus einem hydrophoben Teil (aromatische oder gesättigte Ringstruktur, häufig mit Halogenatomen substituiert) sowie einem hydrophilen, bei physiologischem pH positiv geladenen Stickstoffatom. Die Hemmung des Phospholipidabbaus beruht entweder auf einer direkten Inhibition der lysosomalen Phospholipasen oder auf der Bildung von schwer abbaubaren Phospholipid-Fremdstoff-Komplexen. Die Phospholipidakkumulation verursacht eine Beeinträchtigung der lysosomalen Struktur und Funktion, Freisetzung lysosomaler degradierender Hydrolasen in das Cytosol und schließlich allgemeine Cytotoxizität. Diesem Toxizitätsmechanismus kommt in der Praxis eine besondere Bedeutung zu, weil er von vielen breit angewendeten Arzneimitteln induziert wird und wesentlich zu den am Menschen beobachteten Nebenwirkungen beiträgt. Zu diesen Medikamenten gehören die Aminoglykosidantibiotika, verschiedene Psychopharmaka und Arzneimittel, die zur Behandlung von Allergien und Herzrhythmusstörungen eingesetzt werden.

3.3 Chemische Kanzerogenese

3.3.1 Krebserkrankungen sind in den industrialisierten Ländern die zweithäufigste Todesursache

Nach den aktuellen Tendenzen der Mortalitätskurven werden Krebserkrankungen in den USA im Jahr 2000 die Herz-Kreislauf-Leiden übertreffen und die führende Todesursache sein. Die Mehrzahl der Krebserkrankungen ist schlecht heilbar und zeichnet sich durch einen bösartigen Verlauf mit hohem Leidensdruck für den Betroffenen aus. Der dadurch bedingte hohe gesundheitspolitische Stellenwert der Erkrankung hat seit langer Zeit eine intensive Untersuchung der Ursachen veranlaßt. Krebs hat zweifelsfrei überwiegend äußere Ursachen; die quantitative Beteiligung genetischer Prädisposition bei der Tumorentstehung ist ausgesprochen gering. Unter den äußeren Ursachen spielen chemische Stoffe bei weitem die wichtigste Rolle; dazu gehören neben vom Menschen synthetisch produzierten Chemikalien natürliche Stoffe aus Nahrung und Genußmitteln. Viren und Strahlen (Röntgen- und kurzwellige elektromagnetische Strahlung) sind ebenfalls an der Krebsentstehung im Menschen beteiligt. Der genaue quantitative Beitrag der verschiedenen Ursachen an der Gesamthäufigkeit der Krebserkrankungen ist nicht bekannt, für chemische Stoffe (natürliche und synthetische) wird häufig die Zahl 90 Prozent genannt.

Insgesamt betrachtet beruht der aktuelle Kenntnisstand über kanzerogene Verbindungen überwiegend auf tierexperimentellen Untersuchungen. Die Ursprünge der Erforschung der chemischen Kanzerogenese waren jedoch Beobachtungen am Menschen, die schon 250 Jahre zurückliegen. So berichtete 1743 Ramazzini über Brustkrebs bei Nonnen, und Hill beobachtete 1761 Nasenkrebs bei Tabakschnupfern. Den ersten Bericht über Krebs durch berufliche Exposition verdankt die chemische Kanzerogenese Sir Percival Pott. Dieser beschrieb 1775 das gehäufte Auftreten von Hodenkrebs bei jungen Schornsteinfegern. Eine zusammenfassende Darstellung wichtiger Momente in der Geschichte der Aufdeckung von Krebsursachen für den Menschen findet sich in Tabelle 3.3.

3.3.2 Tumorzellen wachsen unkontrolliert

Die Umwandlung einer körpereigenen normalen Zelle in eine Tumorzelle wird in erster Linie durch Veränderungen im Erbgut verursacht. Die meisten bösartigen Tumoren gehen von einer einzigen Zelle aus, sie sind ursprünglich monoklonal. Tumorzellen unterscheiden sich von den Ausgangszellen zum einen durch ihre mehr oder weniger stark veränderte Morphologie, zum anderen vor allem durch ihr autonomes (unkontrolliertes, überschießendes) Wachstum.

Tabelle 3.3: Geschichtliche Übersicht über die Aufdeckung von Krebsursachen

Jahr	Autor	Krebsart und betroffene Personengruppe beziehungsweise Ursache
1743	Ramazzini	Brustkrebs bei Nonnen
1761	John Hill	Nasenkrebs bei Tabakschnupfern
1775	Percival Pott	Hodenkrebs bei Schornsteinfegern
1795	Soemmering	Lippenkrebs bei Pfeifenrauchern
um 1820	Ayrton und andere	Hautkrebs, Arsentherapie
1874	Volkmann	Hodenkrebs, Braunkohlenteer
1895	Rehn	Blasenkrebs bei „Anilin“-Arbeitern
1933	CIF (England)	Nasenkrebs, Nickelgewinnung
1935	Lynch und Smith	Lungenkrebs, Asbest
1940	Müller	Bronchialkrebs bei Zigarettenrauchern
1941	Vigliani	Leukämie, Benzol
1943	Wedler	Mesotheliom (Lungenfellkrebs), Asbest
1974	Creech und Johnson	Leber-Hämangiosarkom*, Vinylchlorid

* Hämangiosarkom: Tumor der Blutgefäße.
Quelle: Modifiziert nach Henschler, 1991.

Bei Einzellern wie Hefen und Bakterien unterliegt jedes Individuum dem starken Selektionsdruck, so schnell wie möglich zu wachsen und sich zu teilen. Aus diesem Grund ist bei Bakterien und Hefen die Teilungsfähigkeit grundsätzlich nur durch die Verfügbarkeit und die Aufnahmegeschwindigkeit von Nährstoffen beschränkt. In den vielzelligen Organismen dagegen sind die einzelnen Zellen (nur) Bestandteile eines komplexen Zellverbandes. Damit der Organismus funktionstüchtig bleibt, müssen Zellen oft auch dann auf die Teilung verzichten, wenn genügend Nährstoffe und Platz vorhanden sind. Dafür existieren Steuerungsmechanismen der Zellteilung, welche die Zellen über die Bedürfnisse ihrer näheren und entfernteren Umgebung informieren. Auf diese Weise können Zellen bezüglich der Teilung eine der jeweiligen Situation des Gesamtorganismus adäquate Entscheidung treffen. Gerade diese Regelkreise, die in der Entwicklung des jugendlichen Organismus für ein koordiniertes Wachstum und später beim Erwachsenen für eine konstante Organgröße und Anpassung an die geforderten Funktionen sorgen, sind in den Tumorzellen gestört. Die Tumorzellen wachsen nicht nur ungehemmt, sondern auch ohne jegliche Einordnung in den normalen Organbauplan (infiltrierendes Wachstum) und unter Gewebszerstörung (destruierendes Wachstum; Abbildung 3.16).

Andererseits können Tumorzellen viele Aufgaben der Ausgangszelle, aus der sie entstanden sind, nicht mehr erfüllen. Dazu gehören vor allem Funktionen, die zur Erhaltung des Gesamtorganismus beitragen, zum Beispiel Hormonproduktion, Abwehr gegen schädigende Noxen und Informationsübertragung. Ferner besitzen bösartige Zellen die Fähigkeit, ihren ursprünglichen

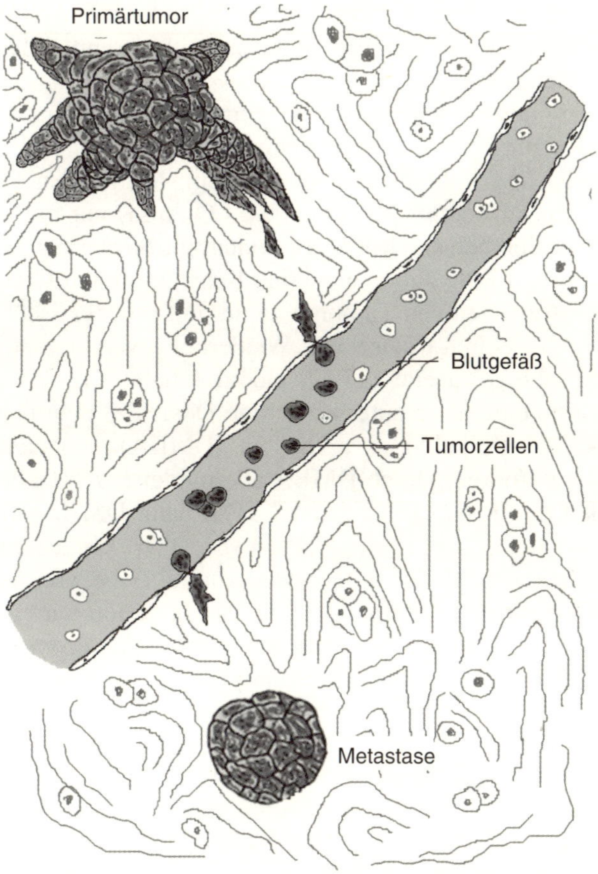

3.16 Mechanismus der Bildung von Tochtergeschwülsten (Metastasen): Der Primärtumor wächst destruierend und infiltrierend in das umgebende Gewebe. Einige Zellen lösen sich dabei ab, durchdringen die Basalmembran eines kleinen Blutgefäßes (Kapillare) und gelangen so in die Blutbahn. In einer vom Primärtumor mehr oder weniger weit entfernten Stelle des Organismus treten einige dieser mit dem Blut transportierten Tumorzellen durch die Gefäßwand in das umgebende Gewebe über und bilden dort eine Metastase.

Entstehungsort zu verlassen und sowohl direkt im benachbarten Gewebe als auch nach dem Transport über die Blut- und Lymphbahnen an entfernten Stellen im Organismus abzusiedeln und neue Tumoren zu bilden (**Metastasierung**).

3.3.3 Tumoren entstehen in einem mehrstufigen Prozeß

Obwohl anhand von epidemiologischen Untersuchungen am Menschen gezeigt werden konnte, daß für die meisten Krebsarten die Latenzzeit zwischen den ersten **gentoxischen** Ereignissen und dem Auftreten eines klinisch faßbaren Tumors zehn bis über 20 Jahre beträgt, beruht die Einteilung dieser Entwicklung in mehr oder weniger gut voneinander abgetrennte Phasen auf tierexperimentellen Befunden.

Vor nun mehr als 50 Jahren wurde zum Beispiel demonstriert, daß die mechanische Reizung des Kaninchenohres (Kratzen), das vorher mit gentoxischen polyzyklischen Kohlenwasserstoffen bepinselt worden war, das Auftreten von Tumoren im Vergleich zum anderen Ohr, das nur mit polyzyklischen Kohlenwasserstoffen behandelt wurde, eindeutig beschleunigt. In einem anderen Versuchsansatz führte die regelmäßige Behandlung mit Crotonöl zu einem beschleunigten Auftreten von Tumoren an der mit polyzyklischen Kohlenwasserstoffen vorbehandelten Mäusehaut: Wiederholte Verabreichung von 12-Tetradecanoyl-phorbol-13-acetat (TPA), einem Inhaltsstoff des Crotonöls, im Anschluß an eine einmalige unterschwellige Dosis des gentoxischen Kohlenwasserstoffes 7,12-Dimethylbenzanthrazen (DMBA), induziert die Bildung zahlreicher Hauttumoren. Durch DMBA allein oder durch Gabe beider Stoffe in der umgekehrten Reihenfolge (zuerst TPA, dann DMBA) entstehen keine Tumoren. Der erste, durch die Applikation von DMBA induzierte Schritt wird als Initiation bezeichnet, der durch wiederholte Gabe von TPA ausgelöste Vorgang als **Promotion** (Abbildung 3.17). Die Initiation wird als irreversibler Vorgang angesehen, denn er läßt sich mit Hilfe eines Promotors auch noch nach langer Zeit (einem Jahr im Mausmodell) nachweisen. Bei ausreichender

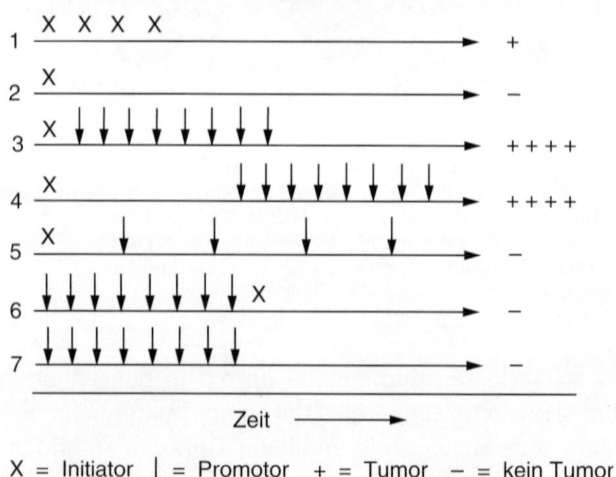

3.17 Mehrstufenmodell der Krebsentstehung am Beispiel der Erzeugung von Hauttumoren bei der Maus. Promotoren verkürzen die Latenzzeit und erhöhen die Zahl der Tumoren pro Tier nur, wenn sie mit einer Mindestapplikationsfrequenz nach dem Initiator verabreicht werden (3, 4); diese hängt sowohl vom jeweiligen Promotor als auch vom Zielgewebe ab. Ist die Applikationsfrequenz des Promotors zu niedrig (5) oder erfolgt die Applikation in umgekehrter Reihenfolge, zuerst Promotor dann Initiator (6), bleibt die Entstehung von Tumoren aus; gleiches gilt für die alleinige Verabreichung des Promotors (7). Initiatoren können in ausreichender Dosierung auch in Abwesenheit von Promotoren Tumoren erzeugen (1); in diesem Fall wirken sie als komplette Kanzerogene. Bei zu geringer Dosis wird kein Krebs induziert (2).

Dosierung kann ein Initiator auch ohne nachfolgende Applikation eines Promotors Tumoren erzeugen; man spricht dann von einem kompletten Kanzerogen. Dagegen wurden die Effekte des Promotors als reversibel betrachtet, weil Tumorpromotoren in dem oben beschriebenen experimentellen Ansatz nicht mehr wirksam waren, wenn der Abstand zwischen den Applikationen zu groß wurde (länger als ein mal, alle zwei bis vier Wochen). Bei zu langen Applikationsintervallen wurden auch dann keine Tumoren beobachtet, wenn die Gesamtdosis des Promotors konstant gehalten wurde (Abbildung 3.17).

Anhand dieser experimentellen Initiations-Promotions-Modelle stellt die Initiation eine dauerhafte vererbbare Veränderung dar. In den meisten Fällen handelt es sich um einen DNA-Schaden, der nicht repariert wird und nach einem Replikationsschritt zu einer Mutation führt (siehe Abschnitt 3.3.5). Initiierte Zellen reagieren auf einen Tumorpromotor in deutlich stärkerem Maße mit Vermehrung als normale Zellen des gleichen Gewebes (Abbildung 3.18). Mit anderen Worten bezeichnet man als Promotion die Beschleunigung der Tumorentstehung durch die präferentielle Vermehrung initiierter Zellen.

Die im Laufe der Jahre neu gewonnenen Erkenntnisse haben zur Definition eines dritten Stadiums geführt. Ein klinisch faßbarer Tumor stellt nämlich weder phänotypisch noch genotypisch einen Endzustand dar. Neue Mutationen führen zu einer Zunahme der Wachstumsautonomie, des destruierenden Potentials und der Metastasierungsfähigkeit des Tumorgewebes. Dieses Stadium der Zunahme der Bösartigkeit (Malignität) der Tumorzellen durch das Hinzukommen neuer mutativer Ereignisse bezeichnet man als **Progression** (Abbildung 3.18).

Komplette Kanzerogene können alleine angewandt alle drei Stadien auslösen und einen klinisch erfaßbaren Tumor erzeugen. Nach der Definition der Weltgesundheitsorganisation werden aber als Krebsrisikofaktoren auch Stoffe oder Prozesse bezeichnet, welche im Tierversuch einen der folgenden Vorgänge induzieren:

- die Inzidenz von spontanen Tumoren erhöhen; als spontan bezeichnet man die ohne Zufuhr von kanzerogenen Fremdstoffen beobachteten Tumoren;
- Tumoren erzeugen, die spontan nicht beobachtet werden;
- die Latenzzeit bis zum Auftreten eines klinisch erfaßbaren Tumors verkürzen;
- die Zahl der Tumoren pro Einzeltier erhöhen.

3.3.4 Verschiedenste Reaktionen verursachen DNA-Schäden

Bei der Umwandlung einer normalen Zelle in eine Tumorzelle spielen DNA-Schäden, welche nicht repariert werden und zu bleibenden Veränderungen im Genom – also zu Mutationen – führen, eine wichtige Rolle. In Tabelle 3.4 sind wichtige DNA-Schäden und ihre Entstehungsmechanismen aufgeführt.

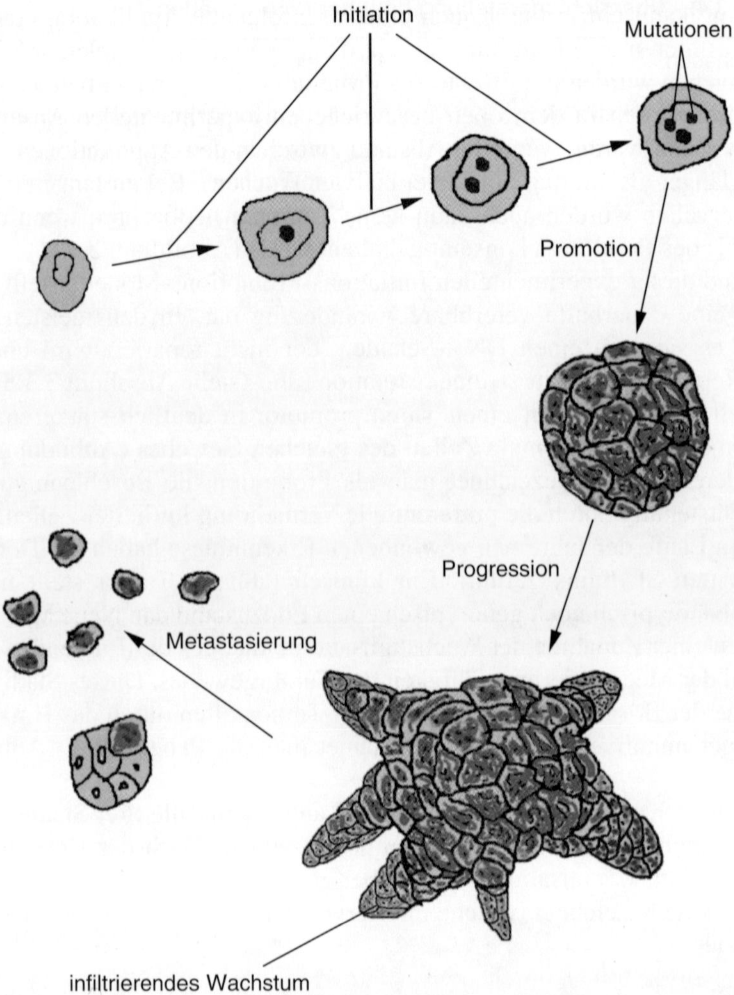

3.18 Der lange Weg von einer normalen Zelle zu einem bösartigen Tumor: Mehrere Mutationen in Proliferations- und Differenzierungsgenen bewirken die Umwandlung einer normalen Zelle in eine Tumorzelle (Initiation). Ein klinisch erfaßbarer Tumor entsteht aber erst, wenn Tumorpromotoren die initiierte Zelle dazu bringen, sich stark zu vermehren (Promotion). In der dritten Phase nimmt die Bösartigkeit des Tumors zu (Progression). Er wächst destruierend in das benachbarte Gewebe, infiltriert Blutgefäße und bildet Tochtergeschwülste (Metastasen) in entfernten Organen.

DNA-Basenmodifikationen. Die häufigsten DNA-Basenmodifikationen sind DNA-Addukte, welche durch die Reaktion elektrophiler Fremdstoffe oder im Organismus entstehender Fremdstoffmetaboliten mit DNA-Basen gebildet werden. Eine andere Art der Modifikation entsteht durch die Reaktion von Sauerstoffradikalen mit der DNA (siehe Kapitel 5). Die Bestrahlung mit UV-Licht von Wellenlängen, bei denen DNA absorbiert (Maximum bei 260 nm), führt durch eine Photocycloaddition zweier 5,5-Doppelbindungen zu einem

Tabelle 3.4: Übersichtsdarstellung häufiger DNA-Schäden

DNA-Schäden	Beispiele, ursächliche Agentien
DNA-Basenmodifikationen	*O*[6]-Methylguanin durch Dimethylnitrosamin Oxidationsprodukte: Pyrimidinglykole, 8-Hydroxypurine, Formamidopyrimidine Thymindimere unter Einwirkung von UV-Strahlen
DNA-Strangbrüche	DNA-Einzelstrangbrüche durch reaktive Sauerstoffradikale DNA-Doppelstrangbrüche durch Aktivierung calciumabhängiger Endonucleasen
AP-Läsionen (APurinische/APyrimidinische Stelle)	Verlust einer DNA-Base durch Hydrolyse der glykosidischen Bindung (wird z.B. durch die *N*[7]-Substitution von Purinen erleichert)
Quervernetzungen (Crosslinks)	durch bifunktionelle Elektrophile: Quervernetzung zwischen zwei Basen des gleichen DNA-Stranges (*intrastrand crosslink*), zwischen den beiden DNA-Strängen (*interstrand crosslink*) oder zwischen der DNA und einem Kernprotein (DNA-Protein-Crosslink).
Interkalation	Veränderung der räumlichen Struktur des DNA-Doppelstranges durch flache Moleküle mit positiven Ladungen (z.B. Ethidiumbromid), welche sich zwischen die negativ geladenen Nucleotide einschieben

Cyclobutanring, zur Bildung von Pyrimidindimeren (Abbildung 3.19). Eine häufige spontane Basenmodifikation ist die Desaminierung von Cytosin zu Uracil; jeden Tag finden 100 Desaminierungen pro Zelle statt (Abbildung 3.20).

DNA-Strangbrüche. Als DNA-Strangbruch wird die Hydrolyse einer Zucker-Phosphat-Bindung eines Nucleotids bezeichnet. An einer Doppelhelix sind Einzel- und Doppelstrangbrüche möglich, wobei quantitativ die Einzelstrangbrüche bei weitem überwiegen. DNA-Strangbrüche können zum einen durch die Reaktion von Sauerstoffradikalen mit der DNA entstehen: Häufige Quellen von Hydroxylradikalen sind Röntgen- und Gammastrahlung, UV-Strahlung sowie der Stoffwechsel von körpereigenen und Fremdstoffen. Auf der anderen Seite entstehen DNA-Einzel- und DNA-Doppelstrangbrüche durch die katalytische Wirkung von DNAsen, Topoisomerasen und calciumabhängigen Endonukleasen. Toxikologisch bedeutsam werden diese Reaktionen vor allem bei

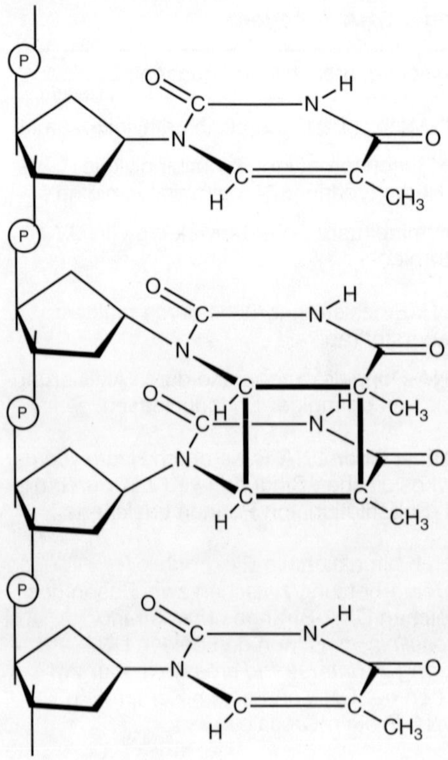

3.19 Bildung eines Thymindimers durch eine Photocycloaddition zweier 5,5-Doppelbindungen zu einem Cyclobutanring in der DNA von UV-Licht-exponierten Zellen.

Fremdstoffen, welche die Aktivität dieser Enzyme beeinflussen, zum Beispiel bei Topoisomerase-Hemmstoffen, oder bei Fremdstoffen, welche die intrazellulären Calciumkonzentrationen erhöhen und damit die calciumabhängigen Endonukleasen aktivieren.

AP-Läsionen. Eine **AP-Läsion** (APurinische/APyrimidinische Stelle) entsteht durch die Hydrolyse einer glykosidischen Bindung und Verlust einer DNA-Base (Abbildung 3.20). Wie wir heute wissen, gehen jeden Tag etwa 5000 Purinbasen aus dem Genom jeder menschlichen Zelle verloren, indem ihre glykosidische Bindung zur Desoxyribose thermisch gelöst wird. Die Hydrolyse von Guanin-Zucker-Bindungen wird durch die N^7-Substitution von Purinen erheblich erleichtert; dies ist die häufigste Basenmodifikation unter Einwirkung kanzerogener alkylierender Fremdstoffe. Ferner können bei einem radikalischen Angriff oxidierte AP-Läsionen entstehen.

DNA-Quervernetzung. Bifunktionelle Elektrophile, zum Beispiel Lost-Derivate oder Cis-Platin-Abkömmlinge, können mit beiden DNA-Strängen reagieren und so zu einer Quervernetzung der beiden Helices (*interstrand-crosslink*) führen. Entsteht eine Quervernetzung zwischen einem Kernprotein (zum

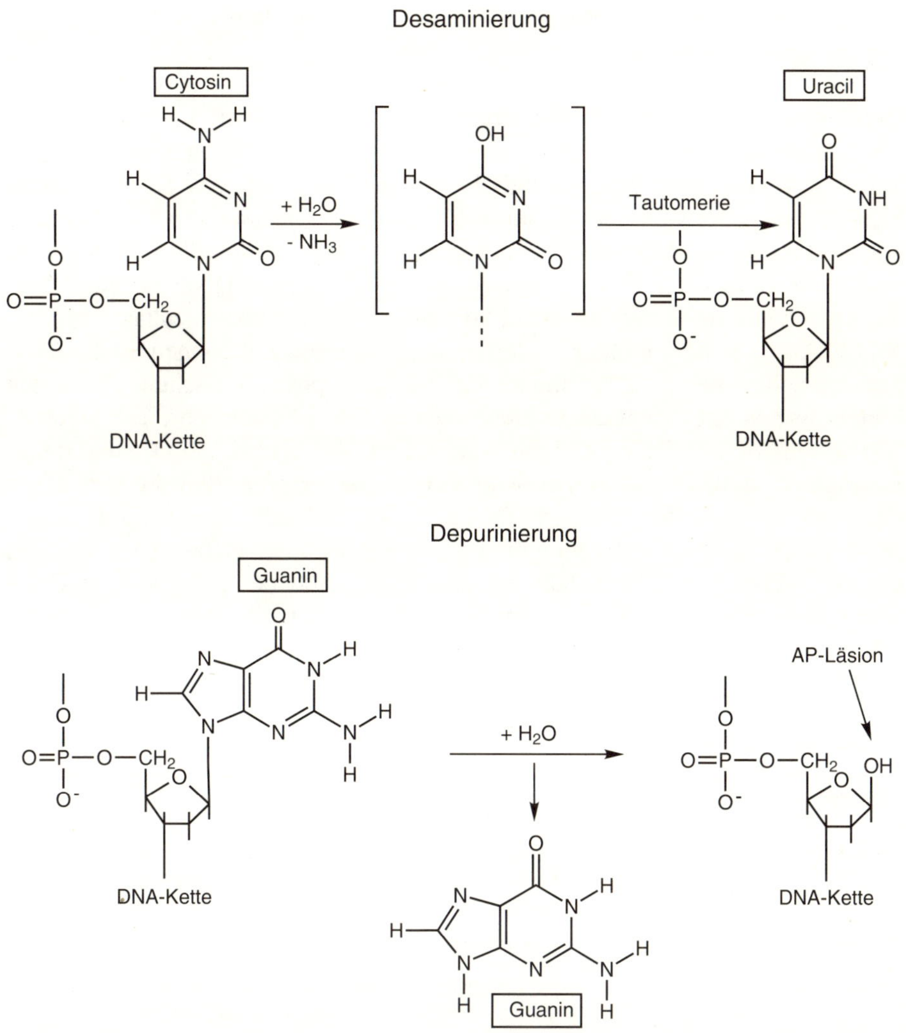

3.20 Desaminierung von Cytosin zu Uracil (oben) und Bildung einer AP-Läsion durch Hydrolyse der glykosidischen Bindung von Guanin zur Desoxyribose (Depurinierung, unten).

Beispiel einem Histon) und der DNA, spricht man von einem DNA-Protein-*Crosslink*. Ferner können zwei Basen des gleichen DNA-Stranges miteinander vernetzt werden (*intrastrand-crosslink*).

Interkalation. Flache Moleküle mit positiven Ladungen (zum Beispiel protonierten Aminogruppen), welche mit den negativen Phosphatresten der DNA Wechselwirkungen eingehen, können sich zwischen Basenpaare einschieben und dabei die räumliche Anordnung des DNA-Doppelstranges verändern. Beispiele für Interkalatoren sind Ethidiumbromid und Proflavin.

3.3.5 Mutationen: Verschiedene Typen und ihr Stellenwert in der Kanzerogenese

Die Folgen der fremdstoffinduzierten und der spontanen, im Rahmen der DNA-Replikation und des körpereigenen Stoffwechsels entstehenden DNA-Schäden können sehr unterschiedlich sein. Einige Arten von DNA-Schäden bleiben mehr oder weniger folgenlos. So führt zum Beispiel die Methylierung von Guanin an der Position N^7 weder zu einer Blockade der DNA-Replikation noch zum Einbau von falschen Basen. Andere Arten von DNA-Schäden werden meistens schnell und fehlerfrei von den DNA-Reparaturmechanismen behoben. Dazu gehören unter anderem die Basenmodifikationen und DNA-Strangbrüche, die im Zusammenhang mit dem physiologischen oxidativen Metabolismus entstehenden. Drittens können DNA-Schäden die DNA-Replikation – und damit die Zellteilung – oder die DNA-Transkription – und damit die Proteinsynthese – so schwerwiegend beeinträchtigen, daß die betroffene Zelle stirbt. Schließlich können DNA-Schäden zu bleibenden Veränderungen in der DNA führen, zu Mutationen, weil zum Beispiel eine Basenmodifikation die DNA-Polymerase veranlaßt bei der Replikation der geschädigten DNA eine falsche Base einzubauen. Grundsätzlich unterscheidet man die in Tabelle 3.5 aufgeführten Typen von Mutationen.

Tabelle 3.5: Mutationsarten

Mutationsart	Beispiele
Genmutationen	Basenpaarsubstitutionen, Deletionen, Insertionen, Genumlagerungen (*gene rearrangements*), Genamplifikationen
Chromosomenmutationen	Chromosomenbrüche, Chromosomentranslokationen
Genommutationen	Verlust oder Erwerb ganzer Chromosomen, etwa durch Fehlverteilung während der Mitose

Genmutationen. Diese für den Prozeß der Kanzerogenese sehr wichtigen Mutationen entstehen, wenn eine Basenmodifikation oder eine AP-Läsion von der DNA-Polymerase fehlinterpretiert wird und so zu einer Basensubstitution führt. Das O^6-Methylguanin paart zum Beispiel nicht mehr mit Cytosin, sondern mit Thymin. Als Folge dieser Fehlpaarung wird in der nachfolgenden DNA-Replikation in einer der Tochterzellen ein G-C- durch ein A-T-Basenpaar ersetzt (Abbildung 3.21). Aufgrund der Redundanzen im genetischen Code kann die Basensubstitution stumm bleiben, das heißt keine Folgen für die Translation haben. Einige Basenpaarsubstitutionen bewirken aber bei der Translation den Einbau einer falschen Aminosäure und damit möglicherweise Veränderungen in Struktur und Funktion des betroffenen Proteins. Schwerwie-

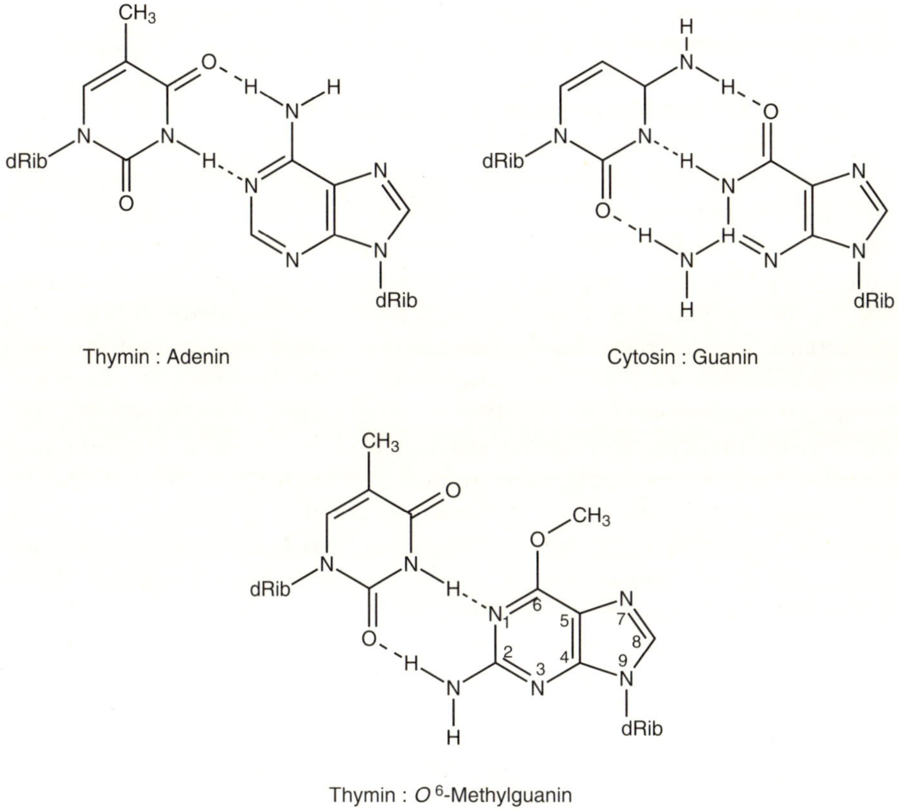

3.21 Die normale Basenpaarung (A : T und C : G) und die Entstehung einer Genmutation durch Fehlpaarung an einer modifizierten Base. Die dargestellte Paarung von O^6-Methylguanin mit Thymin (statt mit Cytosin) führt bei der nachfolgenden DNA-Replikation zum Ersatz des ursprünglichen C : G-Paares durch T : A in einem der Tochterstränge.

gende Veränderungen in Proteinen können entstehen, wenn in Anwesenheit eines Interkalators oder bestimmter Basenaddukte die DNA-Polymerase eine Base überspringt (Deletion) oder zusätzlich einbaut (Insertion). Dadurch entsteht eine Verschiebung des DNA-Leserasters (*frameshift*-Mutation), so daß im Protein ab diesem Punkt alle Aminosäuren falsch sind. DNA-Strangbrüche können größere Deletionen und Umlagerungen im Genom (*gene rearrangements*) verursachen, die viele Basenpaare, eventuell auch ganze Gene betreffen. Schließlich können irreguläre Rekombinationsprozesse zu einer Vervielfachung von DNA-Abschnitten führen, zu einer **Genamplifikation**.

Chromosomenmutationen. Damit bezeichnet man Chromosomenbrüche und Chromosomentranslokationen, bei denen Chromosomenteile für das Genom verlorengehen oder auf ein anderes Chromosom übertragen werden. In beiden Fällen müssen DNA-Strangbrüche vorausgegangen sein.

Genommutationen. Den Verlust eines ganzen Chromosoms oder den Erwerb eines zusätzlichen, überzähligen Chromosoms nennt man Genommutation. In beiden Fällen hat der Kern nicht mehr die für die jeweilige Spezies richtige Anzahl von Chromosomen, er ist aneuploid.

Im Laufe eines Menschenlebens finden im Organismus durchschnittlich 10^{16} Zellteilungen statt. Die DNA-Replikation läuft nicht mit 100prozentiger Genauigkeit ab, die spontane Fehlerrate in einem bestimmten Gen liegt bei ungefähr einer Mutation pro 10^6 bis 10^8 Zellteilungen. Daraus ergibt sich, daß im Laufe eines Menschenlebens jedes einzelne Gen 10^8- bis 10^{10}mal die Chance hat, spontan zu mutieren. Dazu kommen natürlich die fremdstoffinduzierten Mutationen. Bei der Betrachtung dieser extrem hohen Zahlen fragt man sich nicht, warum Krebs entsteht, sondern warum Krebs eigentlich so selten vorkommt. Wenn eine einzige Mutation in einem der Zellproliferations- oder -differenzierungsgene dazu führen würde, daß aus einer normalen Zelle eine bösartige Krebszelle entsteht, dann wäre der Mensch mit Sicherheit kein lebensfähiger Organismus. In der Realität müssen aber in einer Zelle mehrere mutagene Ereignisse zusammentreffen (man schätzt heute zwischen zwei und sieben), damit sie maligne entartet. Das zeigen auch epidemiologische Untersuchungen über den Zusammenhang zwischen Krebshäufigkeit und Alter. Wäre für die Tumorentstehung eine einzige Mutation verantwortlich, die Jahr für Jahr mit einer bestimmten Wahrscheinlichkeit auftreten kann, dann müßte die Wahrscheinlichkeit Krebs zu bekommen unabhängig vom Alter sein. In Wirklichkeit steigt aber diese Wahrscheinlichkeit für die meisten Krebstypen mit dem Alter steil an, und die Verdoppelung der Lebenserwartung in den Industriestaaten im letzten Jahrhundert hat wesentlich zu der Zunahme der Krebssterblichkeit im gleichen Zeitraum beigetragen.

3.3.6 In Tumorzellen sind Onkogene aktiviert

Da nur ein kleiner Bruchteil des Genoms transkriptionell aktiv ist, verursachen die meisten Mutationen keine Veränderungen im zellulären Genexpressionsmuster. Dagegen können Läsionen in wachstumsregulierenden Genen, den sogenannten **Protoonkogenen**, schwerwiegende Folgen für die Zelle haben. Protoonkogene gehören zum normalen Genbestand jeder Zelle, die von ihnen codierten Proteine sind an der Regulation der Proliferation und Differenzierung beteiligt.

Zum besseren Verständnis der Klassifikation der Protoonkogene nach ihrer Funktion ist ein kurzer Exkurs in die **Signaltransduktion** sehr hilfreich. Extrazelluläre Information gelangt in Form von Signalmolekülen oder Liganden an die Zellmembran. Diese *first messengers* können zum Beispiel Wachstumsfaktoren, Hormone oder Neurotransmitter sein. Die meisten der ankommenden Signalmoleküle gelangen jedoch nicht selbst in das Zellinnere, sondern werden an der Zellmembran von molekularen Antennen (Rezeptoren) abgefangen, die externe Signale in interne umwandeln (Abbildung 3.22). Dies geschieht dadurch, daß die Bindung des Liganden an der Außenseite des Plasmamembran eine Konformationsänderung des Rezeptors auch im Inneren der Zelle bewirkt, welche zu einem nachgeschalteten Protein und im weiteren Verlauf zu intrazellulären Signalmolekülen weitergeleitet wird. Diese ***second messengers*** treten wiederum mit intrazellulären Proteinen (in den meisten Fällen phosphorylierenden **Proteinkinasen**) in Wechselwirkung und bewirken dadurch letztendlich eine Veränderung der Genexpression.

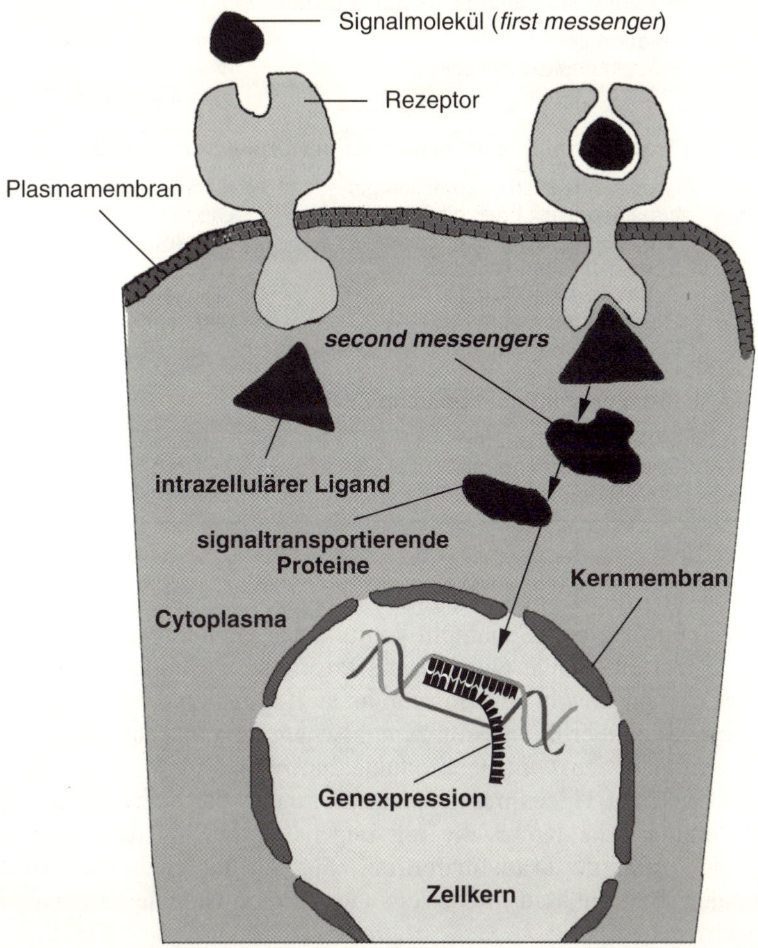

3.22 Stark vereinfachte Darstellung der Signaltransduktion, über die extrazelluläre Informationen in Anweisungen an das Genom umgesetzt werden. Die Reaktion eines extrazellulären Signalmoleküls (etwa eines Wachstumsfaktors) mit einem Rezeptor und die dadurch bewirkte Konformationsänderung des Rezeptors wird durch *second messengers* an signaltransportierende Proteine (zum Beispiel phosphorylierende Proteinkinasen) weitergegeben, welche schließlich die Genexpression beeinflussen.

Die meisten bisher identifizierten Protoonkogenprodukte sind an der Signaltransduktion beteiligt. Sie übernehmen zum Beispiel Funktionen als Membranrezeptoren, als Proteinkinasen oder sind als DNA-Bindungsproteine direkt an der Regulation der Genexpression beteiligt (Tabelle 3.6).

Tabelle 3.6: Protoonkogene und die Funktion und Lokalisation der von ihnen codierten Proteine

Protoonkogen	Funktion des Proteins	Lokalisation des Proteins
	Proteine als Zelloberflächenrezeptoren	
erb R	epidermaler Wachstumsfaktor-Rezeptor	Plasmamembran
ros	Insulinrezeptor	Plasmamembran
	Proteine mit Funktionen in der intrazellulären Signaltransduktion	
src	tyrosinspezifische Proteinkinase	plasmamembranassoziiert
abl	tyrosinspezifische Proteinkinase	Cytosol
fes	tyrosinspezifische Proteinkinase	Cytosol
mos	Serin-Threonin-Kinase	Cytosol
raf	Serin-Threonin-Kinase	Cytosol
ras	Guanosintriphosphat (GTP-) bindendes Protein mit GTPase-Aktivität	plasmamembranassoziiert
	Proteine mit Funktionen im Zellkern	
myc	DNA-Bindungsprotein	Zellkern
fos	DNA-Bindungsprotein	Zellkern
myb	DNA-Bindungsprotein	Zellkern

Die Aktivierung eines normalen Protoonkogens zu einem **Onkogen** kann durch Basenmodifikation, Genamplifikation oder Genumlagerung auf eine neue, für das entsprechende Gen falsche Position im Genom erfolgen. Als Folge davon können sowohl eine Störung in der Regulation der Genexpression (erhöhte Expression oder Expression zum falschen Zeitpunkt) als auch qualitative Veränderungen der Onkogenprodukte auftreten. Diese Abweichungen vom physiologischen Genexpressionsmuster tragen zur Umwandlung einer normalen Zelle in eine Krebszelle mit ungehemmtem und destruierendem Wachstum bei (**maligne Transformation**). Für die maligne Transformation einer normalen Zelle müssen mindestens zwei Protoonkogene zu Onkogenen aktiviert werden.

Bei der Umwandlung einer normalen Zelle in eine bösartige Zelle sind nicht nur Veränderungen in der Expression wachstumsfördernder Protoonkogene beteiligt, sondern auch der Verlust von **Tumorsuppressorgenen** (Antionkogenen). Die meisten bis dato identifizierten Tumorsuppressorgene codieren für Proteine, die ihrerseits die Expression von Zellteilungsproteinen hemmen und damit die Zellteilung kontrolliert verhindern. Untersuchungen an Zellhybriden aus kultivierten Tumorzellen und normalen Zellen erbrachten Hinweise auf die Anwesenheit tumorsupprimierender Gene in normalen Zellen: es stellte sich nämlich heraus, daß in den Zellhybriden, welche die genetische Information sowohl der bösartigen als auch der normalen Zelle haben, das bösartige Wachstum gehemmt oder sogar völlig aufgehoben werden konnte. Zusätzlich wurden in menschlichen Tumoren regelmäßig tumorspezifische Chromosomendefekte beobachtet, insbesondere der Verlust von Chromosomenabschnitten, welche das vollständige **Allel** eines bestimmten Gens enthielten. Dies deutet daraufhin, daß Mutationen im noch verbleibenden Allel zum vollständigen Verlust dieses Gens führen müßten.

3.3.7 Kanzerogene Stoffe können auch über nicht-gentoxische Mechanismen Krebs erzeugen

Fremdstoffinduzierte Mutationen sind zwar häufig an der Krebsentstehung beteiligt, jedoch nicht unbedingte Voraussetzung. In den letzten Jahren wurden immer mehr kanzerogene Stoffe identifiziert, welche keine direkten Veränderungen im Genom erzeugen. Die biologischen Primärläsionen, die für die krebserzeugende Wirkung dieser nicht-gentoxischen Kanzerogene verantwortlich sind, sind in den meisten Fällen nicht hinreichend aufgeklärt. Im Gegensatz zu den DNA-schädigenden Kanzerogenen, welche einen definierten Angriffspunkt in der Zelle haben, können die nicht-gentoxischen Kanzerogene ihre Wirkung über Veränderungen in jedem extragenomischen zellulären Element induzieren. Das biologische Resultat dieser Schäden ist in den meisten Fällen die Induktion der Zellproliferation.

Grundsätzlich können proliferationsinduzierende nicht-gentoxische Kanzerogene in zwei große Gruppen eingeteilt werden. Stoffe der ersten Gruppe wirken cytotoxisch und verursachen Zellnekrosen. Die darauffolgende massive Zellproliferation stellt den Versuch des betroffenen Organs dar, das zerstörte Gewebe so schnell wie möglich zu ersetzen, damit die Organfunktionen erhalten bleiben beziehungsweise wiederhergestellt werden. Beispiele für Krebsentstehung auf der Basis von cytotoxischen Prozessen sind die Erzeugung von Nierentumoren durch 2,2,4-Trimethylpentan und andere verzweigtkettige Kohlenwasserstoffe. Auch im Menschen wurden mehrfach chronische Entzündungsprozesse in verschiedenen Organen (zum Beispiel Magen) mit erhöhter Tumorinzidenz in Zusammenhang gebracht. Daraus darf man aber nicht schließen, daß Krebs eine unvermeidbare Folge von cytotoxischen Prozessen ist; die meisten cytotoxischen Stoffe erzeugen auch bei längerer Einwirkung keine Tumoren. Die Gründe für diese Diskrepanzen sind nicht aufgeklärt. Im Gegensatz zu dieser regenerativen Hyperplasie (Vergrößerung von Organen durch abnormes Zellwachstum) induzieren eine Reihe von kanzerogenen Fremdstoffen Zellproliferation in Abwesenheit von allgemeiner Cytotoxizität und Zellnekrosen. Diese direkt die Zellteilung fördernde Wirkung – additive Hyperplasie – wird bei kanzerogenen Hormonen und einer Reihe von Leberkanzerogenen beobachtet, zum Beispiel bei polybromierten Biphenylen sowie Di(2-ethylhexyl)phtalat, Ciprofibrat und anderen Stoffen, welche Peroxisomenproliferation in den Leberzellen induzieren.

Mehrere Mechanismen kommen als Verknüpfungsglieder zwischen erhöhter Zellproliferation und Tumorentstehung in Betracht. Induktion von Zellproliferation führt zur Erhöhung der spontanen Mutationsrate, da die vermehrt stattfindende DNA-Replikation nicht mit 100prozentiger Genauigkeit abläuft. Außerdem erhöht sich in schnell proliferierenden Zellen die Wahrscheinlichkeit der Konvertierung von DNA-Addukten endogenen oder exogenen Ursprungs in Mutationen, weil die zur Reparatur verfügbare Zeit bis zum nächsten Replikationszyklus reduziert ist. Von besonderer Bedeutung für die Umwandlung einer normalen Zelle in eine Krebszelle sind Mutationen in wachstumsregulierenden Genen. Gerade diese Gene müssen direkt vor oder während der Zellproliferation verstärkt exprimiert werden. Dies ist mit einer verstärkten Entspiralisierung und erhöhten Zugänglichkeit dieser DNA-Abschnitte für elektrophile Fremdstoffe verbunden.

Der Nachweis von gentoxischen Effekten schließt die Beteiligung der Induktion von Zellproliferation bei der Erzeugung von Tumoren nicht aus. Viele gentoxische Kanzerogene produzieren Tumoren im Tierversuch nur mit Dosierungen, welche gleichzeitig ausgeprägte unspezifische toxische Veränderungen hervorrufen. Die Tatsache, daß in vielen Fällen Art und Ausmaß der DNA-Bindung allein die organspezifische Kanzerogenese nicht erklären kann, ist ein weiterer Hinweis auf die Bedeutung der gegenseitigen Beeinflussung von gen- und cytotoxischen Prozessen für die Tumorentstehung *in vivo*.

Weiterführende Literatur

Boobis, A. R.; Fawthrop, D. J.; Davies, D. S. *Mechanisms in Cell Death*. In: *Trends Pharmacol. Sci.* 10 (1989) S. 275–280.

Buselmaier, W. (Hrsg.) *Biologie für Mediziner*. Berlin/Heidelberg (Springer) 1990.

Doll, R.; Peto, R. *The Causes of Cancer: Quantitative Estimates of Available Risks of Cancer in the United States Today*. In: *J. Natl. Cancer Inst.* 66 (1981) S. 1190–1308.

Farber, J. L. *The Role of Calcium in Lethal Cell Injury*. In: *Chem. Res. Toxicol.* 3 (1990) S. 503–508.

Forth, W.; Henschler, D.; Rummel, W.; Starke, K. (Hrsg.) *Allgemeine und Spezielle Pharmakologie und Toxikologie*. Mannheim/Leipzig/Wien/Zürich (BI-Wissenschaftsverlag) 1992.

Henschler, D. *Genetische Schäden durch Strahlen und andere Umweltnoxen.* In: *Acta Radiol.* 1 (1991) S. 116–119.

Hodgson, E.; Levi, P. E. (Hrsg.) *A Textbook of Modern Toxicology*. New York/ Amsterdam/London (Elsevier) 1987.

Nicotera, F.; Bellomo, G.; Orrenius, S. *The Role of Ca^{2+} in Cell Killing*. In: *Chem. Res. Toxicol.* 3 (1990) S. 484–494.

Schirrmacher, V. (Hrsg.) *Krebs – Tumoren, Zellen, Gene*. Heidelberg (Spektrum der Wissenschaft) 1986.

Sippel, A. E.; Nordheim, A. (Hrsg.) *Erbsubstanz DNA*. Heidelberg (Spektrum der Wissenschaft) 1985.

Stryer, L. *Biochemie*. Heidelberg/Berlin (Spektrum Akademischer Verlag) 1994.

Thews, G.; Mutschler, E.; Vaupel, P. (Hrsg.) *Anatomie, Physiologie, Pathophysiologie des Menschen*. 4. Aufl. Stuttgart (Wiss. Verl.-Ges.) 1991.

4

Aufnahme, Verteilung, Stoffwechsel und Ausscheidung von Fremdstoffen

Physiologische Grundlagen der Resorption von Fremdstoffen • Verteilung von Fremdstoffen im Körper • Kinetik von Invasion und Elimination • Speicherung und Stoffwechsel von Fremdstoffen • Phase-I- und Phase-II-Reaktionen • Konjugationsreaktionen • Glucuronidierung • Glutathion-*S*-Transferasen • Induktion von Stoffwechselenzymen • Individuelle Unterschiede im Metabolismus • Ausscheidung von Fremdstoffen • Physiologie der Niere und Leber

4.1 Einführung

Hochreaktive Verbindungen können direkt am Ort ihrer Einwirkung (Haut, Lunge) toxische Effekte auslösen; die meisten anderen Verbindungen müssen erst in den Organismus aufgenommen werden. Die Geschwindigkeit und das Ausmaß der Aufnahme wie auch der Ausscheidung sind wichtige Einflußgrößen für die toxische Wirkung von Chemikalien. Die Toxizität eines Fremdstoffes ist dosisabhängig; bei höherer Dosis wird ein stärkerer toxischer Effekt beobachtet. Allerdings bestimmt letztendlich nicht die aufgenommene Dosis die toxische Wirkung eines Stoffes, sondern dessen Konzentration im Zielorgan. Diese Konzentration hängt von der Art der Stoffaufnahme, den chemischen Eigenschaften des Stoffes, der Biotransformation und der Ausscheidung sowie von Anatomie und Physiologie des Zielorgans ab. Abbildung 4.1 verdeutlicht die möglichen Wege der Aufnahme, Verteilung und Ausscheidung von Fremdstoffen.

Auf dem Weg zum Wirkort müssen Stoffe mehrere Barrieren überwinden. Die Aufnahme toxischer Verbindungen in das Blut und in Organe erfordert eine

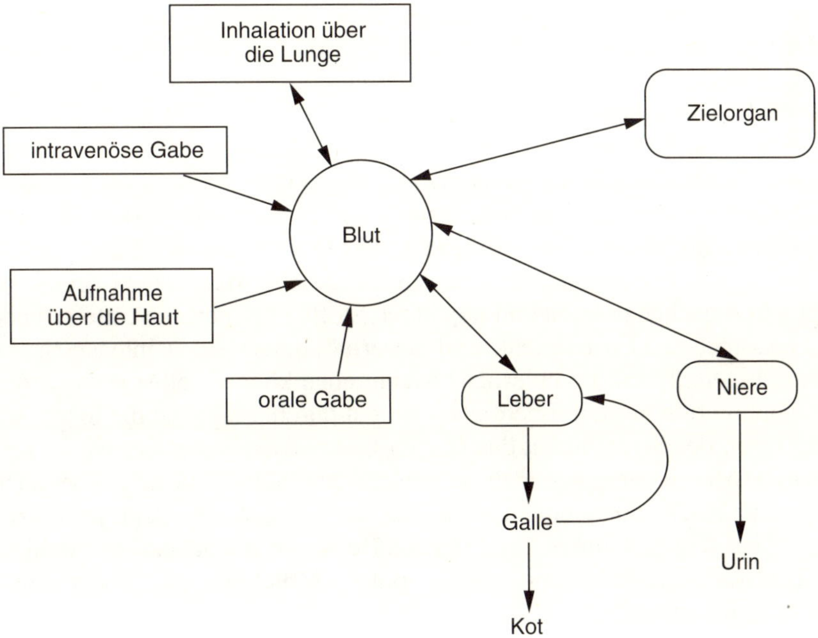

4.1 Wege der Aufnahme, Verteilung und Ausscheidung von Fremdstoffen im Organismus. Die Aufnahme von Stoffen kann über den Magen-Darm-Trakt, die Haut, die Lunge und durch Injektion erfolgen. Das Blut spielt die wichtigste Rolle bei der Verteilung von aufgenommenen Stoffen im Organismus. Die Ausscheidung von Fremdstoffen kann durch die Nieren mit dem Urin, über die Leber in den Darminhalt und damit in den Kot und über die Lunge durch Ausatmung stattfinden.

Passage durch biologische Membranen. Ebenso ist für die Abgabe von Stoffen in die Ausscheidungsmedien ein Membrandurchtritt nötig (siehe Kapitel 3).

Die Membrangängigkeit von Verbindungen ist daher eines der wichtigsten Kriterien für ihre Verteilung. Lipophile Stoffe können leicht durch den Lipidanteil von Membranen diffundieren und werden schnell im Organismus verteilt. Polare Verbindungen vermögen Membranen durch spezielle Poren zu passieren; dieser Durchtritt erfolgt ebenfalls durch Diffusion, aber seine Geschwindigkeit ist geringer als die der Passage durch den Lipidanteil. Da die Poren selbst geladene Moleküle enthalten, gibt es zwischen einfach und doppelt geladenen Substanzen große Unterschiede in der Durchtrittsgeschwindigkeit. (Die Möglichkeiten und Mechanismen der Membrangängigkeit von Fremdstoffen sind in Kapitel 3 ausführlich dargestellt.) Der Verteilungskoeffizient $C_{org}/C_{wäss}$ beschreibt, wie sich ein Stoff aus einer wäßrigen Lösung in ein organisches Lösungsmittel (Heptan, Octanol) verteilt; er liefert ein Maß für seine Fähigkeit, durch den Lipidanteil einer Membran zu diffundieren. Die Geschwindigkeit der Diffusion durch die Membran steigt allerdings nicht parallel zum Verteilungskoeffizienten. Bei sehr guter Verteilung eines Stoffes in die Membran und sehr geringer Löslichkeit in Wasser wird sich der Stoff in der Membran anreichern.

Neben den Stoffeigenschaften haben auch Besonderheiten der Membranstruktur großen Einfluß auf die Verteilung toxischer Verbindungen in Geweben. Das Verhältnis zwischen der von Poren eingenommenen Fläche und der Lipidfläche von Membranen ist in den Blutgefäßen der verschiedenen Organe sehr unterschiedlich, daher können biologische Membranen von sehr durchlässig bis zu fast undurchlässig (impermeabel) für polare Verbindungen eingestuft werden. Sehr durchlässig für polare Stoffe sind sogenannte diskontinuierliche Membranen mit weiten Fenstern, die in den Blutgefäßen der Leber, der Milz und des rotem Knochenmarks vorkommen. Solche Membranen zeigen beim Vergleich zwischen polaren und unpolaren Stoffen nur geringe Unterschiede in der Durchtrittsgeschwindigkeit, und sie ermöglichen einen intensiven Stoffaustausch. Durch diskontinuierliche Membranen können selbst große Proteine wie Albumin durchtreten. Ebenfalls noch gut durchlässig sind die fenestrierten Membranen der Schleimhaut des Magen-Darm-Traktes und der Niere. Kontinuierliche Membranen, wie man sie in Herz- und Skelettmuskeln, aber auch in Gehirn und Rückenmark findet, wo sie zusätzlich noch aufgelagerte Gliazellen tragen, sind dagegen für polare Fremdstoffe wenig bis nahezu undurchlässig. Die Blut-Hirn-Schranke etwa ist für polare Moleküle, die größer sind als Harnstoff, impermeabel.

4.2 Resorption

Toxische Verbindungen können über verschiedene Wege in den Körper gelangen; die wichtigsten sind die Aufnahme über die Lunge, den Magen-Darm-Trakt und die Haut sowie die direkte Gabe ins Blut (intravenöse Injektion; Abbildung 4.1). Über die Lunge und die Haut werden oft Stoffe aus der Umwelt und am Arbeitsplatz aufgenommen. Die Resorption über den Magen-Darm-Trakt spielt eine wichtige Rolle bei Nahrungsinhalts- und Nahrungszusatzstoffen. Die intravenöse Gabe ist gewöhnlich auf Arzneimittel beschränkt, spielt aber auch eine wichtige Rolle bei Suchtstoffen wie Heroin.

4.2.1 Im Magen-Darm-Trakt werden fast nur lipophile Verbindungen resorbiert

Sehr viele in der Umwelt als Verunreinigung verbreitete Stoffe treten in die Nahrungskette ein und gelangen mit Nahrungsmittelbestandteilen aus dem Magen-Darm-Trakt in den Organismus. Über diesen Weg werden auch in der Nahrung enthaltene natürliche Schadstoffe aufgenommen. Der Magen-Darm-Trakt gliedert sich in Rachen, Speiseröhre, Magen, Dünndarm (mit den Abschnitten Zwölffingerdarm, Jejunum und Krummdarm) und Dickdarm (Blinddarm, Enddarm und Mastdarm) (Abbildung 4.2). Wenn Verbindungen auf

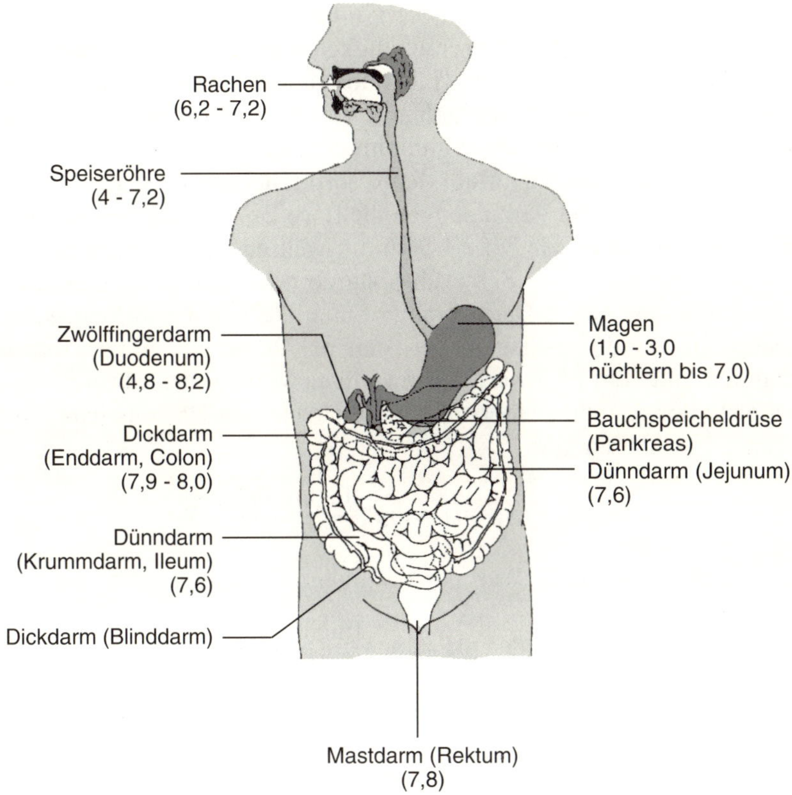

4.2 Der Magen-Darm-Trakt des Menschen. Die in Klammern gesetzten Zahlen geben die pH-Werte in den einzelnen Abschnitten an.

oralem Wege in den Körper kommen, ist dies nicht automatisch mit einer Verteilung im Organismus gleichzusetzen: Nichtresorbierbare Stoffe können teilweise oder vollständig den Magen-Darm-Trakt passieren.

Fremdstoffe können in allen Abschnitten des Magen-Darm-Traktes – von der Mundhöhle bis zum Rektum (Mastdarm) – resorbiert werden. Diffusion durch Poren hat für die Resorption aus dem Magen-Darm-Trakt nur eine geringe Bedeutung, daher werden nur lipophile, ungeladene Stoffe gut resorbiert. Lipophile Verbindungen werden bei der Passage häufig quantitativ aufgenommen. Für den Ort der Aufnahme sind die Durchblutung der einzelnen Abschnitte im Magen-Darm-Trakt sowie die jeweilige Größe der Resorptionsfläche entscheidend. Der Dünndarm besitzt durch eine spezielle Membranstruktur (eine sogenannte Bürstensaummembran) mit vielen Ausstülpungen die größte Oberfläche (100–200 m^2) und ist gut durchblutet, daher werden lipophile Stoffe hauptsächlich dort resorbiert. Der Magen spielt wegen der geringeren zur Resorption zur Verfügung stehenden Oberfläche (0,1–0,2 m^2) nur eine untergeordnete Rolle.

Für Säuren und Basen ist neben der Größe der Resorptionsfläche auch der pH-Wert für den Ort und die Geschwindigkeit der Resorption wichtig. Bei der Passage durch den Magen-Darm-Trakt ändern sich die pH-Werte beträchtlich; so ist der Magen – außer in Ruhephasen – stark sauer, während sich die pH-Werte der meisten anderen Abschnitte um den Neutralpunkt bewegen (Abbildung 4.2). Der pH-Wert beeinflußt die Resorption von schwachen Säuren und Basen, weil er für solche Verbindungen die Lage des Gleichgewichts zwischen geladener und ungeladener Form bestimmt; während der Passage ändern sich diese Gleichgewichte also. Schwache Säuren oder Basen können jeweils in dem Abschnitt des Magen-Darm-Traktes durch Diffusion resorbiert werden, in dem sie undissoziiert vorliegen. Aus den pH-Werten in den verschiedenen Abschnitten und dem pK_a-Wert der jeweiligen Verbindung läßt sich die Lage des Dissoziationsgleichgewichts durch die Henderson-Hasselbalch-Gleichung berechnen. Für Säuren gilt:

$$pK_a - pH = \log \frac{[\text{nicht ionisiert}]}{[\text{ionisiert}]}$$

und für Basen mit dem pK_a-Wert der konjugierten Säure:

$$pK_a - pH = \log \frac{[\text{nicht ionisiert}]}{[\text{ionisiert}]}$$

Schwache Säuren liegen im Magen (pH = 1) hauptsächlich in der nichtdissoziierten, lipidlöslichen Form vor und können also bereits dort resorbiert werden. Schwache Basen dagegen sind im Magen überwiegend ionisiert; die nichtionisierte Form findet sich in höheren Anteilen im neutralen Darm. Wie schon erwähnt, ist aber neben dem pH-Wert auch die Resorptionsfläche und die Durchblutung für das Ausmaß der Resorption von Säuren und Basen in den verschiedenen Abschnitten des Magen-Darm-Traktes bedeutsam; dies relativiert die Aussagen, die man aus der Henderson-Hasselbalch-Gleichung erhält. Die Bedeutung der Resorptionsfläche für das Ausmaß der Aufnahme illustriert die Resorption von Benzoesäure. Benzoesäure liegt im Darm nur zu geringen Teilen undissoziiert vor, wird aber dennoch wegen der großen Diffusionsoberfläche und der guten Durchblutung des Dünndarmes (großer Konzentrationsgradient durch Abtransport mit dem Blut) hauptsächlich dort resorbiert.

Aktive Transportmechanismen spielen bei der Aufnahme von Stoffen aus dem Magen-Darm-Trakt eine untergeordnete Rolle, und nur wenige Verbindungen werden durch aktiven Transport resorbiert. Zu einem geringen Anteil sind auch gut wasserlösliche Stoffe im Verdauungstrakt resorbierbar. Dies gilt insbesondere für toxische Metalle; so wird zum Beispiel von oral aufgenommenen Blei-, Cadmium- und Chromsalzen ein kleiner Anteil resorbiert.

Die Geschwindigkeit der Resorption wird des weiteren durch Art und Menge der zugeführten Nahrung beeinflußt. Fettreiche Nahrung kann die Resorption lipophiler Stoffe verlangsamen, so wird zum Beispiel DDT aus fetthaltiger

Nahrung schlechter resorbiert. Andere Nahrungsinhaltsstoffe (Calcium) bilden oft schlecht resorbierbare Chelate und verhindern dadurch die Aufnahme. Partikel und darin enthaltene beziehungsweise daran adsorbierte Verbindungen können aus dem Magen-Darm-Trakt auch durch Phagocytose oder Pinocytose aufgenommen werden; die Aufnahmegeschwindigkeit ist dabei abhängig von der Partikelgröße.

4.2.2 Die große Oberfläche der Lunge ermöglicht eine schnelle Aufnahme von Gasen

Flüchtige Stoffe und Partikel der Luft finden ihren Weg in den Organismus über die Lunge. Die menschliche Lunge besteht aus zwei getrennten Lungenflügeln, die die seitlichen Hälften des Brustraums ausfüllen (Abbildung 4.3). Zwischen den beiden Lungenflügeln befindet sich das Herz; der vom Herzen beanspruchte Platz führt zu einer Einbuchtung der Lungen, die beim linken Flügel stärker ausgeprägt ist als beim rechten. Die einzelnen Lungenflügel sind noch durch tiefe Einschnitte in sogenannte Lungenlappen unterteilt; der rechte Lungenflügel besteht aus drei, der linke aus zwei Lungenlappen. Die Einatmungsluft wird durch den Nasen-Rachen-Raum und den Kehlkopf mit seiner engsten Stelle, der Stimmritze (Glottis), in die Trachea (Luftröhre) geleitet. Die Trachea gabelt sich in die beiden Hauptbronchien, die schräg abwärts in die beiden Lungenflügel eintreten. Von jedem Hauptbronchus zweigen mehrere Äste ab, die sich weiter in kleinere Äste aufteilen. Diese kleinen Bronchien gehen unter stetiger Verringerung ihres Durchmessers in die Bronchiolen und schließlich in die Terminalbronchiolen über. Nach dieser mehrfachen Verästelung beginnen die Alveolargänge, die dicht mit **Alveolen** (Lungenbläschen) besetzt sind. Die Bronchien sind stark innerviert, und ihre Weite kann durch das vegetative Nervensystem kontrolliert werden.

Die Alveolen haben einen Durchmesser von etwa 0,2 mm; in einer Lunge befinden sich ungefähr 300 Millionen Alveolen, die eine Gesamtoberfläche von 80 m^2 bilden. Die Alveolen selbst sind von einem dichten Kapillarnetz umgeben, das nur durch eine weniger als 1 μm dicke Membran vom Gasraum getrennt ist. Über die Lunge können sowohl Gase als auch Partikel in den Organismus eindringen. Gut wasserlösliche Gase gelangen allerdings gar nicht in die Lunge, weil sie sich bereits auf den feuchten Schleimhäuten der oberen Atemwege niederschlagen (siehe Abschnitt 8.2.4). Schlecht wasserlösliche Gase und Dämpfe hingegen können den gesamten Atemtrakt passieren und die Alveolen erreichen. Die Aufnahme gasförmiger Verbindungen ins Blut erfolgt über die Alveolarmembran. Sauerstoff diffundiert durch die Alveolar- und Kapillarwand ins Blut, Kohlendioxid wird vom Blut abgegeben. Wegen der geringen Dicke der Alveolarwand und ihrer großen Oberfläche diffundieren die meisten Gase schnell in die Kapillaren. In Blut gut lösliche Gase werden mit diesem rasch abtransportiert; folglich sinkt ihre Konzentration in den Al-

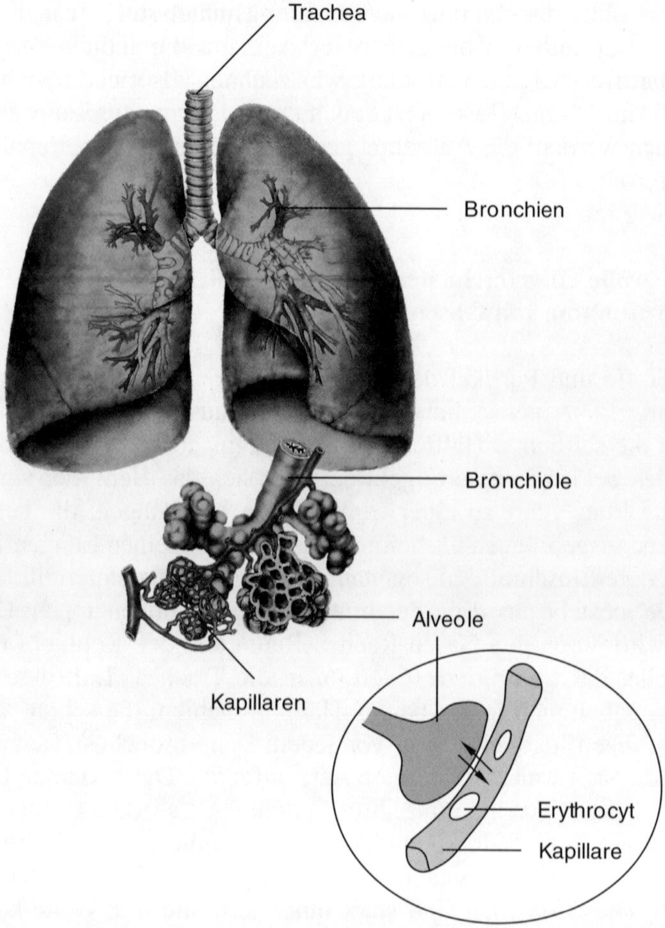

4.3 Eine schematische Darstellung der Lunge zeigt die Verästelung der Bronchien bis in feinste Kapillaren, die mit Alveolen (Lungenbläschen) besetzt sind. Die Aufnahme von Gasen ins Blut erfolgt in den Alveolen: Sie diffundieren durch die Alveolar- und Kapillarwand und werden mit dem Blut abtransportiert.

veolen rapide und nur geringe Mengen dieser Gase werden beim nächsten Ausatmen wieder ausgeschieden. Dagegen erfolgt bei Gasen mit geringer Blutlöslichkeit nur ein langsamer Abtransport durch das Blut; entsprechend bleibt ihre Konzentration in der Alveolarluft höher, und ein Teil des in die Alveolen gelangten Gases wird wieder ausgeatmet. Zur Berechnung der Stoffaufnahme über die Lunge kann man die sogenannte *pulmonale Retentionsrate* heranziehen. Dieser Wert gibt den Konzentrationsunterschied des Stoffes zwischen Ausatemluft und Einatemluft in Prozent der eingeatmeten Konzentration an:

$$\text{Retentionsrate}\,(\%) = C_{ein} - C_{aus}/C_{ein} \times 100.$$

Aus der Intensität der Atmung (dem Atem-Minutenvolumen), die von der körperlichen Belastung abhängt, läßt sich dann auf die aufgenommene Stoffmenge schließen. Wegen der limitierten Löslichkeit der meist lipophilen Gase und Dämpfe im Blut, stellen sich bei konstanten Expositionskonzentrationen nach einiger Zeit maximale Blutkonzentrationen ein. Sobald der Stoff nicht mehr in der Atemluft vorhanden ist, sinkt die Blutkonzentration wegen schneller Ausatmung rasch wieder ab (Abbildung 4.4).

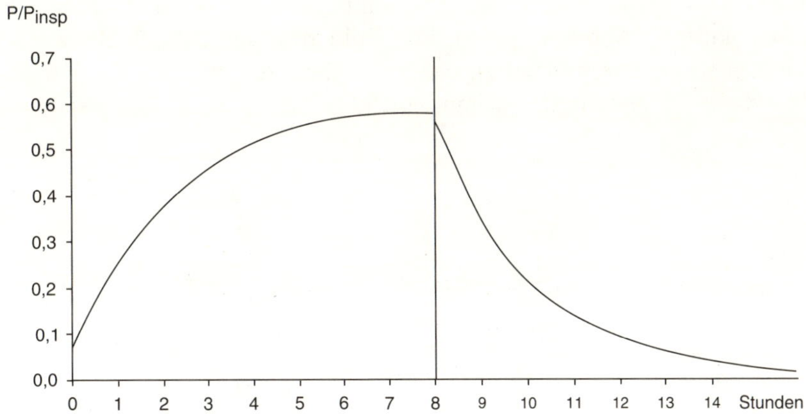

4.4 Verlauf der Konzentration eines fiktiven Stoffes im Blut während und nach einer achtstündigen gleichförmigen Inhalation am Arbeitsplatz. P/P_{insp} = Verhältnis der Partialdrücke des Fremdstoffes im Blut und in der Umgebungsluft. Nach einiger Zeit stellt sich zwischen Stoffeinatmung und Stoffausatmung ein Gleichgewicht ein; nach Beendigung der Inhalation wird der Stoff langsam durch Abatmung entfernt.

4.2.3 Die intravenöse Injektion spielt in der Toxikologie nur eine geringe Rolle

Die Injektion von Fremdstoffen ins Blut wird meist für therapeutisch wirksame Verbindungen eingesetzt; toxikologische Bedeutung hat sie dagegen vor allem beim Drogenmißbrauch. Stoffe, die intravenös injiziert werden, erfahren mit dem Blut eine schnelle Verteilung. Bei gut membrangängigen Stoffen findet ein schneller Konzentrationsausgleich zwischen Blut und Geweben statt, und die gesamte Stoffmenge steht innerhalb kurzer Zeit im Organismus zur Verfügung. Der Blutfluß und die Rate der Diffusion vom Blut in die Zellen eines Organs sind nach intravenöser Injektion die geschwindigkeitsbestimmenden Schritte bei der Anflutung in diesem Organ. Im Gegensatz ist bei der Resorption über den Magen-Darm-Trakt und besonders über die Haut die Diffusionsgeschwindigkeit durch die Membranen dieser Organe geschwindigkeitsbestimmend.

4.2.4 Die Aufnahme lipophiler Stoffe über die Haut kann zu Vergiftungen führen

Die Haut ist ein komplexes, vielschichtiges Gewebe mit einer großen Oberfläche beim Menschen (1,8 m^2). Sie schützt Gewebe gegen mechanische und chemische Schäden, verhindert Austrocknung und wirkt als Wärmeregulator und Sinnesorgan. Die Haut besteht aus der sogenannten Oberhaut (Epidermis), der bindegewebsartigen Lederhaut mit Drüsen, Haaren und Nägeln und der Unterhaut mit Fettpolstern und Hautmuskeln. Die Oberhaut besteht aus einer Hornschicht mit einer Dichte von 0,5 – 5 mm (an stark beanspruchten Stellen) und ist gefäßfrei (Abbildung 4.5). Die Epidermis wird durch Schweiß- und Talgdrüsen sowie durch Haarbälge unterbrochen, die auch für die Versorgung der Oberhaut mit Nährstoffen verantwortlich sind.

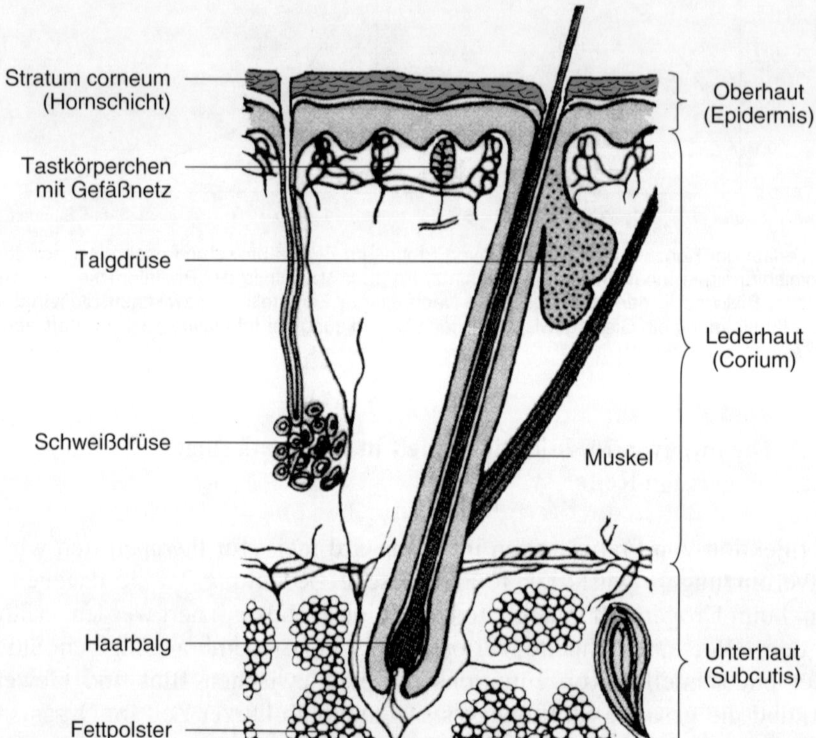

4.5 Aufbau der Haut des Menschen und der Säugetiere.

Stoffe, die auf die Haut gelangen, können durch die Epidermis diffundieren oder durch Schweißdrüsen und Haarbälge in den Organismus eindringen. Das wichtigste Hindernis auf dem Weg der Fremdstoffe durch die Haut ist die

Hornschicht der Oberhaut (Stratum corneum), die einen nur geringen Wasseranteil aufweist.

Die Haut ist schlecht durchlässig für polare oder geladene Verbindungen. Wegen der Dicke der Haut (10 μm) werden allerdings auch viele lipophile Stoffe nur langsam aufgenommen. Trotzdem können bei großflächigem Hautkontakt Stoffe wie Phenol, Anilin oder das Pestizid Parathion tödliche Vergiftungen ausgelösen. Die Hautdurchblutung, aber auch Faktoren wie Luftfeuchtigkeit und Temperatur, beeinflussen maßgeblich die Resorptionsgeschwindigkeit. Behandlungen, die den Wassergehalt im Stratum corneum erhöhen, beschleunigen die Hautresorption von Fremdstoffen.

Nachdem Fremdstoffe die Epithelschichten der Haut überwunden haben, werden sie gewöhnlich über die Lymphbahnen ins Blut transportiert und im Organismus verteilt. Bei lipophilen Stoffen mit niedrigem Dampfdruck kann eine Aufnahme über die Haut eine weit größere Gefahr darstellen als das Einatmen. Auch ein Vergleich der toxischen Wirkungen nach oraler Gabe und nach Aufgabe des Stoffes auf die Haut zeigt die Bedeutung der die Haut für die Aufnahme eines bestimmten Stoffes. Beispielsweise sind bei dem Pestizid Parathion die LD_{50}-Werte nach Injektion oder Applikation auf die Haut in Mäusen sehr ähnlich; auch bei Feldarbeitern, die ohne Schutzkleidung Parathion versprüht hatten, wurden Vergiftungen durch Aufnahme über die Haut beobachtet. Im Gegensatz dazu ist DDT nach Injektion wesentlich toxischer als nach Gabe gleicher Dosen auf die Haut. DDT wird trotz seiner hohen Fettlöslichkeit nur in sehr geringem Ausmaß über die Haut resorbiert, daher konnte DDT zur Abtötung von Körperläusen beim Menschen äußerlich ohne Vergiftungssymptome angewendet werden. Besonders gut werden Lösungen organischer Stoffe in bestimmten Lösungsmitteln (zum Beispiel Dimethylsulfoxid) über die Haut aufgenommen, weil das Lösungsmittel als Schleppsubstanz wirkt.

4.2.5 Die Gabe in die Bauchhöhle (intraperitoneal) spielt wegen der schnellen Resorption eine wichtige Rolle in der experimentellen Toxikologie

Durch den starken Blutfluß und die große Oberfläche des Bauchfelles (**Peritoneums**) werden Stoffe nach intraperitonealer Injektion sehr schnell resorbiert und gelangen rasch in die Leber. Man umgeht auf diese Weise den Magen und den Einfluß des Mageninhalts auf die Resorption. Viele so verabreichte Stoffe werden bei der Passage durch die Leber quantitativ metabolisiert, so daß die systemisch verfügbaren Konzentrationen gering bleiben. Den Metabolismus eines Stoffes während der ersten Passage durch die Leber bezeichnet man in der **Pharmakokinetik** als *first-pass*-Effekt. Stoffe, die einem hepatischen *first-pass*-Effekt unterliegen, können durch die intensive Umwandlung in anderen Organen keine hohen Konzentrationen erreichen; dadurch verändern sich möglicherweise auch die toxischen Wirkungen in den Zielorganen abhängig vom Aufnahmeweg. Die intraperitoneale Gabe spielt deshalb nur bei wenigen Arzneimitteln eine Rolle als Applikationsform.

4.3 Verteilung von Fremdstoffen

Durch Resorption oder intravenöse Injektion in das Blut aufgenommene Fremdstoffe werden schnell im Blutraum verteilt. Die weitere Verteilung ist wiederum abhängig von der Membrandurchgängigkeit der Stoffe. Gut membrandurchgängige Stoffe gelangen mit dem Blutstrom zuerst in gut durchblutete Organe (Niere, Lunge, Gehirn); durch schnelle Verteilung ins Gewebe bauen sich dort rasch hohe Konzentrationen auf.

Deutlich wird die sehr schnelle Stoffanflutung in diesen Organen an der Geschwindigkeit des Wirkungseintritts von Medikamenten. Beispielsweise erhöht das Medikament Furosemid den Harnfluß beim katheterisierten Patienten in weniger als einer Minute nach Beginn der Infusion. Da die gut durchbluteten Organe nur einen geringen Anteil am Körpergewicht haben, werden Stoffe mit dem Blut auch schnell wieder aus diesen Organen entfernt. Inhalationsanästhetika können als lipophile Modellverbindungen diese Verteilungsvorgänge im Blut gut veranschaulichen (Abbildung 4.6). Die Aufnahme dieser dampfförmigen und lipophilen Verbindungen erfolgt zentral über die Lunge zunächst in das Blut. Von dort wird der Stoff in sehr gut durchblutete Organe wie Gehirn, Herz oder Nieren verteilt; wegen der schnellen Anflutung im Gehirn tritt die narkotische Wirkung rasch ein. Mit dem Blut erfolgt dann eine Umverteilung des Stoffes in schlecht durchblutete Gewebe wie Fettgewebe, Knochen und Knorpel. Nach Abschluß der Exposition wird der Stoff wegen des unterschiedlichen Blutflusses aus den einzelnen Geweben unterschiedlich schnell abgegeben; dies führt zu sehr komplexen Konzentrationsverläufen.

Aus diesen Verteilungsmechanismen konnte man Modellvorstellungen zu Stoffaufnahme, Verteilung und Ausscheidung (Pharmakokinetik) lipophiler Verbindungen ableiten.

Die einzelnen Kompartimente im Organismus stehen miteinander in Verbindung und der Stoffaustausch zwischen den Kompartimenten geschieht nach den Gesetzen der freien Diffusion. Die Verteilung wird sowohl vom Blutfluß als auch von der Affinität eines Fremdstoffs zu einzelnen Kompartimenten beeinflußt. Stoffe mit langsamem Konzentrationsausgleich verteilen sich erst nur mit dem Blut. Dabei bestimmt die Geschwindigkeit des Membrandurchtritts die Verteilung.

Die Aufnahme von Fremdstoffen aus dem Blut unterliegt wieder den für passive Diffusion oder spezielle Transportprozesse abgeleiteten Gesetzmäßigkeiten: Kleine wasserlösliche Moleküle und Ionen diffundieren durch Kanäle und Poren in den Zellmembranen; lipidlösliche Verbindungen können die

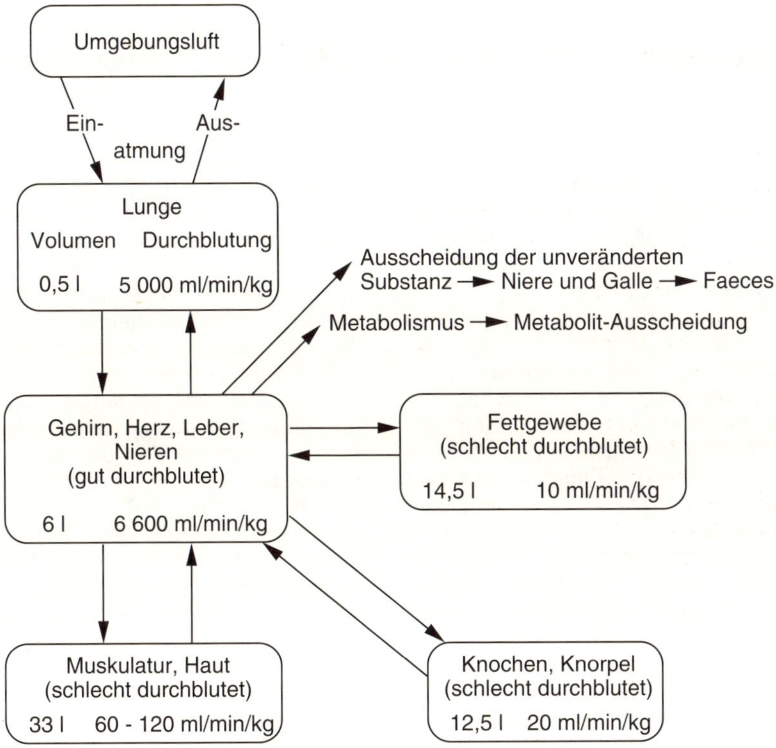

4.6 Pharmakokinetisches Modell der Verteilung von lipophilen Fremdstoffen mit dem Blut im Organismus (nach Inhalation). Die erste Zahl in den Kästen gibt das Organvolumen (bezogen auf einen Menschen von 70 kg Körpergewicht) und die zweite Zahl den durchschnittlichen Blutfluß in diesen Geweben an. Der Blutfluß zu den einzelnen Kompartimenten bestimmt maßgeblich die Verteilung eines Stoffes und ihre Zeitabhängigkeit.

Membranen ohne Hilfe schnell durchdringen. Sehr polare Moleküle und Ionen mit niedrigem Molekulargewicht (<50 Dalton) können Zellmembranen nur schwer überwinden; sie werden daher lediglich über spezielle Transportmechanismen aufgenommen. In das Blut injizierte Verbindungen, die schlecht membrangängig sind, verteilen sich daher nur im Blut und gelangen nicht in Organe.

4.4 Speicherung von Fremdstoffen

Durch Anreicherung und Speicherung in Organen und Geweben kann die freie Verteilung von Verbindungen beeinträchtigt werden. Einige Stoffe erzielen ihre höchsten Konzentrationen in den Geweben, in denen sie auch ihre toxische Wirkung entfalten. Beispielsweise reichert sich das **Herbizid** Paraquat in

Exkurs 4.1: Pharmakokinetik und Toxikokinetik

Pharmakokinetik und Toxikokinetik beschreiben Veränderungen von Fremdstoffkonzentrationen im Organismus. Ziel ist die quantitative Vorhersage der Stoffkonzentrationen in einzelnen Organen zu einem bestimmten Zeitpunkt.

Zur mathematischen Interpretation pharmakokinetischer Prozesse wie Aufnahme, Verteilung, Biotransformation und Exkretion von Fremdstoffen werden Verteilungsräume (Kompartimente) im Organismus postuliert, die mit bestimmten Organen identisch sein können. Meist stellen sie jedoch fiktive Größen ohne morphologische Gegenstücke dar. Diese fiktiven Räume werden als homogene Einheiten mit gleichen pharmakokinetischen Kenngrößen charakterisiert.

Die Kinetik eines Fremdstoffes im Organismus unterliegt zwei gegenläufigen Einflüssen; der Invasions- und der Eliminationskinetik. Die Invasionskinetik hängt hauptsächlich von Resorptions- und Verteilungsvorgängen ab, für die Eliminationskinetik sind Biotransformationsprozesse zu wasserlöslichen Metaboliten verantwortlich sowie Ausscheidungsmechanismen, die hauptsächlich über die Niere verlaufen. Bei gasförmigen Stoffen kann auch Elimination über die Lungen wichtig sein. Wegen der Komplexität des Organismus benutzt man für toxikokinetische Analysen meist einfache Modelle. Als einfachstes Modell dient das offene Einkompartimentmodell. Dieses Modell beschreibt den Konzentrationsverlauf eines Stoffes unter der Annahme, daß er in einem einheitlichen Volumen (Kompartiment) verteilt wird. In dieses Kompartiment (zum Beispiel das Blut) dringt der Stoff nach einer Kinetik erster Ordnung ein (Invasion) und wird nach einer Kinetik erster Ordnung (zum Beispiel mit dem Urin) auch wieder eliminiert. Getrennt ergeben sich für Invasion und Elimination die Kurven $X_a(t)$ und $X_e(t)$ aus Abbildung 4.7; der tatsächliche Verlauf der Stoffkonzentration im Blut wird durch die Kurve $X_{(t)}$ bestimmt. Dieser Verlauf der Konzentration des Fremdstoffes im offenen Einkompartimentmodell entspricht einer sogenannten Bateman-Funktion. Die Form der Funktion ist stark von den Parametern der Invasions- und Eliminationskinetik abhängig; führende Größen für pharmakokinetische Bestimmungen sind in der Regel die Parameter der Eliminationsfunktionen, die man durch Auswertung des terminalen Bereichs der Bateman-Funktion erhält. Durch direkte Injektion in das Blut kann man auch die Absorptionsvorgänge umgehen und durch Beobachtung der Blutspiegel nur die Eliminationskinetik erhalten. Bei halblogarithmischer Darstellung der Eliminationskinetik erster Ordnung ergibt sich eine Gerade; die Eliminationshalbwertszeit errechnet sich nach den bekannten Grundlagen der Kinetik. Die Halbwertszeit des Stoffes ist dementsprechend zeit- und konzentrationsunabhängig und eine wichtige Kenngröße des Eliminationsvorgangs.

Im Experiment gemessene Daten für Eliminationskinetiken lassen sich meistens nur durch Überlagerung mehrerer Exponentialfunktionen mit unterschiedlichen Eliminationskonstanten interpretieren. Hier sind bi- oder mehrphasige Eliminationsprozesse wichtig. Gründe für diese mehrphasigen Prozesse liegen in der inhomogenen Verteilung eines Stoffes im Organismus und unterschiedlichen Transportgeschwindigkeiten; das Einkompartimentmodell beschreibt daher nur unzureichend die komplexen Vorgänge im Organismus. Für zahlreiche Substanzen sind zumindest zwei Verteilungsräume unterschiedlicher Größe und Zugänglichkeit zur Beschrei-

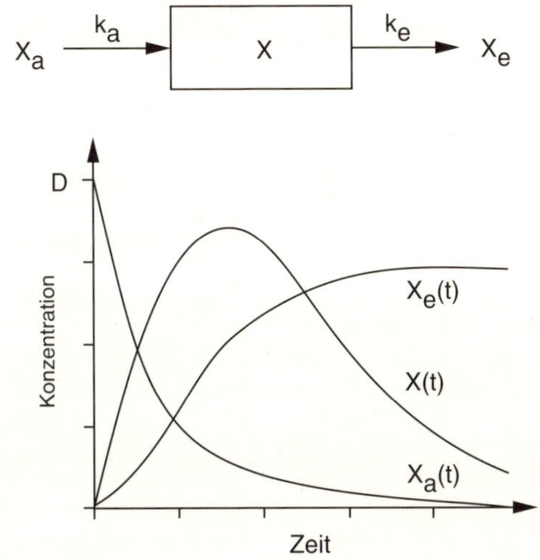

4.7 Blutspiegelkurve bei gleichzeitiger Invasion und Elimination eines Stoffes nach einer Kinetik erster Ordnung bei Anwendung des Einkompartimentmodells. X = Konzentration des Stoffes im Kompartiment, D = applizierte Dosis, X_a = Konzentration außerhalb des Kompartiments vor Invasion, X_e = Konzentration außerhalb des Kompartiments nach Ausscheidung, k_a = Geschwindigkeitskonstante der Absorption (Invasion) und k_e = Geschwindigkeitskonstante der Exkretion (Ausscheidung).

bung des Verteilungs- und Ausscheidungsverhaltens im Organismus notwendig.

Zur Beschreibung der Zeit-Konzentrationskurven sind in diesen Fällen Mehrkompartimentmodelle erforderlich. Dabei wird ein zweites, beziehungsweise ein drittes Kompartiment eingeführt, in das sich der Stoff langsamer verteilt und aus dem der Stoff auch langsamer wieder ausgeschieden wird. Praktisch können gut durchblutetete Organe wie Leber und Niere als erstes Kompartiment angesehen werden, zwischen diesem Kompartiment und dem Blut findet ein schneller Konzentrationsausgleich statt. Das zweite Kompartiment stellen schlecht durchblutete Gewebe wie Muskeln und Fettgewebe dar. In diesen fließt der Stoff nur langsam an und wird wegen geringer Durchblutung auch nur langsam ausgeschieden. Bei Umgehung der Absorption durch Injektion ergeben sich die in Abbildung 4.8 dargestellten Konzentrationsverläufe in den einzelen Kompartimenten. Mit solchen Modellen lassen sich durch eine Serie von Differentialgleichungen die Verteilung und die Ausscheidungskinetik eines Stoffes näherungsweise vorhersagen.

Da viele Parameter in diesen Modellen willkürlich gewählt sind und physiologische Größen wie beispielsweise Gewebestruktur, Blutfluß und Metabolisierungsraten nicht berücksichtigt werden, hat man inzwischen sogenannte physiologische pharmakokinetische Modelle entwickelt. Solche Modelle beruhen auf experimentell bestimmten physiologischen Parametern wie Organgewicht, Organdurchblutung, Atemfrequenz und Atemvolumen sowie auf Stoffeigenschaften wie Membrangängigkeit, Dampfdruck und Metabolisierungsgeschwindigkeiten. Unter Verwendung dieser Modelle können Aufnahme, Verteilung und Konzentrationen be-

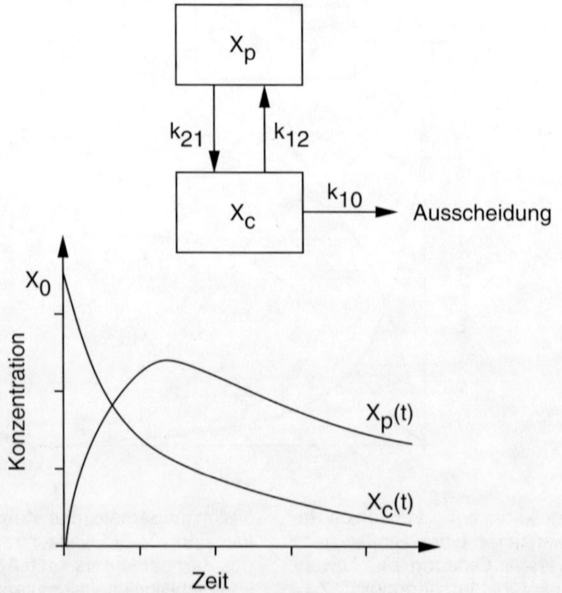

4.8 Das Zweikompartimentmodell beschreibt die Konzentration eines Stoffes in zwei Kompartimenten; X_0 ist die Stoffmenge, die durch Injektion gegeben wurde, X_c ist die Stoffmenge im zentralen und X_p im peripheren Kompartiment, k_{10}, k_{12}, k_{21} sind Geschwindigkeitskonstanten.

stimmter Stoffe in bestimmten Organen wie auch Metabolisierungsgeschwindigkeiten und Zeitverläufe gut vorhergesagt werden, so daß Vergleiche zwischen verschiedenen Arten möglich werden.

der Lunge an und wirkt auch stark lungentoxisch. Andere Verbindungen akkumulieren allerdings in bestimmten Geweben, ohne dort toxische Effekte hervorzurufen, wie zum Beispiel polychlorierte Pestizide im Fettgewebe.

Den Raum, in dem sich ein Fremdstoff anreichert, kann man als Speicher für diesen Fremdstoff ansehen. Die gespeicherte Menge steht mit dem Anteil an freiem Fremdstoff im Plasma im Gleichgewicht. Durch Biotransformation oder Exkretion wird die Konzentration des frei im Plasma vorhandenen Fremdstoffes verringert; daraufhin stellt sich das Gleichgewicht neu ein, und aus dem Speicher tritt wieder Fremdstoff in das Plasma über. Fremdstoffe können in Plasmaproteinen und in bestimmten Organen (Leber, Niere) oder Geweben (Fettgewebe, Knochen) gespeichert werden (Abbildung 4.9).

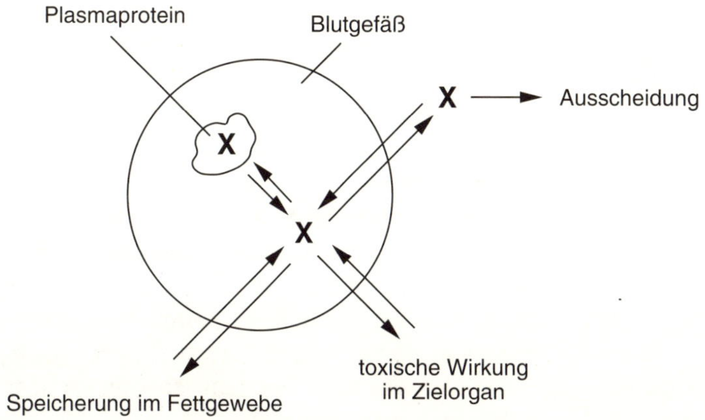

4.9 Speicherung und Plasmaeiweißbindung von Fremdstoffen (X) und ihr Einfluß auf systemische Verfügbarkeit. Die systemische Verfügbarkeit kann durch Speicherung in verschiedenen Geweben oder durch Bindung an Plasmaproteine verringert werden.

4.4.1 Die reversible Bindung an Plasmaproteine kann einen wichtigen Speicher für Fremdstoffe darstellen

Plasmaproteine sind Bindungsorte für Fremdstoffe und viele endogene Verbindungen. Die Plasmaproteine Albumin und Globulin stellen wichtige Bindungspartner für Fremdstoffe im Blut dar. Metalle lagern sich im Plasma an spezifische Transportproteine an; Beispiele sind Transferrin für Eisen oder Ceruloplasmin für Kupfer. Für den Transport von fettlöslichen Verbindungen wie Vitaminen und Steroiden spielen α- und β-Lipoproteine eine wichtige Rolle. Diese Proteine binden auch lipophile Fremdstoffe. Die Bindung ist allerdings im Gegensatz zur Bindung von reaktiven Zwischenstufen an Proteine nicht kovalent und reversibel. Sie wird durch van-der-Waals- und hydrophobe Wechselwirkungen sowie Wasserstoffbindungen vermittelt. Das Ausmaß der Bindung an Plasmaproteine ist abhängig von der Konzentration und den räumlichen Strukturen von Fremdstoff und Protein.

Solange Fremdstoffe an Plasmaproteine gebunden sind, können sie nicht in Gewebe und Organe diffundieren und werden auch nicht über die Niere ausgeschieden. Proteine wirken deshalb als Speicher für diese Fremdstoffe. Eine besondere toxikologische Bedeutung erhält die Bindung an Plasmaproteine wegen der möglichen Freisetzung eines gebundenen Fremdstoffes durch einen anderen. Hat dieser zweite Stoff eine höhere Affinität zu der Bindungsstelle im Plasmaprotein, wird er den ersten Stoff von dort kompetitiv verdrängen. Die ursprünglich gebundene Substanz liegt danach in einer unter Umständen sehr hohen Konzentration frei im Plasma vor. Toxische Wirkungen können die Folge sein; dies ist allerdings selten der Fall, da gleichzeitig die Elimination entsprechend den höheren Konzentrationen gesteigert wird.

4.4.2 Sehr lipophile Verbindungen reichern sich im Fettgewebe an

Zahlreiche Stoffe, die aus der Umwelt und am Arbeitsplatz aufgenommen werden können, sind sehr lipophil. Sie lösen sich gut in neutralem Fett, das zwischen 20 und 50 Prozent des Körpergewichts eines Individuums ausmacht. Stoffe, die chronisch in geringen Mengen aufgenommen und deren Konzentrationen im Plasma nicht durch metabolische Reaktionen gesenkt werden, akkumulieren im Fettgewebe. Solange sie im Fett gespeichert sind, üben sie keine toxische Wirkung aus. Bei einem plötzlichem Abbau der Fettdepots jedoch können Vergiftungen auftreten, da der Fremdstoff dann in hohen Konzentrationen freigesetzt wird. Beispielsweise hat man in Tieren, die chronisch polychlorierten Pestiziden ausgesetzt wurden, nach Nahrungsentzug toxische Wirkungen der gespeicherten Verbindungen beobachtet.

4.5 Stoffwechsel von Fremdstoffen

Falls keine effizienten Systeme zur Ausscheidung lipophiler Verbindungen vorhanden sind, führt eine chronische Aufnahme niedriger Dosen eines Stoffes ebenso wie eine akute Aufnahme hoher Dosen zur Anreicherung. Die Ausscheidung nichtflüchtiger Verbindungen erfolgt hauptsächlich mit dem Harn, daher ist eine gewisse Wasserlöslichkeit der betreffenden Substanz Voraussetzung. Aus diesem Grund können lipophile chemische Verbindungen als solche vom Menschen und von Säugetieren generell nur sehr schlecht ausgeschieden werden.

Landlebende Organismen haben im Laufe der Evolution verschiedene enzymatische Systeme entwickelt, die die Umwandlung von lipophilen Stoffen in wasserlösliche Verbindungen katalysieren und damit ihre Ausscheidung aus dem Organismus beschleunigen. Diese enzymatischen Systeme lassen sich in allen Tierarten sowie in vielen einfacheren Lebensformen nachweisen; sie dienen allgemein dem Abbau in der Nahrung enthaltener lipophiler Stoffe und haben sich aus Enzymen zur Biosynthese und zum Abbau von Steroiden entwickelt.

Metabolische Umwandlungen von lipophilen Fremdstoffen im Organismus, die zur Bildung wasserlöslicher Produkte führen, faßt man unter dem Begriff Biotransformation zusammen. Anschauliche Beispiele für die wichtige Rolle der Biotransformation in Ausscheidung und Entgiftung liefern die polychlorierten Dioxine und Pestizide. Diese Verbindungen werden im Organismus nicht oder nur sehr langsam metabolisiert und reichern sich daher wegen ihrer guten Fettlöslichkeit an. So beträgt zum Beispiel die Halbwertszeit für das 2,3,7,8-Tetrachlordibenzo-*p*-dioxin (TCDD) im Menschen sieben Jahre; DDT und seine ebenfalls sehr gut fettlöslichen Metaboliten lassen sich im Fettgewebe exponierter Personen in sehr hohen Konzentrationen nachweisen (Tabelle 4.1).

Tabelle 4.1: Gehalte an 1,1,1-Trichlor-2,2-(*p*-chlorphenyl)ethan (DDT) und seines Metaboliten 1,1-Dichlor-2,2-(*p*-chlorphenyl)ethen (DDE) im Fettgewebe von Personen mit unterschiedlicher Exposition

DDT-Exposition	Gehalte an DDT und DDE im Fettgewebe (µg/kg)
aus der Umwelt	
Gebiete mit geringer DDT-Anwendung	
Australien	1,8
Nordkanada	3,0
BRD	3,2
Gebiete mit intensiver Landwirtschaft	
Florida	19,9
Israel	19,3
Ungarn	12,4
aus beruflicher Anwendung	
Anwender in der Landwirtschaft	35,0
Hersteller	1131,0

4.5.1 Stoffwechselreaktionen werden in Phase-I- und Phase-II-Reaktionen eingeteilt

Die Vielzahl enzymatischer Reaktionen, die in Säugerorganismen zur Umwandlung fettlöslicher Fremdstoffe in wasserlösliche Produkte beiträgt, teilt man in zwei Klassen ein: Enzyme der **Phase-I-Reaktionen** katalysieren die Oxidation, Reduktion oder Hydrolyse lipophiler Fremdstoffe, und Enzyme der **Phase-II-Reaktionen** koppeln den so veränderten Fremdstoff über eine **Konjugation** mit einem endogenen Substrat:

$$\text{Fremdstoff} \xrightarrow{\text{Funktionalisierung (Oxidation, Reduktion, Hydrolyse)}} \text{Metabolit A} \xrightarrow{\text{Konjugation}} \text{Metabolit B} \qquad \text{(Gl. 4.1)}$$

Durch Auswahl eines sehr hydrophilen Substrats wird eine gute Wasserlöslichkeit des entsprechenden Metaboliten erreicht.

Die wichtigste Aufgabe der Phase-I-Reaktionen ist die sogenannte **Funktionalisierung**. Darunter versteht man die Einführung oder Freisetzung von funktionellen Gruppen wie –OH, –SH, $–NH_2$, –COOH. Diese Gruppen ermöglichen es dann den Enzymen der Phase-II-Reaktionen, den Fremdstoff unter Bildung eines wasserlöslichen Konjugats an endogene Moleküle zu koppeln. Ein Beispiel für das Zusammenwirken von Phase-I- und Phase-II-Reaktionen ist die Verstoffwechselung von Benzol zu Phenylglucuronid:

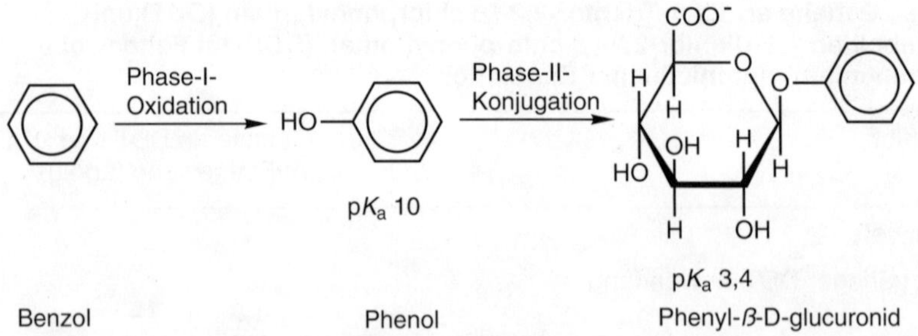

(Gl. 4.2)

In der Phase-I-Reaktion wird Benzol zu Phenol oxidiert. Phenol liegt im biologischen pH-Bereich noch zum großen Teil undissoziert vor, und erst die Kopplung mit der durch die Zuckerstruktur gut wasserlöslichen und bei physiologischen pH-Werten dissoziiert vorliegenden Glucuronsäure führt zu einem geladenen Produkt.

Wegen ihrer guten Wasserlöslichkeit können solche Konjugationsprodukte viel schneller ausgeschieden werden als die Phase-I-Metaboliten. Konjugationsprodukte von Pharmaka besitzen häufig noch ihre pharmakologische Aktivität, doch wegen der raschen Ausscheidung können sie ihre Wirkung oft nicht mehr entfalten.

4.5.2 Biotransformierende Enzyme finden sich in besonders hohen Konzentrationen in der Leber

Die Enzyme der Biotransformation sind in der Leber in den höchsten Konzentrationen vorhanden, denn dieses Organ empfängt die resorbierten Nahrungsbestandteile aus dem Magen-Darm-Trakt und verarbeitet sie, ehe sie zu anderen Organen gelangen. Das Blut vom Magen-Darm-Trakt, das viele Nährstoffe und Nahrungsinhaltsstoffe enthält, wird über die **Pfortader** quantitativ zur Leber überführt (siehe Abschnitt 4.7.2). Durch die hohe Permeabilität der Membranen der Blutkapillaren kann hier eine intensive Stoffaufnahme stattfinden. Die enzymatisch veränderten Verbindungen werden wieder an den Blutkreislauf abgegeben oder mit der Galle ausgeschieden.

Andere Organe sind ebenfalls zur Metabolisierung von Fremdstoffen fähig, ihr Beitrag zur Gesamtbilanz der Metabolisierung eines Stoffes ist abhängig von der Art der Stoffaufnahme, aber meist quantitativ geringer als der der Leber.

Die Enzyme der Biotransformation sind in der Leber und in anderen Organen nicht gleichmäßig auf alle vorhandenen Zelltypen verteilt. Bestimmte Zellen besitzen eine hohe Konzentration an Enzymen des Fremdstoffwechsels, während andere Zelltypen im gleichen Organ nur eine geringe oder keine Kapazität für Biotransformationsreaktionen haben.

Die Enzyme der Phase-I-Reaktionen sind meist an die Membranen des endoplasmatischen Retikulums gebunden (siehe Kapitel 3). Beim Homogenisieren von Leber und anderen Organen wird das endoplasmatische Retikulum teilweise zerstört; die Membranfragmente bilden winzige Vesikel, die man als **Mikrosomen** bezeichnet. Durch mehrere Zentrifugationsschritte lassen sich die Mikrosomen von schwereren Zellbestandteilen (Mitochondrien, Zellkerne) und löslichen Proteinen abtrennen. Im ersten Schritt werden die Mitochondrien und Zellkerne sedimentiert; bei der nachfolgenden Zentrifugation isoliert man Mikrosomen als Sediment. Lösliche, nicht membranassoziierte Proteine verbleiben im Überstand, dem Cytosol der Zelle. Mikrosomen und Cytosol besitzen nach Zugabe entsprechender Cofaktoren noch die enzymatische Kapazität zur Metabolisierung von Fremdstoffen und werden daher häufig als *in vitro*-System zur Bestimmung dieser Stoffwechselreaktionen verwendet. Sie lassen sich tiefgefroren für mehrere Wochen lagern. Experimente in diesem System ermöglichen viele Aussagen zur Metabolisierung eines Stoffes ohne Tierversuche.

4.5.3 Funktionalisierungsreaktionen umfassen Oxidationen, Reduktionen und Hydrolysen

Im Zuge von Phase-I-Stoffwechselreaktionen werden funktionelle Gruppen oft durch oxidierende Enzymsysteme eingeführt: durch Monooxygenasen wie die Cytochrom-P-450-abhängigen und die flavinabhängigen Monooxygenasen sowie durch **Peroxidasen** wie die **Prostaglandinsynthase**.

Monooxygenasen spalten molekularen Sauerstoff (O_2) und übertragen ein Sauerstoffatom auf den Fremdstoff (daher Monooxygenase); das andere Sauerstoffatom wird zu Wasser reduziert. Der Sauerstoff wird entweder in C–H-Bindungen eingeschoben oder an Doppelbindungen und freie Elektronenpaare addiert. Zur Oxidation von Fremdstoffen verbrauchen Monooxygenasen Reduktionsäquivalente nach folgender Stöchiometrie:

$$\text{Substrat (RH)} + O_2 + \text{NADPH} + H^+ \longrightarrow \text{Oxidiertes Substrat (ROH)} + H_2O + \text{NADP}^+ \quad \text{(Gl. 4.3)}$$

Diese Reaktionen laufen als Zwei-Elektronen-Übertragungsreaktionen ohne Bildung von freien Radikalen ab. Im Gegensatz dazu katalysieren Peroxidasen (siehe unten) Oxidationsreaktionen in Ein-Elektronen-Schritten über radikalische Zwischenstufen.

Oxidationen: Cytochrom-P-450-Enzyme. Die für die Sauerstoffaktivierung und den Fremdstoffumsatz wichtigsten Enzyme, die Cytochrom-P-450-abhängigen Monooxygenasen, sind sehr intensiv untersucht. In Säugern kommt dieses Enzymsystem praktisch in allen Geweben vor, wobei die höchsten Aktivitäten meist in der Leber anzutreffen sind. Allerdings enthalten auch viele andere Organe Cytochrom-P-450, und der extrahepatische Metabolismus kann für toxische Wirkungen durchaus bedeutsam sein. Innerhalb der Zelle ist

Exkurs 4.2: Nomenklatur von Cytochrom-P-450-Enzymen

Die molekularbiologischen und biochemischen Fortschritte der letzten Jahre haben es erlaubt, das Cytochrom-P-450-System aus dem endoplasmatischen Reticulum in Lösung zu bringen, einzelne Proteine zur Homogenität zu reinigen und die isolierten Komponenten zu funktionsfähigen Enzymkomplexen zu rekonstituieren. Die Analyse solubilisierter Cytochrom-P-450-Systeme hat gezeigt, daß Cytochrom-P-450 kein einheitliches Enzym ist, sondern aus vielen Formen mit unterschiedlichen Molekulargewichten und auch Substratspezifitäten besteht. Allen Isoenzymen gemeinsam sind die Hämgruppe mit einem Eisenatom im aktiven Zentrum und eine hydrophobe Aminosäuresequenz am *N*-Terminus, die zur Verankerung in der Membran des endoplasmatischen Reticulums dient. Die einzelnen Isoenzyme unterscheiden sich durch die Aminosäurezusammensetzung der Peptidketten und durch die Gestalt der Substratbindungsstellen.

Nach dem Ausmaß der Übereinstimmung in ihrer Peptidstruktur teilt man die einzelnen Enzyme in Familien (arabische Zahlen) und Unterfami-

Tabelle 4.2: Cytochrom-P-450-Enzyme, ihre Lokalisation in Geweben und bevorzugte Substrate

P-450	Gewebe	ausgewählte Substrate
CYP1A1	viele	Benzo[a]pyren
CYP1A2	Leber	Aflatoxin$_{B1}$ Koffein heterozyklische Arylamine Phenacetin
CYP2C8	Leber, Dickdarm	Tolbutamid R-Mephenytoin
CYP2D6	Leber, Dickdarm, Niere	Bufuralol Debrisoquin Spartein
CYP2E1	Leber, Dickdarm, Leukocyten	Tetrachlorkohlenstoff Ethanol Dimethylnitrosamin
CYP3A3	Leber	Aflatoxin$_{B1}$ Cyclosporin Nifedipin Testosteron
CYP3A4	Magen-Darm-Trakt, Leber	Aflatoxin$_{B1}$ Cyclosporin Nifedipin Testosteron

lien (Buchstaben gefolgt von arabischer Zahl) ein. Derzeit lassen sich mindestens zehn Familien und 60 verschiedene Unterfamilien voneinander abgrenzen, die in unterschiedlichen Organen und Spezies auch verschieden stark exprimiert werden (Tabelle 4.2).

Im Unterschied zu den vielen Isoenzymen des Cytochroms-P-450 ist von der Cytochrom-P-450-Reduktase nur eine Form bekannt. Die Konzentration dieses Enzyms beträgt im endoplasmatischen Reticulum nur ungefähr zehn Prozent der Konzentration an Cytochrom-P-450.

Cytochrom-P-450 im endoplasmatischen Reticulum lokalisiert, vor allem in der glatten Form. Das Cytochrom-P-450-System besteht aus zwei gekoppelten Enzymen, der **NADPH**-abhängigen Cytochrom-P-450-Reduktase und dem Häm und Eisen enthaltenden Cytochrom-P-450. Die Bezeichnung Cytochrom-P-450 kommt daher, daß die reduzierte Form des Enzyms mit einem zweiwertigen Eisenatom im aktiven Zentrum mit Kohlenmonoxid einen Komplex bildet, dessen maximale UV-Absorption bei 450 nm liegt. Dieses spektroskopische Verhalten ist eine Eigenschaft des intakten, funktionsfähigen Enzyms; nach Denaturierung zeigt Cytochrom-P-450 wie andere Hämproteine eine Absorption bei 420 nm. Cytochrom-P-450 und die Cytochrom-P-450-Reduktase sind in die Phospholipidmatrix des endoplasmatischen Reticulums eingebaut (Abbildung 4.10). Die Phospholipide spielen eine bedeutsame Rolle für die

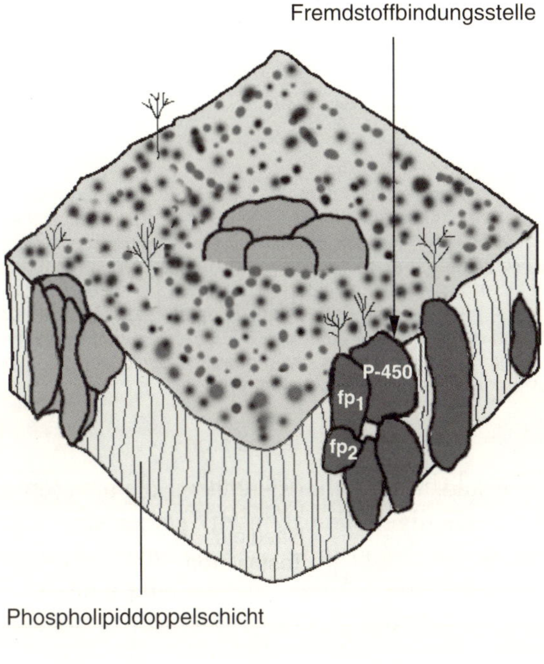

4.10 Lokalisation von Cytochrom-P-450 und Cytochrom-P-450-Reduktase in der Membran des endoplasmatischen Retikulums. fp_1 und fp_2 sind Flavoproteine in der Membran, die Reduktionsäquivalente zur Verfügung stellen. Die Phospholipiddoppelschicht hat wichtige Funktionen für die katalytische Aktivität des Enzyms.

Aktivität des Cytochrom-P-450-Systems, da sie eine Wechselwirkung zwischen den beiden Enzymen ermöglichen. Wenn man Cytochrom-P-450-Enzyme zur Homogenität reinigt, ist zur Wiederherstellung der enzymatischen Aktivität der Zusatz von Phospholipiden nötig.

Die Oxidation des Fremdstoffes durch Übertragung eines Sauerstoffatoms verläuft über einen komplizierten Mechanismus (Abbildung 4.11). Er umfaßt die Bindung des Substrats an Cytochrom-P-450, die Bindung von molekularem Sauerstoff an das Hämprotein und mehrere Elektronenübertragungsschritte.

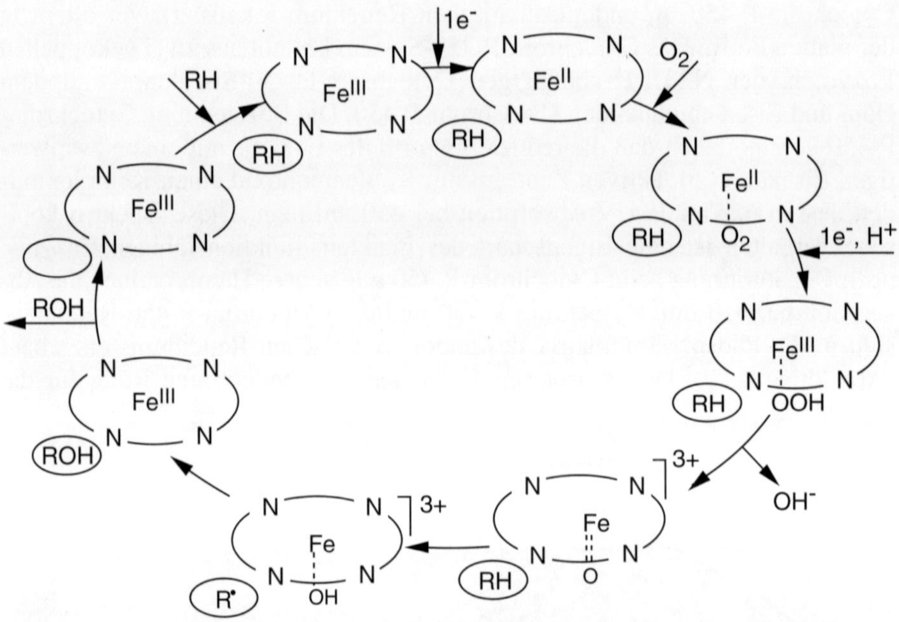

4.11 Schematische Darstellung der Vorgänge bei der Oxidation von C-H-Bindungen durch Cytochrom-P-450. RH = Fremdstoff; ⬭ = Substratbindungsstelle. Im ersten Schritt des katalytischen Zyklus bindet der Fremdstoff an eine Substratbindungsstelle; danach wird durch eine Ein-Elektronen-Übertragungsreaktion und Bindung von Sauerstoff an das Eisen im Häm der entsprechende Fe^{2+}-Sauerstoffkomplex gebildet. Durch Übertragung eines weiteren Elektrons und eines Protons ändert sich die Oxidationsstufe des Eisens; nach diesem Schritt liegt Sauerstoff als Peroxid vor. Danach spaltet sich ein Hydroxylion ab und der Fremdstoff geht durch Abstraktion eines Wasserstoffatoms in ein Radikal über. Dieses reagiert mit dem an das Eisen gebundenen Sauerstoff zum hydroxylierten Fremdstoff, der im letzten Schritt des Zyklus freigesetzt wird.

Cytochrom-P-450 und anderen fremdstoffmetabolisierenden Enzymen (etwa den für Konjugationsreaktionen zuständigen Transferasen) gemeinsam sind kleine Umsatzgeschwindigkeiten für die Fremdstoffe. Sie sind um Größenordnungen geringer als die von Enzymen, die auf die Umwandlung endogener Stoffe spezialisiert sind. Außerdem haben Cytochrom-P-450-Enzyme eine breite Substratspezifität und oxidieren gesättigte und ungesättigte aliphatische Kohlenwasserstoffe sowie Kohlenstoffatome in aromatischen Ringen.

Die geringen Umsatzgeschwindigkeiten werden jedoch durch hohe Enzymkonzentrationen kompensiert (in der Leber der Ratte etwa 30 nmol Cytochrom-P-450 pro Gramm Leber). Anders als bei Fremdstoffoxidationen zeigen die Cytochrom-P-450-Enzyme mit endogenen Substraten wie Testosteron oder Prostaglandinen eine hohe Regio- und Stereoselektivität.

Eine Insertion von Sauerstoff erfolgt bei der aliphatischen Hydroxylierung

$$R-CH_2-CH_2-CH_3 \xrightarrow[\text{Cytochrom-P-450}]{O_2} R-CH_2-CHOH-CH_3 \qquad \text{(Gl. 4.4)}$$

und bei der oxidativen Dealkylierung

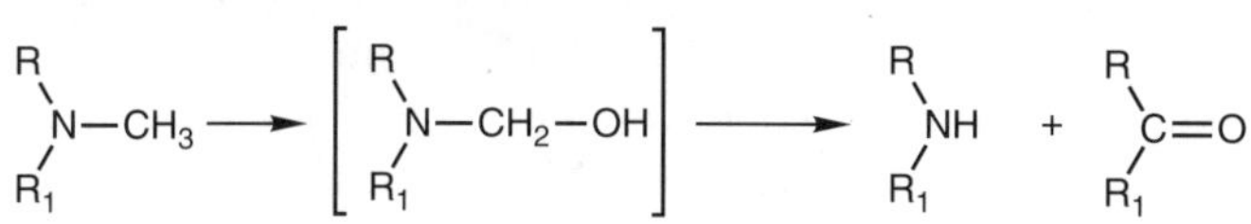

(Gl. 4.5)

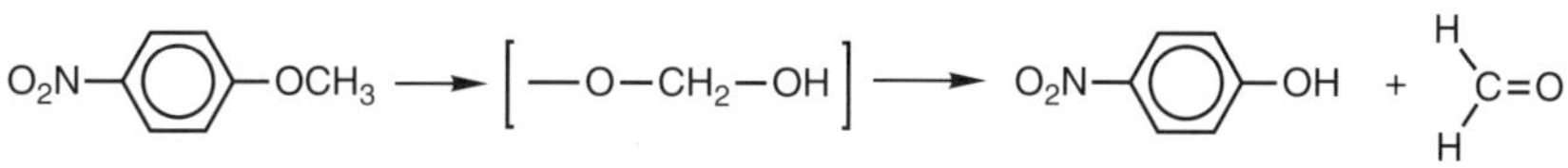

(Gl. 4.6)

Alkene und Alkine werden ebenfalls durch Cytochrom-P-450 oxidiert. Als Zwischenstufen treten Epoxide auf, die teilweise sogar als Ausscheidungsprodukte nachweisbar sind. Aus Ethen wird zum Beispiel Ethenoxid gebildet, das man bei Ethenexposition sogar in der Exhalationsluft finden kann:

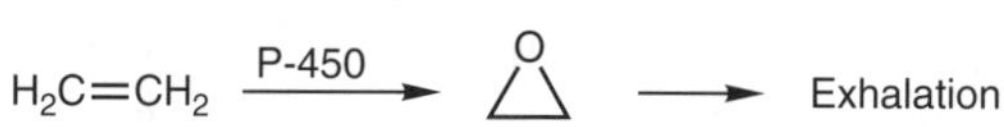

(Gl. 4.7)

Solche Epoxide entstehen in einer mehrstufigen Reaktion. Die im ersten Schritt gebildete Zwischenstufe schließt sich dabei zum Ring. Das Ausmaß der Epoxidbildung ist strukturabhängig. Bei Anwesenheit von wanderungsfähigen Atomen im Molekül (etwa Chloratomen) kommt es bevorzugt zu Umlagerungen:

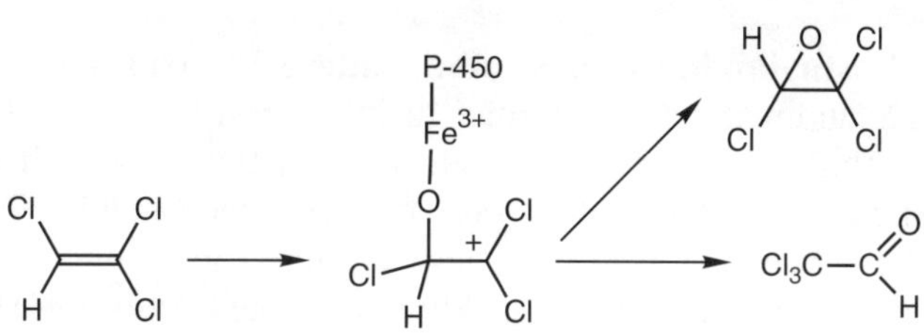

(Gl. 4.8)

So ist Chloral das Hauptprodukt der Oxidation von Trichlorethen durch Cytochrom-P-450. Das Epoxid läßt sich nur in geringen Mengen nachweisen. Bei substituierten Aromaten sind Wanderungen von Halogensubstituenten als sogenannter *NIH-Shift* (nach dem National Institute of Health, wo diese Wanderungen erstmals beobachtet wurde, benannt) bekannt.

Weitere Reaktionen, die ebenfalls von Cytochrom-P-450 katalysiert werden, sind Oxidationen an Heteroatomen wie Stickstoff, Oxidationen von Kohlenstoff-Heteroatom-Doppelbindungen sowie Esterspaltungen und Dehydrierungen.

Oxidationen: Flavinabhängige Monooxygenasen. Die Bedeutung anderer Enzyme für den oxidativen Metabolismus von Fremdstoffen ist erst in letzter Zeit erkannt worden. Zu nennen ist hier vor allem die flavinabhängige Monooxygenase, die früher auch als mischfunktionelle Aminoxidase bezeichnet wurde. Dieses Flavin-Adenin-Dinucleotid (**FAD**) enthaltende Flavoprotein kommt ebenfalls im endoplasmatischen Reticulum vor, ist aber kein Hämprotein und enthält keine Metalle. Es zeigt im Menschen und im Schwein eine besonders hohe, dagegen in der Ratte nur eine geringe Aktivität. Inzwischen sind mehrere Formen der flavinabhängigen Monooxygenase mit unterschiedlicher Organ- und Speziesverteilung bekannt. Flavinenthaltende Monooxygenasen finden sich in hohen Konzentrationen in extrahepatischen Geweben wie der Niere oder der Lunge.

Flavinabhängige Monooxygenasen zeigen eine sehr geringe Substratspezifität und oxidieren effizient weiche Nucleophile wie Schwefel-, Stickstoff-, Selen- und Phosphorverbindungen mit sehr unterschiedlicher sterischer Konstitution. Einige charakteristische Reaktionen, die durch flavinabhängige Monooxygenasen katalysiert werden, zeigt Abbildung 4.12. Diese breite Substratspezifität ist auf den speziellen Mechanismus der enzymatischen Oxidation zurückzuführen. Im Gegensatz zu Cytochrom-P-450, bei dem die Sauerstoffbindung erst nach der Bindung des Substrats erfolgt, liegt flavinabhängige Monooxygenase in der Zelle in der aktivierten, oxygenierten Form vor (FAD–OOH). Im ersten Schritt der Reaktion wird das Substrat oxidiert und sofort danach freigesetzt. In den folgenden Schritten werden Wasser und $NADP^+$ abgegeben und das oxygenierte Enzym regeneriert (Abbildung 4.13). Da der Fremdstoff nicht an der enzymatischen Aktivierungssequenz beteiligt ist, ist ein genaues Einpassen in die aktive Stelle des Enzyms nicht nötig. Eben dies erklärt die sehr breite Substratspezifität.

Oxidationen: Prostaglandinsynthase und andere Peroxidasen. Die Bildung von Prostaglandinen erfolgt in einer mehrstufigen Reaktion. Ausgangspunkt ist die Arachidonsäure, die im ersten Schritt unter Verbrauch von zwei Sauerstoffmolekülen in Prostaglandin G2 (PGG_2) umgewandelt wird. Diese Reaktion wird durch eine Cyclooxygenaseaktivität katalysiert. Im zweiten Schritt katalysiert dann eine Peroxidaseaktivität die Reduktion der Hydroper-

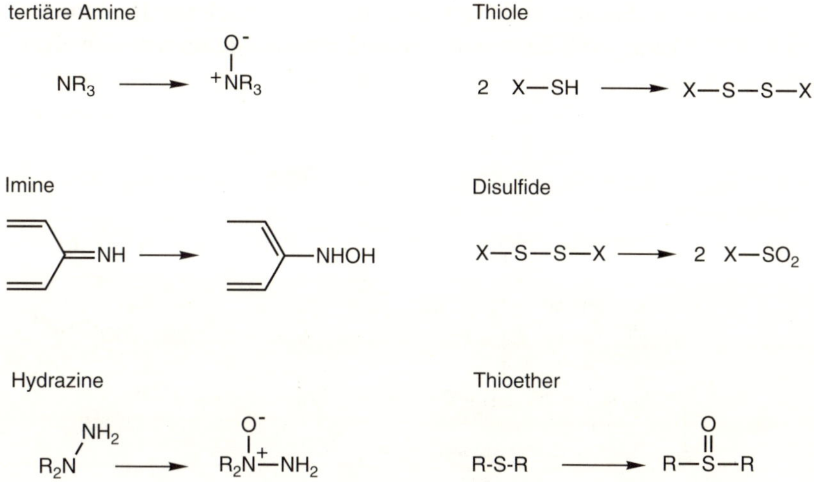

4.12 Beispiele für durch flavinabhängige Monooxygenase katalysierte Oxidationen.

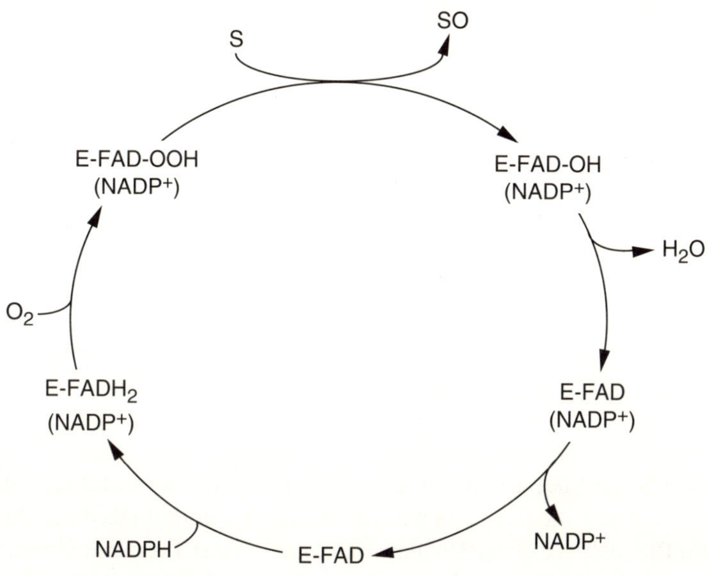

4.13 Schematische Darstellung des Mechanismus der Flavin-Monooxygenase-abhängigen Oxidation von Fremdstoffen. In der Zelle liegt die flavinabhängige Monooxygenase (E-FAD) in Form des Peroxids (E-FAD-OOH) vor. In die Zelle gelangte Substrate (S) werden oxidiert (zu SO).

oxidfunktion zum Alkohol Prostaglandin H2 (PGH_2). Beide Reaktionen werden durch die Häm und Eisen enthaltende Prostaglandinsynthase vermittelt (Abbildung 4.14).

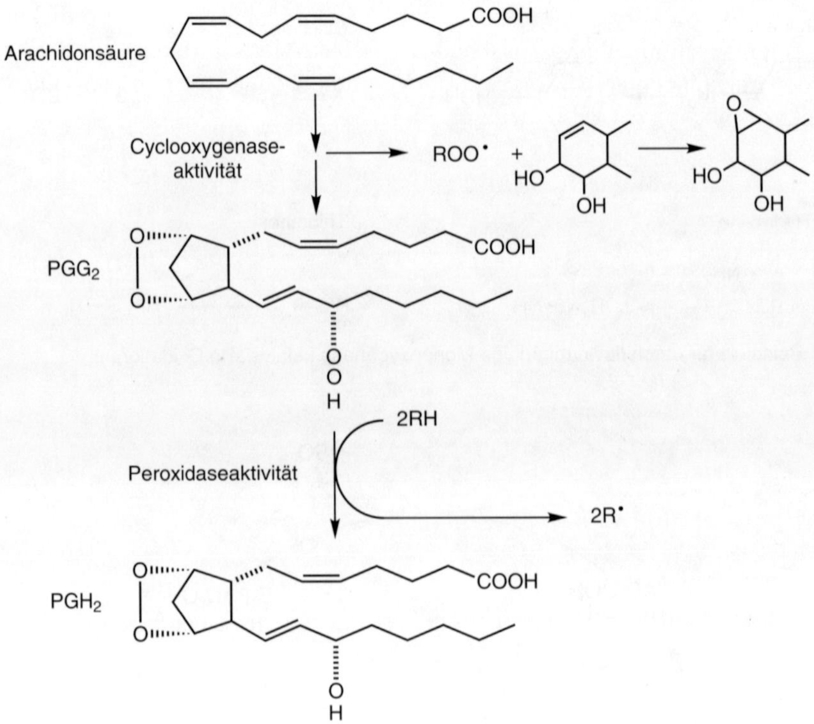

4.14 Cooxidation von Fremdstoffen durch Prostaglandinsynthase. Die Umwandlung von Arachidonsäure in Prostaglandin H2 wird in zwei Schritten durch das Enzym Prostaglandin-Synthase katalysiert. Bei beiden Schritten können Fremdstoffe als Cosubstrate dienen und durch gebildete reaktive Sauerstoffspezies oxidiert werden.

Im ersten Schritt der Umwandlung von Arachidonsäure, der Cyclooxygenasereaktion, entsteht als Zwischenstufe ein Peroxyradikal (ROO•). Dieses kann als Quelle für reaktive Sauerstoffspezies dienen oder Fremdstoffe mit Doppelbindungen zu Epoxiden oxidieren. Diese Reaktion hat man zum Beispiel bei Diolmetaboliten polyzyklischer aromatischer Verbindungen beobachtet.

Als reduzierende Cosubstrate für die nachfolgende Umsetzung des Hydroperoxids in Prostaglandin H2 können ebenfalls Fremdstoffe dienen. Diese werden dabei in Ein-Elektronen-Schritten zu Radikalen oxidiert.

Die Prostaglandinsynthase ist in hohen Konzentrationen in den mikrosomalen Fraktionen der Haut und des **Nierenmarkes**, im Gehirn und in **Thrombocyten** vorhanden und wird häufig mit der Metabolisierung von Fremdstoffen in Verbindung gebracht. Da allerdings P-450-abhängige Monooxygenasen in sehr vielen Fällen aus Fremdstoffen identische Produkte bilden, läßt sich der Beitrag von Prostaglandinsynthase nicht genau abschätzen. Sie ist möglicherweise für die Oxidation von Fremdstoffen in extrahepatischen Geweben verantwortlich, in denen die Cytochrom-P-450-Aktivitäten niedrig sind.

Prostaglandinsynthaseabhängige Reaktionen könnten die kanzerogene Wirkung von Steroidhormonen in bestimmten Zielorganen erklären; so diskutiert man einen Zusammenhang zwischen der Bioaktivierung durch dieses Enzym und der transplacentaren Kanzerogenität synthetischer Hormone wie Diethylstilböstrol (DES).

Esterasen und Amidasen. Unspezifische **Esterasen** und **Amidasen** sind in Säugergeweben weit verbreitet und hydrolysieren Ester- und Amidfunktionen in Fremdstoffen. Dabei entstehen Carbonsäuren und Alkohole

$$R{-}C({=}O){-}O{-}R_1 + H_2O \longrightarrow R{-}C({=}O){-}OH + HOR_1 \qquad \text{(Gl. 4.9)}$$

beziehungsweise Amine (oder Ammoniumionen):

$$R{-}C({=}O){-}N(R_2){-}R_1 + H_2O \longrightarrow R{-}C({=}O){-}OH + HNR_1R_2 \qquad \text{(Gl. 4.10}$$

Bestimmte Enzyme können auch Thioester hydrolysieren

$$R{-}C({=}O){-}S{-}R_1 + H_2O \longrightarrow R{-}C({=}O){-}OH + HSR_1 \qquad \text{(Gl. 4.11)}$$

Die enzymatische Hydrolyse von Estern verläuft meist schneller als die von Amiden. Esterasen und Amidasen sind sowohl im Cytosol als auch in der Mikrosomenfraktion der Zelle vorhanden, wobei die cytosolischen Esterasen häufig spezifisch körpereigene Ester spalten. Mikrosomale Esterasen und Amidasen hingegen metabolisieren hauptsächlich Fremdstoffe. Die Regulation von Esterasen und Amidasen im Organismus und ihre Organverteilung sind sehr komplex und in ihrer physiologischen Bedeutung noch weitgehend unbekannt, da man die meisten Enzyme bislang nicht gereinigt und charakterisiert hat. Die Expression vieler Enzyme aus dieser Gruppe scheint einer massiven genetischen Variabilität zu unterliegen.

Systeme zur Oxidation- und Reduktion von Alkoholen, Aldehyden und Ketonen. Alkohol-, Aldehyd- und Ketongruppen sind häufig in Fremdstoffen enthalten oder werden durch Biotransformationsreaktionen eingeführt. Ihre Oxidation beziehungsweise Reduktion obliegt verschiedenen Enzymsystemen. Die wichtigsten sind die Alkoholdehydrogenase, die Aldehydreduktase, die

Ketonreduktase und verschiedene Aldehyddehydrogenasen. Diese Enzyme kommen im Cytosol der verschiedensten Säugerzellen vor. NAD^+ ist der gebräuchlichste Cofaktor für Oxidationsreaktionen; NADH oder NADPH treten als Cofaktoren für Reduktionen auf.

Die *Alkoholdehydrogenase* (ADH), das wichtigste Enzym aus dieser Gruppe, oxidiert Ethanol zu Acetaldehyd und Methanol zu Formaldehyd. Dieses cytosolische Enzym, das sich hauptsächlich in der Leber befindet, ist hauptverantwortlich für die Metabolisierung von Alkohol (Ethanol, Ethylalkohol).

Die *Aldehyddehydrogenase* oxidiert Aldehyde (etwa Formaldehyd) unter Verwendung von NAD^+ als Cofaktor zu Carbonsäuren (etwa Ameisensäure):

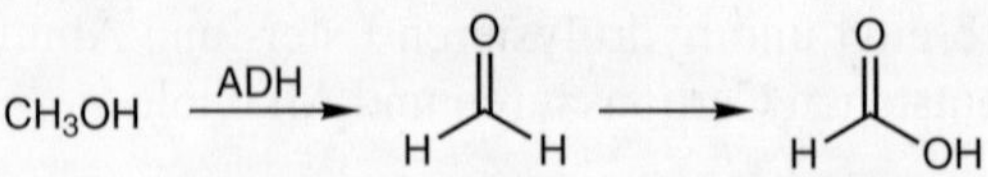

(Gl. 4.12)

In Säugern gibt es zwei verschiedene Aldehyddehydrogenasen. Das eine Enzym oxidiert spezifisch das Glutathionkonjugat von Formaldehyd und wird daher Formaldehyddehydrogenase genannt. Das andere hat eine breite Substratspezifität für freie Aldehyde. Die Aldehyddehydrogenase findet sich außer im Lebercytosol auch in Mitochondrien und Mikrosomen; die Expression dieses Enzyms ist von genetischen Faktoren abhängig.

Reduktive Biotransformationsreaktionen. Reduktive Biotransformationsreaktionen haben vor allem für Aldehyde und Ketone sowie für Nitro- und Azoverbindungen eine große Bedeutung. Bei letzteren entstehen durch schrittweise Reduktion über Nitrosamine und Hydroxylamine oder Hydrazoverbindungen schließlich Amine:

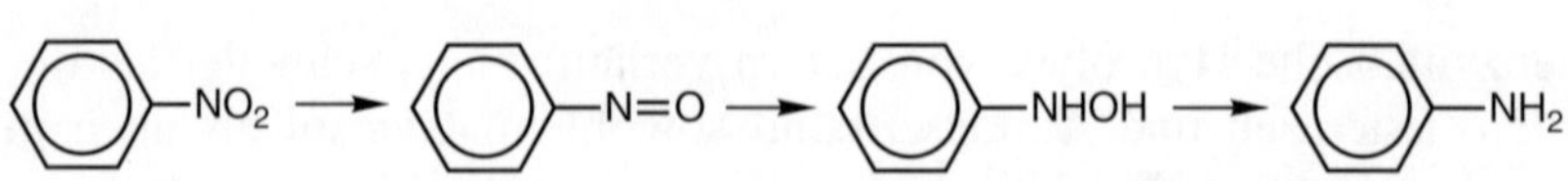

(Gl. 4.13)

Diese Reaktionen werden ebenfalls durch Cytochrom-P-450 katalysiert und laufen bevorzugt bei niedrigem Sauerstoffpartialdruck ab. Die Fremdstoffe nehmen dabei die von der NADPH-abhängigen P-450-Reduktase bereitgestellten Reduktionsäquivalente auf und werden in Ein- oder Zwei-Elektronen-Schritten reduziert.

Reduktive Biotransformationsreaktionen können auch durch Enzyme von Darmbakterien katalysiert werden. Der Beitrag der **Darmflora** zur Verstoffwechselung von Fremdstoffen wird häufig unterschätzt. Wegen der geringen Sauerstoffkonzentrationen katalysieren Darmbakterien meist reduktive Reaktionen. Diese können wegen der großen Menge an Bakterien im Darm einen bedeutenden Anteil an der Metabolisierung einer Substanz im Organismus haben. Ein wichtiges Beispiel für bakterielle Spaltungsreaktionen im Darm ist die reduktive Freisetzung von kanzerogenen aromatischen Aminen aus Azofarbstoffen wie Kongorot (Abbildung 4.15).

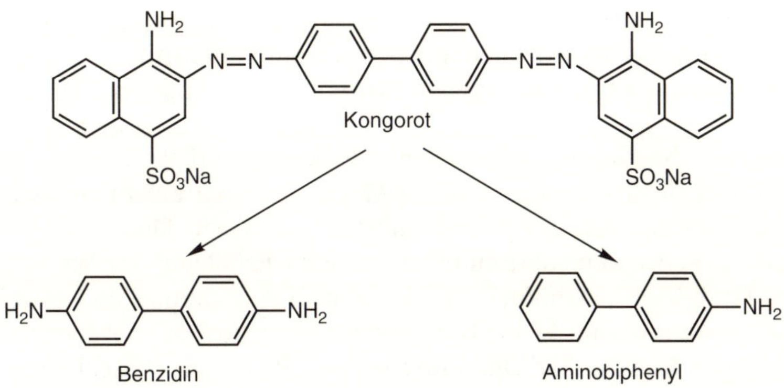

4.15 Reduktive Spaltung eines Azofarbstoffes durch bakterielle Enzyme der Darmflora.

Epoxidhydrolase. Ein wichtiges hydrolytisches Enzym, das in der Zelle dem mikrosomalen Cytochrom-P-450-Enzymsystem benachbart ist, ist die Epoxidhydrolase. Dieses Enzym katalysiert die Hydrolyse von aromatischen und aliphatischen Epoxiden zu den entsprechenden *trans*-1,2-Dihydrodiolen.

Die höchste Aktivität der Epoxidhydrolase findet sich in der Leber. Die geringe räumliche Entfernung zum Cytochrom-P-450 fördert wahrscheinlich die Entgiftung dort gebildeter reaktiver Epoxide. Das Enzym benötigt als einzigen Cofaktor Wasser; Metallionen und andere niedermolekulare Cosubstrate werden nicht verwendet:

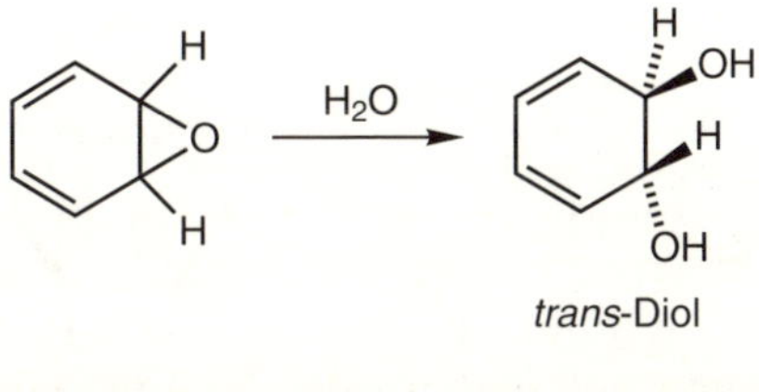

(Gl. 4.14)

Sowohl membrangebundene als auch cytosolische Epoxidhydrolasen sind beschrieben. Verschiedene Formen von Epoxidhydrolasen finden sich in der mikrosomalen Fraktion vieler Organe; in Organen mit unterschiedlichen Zelltypen ist die Verteilung des Enzyms zwischen den einzelnen Typen sehr heterogen. In Tieren hat die cytosolische Epoxidhydrolase eine andere Substratspezifität und andere immunologische Eigenschaften als die mikrosomale Epoxidhydrolase.

Das Enzym zeigt starke Aktivitätsschwankungen zwischen einzelnen Spezies, auch im Menschen hat man große interindividuelle Schwankungen in der Aktivität beobachtet. Die Aktivität der Epoxidhydrolase wird wie die von Cytochrom-P-450 durch verschiedenste Induktoren sehr stark erhöht.

4.5.4 Konjugationsreaktionen koppeln Fremdstoffe mit gut wasserlöslichen körpereigenen Stoffen

Während der Konjugationsreaktionen, auch Phase-II-Reaktionen genannt, werden Fremdstoffe oder ihre Phase-I-Metaboliten mit einem aus dem Intermediärstoffwechsel bereitgestellten Substrat gekoppelt. Diese Kopplung mit sehr polaren Substraten führt zu einer weiteren Erhöhung der Wasserlöslichkeit des Fremdstoffmetaboliten und zu einer Erleichterung und Beschleunigung der Ausscheidung. Phase-II-Stoffwechselreaktionen sind biosynthetisch und benötigen Energie zur Durchführung der Reaktion. Diese Energie dient zur Aktivierung der Cosubstrate oder, in besonderen Fällen, des Substrats selbst zu hochenergetischen Zwischenstufen. Daher beeinflußt die Fähigkeit des Organismus, solche hochenergetischen Cosubstrate bereitzustellen, das Ausmaß von biosynthetischen Konjugationsreaktionen.

Neben den im folgenden beschriebenen Reaktionen ist der Organismus noch zu weiteren, hier nicht näher erläuterten Konjugationsreaktionen befähigt (Konjugation mit Phosphat, Taurin, Thiosulfat).

Glucuronidierung. Die Glucuronidierung ist eine der bedeutsamsten Konjugationsreaktionen und dient zur Umwandlung von endogenen und exogenen Stoffen mit funktionellen Gruppen zu polaren, sehr gut wasserlöslichen Endprodukten. Als Cofaktor benötigt die enzymatische Reaktion aktive **Glucuronsäure** (UDP-Glucuronsäure). Das Akzeptormolekül muß zur Kopplung eine funktionelle Gruppe bereitstellen:

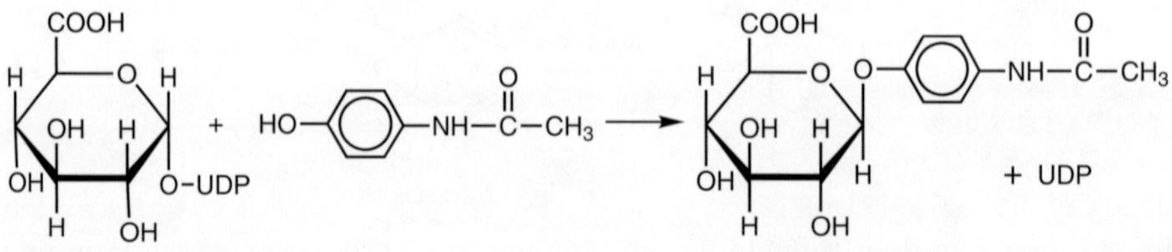

UDP-Glucuronsäure

p-Hydroxyacetanilid-*ß*-glucuronid (Ethertyp)

(Gl. 4.15)

Als endogene Substrate für UDP-Glucuronyltransferasen sind Bilirubin, Steroidhormone und fettlösliche Vitamine bekannt. Viele Fremdstoffe werden durch dieses Enzym ebenfalls konjugiert. Die Konjugationsreaktion der Glucuronsäure kann mit Alkoholen, Carbonsäuren, Thiolen, Aminen und Hydroxylaminen stattfinden.

Aktivierte Glucuronsäure als Cofaktor entsteht durch mehrere gekoppelte enzymatische Reaktionen (Abbildung 4.16). Beispiele für Substrate von Glucuronidierungsreaktionen führt Tabelle 4.3 auf.

Tabelle 4.3: Beispiele verschiedener Klassen von Glucuroniden

Typ des Glucuronids	Stoffklasse des Fremdstoffes	Beispiel
O-Glucuronid		
Ethertyp	Alkohol	Trichlorethanol
Estertyp	Carbonsäure	*o*-Aminobenzoesäure
N-Glucuronid	Carbamat	Meprobamat
	aromatisches Amin	2-Naphtylamin
	Sulfonamid	Sulfadimethoxin
S-Glucuronid	aromatisches Thiol	Thiophenol
	Dithiocarbaminsäure	Diethyldithiocarbamat
C-Glucuronid	1,3-Dicarbonylverbindungen	Phenylbutazon

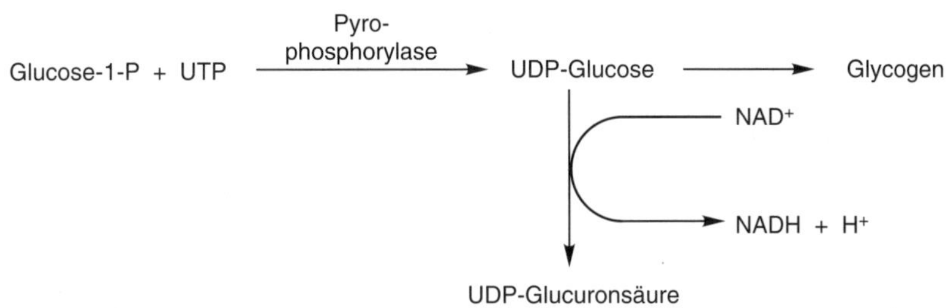

4.16 Biosynthese von UDP-Glucuronsäure (aktivierte Glucuronsäure); UTP = Uridintriphosphat, P = Phosphat, UDP = Uridindiphosphat.

UDP-Glucuronyltransferasen sind membrangebundene Enzyme, die in sehr vielen Organen vorkommen. Hohe Konzentrationen werden in der Leber, in den Nieren und im Darmepithel gefunden. Wie Cytochrom-P-450 sind sie auch in einzelne Familien eingeteilt, im Moment sind mindestens vier Familien bekannt. All diese Familien haben unterschiedliche, teilweise auch überlappende Substratspezifitäten. Die Konzentration der UDP-Glucuronyltransferasen wird ähnlich wie die des Cytochrom-P-450 durch verschiedenste Induktoren wie Phenobarbital, 3-Methylcholanthren und 2,3,7,8-Tetrachlordibenzo-*p*-dioxin massiv erhöht.

Sulfatierung. In Säugern ist die Sulfatierung alkoholischer Hydroxylgruppen eine weitere wichtige Konjugationsreaktion. Diese Reaktion wird von Sulfotransferasen, einer Gruppe von Enzymen aus Leber, Niere, Magen-Darm-Trakt und Lunge, katalysiert. Diese Enzyme koppeln die Sulfatgruppe an den Fremdstoff. Auch hier dient eine hochenergetische Gruppe (aktiviertes Sulfat) als Zwischenstufe. Aktiviertes Sulfat (3′-Phosphoadenosin-5′-Phosphosulfat, PAPS) entsteht in der Zelle aus Sulfat und ATP. Im ersten Schritt der Biosynthese verknüpft eine ATP-Sulfurylase die Ausgangsstoffe zu Adenosin-5′-Phosphosulfat (APS):

$$SO_4^{2-} + ATP \xrightarrow{\text{Sulfurylase}} APS + Pyrophosphat \qquad \text{(Gl. 4.16)}$$

Im zweiten Schritt bildet dann eine Kinase das PAPS aus dem Adenosin-5′-Phosphosulfat:

$$APS + ATP \xrightarrow{\text{APS-Phosphokinase}} PAPS + ADP \qquad \text{(Gl. 4.17)}$$

Die Gesamtreaktion läuft wegen der engen Kopplung der beiden Enzyme schnell ab.

Das zur Bildung des aktiven Sulfats nötige anorganische Sulfat wird aus dem Abbau schwefelhaltiger Aminosäuren bereitgestellt, seine Verfügbarkeit ist daher abhängig von Ernährungsfaktoren und begrenzt. Falls große Mengen an Fremdstoffen sulfatiert werden müssen, erschöpfen sich die Vorräte an aktivem Sulfat so weit, daß Sulfatierung wegen Mangel an Cofaktoren nicht mehr stattfinden kann. Dadurch kann auch die Ausscheidung von sulfatierten endogenen Stoffen beeinflußt werden.

Sulfotransferasen sind ebenfalls eine große Gruppe von Enzymen, die man in zwei verschiedene Klassen einteilen kann. Die membrangebundenen Sulfotransferasen im Golgi-Apparat der Zelle katalysieren die Sulfatierung körpereigener Moleküle wie zum Beispiel der Aminosäure Tyrosin in Proteinen, wogegen die löslichen Enzyme die Konjugation von Fremdstoffen (wie zum Beispiel Phenol; Abbildung 4.17) und niedermolekularen körpereigenen Molekülen (zum Beispiel Steroidalkohole) katalysieren. In der Synthese von PAPS können genetische Defekte auftreten, die interindividuelle Unterschiede in der Ausscheidungskinetik von Fremdstoffen bewirken. Auch für Sulfotransferasen sind Speziesunterschiede in der Expression einzelner Isoenzyme beschrieben.

Drei verschiedene lösliche Sulfotransferasen sind an der Konjugation von Fremdstoffen beteiligt: Arylsulfotransferasen konjugieren bevorzugt Phenole, Catechole und Hydroxylamine; Hydroxysteroidsulfotransferasen konjugieren Steroide, ihre Metaboliten und phenolische polyzyklische Kohlenwasserstoffe; phenolische Steroide werden von der Estronsulfotransferase metabolisiert.

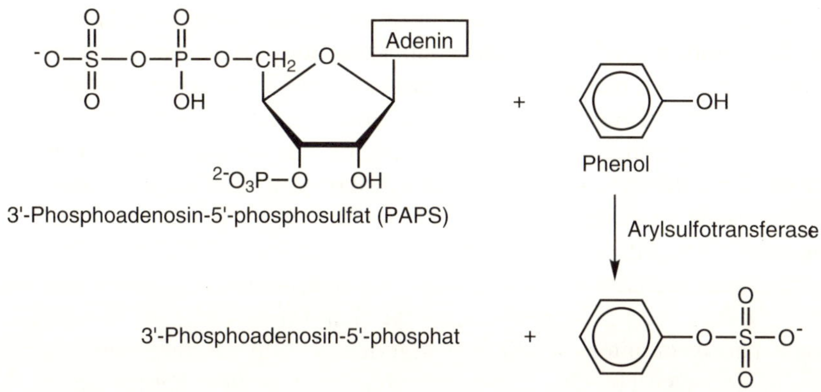

4.17 Sulfotransferasen katalysieren die Sulfatierung von Phenol. Der Cofaktor PAPS stellt aktiviertes Sulfat bereit.

Die wichtigste Folge der Konjugation von Fremdstoffmolekülen mit der geladenen Sulfatgruppierung ist eine Verringerung ihrer biologischen Aktivität sowie eine Erhöhung ihrer Wasserlöslichkeit und dadurch eine beschleunigte Ausscheidung. Die Sulfatierung konkurriert mit der Glucuronidierung um Substrate, bei geringen Substratkonzentrationen werden Stoffe häufig bevorzugt sulfatiert. Sulfate von Fremdstoffen werden meist von der Leberzelle wegen des geringeren Molekulargewichts in das Blut abgegeben und gelangen dadurch schnell zum Ausscheidungsorgan Niere. Dort werden Sulfate als bei physiologischen pH-Werten dissoziierte Moleküle nur wenig rückresorbiert und schnell ausgeschieden. Im Gegensatz dazu werden Glucuronide wegen der höheren Molekulargewichte bevorzugt in die Galle abgegeben und können nach Spaltung aus dem Darm rückresorbiert werden. Daher bewirkt Sulfatierung meist eine schnellere Ausscheidung von Fremdstoffen.

Aminosäurekonjugation. Metabolisch gebildete Carbonsäuren können mit verschiedenen Aminosäuren konjugiert werden. Diese Reaktionen führen zur Bildung einer Peptidbindung zwischen der Carboxylatgruppe des Fremdstoffes und der Aminogruppe der Aminosäure. Die wichtigsten Substrate für die Aminosäurekonjugation sind aromatische Carbonsäuren, Arylessigsäuren und substituierte Acrylsäuren. Im Gegensatz zur Glucuronidierung und zur Sulfatierung wird bei der Konjugation von Fremdstoffen mit Aminosäuren nicht das Cosubstrat, sondern der Fremdstoff selbst in eine aktivierte Form überführt.

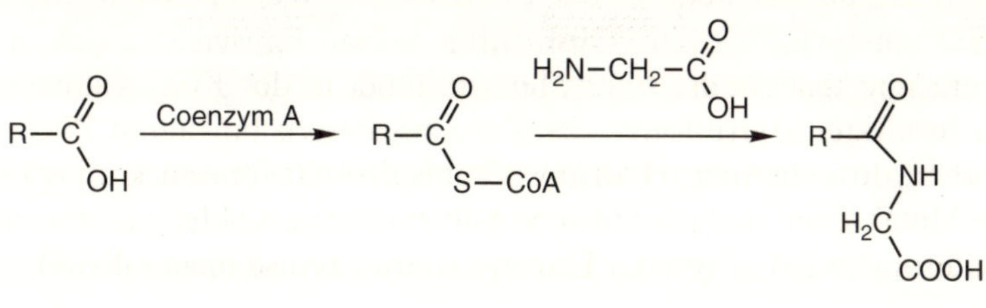

(Gl. 4.18)

Die Bildung von Aminosäurekonjugaten ist deshalb eine zweistufige gekoppelte Reaktion, die von verschiedenen Enzymen katalysiert wird. Im ersten Schritt wird die Carbonsäure unter Katalyse von ATP-abhängigen Säure-CoA-Ligasen in einen **Coenzym-A**-Thioester umgewandelt. Dieser Thioester überträgt seine Acylgruppe auf die Aminogruppe der Aminosäure. Die Reaktion wird von einer *N*-Acetyltransferase katalysiert. Sowohl die Ligase als auch die *N*-Acetyltransferase sind lösliche Enzyme, die in der Leber und in der Niere vorhanden sind und in mehreren Formen vorkommen. Die Aminosäurekonjugation von aromatischen Carbonsäuren tritt in Konkurrenz mit der Glucuronidierung dieser Verbindungen; daher werden Fremdstoffe in verschiedenen Spezies häufig in unterschiedlichen Anteilen als Glucuronide oder Aminosäurekonjugate ausgeschieden. Als Aminosäuresubstrat dient häufig Glycin, beim Mensch und anderen Primaten auch Glutamin. Im Gegensatz dazu bilden Vögel und Reptilien als Ausscheidungsprodukte häufig Ornithinkonjugate.

Acetylierung. Die *N*-Acetylierung ist ein wichtiger Weg im Stoffwechsel von aromatischen Aminen, α-Aminosäuren, Hydrazinen und Sulfonamiden. Als übertragendes Reagenz dient Acetyl-Coenzym-A:

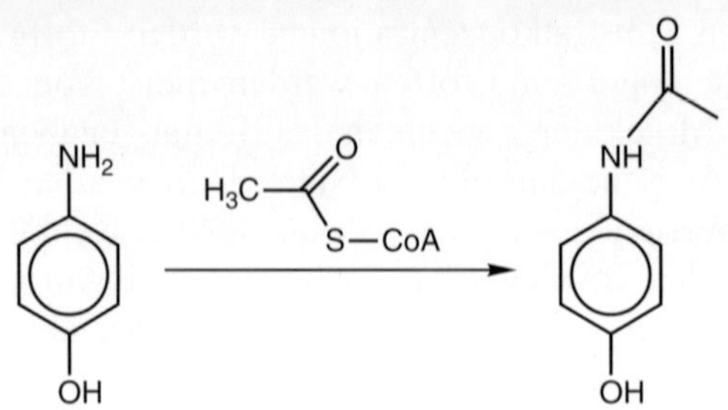

(Gl. 4.19)

Die Enzyme sind in den Mitochondrien, in den Mikrosomen und im Cytosol lokalisiert. In den meisten Spezies kommen verschiedene Formen der *N*-Acetyltransferasen vor; genetisch bedingte Unterschiede in der Aktivität von *N*-Acetyltransferasen werden im Menschen beobachtet.

In vielen Fällen allerdings führt die Acetylierung von Aminogruppen nicht zur Bildung besser wasserlöslicher Produkte. Eingeführte Acetylgruppen werden durch Amidasen häufig wieder entfernt, durch diese Hydrolyse stellen sich komplexe Gleichgewichte zwischen freien Aminen und den entsprechenden Amiden ein. Diese sind stoff- und speziesabhängig.

Glutathion-*S*-Transferasen. Die **Glutathion**-*S*-Transferasen sind eine große Gruppe von Enzymen, die den ersten Schritt in der Bildung von Mercaptursäuren (*N*-Acetylcystein-Derivaten) aus Fremdstoffen katalysieren. Sowohl cytosolische als auch membrangebundene Glutathion-*S*-Transferasen sind bekannt. Glutathion-*S*-Transferasen sind in sehr vielen Organen zu finden und in hoher Konzentration in der Leber, im Magen und im Darm sowie in den Hoden nachgewiesen. Die löslichen Glutathion-*S*-Transferasen bestehen aus mindestens zehn Isoformen; jede einzelne Isoform ist ein Dimer, das sich in der Zusammensetzung seiner Untereinheiten unterscheidet. Diese Dimere werden in Klassen eingeteilt, die mit griechischen Buchstaben bezeichnet werden. Verschiedene Untereinheiten können miteinander kombiniert sein und dadurch Enzyme mit geänderter Substratspezifität ergeben. Jede Untereinheit wird mit einem arabischen Buchstaben bezeichnet. Im Moment sind fünf verschiedene Untereinheiten bekannt, die sowohl Homo- (1–1) als auch Heterodimere (1–2) mit Glutathion-*S*-Transferase-Aktivität bilden können. Im Gegensatz dazu scheint die mikrosomale Glutathion-*S*-Transferase Aktivität nur ein einziges Enzym zu sein. Wie auch die anderen Enzyme des Fremdstoffwechsels haben Glutathion-*S*-Transferasen eine breite und teilweise überlappende Substratspezifität (Tabelle 4.4). Als Cofaktor nutzen Glutathion-*S*-Transferasen das Tripeptid Glutathion (γ-Glutamylcysteinyl-Glycin), das in allen Zellen in hohen Konzentrationen (10 mM in der Leberzelle) vorhanden ist.

Tabelle 4.4: Glutathion-*S*-Transferase-Enzyme in der Ratte und enzymatische Reaktionsraten (μmol/min/mg) spezifischer Substrate mit Glutathion

Substrate	Enzymklasse			
		α		μ
	1–1	2–2	3–3	4–4
4-Hydroxynonenal	2,6	0,7	2,7	6,9
N-Acetyl-*p*-benzochinonimin	24,0	48,0	6,0	3,0
Aflatoxin$_{B1}$-8,9-oxid	0,001	0,001	–	–
1-Nitropyren-4,5-oxid	0,01	0,03	0,3	0,3

Glutathion-*S*-Transferasen beschleunigen die spontane Reaktion von weichen Elektrophilen (nach Pearson, weitere Definitionen siehe Kapitel 5) mit Glutathion, eine geringe spontane Reaktionsrate mit Glutathion wird mit allen Substraten beobachtet. So katalysieren die Enzyme die Reaktion des Glutathionthiolat-Anions mit Stoffen, die elektrophile Kohlenstoffatome enthalten.

Durch die Konjugation von Fremdstoffen mit Glutathion wird ein Thioether gebildet: Zum Beispiel entsteht aus Methyliodid *S*-Methylglutathion. Die gebildeten Glutathionkonjugate werden im Organismus weiter zu den im Harn erscheinenden Endausscheidungsprodukten, den Merkaptursäuren, verarbeitet (Abbildung 4.18). Im ersten Schritt dieser Umsetzungsreaktion wird das Glutathionkonjugat durch das Enzym γ-Glutamyltranspeptidase zum entsprechenden Cysteinylglycinkonjugat umgesetzt, das dann weiter durch Dipeptidasen zum Cysteinkonjugat gespalten wird. Cysteinkonjugate von Fremdstoffen

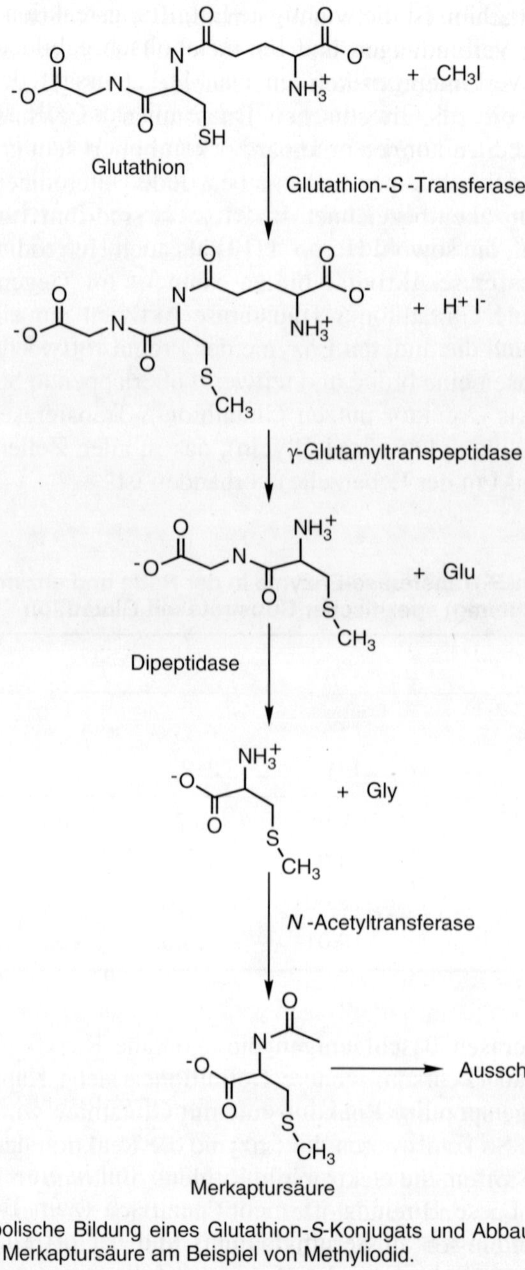

4.18 Metabolische Bildung eines Glutathion-*S*-Konjugats und Abbau des *S*-Konjugats zur ausscheidbaren Merkaptursäure am Beispiel von Methyliodid.

werden letztendlich durch eine für Cysteinkonjugate spezifische *N*-Acetyltransferase zur ausscheidbaren Merkaptursäure metabolisiert. Der Abbau von Glutathionkonjugaten findet zum Großteil in der Niere statt, da dort die γ-Glutamyltranspeptidase in der höchsten Konzentration vorhanden ist.

Konjugation mit Glutathion ist die wichtigste Entgiftungsreaktion für aufgenommene elektrophile Verbindungen und für metabolisch gebildete Elektrophile. Viele toxische Verbindungen werden als Merkaptursäurederivate mit dem Urin beziehungsweise als Glutathionkonjugate mit der Galle ausgeschieden; die Aufklärung der Struktur dieser Thioether ermöglicht häufig eine Aussage über die Struktur der gebildeten reaktiven Zwischenstufen. Die Konjugation mit Glutathion verhindert die Reaktion der reaktiven Zwischenstufe mit zellulären Makromolekülen und dadurch die Bildung von Addukten oder die Zerstörung dieser Makromoleküle durch das toxische Agens.

Neben ihrer Rolle als Enzyme können Glutathion-*S*-Transferasen durch ihre Bindungsstellen für endogene und exogene Verbindungen eine wichtige Rolle in der Speicherung von Fremdstoffen und endogenen Verbindungen sowie im Proteintransport spielen.

4.6 Faktoren, die den Fremdstoffwechsel beeinflussen

Die Verstoffwechselung eines Fremdstoffes kann selbst für Stoffe mit ähnlichen Strukturen sowohl qualitativ als auch quantitativ nur unbefriedigend vorhergesagt werden.

4.6.1 Die Verfügbarkeit des Stoffes in der metabolisierenden Zelle beeinflußt maßgeblich die Biotransformation

Die Stoffverfügbarkeit ist abhängig von den Stoffeigenschaften Wasserlöslichkeit beziehungsweise Lipophilie. Diese beiden Größen nehmen Einfluß auf die Verteilung durch das Blut und die Membrangängigkeit von Stoffen und damit auf das Anfluten der Stoffe und ihre Gleichgewichtskonzentrationen in der Zelle. Die Verteilung von Säuren und Basen wird zusätzlich noch von dem pH-Wert in unterschiedlichen Zelltypen bestimmt.

Auch die Bindung an Plasmaproteine beeinflußt wesentlich die Verteilung eines Stoffes und seine interzellulären Konzentrationen. Sowohl intra- als auch extrazelluläre Proteine können verschiedene Fremdstoffe binden, einige Fremdstoffe liegen im Organismus sogar zum größten Teil in einer proteingebundenen Form vor. Diese Bindung ist nicht spezifisch (zum Beispiel die Bindung vieler Verbindungen an Serumalbumin) und hat oft einen großen Effekt auf die Verfügbarkeit des Fremdstoffes in der Zelle.

Die Dosis des Stoffes und die Art der Gabe üben maßgeblichen Einfluß auf metabolische Wege aus. Einige Enzyme des Fremdstoffwechsels haben eine hohe Affinität, aber eine niedrige Kapazität für bestimmte Fremdstoffe. Diese Enzyme werden bei hohen Dosen schnell abgesättigt und Enzyme mit einer niedrigeren Affinität, aber einer hohen Kapazität katalysieren die Biotransformation. Ein gutes Beispiel für dosisabhängige Metabolisierung ist Acetaminophen (*N*-Acetyl-*p*-aminophenol), das nach Gabe niedriger Dosen hauptsächlich als Sulfatkonjugat ausgeschieden wird. Nur hohe Dosen führen zu bedeutsamen Anteilen an Acetaminophen-Glucuronid und Acetaminophen-Merkaptursäure.

Unterschiedliche Aufnahmewege entscheiden ebenfalls über das Ausmaß und die Wege der Metabolisierung. Stoffe, die in der Leber intensiv verstoffwechselt werden, können nach oraler Gabe dort quantitativ über leberspezifische Wege metabolisiert werden, während der Beitrag anderer Organe zur Biotransformation gering ist. Bei intravenöser Gabe können solche Stoffe in anderen Organen über Konkurrenzreaktionen umgesetzt werden.

4.6.2 Die Aktivität einzelner Fremdstoffwechselenzyme unterliegt zahlreichen Einflüssen

Ernährung, Geschlecht, Lebensumstände, Alter, Aufnahme chemischer Stoffe und genetische Veranlagung bestimmen über die Aktivität einzelner Stoffwechselenzyme und beeinflussen die Metabolisierung eines Stoffes.

Induktion von Stoffwechselenzymen. Die wiederholte Gabe bestimmter Fremdstoffe (Beispiele in Tabelle 4.5) führt zu einer gesteigerten Aktivität von fremdstoffmetabolisierenden Enzymen. Sie ist auf eine Erhöhung der Enzym-

Tabelle 4.5: Enzyminduktoren und durch ihre Gabe beeinflußte Enzymsysteme

Induktor	beeinflußte Enzymsysteme
2,3,7,8-Tetrachlordibenzo-*p*-dioxin	Cytochrom-P-450, Glucuronyltransferasen
Ethanol	Cytochrom-P-450
Phenobarbital	Cytochrom-P-450, Epoxidhydrolase, Glucuronyltransferasen
trans-Stilbenoxid	Epoxidhydrolase
3-Methylcholanthren	Cytochrom-P-450, Glucuronyltransferasen

menge durch vermehrte Neusynthese oder Verminderung des Enzymabbaus zurückzuführen. Diesen Vorgang bezeichnet man als **Enzyminduktion**. Durch Gabe von Induktoren werden hauptsächlich membrangebundene Enzyme in ihrer Menge erhöht. Die Enzyminduktion hat für jeden Induktorstoff einen spezifischen Zeitverlauf, unterliegt einer Sättigungskinetik und ist speziesspezifisch; meist ist zur maximalen Enzyminduktion eine Verabreichung des Induktors über mehrere Tage nötig. Nach Absetzen des Induktorstoffes sinken die Enzymkonzentrationen innerhalb charakteristischer Zeitspannen wieder auf die Ausgangswerte ab. Durch verschiedene Induktoren werden Enzymkonzentrationen um den Faktor drei bis hundert erhöht. Bestimmte Induktoren können spezifisch einzelne Isoenzyme eines Enzymsystems induzieren, andere Induktoren induzieren mehrere Enzymsysteme (wie zum Beispiel Cytochrom-P-450 und Glucuronyltransferasen). Glutathion-*S*-Transferasen sind die einzigen Vertreter fremdstoffumsetzender cytosolischer Enzyme, deren Konzentration durch Induktoren erhöht werden kann.

Neben Arzneimitteln oder Fremdstoffen können auch Nahrungs- und Trinkgewohnheiten sowie Krankheiten zur Enzyminduktion beitragen. Das Cytochrom-P-450-Enzym 2E1, das viele Fremdstoffe und Lösungsmittel (Benzol, Trichlorethen, Dichlormethan) metabolisiert, wird durch chronische Alkoholgabe in der Ratte und auch im Menschen bei Alkoholkonsum in der Leber induziert. Dieses Enzym wird ebenfalls durch Krankheitszustände wie Diabetes beeinflußt; Zuckerkranke bilden vermehrt Aceton, das als Enzyminduktor wirkt.

Interessanterweise wirken einzelne Induktoren nicht auf alle Organe in gleichem Ausmaß. Alkohol induziert in der Ratte effektiv Cytochrom-P-450-2E1 in der Leber, in anderen Zielorganen läßt sich eine Erhöhung der Konzentration dieses Isoenzyms nicht nachweisen. Das Ausmaß der Enzyminduktion hängt außer vom Induktorstoff vom Organ und von Art, Geschlecht und Alter der Versuchstiere ab. Im Menschen werden ähnliche Abhängigkeiten angenommen.

Die Enzyminduktion führt zu einem beschleunigten Stoffwechsel von Substraten für dieses Enzym. Bei Stoffen, die durch diese Enzyme bioaktiviert werden, wird die Gleichgewichtskonzentration an reaktiven Zwischenstufen durch den beschleunigten Umsatz erhöht. Dadurch werden die toxischen Wirkungen verstärkt.

Die Mechanismen der Enzyminduktion sind für Cytochrom-P-450-Enzyme intensiv untersucht. Unterschiedliche Induktoren haben einen Einfluß auf die Konzentration bestimmter Isoenzyme und erhöhen über unterschiedliche Mechanismen diese Konzentrationen (Tabelle 4.6).

Genauer bekannt ist bisher nur der molekulare Mechanismus der Enzyminduktion durch Tetrachlordibenzo-*p*-dioxin (Dioxin). Dioxin und andere planare Moleküle binden mit hoher Affinität an einen cytosolischen Rezeptor. Dieser Rezeptor wurde wegen seiner Affinität zu polyzyklischen aromatischen Verbindungen **Ah-Rezeptor** (Ah = *aryl hydrocarbon*) benannt; seine physiologischen Funktionen sind noch nicht bekannt. Nach Bindung des Dioxins wandert der Dioxin-Rezeptor-Komplex in den Kern und führt dort zu einer Aktivierung der DNA-Transkription und damit zu vermehrter Proteinsynthese. Unter Kontrolle des Ah-Rezeptors stehen sowohl das P-450-Enzym-1A1 als auch bestimmte UDP-Glucuronyltransferasen und andere Enzyme (Abbildung 4.19).

Die Gabe von Phenobarbital führt zu einer erhöhten Expression der Genabschnitte, die für bestimmte Cytochrom-P-450-Enzyme, UDP-Glucuronyltrans-

Tabelle 4.6: Mechanismen der Induktion von Cytochrom-P-450-Enzymen durch Fremdstoffe

P-450-Enzym	Induktor	hauptsächlicher Mechanismus
1A1	Dioxin	Erhöhung der Transkription
1A2	3-Methylcholanthren	Stabilisierung der mRNA
2B1, 2B2	Phenobarbital	Erhöhung der Transkription
2E1	Ethanol, Aceton	Stabilisierung des Proteins
3A1	Dexamethason	Erhöhung der Transkription unabhängig vom Glucocorticoid-Rezeptor
3A1	Triacetyloleandomycin	Stabilisierung des Proteins
4A1	Clofibrat	Erhöhung der Transkription, möglicherweise über Rezeptor vermittelt

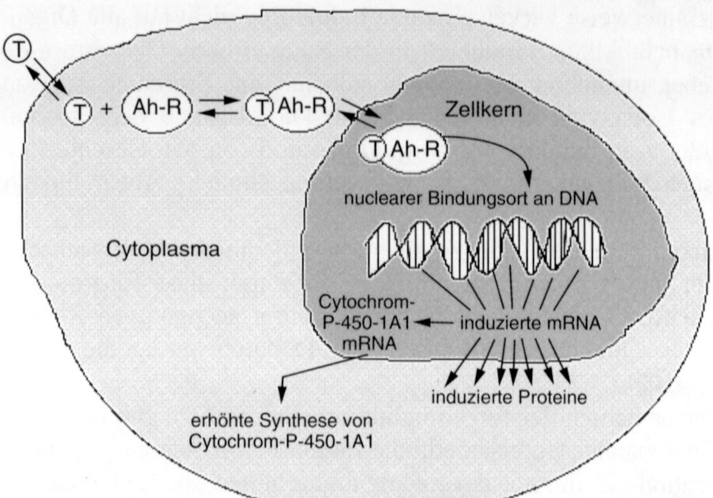

4.19 Mechanismus der Rezeptor-vermittelten Wirkung von Dioxinen (T = 2,3,7,8-Tetrachlordibenzo-*p*-dioxin). Nach Bindung des Dioxinmoleküls (T) an den Ah-Rezeptor (Ah-R) tritt dieser Komplex in den Kern ein und bindet sich an DNA. Als Folge der Bindung wird die Expression verschiedenster Proteine wie Cytochrom-P-450-1A1 erhöht.

ferasen und einige andere Enzyme kodieren. Ein Phenobarbital-Rezeptor wurde allerdings trotz intensiver Suche bis jetzt noch nicht gefunden.

Hemmung der biotransformierenden Enzyme. Neben einer Erhöhung der Aktivität biotransformierender Enzyme läßt sich nach Gabe verschiedener Verbindungen beziehungsweise unter bestimmten Lebens- und Ernährungsumständen auch eine Reduktion der metabolischen Kapazität von Organismen beobachten. Das Ausmaß der Metabolisierung eines Fremdstoffes kann durch verschiedene Mechanismen reduziert werden.

Wenn Stoffe die Protein- oder Biosynthese funktioneller Gruppen (zum Beispiel Häm) unterbrechen, die für das aktive Enzym bedeutsam sind, sinken die Konzentrationen des Enzyms in der Zelle. Auch anderweitiger Verbrauch von Cofaktoren kann das Ausmaß enzymatischer Reaktionen verringern. Beispielsweise kann eine Erschöpfung des zur Verfügung stehenden Sulfatvorrats zu einer verringerten Sulfatierung führen.

In Stoffgemischen können die einzelnen Bestandteile ihre Metabolisierung gegenseitig hemmen. Falls eine Komponente eine sehr hohe Affinität zu einem bestimmten Enzym hat, wird sie von dem Enzym bevorzugt metabolisiert, und die Umsetzung von Bestandteilen mit geringerer Affinität zu diesem Enzym wird verhindert oder doch vermindert. Diese Fremdstoffe können nun über andere Mechanismen metabolisiert werden und so – verglichen mit der Gabe der Einzelsubstanz – zu veränderten toxischen Wirkungen führen.

Bei der enzymatischen Umsetzung von Fremdstoffen entstehen häufig reaktive Zwischenstufen. Neben Reaktionen mit anderen zellulären Makromolekülen können diese Zwischenstufen auch mit Bestandteilen des Enzyms selbst reagieren. Solche Reaktionen führen zu einer **irreversiblen Hemmung**. Durch die kovalente Bindung wird das aktive Zentrum des Enzyms verändert, so daß die enzymatische Aktivität nur durch Neusynthese des Enzyms wieder herstellbar ist. Zur Veranschaulichung dieser „suizidal“ genannten Inaktivierung kann der Metabolismus von Ethen durch Cytochrom-P-450 dienen. Cytochrom-P-450 biotransformiert Ethen zu Ethenoxid, einem elektrophilen Molekül. Ein Teil des Ethenoxids, das im aktiven Zentrum des Enzyms gebildet wird, reagiert mit den Stickstoffatomen der Hämgruppierung und inaktiviert das Enzym:

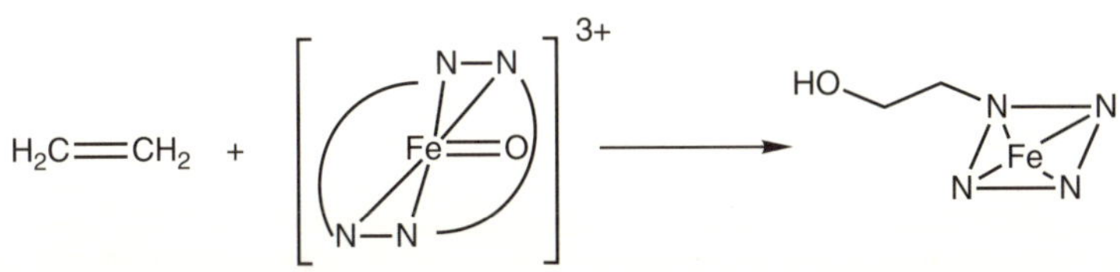

(Gl. 4.20)

Neben Ethenen sind auch Alkyne und bestimmte Stoffe mit allylischen Resten irreversible Hemmstoffe für Cytochrom-P-450. Einige dieser Hemmstoffe zeigen eine bemerkenswerte Selektivität für bestimmte Cytochrom-P-450-Enzyme, die wahrscheinlich auf sterische Verhältnisse an der Substratbindungsstelle zurückzuführen ist.

4.6.3 Metabolisierende Enzyme können sogar interindividuell unterschiedlich aktiv sein

Spezies- und Stammesunterschiede beruhen teils auf dem Fehlen der betreffenden Enzyme, teils auf einer verringerten Aktivität. Einige Spezies vermögen bestimmte metabolische Reaktionen nicht durchzuführen; bei anderen ist wegen unterschiedlicher Aktivitäten der einzelnen am Fremdstoffstoffwechsel beteiligten Enzyme das metabolische Profil einer Substanz stark verändert. Diese Unterschiede führen dazu, daß die Aktivierungsreaktionen und die toxische Wirkung von Fremdstoffen stark speziesabhängig sein können und bestimmte Spezies extrem empfindlich reagieren. Acetamidofluoren induziert in der Ratte in hoher Inzidenz Tumoren, während Meerschweinchen gegenüber der tumorauslösenden Wirkung von Acetamidofluoren resistent sind. Grund dafür ist wahrscheinlich der unterschiedliche Stoffwechsel (Abbildung 4.20).

In der Ratte wird Acetamidofluoren über einen P-450-abhängigen Mechanismus am Stickstoff hydroxyliert und nachfolgend glucuronidiert oder sulfa-

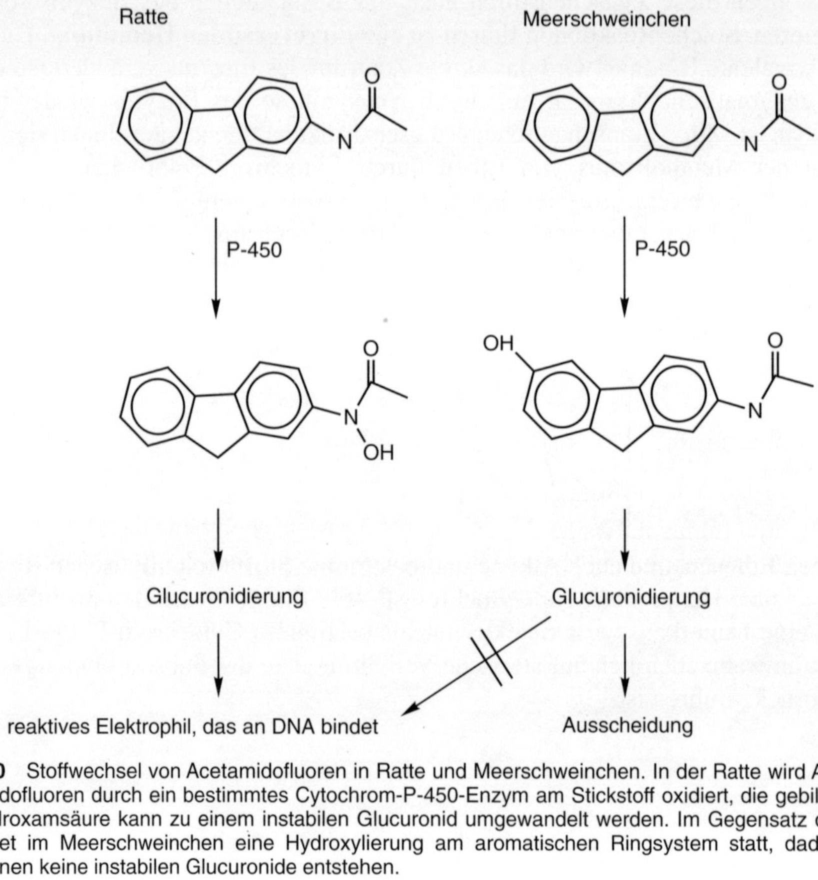

4.20 Stoffwechsel von Acetamidofluoren in Ratte und Meerschweinchen. In der Ratte wird Acetamidofluoren durch ein bestimmtes Cytochrom-P-450-Enzym am Stickstoff oxidiert, die gebildete Hydroxamsäure kann zu einem instabilen Glucuronid umgewandelt werden. Im Gegensatz dazu findet im Meerschweinchen eine Hydroxylierung am aromatischen Ringsystem statt, dadurch können keine instabilen Glucuronide entstehen.

tiert. Diese Glucuronide oder Sulfate dienen als Transportform für eine electrophile und kanzerogene Zwischenstufe und zerfallen in der Blase in reaktive Zwischenstufen (Nitreniumionen, siehe Kapitel 5). Im Meerschweinchen wird Acetamidofluoren am aromatischen Ringsystem, aber nicht am Stickstoff hydroxyliert; Glucuronide, die zu Nitreniumionen zerfallen können, werden so nicht gebildet.

Hunde haben nur sehr geringe *N*-Acetyltransferase-Konzentrationen und können sehr viele Substrate daher nicht acetylieren. Polymorphismen (interindividuelle Unterschiede in der Aktivität von Enzymen des Fremdstoffwechsels mit genetischer Grundlage) in der Acetylierung ausgewählter Substrate wurden auch im Menschen, Mäusen und Kaninchen beobachtet. Diese Polymorphismen beruhen auf einem genetisch bedingten Enzymmangel und korrelieren mit der Empfindlichkeit gegenüber toxischen und kanzerogenen Wirkungen. Beim Menschen werden sogenannte langsame und schnelle Acetylierer unterschieden. Diese Unterscheidung basiert auf deren Kapazität, das Tuberkulostatikum Isoniazid zu acetylieren. Individuen, die schlecht acetylieren, sind gegenüber der Nervenschädigung von Isoniazid empfindlich.

Individuelle Unterschiede im Fremdstoffmetabolismus werden vor allem beim Menschen beobachtet. Bei den normalerweise verwendeten Labortieren, die Inzuchtstämme darstellen, ist dieses Phänomen von geringer Bedeutung. Man hat zum Beispiel extreme Unterschiede im Ausmaß der mikrosomalen *N*-Oxidation von Koffein in menschlichen Lebergewebeproben gefunden. Diese Unterschiede sind auf interindividuelle Variationen in der Expression eines bestimmten Cytochrom-P-450-Enzyms (1A1) zurückzuführen. Dieses Isoenzym katalysiert außerdem die Oxidation von bestimmten kanzerogenen aromatischen Aminen; diese Enzymaktivität kann daher als Risikomarker verwendet werden (siehe Exkurs 10.1). Genetische Unterschiede in der Expression von Cytochrom-P-450-1A1 und einem bestimmten Isoenzym der Glutathion-*S*-Transferase in der Lunge bedingen eine stark unterschiedliche Empfindlichkeit gegenüber der lungenkrebserzeugenden Wirkung von Zigarettenrauch. Für Menschen, die hohe Konzentrationen an Cytochrom-P-450-1A1 in ihrer Lunge und nur niedrige Konzentrationen an diesem Glutathion-*S*-Transferase-Isoenzym haben, besteht ein viel höheres Risiko, an dem durch Zigarettenrauch bedingten Lungenkrebs zu erkranken, als für Menschen ohne das P-450-Isoenzym und mit der entsprechenden Glutathion-*S*-Transferase. Cytochrom-P-450-1A1 metabolisiert im Rauch enthaltene polyzyklische Aromaten; die Glutathion-*S*-Transferase entgiftet solche reaktiven Zwischenstufen.

4.6.4 Alter, Ernährung, Geschlecht und Krankheiten beeinflussen die Biotransformation

In Nagern ist die Kapazität zur Verstoffwechselung von Fremdstoffen kurz vor und nach der Geburt gering. Menschliche Föten können allerdings schon ab dem dritten Schwangerschaftsmonat Fremdstoffe verstoffwechseln; fötale Enzyme können daher Fremdstoffe, die von der Mutter aufgenommen wurden, bioaktivieren und dadurch teratogene Wirkungen und eine transplacentare Kanzerogenese (siehe Kapitel 3.3) in Gang setzen. Im Alter geht in der Ratte und wahrscheinlich auch im Menschen die Kapazität des Körpers zur Verstoffwechselung von Fremdstoffen wieder zurück.

Die Spiegel an **Sexualhormonen** sind bedeutsame Faktoren in der Regulation von Cytochrom-P-450-Enzymen, denn die Expression bestimmter Cytochrom-P-450-Enzyme steht unter der Kontrolle solcher Hormone. Männliche Ratten zeigen während der Geschlechtsreife eine zwei- bis dreimal höhere Monooxygenaseaktivität als weibliche Ratten; durch Gabe von männlichen Sexualhormonen können auch in weiblichen Ratten die Cytochrom-P-450-Aktivitäten erhöht werden. Beim Menschen sind in Mann und Frau Unterschiede im Cytochrom-P-450-Profil beschrieben.

Der Ernährungsstatus von Versuchstieren und Menschen kann bedeutenden Einfluß auf Bioaktivierung und Entgiftung ausüben. Mangel an Spurenelementen (Calcium, Kupfer, Eisen, Magnesium und Zink) und Proteinen in der Nahrung führt zu einer Verminderung der Aktivität von Cytochrom-P-450 und damit zu einer geringeren Verstoffwechselung von Fremdstoffen. Ernährungsmängel beeinflussen allerdings auch die Kapazität der verschiedensten Schutzmechanismen (Glutathion, Antioxidantien) sowie die Verfügbarkeit von hochenergetischen Cofaktoren für Phase-II-Reaktionen. Eine an ungesättigten Fettsäuren reiche Nahrung erhöht die Konzentrationen von Cytochrom-P-450 in der Leber. Hungerzustände erniedrigen Enzymaktivitäten, andererseits erhöht Unterernährung die Konzentration an Cytochrom-P-450. Bestimmte Nahrungsinhaltsstoffe können auch als kompetitive und irreversible Hemmstoffe für bestimmte Enzyme des Fremdstoffwechsels wirken, andere als Enzyminduktoren (etwa die polyzyklischen aromatischen Kohlenwasserstoffe in gegrilltem Fleisch).

Krankheiten können durch direkte Veränderung der Enzymaktivitäten infolge von Leberzirrhose, Cosubstratmangel und Veränderungen der Darmflora das metabolische Schicksal von Fremdstoffen ebenfalls mitbestimmen.

4.7 Ausscheidung von Fremdstoffen

4.7.1 Die renale Elimination ist für viele Fremdstoffe der bedeutendste Weg der Ausscheidung

Wegen der guten Durchblutung fluten Fremdstoffe und Metaboliten in großen Mengen in die Nieren. Die Niere besteht aus 1 bis 1,2 Millionen funktionellen Einheiten (Nephrone), in denen die Urinproduktion stattfindet. Sie bestehen aus dem Nierenkörperchen oder **Glomerulus**, in dem der Primärharn gebildet wird, und dem **Tubulusapparat**, in dem der Harn intensiven Rückresorptions- und Selektionsvorgängen unterliegt (Abbildung 4.21).

An den obersten Abschnitt des Nephrons, den proximalen Tubulus, schließt sich das gebogene, haarnadelförmige Überleitungsstück an. Zusammen mit dem aufsteigenden distalen Tubulus bildet es die Henlesche Schleife. Der letzte Abschnitt des distalen Tubulus mündet zusammen mit mehreren distalen

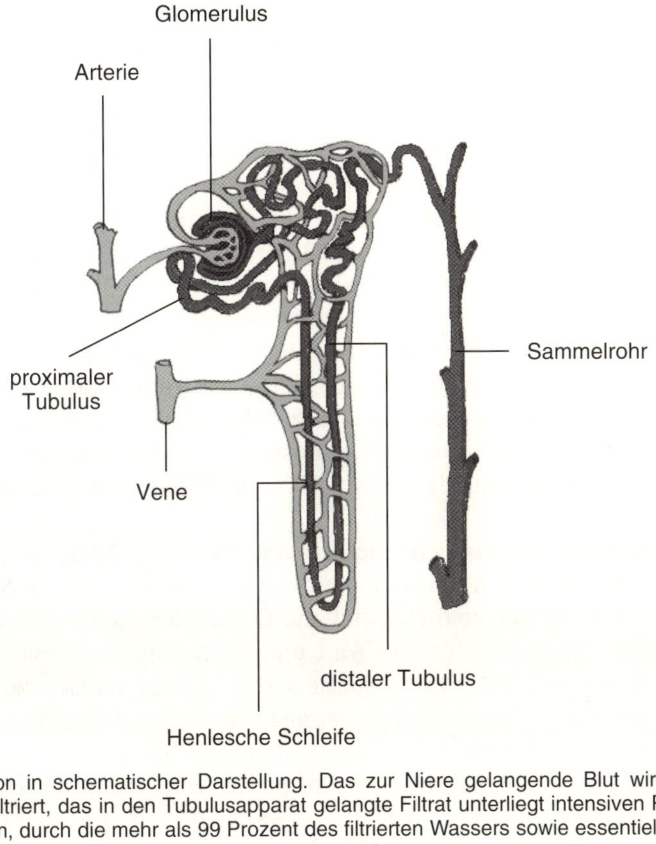

4.21 Nephron in schematischer Darstellung. Das zur Niere gelangende Blut wird durch den Glomerulus filtriert, das in den Tubulusapparat gelangte Filtrat unterliegt intensiven Rückresorptionsvorgängen, durch die mehr als 99 Prozent des filtrierten Wassers sowie essentielle Nährstoffe (und auch Fremdstoffe) in das Blut rückresorbiert werden.

Tubuli aus benachbarten Nephronen in ein Sammelrohr; mehrere Sammelrohre vereinigen sich wiederum in größeren Rohren, welche letztendlich in den Harnleiter münden.

Auf einem Schnitt durch die Niere erkennt man mit bloßem Auge eine Gliederung in zwei Schichten: Die äußere, hellere Rindenschicht (**Cortex**) enthält die Nierenkörperchen und die gewundenen Anteile des proximalen und distalen Tubulus, während die innere, dunkle Markschicht (Medulla) die Henleschen Schleifen und die Sammelrohre enthält. Das Nierenkörperchen besteht aus einem Kapillarknäuel, das intensiv durchblutet wird. Die Gesamtdurchblutung beider Nieren beträgt beim gesunden Erwachsenen ungefähr 1700 Liter pro Tag, das sind etwa 25 Prozent des vom Herzen beförderten Blutes.

Von den 150 bis 200 Litern täglich filtrierten Primärharns werden im tubulären System mehr als 99 Prozent des Flüssigkeitsvolumens und der größte Teil der gelösten Bestandteile rückresorbiert und wieder dem Blutkreislauf zugeführt. Im proximalen Tubulus werden ungefähr 60 Prozent des Wassers im Primärharn rückresorbiert; auch Natrium-, Calcium-, Chlorid- und Hydrogencarbonationen sowie Glucose und Aminosäuren werden hier zu einem hohen Prozentsatz in das Blut zurückgeführt.

Dazu besitzen die proximalen Tubuluszellen eine Vielfalt von aktiven und passiven Transportsystemen, sowohl an der luminalen (zum Harnwegsraum gerichteten) als auch auf der basolateralen (zum Blutraum gerichteten) Membranseite. Zusätzlich zu der Rückresorption erfolgt eine Sekretion direkt aus dem Blut unter Umgehung der Glomeruli in den Primärharn. Neben Protonen und Ammoniak werden hauptsächlich körpereigene und körperfremde organische Säuren (etwa Harnsäure, *p*-Aminohippursäure, Penicillin, Diuretika, Fremdstoffmetaboliten) und Basen (etwa Chinin und Kokain) auf diese Weise in den Harnraum durch aktiven Transport überführt. Bis in die Henlesche Schleife gelangen 40 Prozent des im Glomerulus gebildeten Primärharns; dort werden weitere 20 Prozent des Wassers zusammen mit Natriumchlorid, Kalium-, Calcium- und Magnesiumionen rückresorbiert. Im distalen Tubulus und in den Sammelrohren erfolgt schließlich – in Abhängigkeit vom aktuellen Flüssigkeitshaushalt des Organismus – die Feinregulation des Urinvolumens (ein bis zwei Liter pro Tag) sowie der Menge der auszuscheidenden Ionen.

Lipidlösliche Stoffe aus dem Plasma können in der Niere aus dem Harn durch passive Diffusion in das Blut zurückdiffundieren; ihre Ausscheidungsgeschwindigkeit hängt nur vom Harnfluß ab. Die Rückdiffusion von Säuren und Basen ist abhängig vom Urin-pH-Wert und kann durch Manipulation dieses Wertes verändert werden. Durch Ansäuern des Harns werden zum Beispiel schwach basische Stoffe wie Amphetamine, durch Alkalisierung saure Stoffe wie Barbiturate und Salicylate beschleunigt ausgeschieden.

Zahlreiche Stoffe werden in der Niere gleichzeitig durch die Epithelzellen des proximalen Tubulus in den Harn ausgeschieden, glomerulär filtriert und rückresorbiert. Viele Metaboliten unterliegen zusätzlich noch aktiven Transportmechanismen bei der Resorption. Aus diesem Grund ist es sehr schwierig, die relative Bedeutung der einzelnen Schritte abzuschätzen; die beobachtbare re-nale Ausscheidung eines Stoffes beschreibt das Nettoergebnis aller Vorgänge.

4.7.2 Die Leber kann auch bei der Ausscheidung bestimmter Stoffe bedeutsam sein

Die Leber übernimmt zentrale Aufgaben im Intermediärstoffwechsel des Organismus und trägt entscheidend zur Entgiftung von körpereigenen und körperfremden Stoffen bei. Darüber hinaus ist sie auch ein wichtiges Ausscheidungsorgan; sie produziert Lebergalle, mit der Fremdstoffe oder ihre Metaboliten in den Darm gelangen können und dann mit dem Kot ausgeschieden werden. Die wichtigste physiologische Rolle der Lebergalle ist die Bereitstellung von Gallensäuren für die Fettresorption und die Ausscheidung von Abbauprodukten von Hämproteinen.

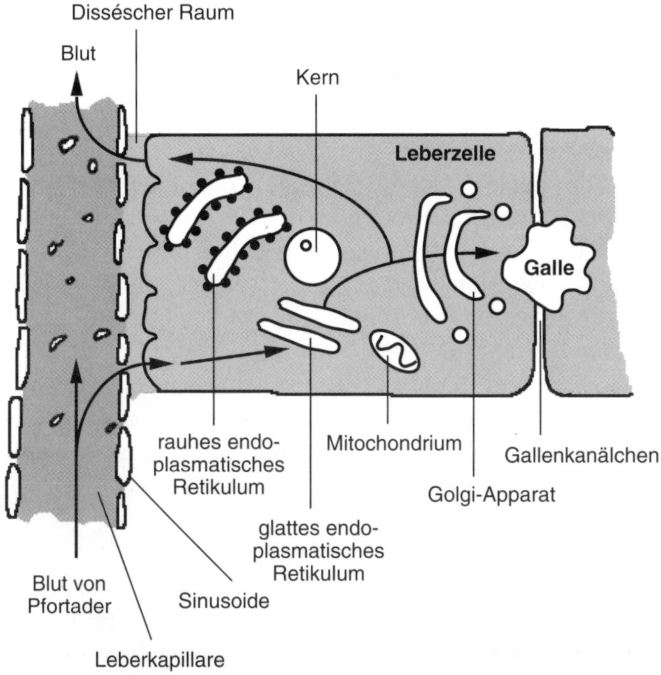

4.22 Physiologie der Leberzelle und Aufnahme und Abgabe von Fremdstoffen aus der Leberzelle. Die Leberkapillaren transportieren das Blut von der Pfortader zur Leberzelle. Die Wand dieser Kapillaren ist durch den Disséschen Raum von der Oberfläche der Leberzellen getrennt. Durch Mikrovilli hat die Leberzelle eine sehr große Oberfläche und kann daher Stoffe aus dem Blut gut aufnehmen. In der Leberzelle veränderte Fremdstoffe können zurück ins Blut (Molekulargewicht kleiner als 500 Dalton) oder in die Galle (Molekulargewicht größer als 500 Dalton) abgegeben werden.

Die Blutversorgung der Leber (1,2 l/min) erfolgt zu 75 Prozent durch die Pfortader und zu 25 Prozent durch die Leberarterie. Das Pfortaderblut ist venöses Blut vom Magen und Darm und ist mit resorbierten Fremdstoffen angereichert. Das Blut gelangt in die Leberkapillaren. Die Leberzelle (Hepatocyt) hat eine sehr große Resorptionsfläche zum Blutraum und nimmt daher Stoffe aus dem Kapillarblut gut auf (Abbildung 4.22). Zwischen den einzelnen Hepatocyten liegen die Gallenkapillaren, die in den Gallengang münden. Stoffe, die aus dem Blut in die Leberzelle aufgenommen wurden, oder in der Zelle gebildete Metaboliten können über zwei Wege ausgeschieden werden. Über die sinusoidale Membran (zum Blutkreislauf gerichtete Seite) der Leberzelle ins Blut abgegebene Stoffe gelangen in den systemischen Kreislauf zur gut durchbluteten Niere und werden mit dem Harn ausgeschieden. Andere Fremdstoffe passieren die Membranen der Gallenkapillaren und treten so mit der Galle in den Darm ein. Wichtigste Kriterien für die Gallengängigkeit eines Fremdstoffes sind sein Molekulargewicht, das einen bestimmten Schwellenwert übersteigen muß, sowie die Anwesenheit bestimmter polarer Gruppen im Molekül. Die Ausscheidung dieser Stoffe ist energieabhängig und wird durch aktive Transportmechanismen bewirkt, die sich an der biliären Membran der Hepatocyten befinden. Durch den aktiven Transport reichern sich in der Galle Glutathion-*S*-Konjugate, Glucuronide sowie bestimmte Metalle an. Die Molekulargewichtsschwelle, die ein Stoff überschreiten muß, um biliär ausgeschieden zu werden, ist stark speziesabhängig. Sie beträgt zum Beispiel bei der Ratte ungefähr 400 und beim Menschen 600 Dalton.

Stoffe, die aus der Leber in den Darm gelangen, können dort bei ausreichender Lipophilie fürs Blut rückresorbiert werden. Es können aber auch Darmbakterien Fremdstoffkonjugate wieder spalten; dabei entstehen die meist noch recht lipophilen Phase-I-Metaboliten. Diese können ebenfalls wieder aus dem Darm ins Blut übertreten. Glucuronide, die in den Darm gelangen, werden durch β-Glucuronidasen gespalten. Rückresorption des Fremdstoffes aus dem Darm bringt diesen erneut in die Leber; dort wird er abermals konjugiert und mit der Galle ausgeschieden. Im Darm kann er nochmals gespalten und rückresorbiert werden. Diesen Kreisprozeß bezeichnet man als enterohepatische Zirkulation. Er führt zu einer verlängerten Halbwertszeit von vielen Fremdstoffen, die über die Glucuronidierung metabolisiert werden.

Weiterführende Literatur

Bates, T. R.; Gibaldi, M. *Gastrointestinal Absorption of Drugs*. In: J. Swarbick (Hrsg.) *Current Concepts in the Pharmaceutical Sciences: Biopharmaceutics*. Philadelphia (Lea & Febiger) 1970.

Bock, K. W.; Lipp, H.-P.; Bock-Hennig, B. S. *Induction of Drug-Metabolizing Enzymes by Xenobiotics*. In: *Xenobiotica* 20 (1990) S. 1101–1111.

Burchell, B.; Coughtrie, W. H. *UDP-Glucurononyltransferases*. In: *Pharmacol. Ther.* 43 (1989) S. 261–289.

Caldwell, J.; Jakoby, W. B. (Hrsg.) *Biological Basis of Detoxification*. New York (Academic Press) 1983.

DiSimplicio, P.; Jensson, H.; Mannervik, B. *Effects of Inducers of Drug Metabolism on Basic Hepatic Forms of Mouse Glutathione Transferase*. In: *Biochem. J.* 263 (1989) S. 679–685.

Evans, D. A. P. *N-Acetyltransferase*. In: *Pharmacol. Ther.* 42 (1989) S. 157–234.

Gibaldi, M.; Perrier, D. (Hrsg.) *Pharmacokinetics*. New York/Basel (Marcel Dekker) 1982.

Gonzalez, F. J. *Human Cytochromes P450: Problems and Prospects*. In: *Trends Pharmacol. Sci.* 13 (1992) S. 346–352.

Guengerich, F. P. *Characterization of Human Microsomal Cytochrome P-450 Enzymes*. In: *Ann. Rev. Pharmacol. Toxicol.* 29 (1989) S. 241–264.

Guengerich, F. P. *Molecular Advances for the Cytochrome P-450 Superfamily*. In: *Trends. Pharmacol. Sci.* 12 (1991) S. 281–283.

Guengerich, F. P. *Human Cytochrome P-450 Enzymes*. In: *Life Sci.* 50 (1992) S. 1471–1478.

Hutson, D. H.; Caldwell, J.; Paulson, G. D. (Hrsg.) *Intermediary Xenobiotic Metabolism in Animals*. London (Taylor & Francis) 1989.

Jakoby, W. B.; Ziegler, D. M. *The Enzymes of Detoxication*. In: *J. Biol. Chem.* 265 (1990) S. 20715–20719.

Ketterer, B.; Meyer, D. J.; Clark, A. G. *Soluble Glutathione Transferase Isoenzymes*. In: Sies, H.; Ketterer, B. (Hrsg.) *Glutathione Conjugation: Mechanisms and Biological Significance*. London (Academic Press) 1988. S. 73–135

Klaassen, C. D. *Biliary Excretion of Metals*. In: *Drug Metabolism Reviews* 5 (1976) S. 165–196.

Klaassen, C. D.; Watkins, J. B. *Mechanisms of Bile Formation, Hepatic Uptake, and Biliary Excretion*. In: *Pharmacol. Rev.* 36 (1984) S. 1–67.

Kragh-Hansen, U. *Molecular Aspects of Ligand Binding to Serum Albumin*. In: *Pharmacol. Rev.* 33 (1981) S. 17–53.

Mannervik, B.; Danielson, U. H. *Glutathione Transferases - Structure and Catalytic Activity*. In: *CRC Crit. Rev. Biochem.* 23 (1988) S. 283–337.

Mulder, G. J. (Hrsg.) *Sulfation of Drugs and Related Compounds*. Boca Raton, Fla. (CRC Press) 1981.

Mulder, G. J. (Hrsg.) *Conjugation Reactions in Drug Metabolism*. London (Taylor & Francis) 1990.

Tephly, T. R.; Burchell, B. *UDP-Glucuronosyltransferases: a Family of Detoxifying Enzymes*. In: *Trends Pharmacol. Sci.* 11 (1990) S. 276–279.

Testa, B.; Jenner, P. (Hrsg.) *Drug Metabolism: Chemical and Biochemical Aspects*. New York (Marcel Dekker) 1976.

Testa, B.; Jenner, P. *Inhibitors of Cytochrome P-450s and their Mechanisms of Action*. In: *Drug Metabolism Reviews* 12 (1981) S. 1–117.

Testa, B. *Mechanisms of Inhibition of Xenobiotic-Metabolizing Enzymes*. In: *Xenobiotica* 20 (1990) S. 1129–1137.

Weber, W. W.; Hein, D. W. *N-Acetylation Pharmacogenetics*. In: *Pharmacol. Rev.* 37 (1985) S. 25–79.

Wrighton, S. A. *Human Cytochromes P450 Responsible for Hepatic Drug Metabolism*. In: *New Horizons in Toxicology. Symp. Indianapolis* (1990) S. 80–86.

Ziegler, D. M. *Flavin-Containing Monooxygenases: Catalytic Mechanism and Substrate Specificities*. In: *Drug Metabolism Reviews* 19 (1988) S. 1–32.

5

Bioaktivierung

Bildung von reaktiven Zwischenstufen • Entgiftung • Reaktionen mit Makromolekülen • Lipidperoxidation • Oxidativer Streß • DNA-Modifikationen

Im Zuge der Biotransformation entstehen aus vielen Fremdstoffen Zwischenstufen, die chemisch reaktiver als die Ausgangsverbindungen und die auszuscheidenden Metaboliten sind. Diesen Vorgang bezeichnet man als Giftung, **Bioaktivierung** oder metabolische Aktivierung. Wenn solche reaktiven Zwischenstufen mit zellulären Makromolekülen reagieren, können sie deren Struktur und Funktion verändern und dadurch toxische Wirkungen auslösen. Neben Bioaktivierungsreaktionen laufen in der Säugerzelle auch verschiedene Reaktionen ab, die gebildete reaktive Zwischenstufen effizient wieder in nichttoxische Produkte umwandeln und dadurch entgiften können. Daher hängt die Konzentration toxischer Zwischenstufen und somit auch die toxische Wirkung vieler Stoffe von der Endbilanz der in der Zelle ablaufenden metabolischen Aktivierungs- und Deaktivierungsreaktionen ab. Zum Verständnis der metabolischen Aktivierungsreaktionen als Basis toxischer Wirkungen sind sowohl Kenntnisse der chemischen Mechanismen dieser Reaktionen als auch Kenntnisse der an den Reaktionen beteiligten Enzyme, ihrer Verteilung im Organismus und ihre Regulation notwendig (siehe Kapitel 4). Bioaktivierungsreaktionen werden sowohl durch Phase-I- als auch durch Phase-II-Enzyme katalysiert.

Oft ist die metabolische Aktivierung von Fremdstoffen durch körpereigene Enzyme die Voraussetzung für ihre toxische oder krebserzeugende Wirkung. Bioaktivierungsreaktionen können auch für Wirkungen auf den menschlichen Fötus und transplacentare kanzerogene Effekte verantwortlich sein. So wird das Schlafmittel Thalidomid, das bei Einnahme während der Schwangerschaft Mißbildungen der Gliedmaßen beim Ungeborenen induziert, von Stoffwechselenzymen des Fötus in eine reaktive Zwischenstufe überführt. Diethylstilböstrol erzeugt bei jungen Frauen, deren Mütter während der Schwangerschaft zur Vermeidung einer Fehlgeburt mit diesem Stoff behandelt wurden, nach Einsetzen der Pubertät Tumoren im Vaginalbereich. Diese transplacentare Tumorinduktion ist ebenfalls auf eine Bioaktivierungsreaktion im Gewebe des Fötus zurückzuführen.

In den letzten 20 Jahren ist die Untersuchung von Bioaktivierungsmechanismen zu einem bedeutsamen Feld der experimentellen Toxikologie geworden. Das Studium der Bioaktivierung von Fremdstoffen wird durch die kurze Lebensdauer der Zwischenstufen, die zwingende Verwendung von Wasser als Lösungsmittel zur Untersuchung enzymatischer Reaktionen und einem möglichen Gleichgewicht zwischen Bioaktivierungs- und Entgiftungsreaktionen erschwert. Trotzdem wurden für sehr viele Bioaktivierungsreaktionen sowohl die chemischen Mechanismen als auch die Strukturen der Reaktionsprodukte aufgeklärt, die bei der Wechselwirkung der reaktiven Zwischenstufen mit biologischen Makromolekülen entstehen. Einige Beispiele von enzymatischen Bioaktivierungsreaktionen und den dadurch ausgelösten toxischen Wirkungen sind in Tabelle 5.1 aufgeführt.

Der Prozeß der Bioaktivierung ist komplex. Oft sind verschiedene enzymatische Reaktionen gekoppelt, und/oder es kommt zu Wechselwirkungen zwi-

Tabelle 5.1: Beispiele von Bioaktivierungsreaktionen und dadurch ausgelösten toxischen Wirkungen

Fremdstoff	durch Bioaktivierung ausgelöste toxische Wirkung	Bioaktivierungsmechanismus oder reaktives Zwischenprodukt
Acetamidofluoren	Blasenkrebs	Nitreniumion
$Aflatoxin_{B1}$	Leberkrebs	Epoxidierung
Benzol	Blutkrebs	Bildung von Benzochinon
Brombenzol	Lebernekrosen	Bildung von 2-Bromchinon
Bromtrichlormethan	Lebernekrosen	Radikalbildung
Dimethylnitrosamin	Krebs in vielen Organen	α-Hydroxylierung mit nachfolgender Umlagerung zum Carboniumion
Tetrachlorkohlenstoff	Lebernekrosen	Radikalbildung
Thioacetamid	Leberkrebs	*S*-Oxidation und nachfolgend weiterer Metabolismus
Vinylchlorid	Leberkrebs	Epoxidierung
Diethylstilböstrol	Scheidentumoren (bei Töchtern, deren Mütter während der Schwangerschaft behandelt wurden)	Semichinonradikal, DES-Chinon

schen mehreren Organen. Wegen effizienter Entgiftung, niedriger Gleichgewichtskonzentrationen an reaktiven Zwischenstufen oder wegen anderer Stoffwechselwege bei hohen Dosen können nach niedrigen Dosen toxische Metaboliten ohne beobachtbare Wirkung bleiben. Daher ist die Toxizität von Stoffen, die bioaktiviert werden, stark dosisabhängig. Auch körpereigene Substanzen können enzymatisch in reaktive Zwischenstufen umgewandelt werden; Cholesterin etwa wird im Zuge seiner Umwandlung in Gallensäuren metabolisch epoxidiert.

Die gebildeten reaktiven Zwischenstufen lassen sich nach ihrer *chemischen* Struktur und Reaktivität oder nach ihrer *biologischen* Reaktivität charakterisieren; da die Einteilung nach den ersten beiden Kriterien einfacher und verständlicher ist, wird sie in diesem Kapitel gewählt (Tabelle 5.2).

Tabelle 5.2: Einteilung von Bioaktivierungsreaktionen nach der chemischen Struktur und Reaktivität der enzymatisch gebildeten Zwischenstufen

Mechanismus	Struktur und Reaktivität der gebildeten Zwischenstufe	Beispiele
Biotransformation zu stabilen toxischen Metaboliten	verschiedene Strukturen; selektive Interaktion mit essentiellen zellulären Prozessen	Dichlormethan Acetonitril Parathion
Biotransformation zu reaktiven Elektrophilen	reaktive Elektrophile	Dimethylnitrosamin Acetaminophen Brombenzol
Biotransformation zu freien Radikalen	Radikale	Tetrachlorkohlenstoff
Bildung reaktiver Sauerstoffmetaboliten	Radikale	Paraquat Nitroverbindungen

5.1 Enzymatische Bildung toxischer Metaboliten

5.1.1 Biotransformationen können aus manchen Substanzen stabile, aber toxische Metaboliten bilden

Diese Art der Bioaktivierung findet sich nur bei wenigen Verbindungen. Die gebildeten Metaboliten erzeugen durch selektive Reaktionen mit spezifischen Zielmolekülen toxische Wirkungen. Die direkte Gabe der entsprechenden Metaboliten löst dieselben toxischen Effekte aus. Ein Beispiel ist die Umwandlung von Dichlormethan zu Kohlenmonoxid. Dichlormethan wird durch Cytochrom-P-450 hydroxyliert; als Zwischenstufe entsteht Formylchlorid, das unter Elimination von Chlorwasserstoff Kohlenmonoxid bildet:

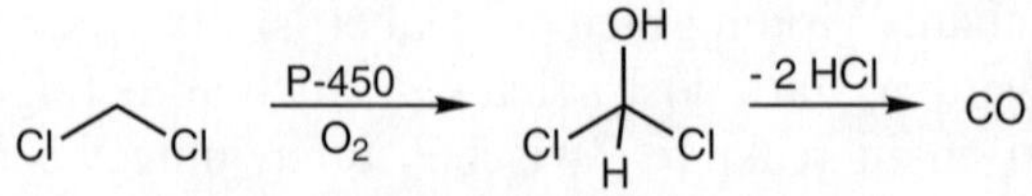

(Gl. 5.1)

Dieses Gas hat eine hohe Affinität zu Hämoglobin und verhindert durch Bindung an die Sauerstoffbindungsstelle den Transport von Sauerstoff im Blut (siehe Abschnitt 8.3.3). Die Blockade des Hämoglobins durch das im Zuge der Biotransformation gebildete Kohlenmonoxid ist als Todesursache bei Vergiftungen mit Dichlormethan beschrieben.

Durch Hydroxylierung von Nitrilen werden Cyanidionen freigesetzt

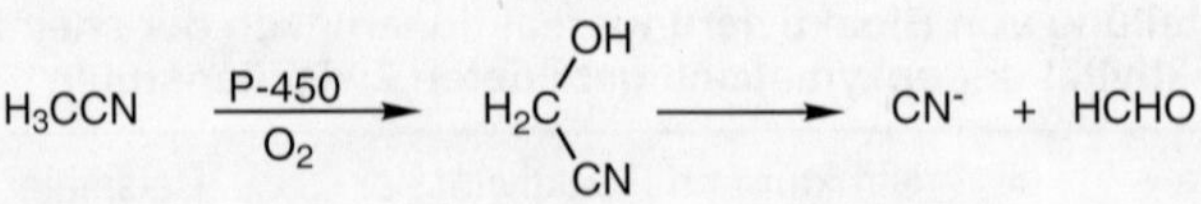

(Gl. 5.2)

Bei der Cytochrom-P-450-abhängigen Hydroxylierung des Lösungsmittels Acetonitril entsteht ein Cyanhydrin, das in Cyanid und Formaldehyd zerfällt. Cyanid ist für die toxische Wirkung von Acetonitril verantwortlich, weil es die Zellatmung hemmt (für Wirkungsmechanismen siehe Abschnitt 8.3.4). Ein weiteres Beispiel für die Bildung stabiler toxischer Metaboliten ist die metabolische Aktivierung des Insektizids Parathion. Phosphorsäureester wie Parathion hemmen das Enzym Cholinesterase (Wirkungsmechanismen siehe Abschnitt 8.5.3). Parathion selbst ist ein wirksames Pestizid und in Säugern hochtoxisch, aber nur ein mäßiger Hemmstoff für die Cholinesterase; es wird durch eine Cytochrom-P-450-abhängige Desulfurierung metabolisch zum starken Cholinesteraseinhibitor Paraoxon umgewandelt:

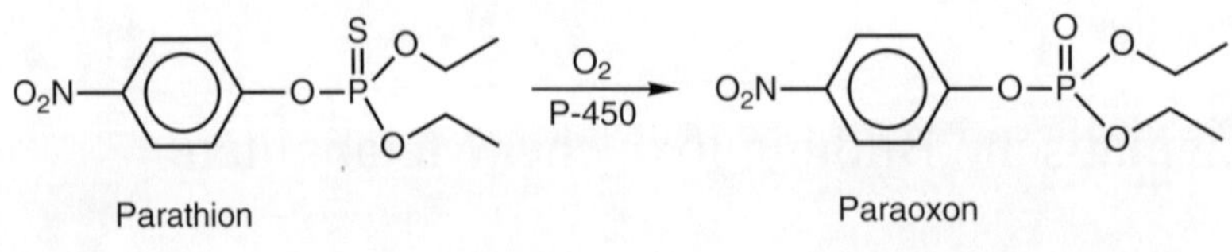

(Gl. 5.3)

5.1.2 Bei Bioaktivierungsreaktionen entstehen überwiegend reaktive Elektrophile

Als metabolisch gebildete Elektrophile wurden Methylkationen, Oxirane, Ketene, Säurechloride, Chinone und viele andere, teilweise exotische Zwischenstufen nachgewiesen. Die toxischen Wirkungen solcher Verbindungen sind auf nichtselektive Alkylierungen und Acylierungen zellulärer Makromoleküle zurückzuführen (Abschnitt 5.2.2).

Cytochrom-P-450 katalysiert die Bioaktivierung sehr vieler Fremdstoffe zu Elektrophilen; allerdings können auch andere Phase-I-Reaktionen und auch Phase-II-Reaktionen zur Bildung elektrophiler Metaboliten beitragen. Einige Beispiele für entsprechende Phase-I-Oxidationen geben die folgenden Absätze.

So wird Chloroform durch Cytochrom-P-450 durch Insertion eines Sauerstoffatoms in die C–H-Bindung zum instabilen Trichlormethanol oxidiert; dieser *a*-Chloralkohol spaltet sofort HCl ab, wobei Phosgen als reaktiver Metabolit entsteht. Phosgen bindet sich an endständige Amino- und Thiolgruppen in Proteinen:

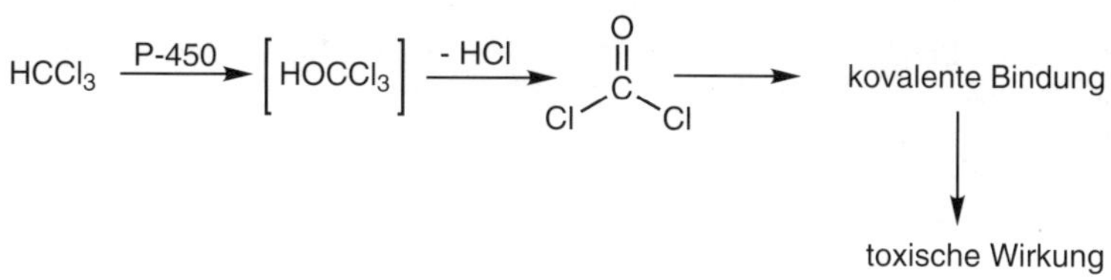

(Gl. 5.4)

Die Bioaktivierung des Kanzerogens *N,N*-Dimethylnitrosamin wird ebenfalls durch eine Sauerstoffinsertion in eine C–H-Bindung hervorgerufen. Durch diese Cytochrom-P-450-abhängige Hydroxylierung einer Methylgruppe und die anschließende Abspaltung von Formaldehyd entsteht das instabile *N*-Methylnitrosamin. Dieses lagert sich spontan zum Methyldiazoniumhydroxid um, das beim Zerfall in Stickstoff und Wasser ein Carbokation als Methylierungsmittel freisetzt. Die Alkylierung von Makromolekülen durch dieses Carbokation ist für die toxische und kanzerogene Wirkung von *N,N*-Dimethylnitrosamin verantwortlich (Abbildung 5.1).

Auch flavinabhängige Monooxygenasen können Bioaktivierungsreaktionen katalysieren. Thioharnstoffderivate, die als Pestizide verwendet werden, erzeugen im Langzeitversuch an Ratten Lebertumoren. Die flavinabhängige Monooxygenase oxidiert sie zu Formamidinsulfensäure-Derivaten und weiter zu Formamidinsulfinsäuren. Letztere sind Elektrophile und alkylieren Aminogruppen von Proteinen (Abbildung 5.2).

Als Beispiele für Bioaktivierungsreaktionen, die über eine Kombination von Phase-I- und Phase-II-Reaktionen beziehungsweise nur über Phase-II-Reaktionen ablaufen, können die Bioaktivierungen von Acetamidofluoren, 1,2-Dibromethan und Perchlorethen dienen.

Acetamidofluoren wird durch Cytochrom-P-450-Enzyme zur entsprechenden Hydroxamsäure oxidiert. Diese wird über eine Glucuronyltransferase mit Glucuronsäure gekoppelt. Das gebildete Glucuronid ist zwar bei den pH-Werten des Blutes (pH = 7,4) stabil, zerfällt aber unter den leicht sauren Bedingungen des Harns zu einem elektrophilen Nitreniumion (Abbildung 5.3).

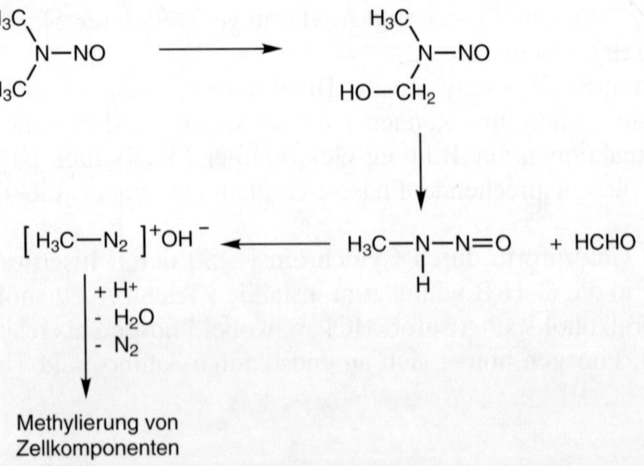

5.1 Bioaktivierung von Dimethylnitrosamin durch Cytochrom-P-450. Durch oxidative Dealkylierung entstehen Formaldehyd und das instabile Monomethylnitrosamin, das sich zu einem Carbokation umlagert.

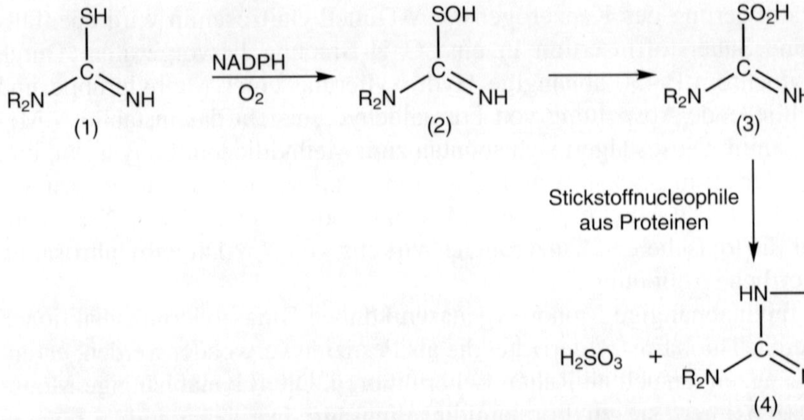

5.2 Bioaktivierung von Thioharnstoffderivaten (1) durch flavinabhängige Monooxygenase. Durch stufenweise Oxidation des Schwefelatoms entsteht über Formamidinsulfensäure (2) als Zwischenstufe eine Sulfinsäure (3), die als Elektrophil mit zellulären Makromolekülen (4) reagiert.

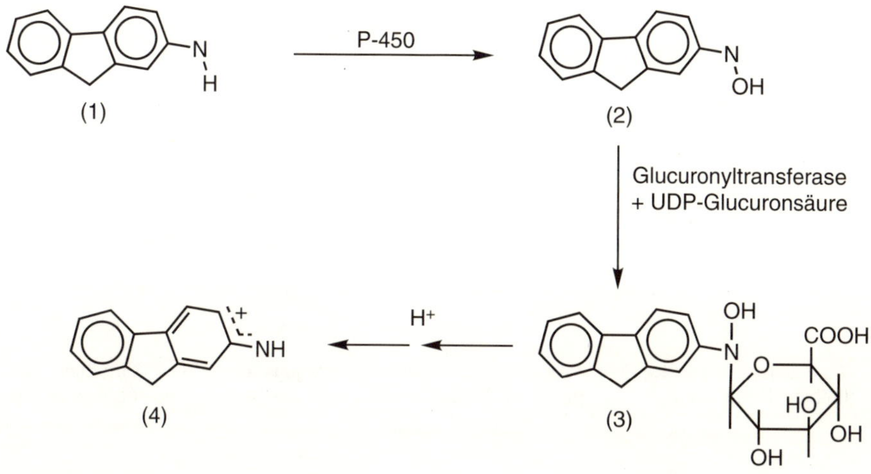

5.3 Bioaktivierung von Acetamidofluoren durch Cytochrom-P-450 und Glucuronyltransferase. Durch N-Oxidation wird Acetamidofluoren (1) zu einer Hydroxamsäure (2) umgesetzt, die mit Glucuronsäure (3) konjugiert wird. In der Blase zerfällt das säurelabile Glucuronid (3) unter Bildung eines Nitreniumions (4).

Das Nitreniumion kann mit DNA-Basen reagieren (Struktur ausgewählter Addukte in Abbildung 5.13). Dieser Mechanismus erklärt die spezifische Blasenkanzerogenität von Acetamidofluoren. Durch Zerfall der Glucuronide in der Harnblase entstehen dort hohe Konzentrationen an reaktiven Zwischenstufen, welche die DNA im Zielorgan alkylieren.

Auch Phase-II-Enzyme können Bioaktivierungsreaktionen katalysieren. Die enzymatische Kopplung mit Glutathion spielt eine wichtige Rolle bei der Bioaktivierung chlorierter aliphatischer und olefinischer Verbindungen. Mit 1,2-Dihaloalkanen reagiert Glutathion enzymatisch unter Substitution eines Halogenatoms. Die hierbei gebildeten Glutathionkonjugate weisen eine Strukturanalogie zu Senfgas (*bis*-2,2′-Chlorethylsulfid) auf. Sie schließen sich unter Bildung eines elektrophilen Episulfoniumions zu einem Ring. Dieses Elektrophil alkyliert dann nucleophile Makromoleküle in der Zelle (Abbildung 5.4).

Eine Verbindung kann auch über mehrere Reaktionswege aktiviert werden. Beispielsweise wird Perchlorethen sowohl über Cytochrom-P-450-abhängige Oxidationsreaktionen als auch durch Glutathionkonjugation metabolisiert. In beiden Fällen entstehen reaktive Zwischenstufen; beide Wege laufen nebeneinander ab. Bei der P-450-Reaktion bildet sich ein reaktives Säurechlorid (siehe Gleichung 4.8). Die glutathionabhängige Bioaktivierung ist eine über mehrere Stufen und in mehreren Organen nacheinander ablaufende Reaktion. Durch Konjugation von Perchlorethen mit Glutathion in der Leber entsteht *S*-(1,2,2-Trichlorvinyl)glutathion. Dieses Glutathion-*S*-Konjugat wird aus der Leber mit der Galle ausgeschieden und gelangt nach Rückresorption ins Blut. In der Niere wird die Verbindung durch aktive Transportmechanismen angereichert

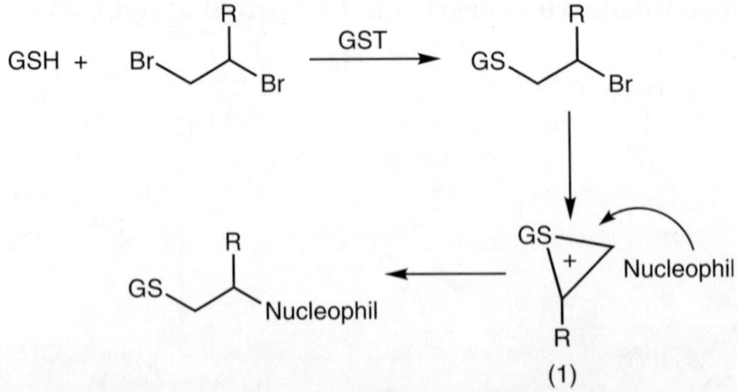

5.4 Bioaktivierung von 1,2-Dibromalkanen durch Glutathionkonjugation. GSH = Glutathion, GST = Glutathion-*S*-Transferase. Das gebildete Episulfoniumion (1) reagiert mit nucleophilen Makromolekülen.

und über den Merkaptursäurestoffwechselweg zu *S*-(1,2,2-Trichlorvinyl)-L-Cystein abgebaut; schließlich spaltet die Cysteinkonjugat-*b*-Lyase dieses *S*-Konjugat in ein elektrophiles Thioketen. Dessen kovalente Bindung an Makromoleküle findet wegen der intensiven Anreicherung und des schnellen Abbaus der Glutathionkonjugate fast ausschließlich in der Niere statt (Abbildung 5.5).

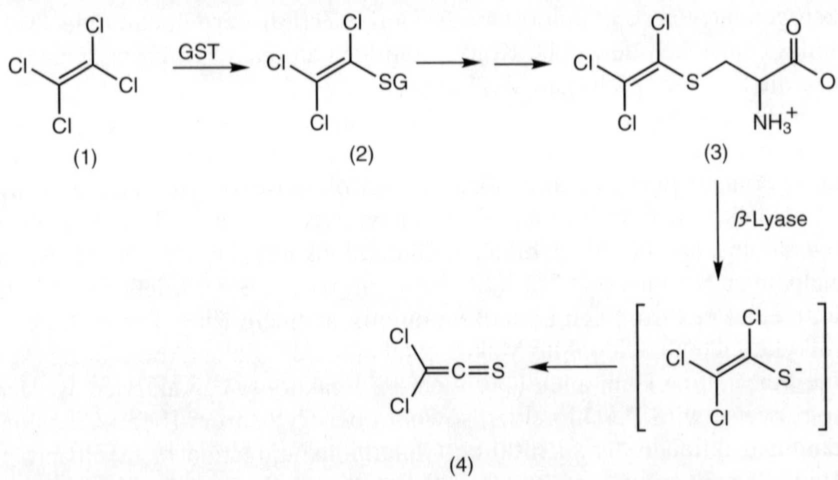

5.5 Bioaktivierung von Perchlorethen (1) durch Glutathionkonjugation zu *S*-(1,2,2-Trichlorvinyl)glutathion (2). Durch Abbau des Glutathionkonjugates über den Merkaptursäurestoffwechselweg entsteht *S*-(1,2,2-Trichlorvinyl)-L-Cystein (3), das weiter durch Cysteinkonjugat-*β*-Lyase über ein Vinylthiol zum Dichlorketen (4), einem Elektrophil, gespalten wird.

5.1.3 Manche Bioaktivierungsreaktionen produzieren Radikale

Die Bildung von Zwischenstufen mit ungerader Elektronenzahl, das heißt von Radikalen, findet beim Stoffwechsel vieler Fremdstoffe statt. Dabei können sowohl neutrale (zum Beispiel Trichlormethylradikale aus Tetrachlorkohlenstoff) als auch positiv (Paraquatradikalkationen) und negativ geladene Radikale (Nitroradikalanionen) entstehen (Tabelle 5.3). Die Radikalbildung kann

Tabelle 5.3: Beispiele für Fremdstoffe, die zu Radikalen metabolisiert werden

Verbindung	Radikalmetabolit	Schädigung
Tetrachlorkohlenstoff	$^{\bullet}CCl_3$	Leberschäden
Paraquat	Paraquatradikalkation und $^{\bullet}O_2^-$	Lungenfibrose
Daunomycin	Daunomycinradikal und $^{\bullet}O_2^-$	Schädigung des Herzmuskels
Nitrofurantoin	$R^{\bullet}NO_2^-$, $^{\bullet}O_2^-$	Lungenödem
3-Methylindol	3-Methylindolradikal ($N^{\bullet}$)	Lungenödem

ebenso durch oxidative wie durch reduktive Reaktionen erfolgen. Ein-Elektronen-Oxidationen werden durch die Prostaglandinsynthase und Peroxidasen katalysiert (siehe Kapitel 4). Bei peroxidativen Reaktionen dienen Hydroperoxide (Wasserstoffperoxid oder organische Hydroperoxide) als Elektronenakzeptoren; die Bruttogleichung lautet (RH_2 = Substrat, ROOH = Hydroperoxid):

$$RH_2 + ROOH \xrightarrow{\text{Peroxidase}} R^{\bullet} + ROH + H_2O \qquad \text{(Gl. 5.5)}$$

Bei bestimmten Verbindungen (zum Beispiel 2-Nitropropan) können auch Cytochrom-P-450-abhängige Oxidationen zur Bildung von Radikalen führen. Ein-Elektronen-Reduktionen werden durch die NADPH-abhängige P-450-Reduktase, die Nitroreduktase oder die Xanthinoxidase katalysiert. Die Initiation toxischer Wirkungen durch die metabolische Bildung von Radikalen ist vor allem beim Tetrachlorkohlenstoff sehr gut untersucht. Die stark hepatotoxische Verbindung wird durch enzymatische Reduktion zum Trichlormethylradikal umgewandelt:

$$Cl_4C + e^- \xrightarrow{\text{P-450-Reduktase}} {}^{\bullet}CCl_3 + Cl^- \qquad \text{(Gl. 5.6)}$$

Bedeutsam für die toxische Wirkung von Radikalen ist die Initiation von Radikalkettenreaktionen. Radikale wie das Trichlormethylradikal sind hochreaktiv, haben kurze Halbwertszeiten und reagieren mit einer Vielzahl von Reaktionspartnern. Die Radikalbildung durch Stoffwechselreaktionen läßt sich durch Elektronenspinresonanz (ESR) mit Hilfe sogenannter „Spin-Traps" („Spin-Fallen") nachweisen. Dabei werden die als metabolische Zwischenstufen entstehenden Radikale in stabile „Addukte" umgewandelt, die man ESR-spektroskopisch nachweisen kann. Radikalbildung aus körpereigenen Stoffen spielt auch eine wichtige Rolle bei den toxischen Wirkungen kurzwelliger UV-Strahlung.

5.1.4 Auch reaktive Sauerstoffspezies können toxische Wirkungen hervorrufen

Die Reduktion von molekularem Sauerstoff führt durch schrittweise Elektronenübertragung, katalysiert durch die Enzyme und Coenzyme der Atmungskette, über eine Reihe von Zwischenstufen zu Wasser. Dabei nimmt der molekulare Sauerstoff insgesamt vier Elektronen auf. Diese Reaktionen bilden die Grundlage für alle Lebensvorgänge in höheren Organismen auf der Erde. Allerdings entstehen im Organismus während der stufenweisen Reduktion auch toxische Sauerstoffmetaboliten (Abbildung 5.6).

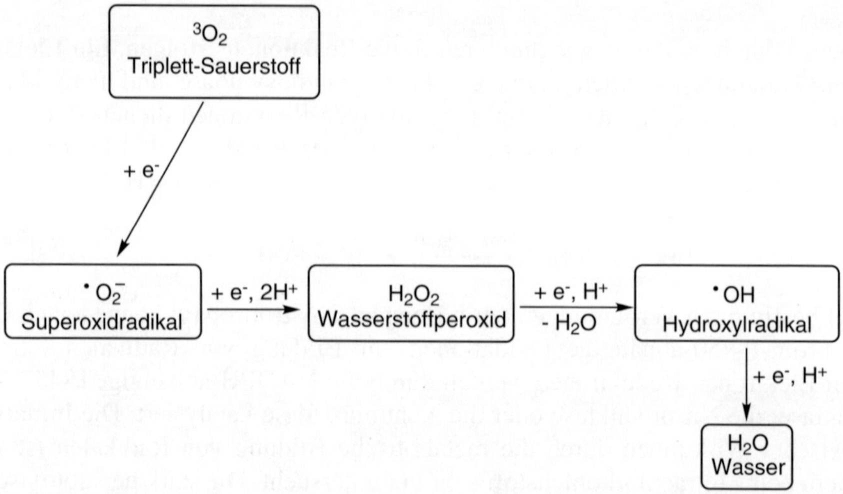

5.6 Bildung aktiver Sauerstoffspezies durch stufenweise Ein-Elektronen-Reduktion von molekularem Triplett-Sauerstoff.

Die Bildung reaktiver Sauerstoffspezies durch spezielle Enzyme ohne die Einwirkung von Fremdstoffen spielt eine wichtige Rolle bei der unspezifischen Infektabwehr sowie bei der Entstehung und dem Fortschreiten vieler Krankheiten (Arteriosklerose, chronische Polyarthritis). Der Stoffwechsel bestimmter Fremdstoffe, die enzymatische Oxidations- und Reduktionsreaktionen eingehen können, ist ebenfalls mit der Bildung reduzierter Sauerstoffmetaboliten verknüpft. Verschiedene stabile Fremdstoffradikale, zum Beispiel von Hydrochinonen abgeleitete Semichinonradikalanionen beziehungsweise Azoradikalanionen und Nitroradikalanionen, können ihr freies Elektron auf molekularen Sauerstoff übertragen. Dabei entsteht das Superoxidradikalanion ($^{\bullet}O_2^-$). Der bei der Reduktion von molekularem Sauerstoff oxidierte Fremdstoff kann wieder reduziert werden und somit als Katalysator bei der Bildung von Superoxidradikalanionen wirken.

Das am besten studierte Beispiel für eine derartige Reaktionsfolge ist die metabolische Umwandlung von 2-Methyl-1,4-Naphthochinon (Menadion). Menadion wird durch die NADPH-P-450-Reduktase zum entsprechenden Semichinonradikalanion reduziert. Dieses Radikalanion reagiert mit Sauerstoff unter Bildung von Superoxid und Rückbildung von Menadion. Das Semichinonradikalanion kann auch durch eine zweite Ein-Elektronen-Reduktion zum entsprechenden Hydrochinon umgewandelt werden; eine Ein-Elektronen-Oxidation bildet aus dem Hydrochinonmolekül wieder das Semichinonradikalanion (Abbildung 5.7). Eine enzymatische Zwei-Elektronen-Reduktion von Menadion durch Menadion-Reduktase ohne radikalische Zwischenstufen zum

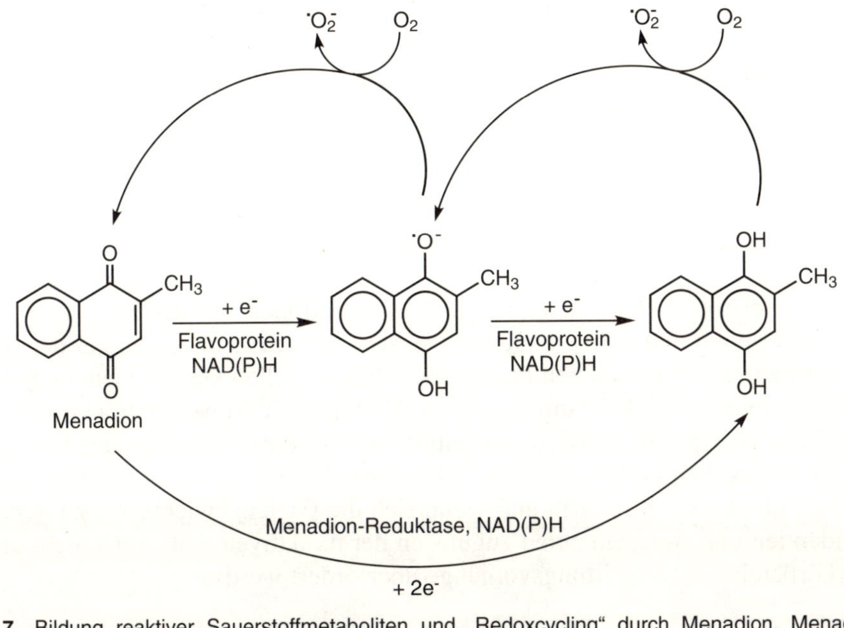

5.7 Bildung reaktiver Sauerstoffmetaboliten und „Redoxcycling" durch Menadion. Menadion kann in einer Zwei-Elektronen-Reaktion zum entsprechenden Hydrochinon umgewandelt werden. Durch eine Ein-Elektronen-Reduktion entsteht aus Menadion ein Semichinonradikalanion, das mit Sauerstoff zum Superoxidradikalanion unter Rückbildung von Menadion weiterreagieren kann. Oxidation des Hydrochinons durch molekularen Sauerstoff führt ebenfalls zu einem Semichinonradikalanion und dem Superoxidradikalanion.

Hydrochinon ist ebenfalls möglich. Die toxische Wirkung dieser Reaktionen beruht auf der Bildung des Superoxidradikalanions. Dieses wird unter physiologischen Bedingungen zum Hydroperoxidradikal ($HO^{\bullet}_2$) protoniert. Das Hydroperoxidradikal selbst ist in wäßriger Lösung nicht sehr reaktiv; mit dem Superoxidradikalanion reagiert es in Lösung jedoch unter Bildung von Wasserstoffperoxid und Sauerstoff:

$$HO_2^{\bullet} + {}^{\bullet}O_2^- + H^+ \longrightarrow H_2O_2 + O_2 \qquad \text{(Gl. 5.7)}$$

Wasserstoffperoxid ist in wäßriger Lösung stabil, besitzt eine nur mäßig starke Oxidationskraft und kann durch Zellmembranen diffundieren. Unter Mitwirkung von Metallen (besonders Eisen) wird es in der Fenton-Reaktion in das hochreaktive Hydroxylradikal gespalten:

$$H_2O_2 + Fe^{2+} + H^+ \longrightarrow {}^{\bullet}OH + Fe^{3+} + H_2O \qquad \text{(Gl. 5.8)}$$

Wasserstoffperoxid und Superoxidradikalanionen können zu Hydroxylradikalen umgesetzt werden (Haber-Weiß-Reaktion):

$$H_2O_2 + {}^{\bullet}O_2^- + H^+ \longrightarrow {}^{\bullet}OH + O_2 + H_2O \qquad \text{(Gl. 5.9)}$$

In einer weiteren Ein-Elektronen-Reduktion kann aus dem Hydroxylradikal dann ein Hydroxylion entstehen werden, dessen Protonierung Wasser ergibt. Die für toxische Wirkungen bedeutsame Zwischenstufe in dieser Reaktionssequenz ist das hochreaktive Hydroxylradikal, das biologische Makromoleküle schädigen kann. Dieser durch Sauerstoffradikale ausgelöste **oxidative Streß** spielt auch eine wichtige Rolle in der Toxizität von anderen Chinonen (zum Beispiel als Krebstherapeutika eingesetzt), von *bis*-Pyridylium-Herbiziden (Paraquat), von einigen Übergangsmetallen (Cr, Ni) sowie von ionisierenden Strahlen.

Da Sauerstoffradikale in geringen Konzentrationen bei der zellulären Atmung entstehen und aktive Sauerstoffspezies auch in Leukocyten bei der Immunabwehr enzymatisch gebildet werden, haben Zellen verschiedene Schutzmechanismen entwickelt, um niedrige Gleichgewichtskonzentrationen reaktiver Sauerstoffspezies effizient zu entgiften. Die dabei eingesetzten biologischen Antioxidantien können sowohl Enzyme als auch niedermolekulare Stoffe sein. Oxidativer Streß tritt auf, wenn sich die Gleichgewichtslage zwischen Oxidantien und Antioxidantien zugunsten der oxidativen Seite verschiebt und die körpereigenen Entgiftungsvorgänge überfordert werden.

5.2 Zelluläre Reaktionen metabolisch gebildeter reaktiver Zwischenstufen

Metabolisch gebildete reaktive Zwischenstufen können in der Zelle sowohl mit niedermolekularen als auch makromolekularen Zielen reagieren. Diese Reaktionen bewirken entweder eine Entgiftung der gebildeten Zwischenstufen oder die Auslösung von akuten und chronischen toxischen Wirkungen und Krebs.

5.2.1 Die Zelle entgiftet metabolisch gebildete reaktive Zwischenstufen auf verschiedene Weise

Reaktion mit Wasser. Die Reaktion von Wasser mit Fremdstoffmetaboliten ist das einfachste Beispiel für eine Entgiftungsreaktion. Viele elektrophile Zwischenstufen sind gegen Hydrolyse empfindlich und reagieren schnell mit dem in der Zelle vorhandenen Wasser. Diese Reaktion wirkt fast immer entgiftend und führt zur Bildung leicht ausscheidbarer Reaktionsprodukte.

So werden etwa Säurechloride, Oxirane und Episulfoniumionen schnell hydrolysiert. Die durch Hydrolyse reaktiver Zwischenstufen gebildeten Metaboliten sind häufig anteilsmäßig die Hauptausscheidungsprodukte dieser Stoffe. Perchlorethen wird außer durch die vorher dargestellte Glutathionkonjugation (siehe Abbildung 5.5) auch durch Cytochrom-P-450-abhängige Monooxygenasen aktiviert. Dabei entsteht als reaktive Zwischenstufe Trichloracetylchlorid. Dieses Säurechlorid kann zwar Proteine acylieren, der größte Teil des gebildeten Säurechlorids wandelt sich jedoch rasch durch Hydrolyse zur nichtreaktiven Trichloressigsäure um (Abbildung 5.8).

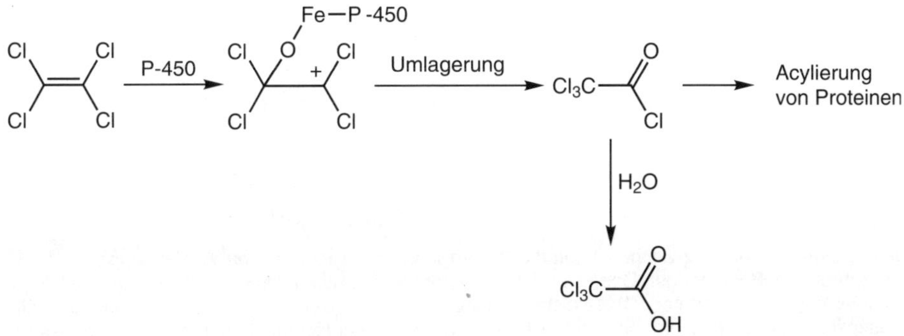

5.8 Perchlorethen wird durch Cytochrom-P-450 zu Trichloracetylchlorid oxidiert, welches zum Teil durch Hydrolyse in Trichloressigsäure übergeht. Ein kleiner Teil des gebildeten Trichloracetylchlorids reagiert mit Proteinen.

Glutathionabhängige Entgiftungen. Die wichtigste Funktion von Glutathion im Fremdstoffwechsel ist die Entgiftung von toxischen Elektrophilen und Radikalen. Bildung und Abbau von Glutathionkonjugaten sind ausführlich in Abschnitt 4.5.4 beschrieben.

Elektrophile reagieren mit dem nucleophilen Schwefelatom des Glutathionmoleküls unter Bildung von Glutathion-*S*-Konjugaten; diese Reaktion kann spontan oder enzymatisch katalysiert ablaufen. Spontan reagieren nur „weiche Elektrophile" (nach Pearson) mit dem „weichen Nucleophil" Glutathion; zur Konjugation „harter Elektrophile" mit Glutathion ist eine enzymatische Katalyse notwendig. Zum Beispiel reagiert das „harte Elektrophil" Aflatoxin$_{B1}$-8,9-oxid nicht spontan mit Glutathion; nur in Anwesenheit eines bestimmten Glutathiontransferase-Isoenzyms bildet sich ein Glutathionkonjugat in guter Ausbeute. Die Bedeutung der Glutathionkonjugation für akut toxische Wirkungen von elektrophilen Fremdstoffmetaboliten ist in Abbildung 5.9 am Beispiel von Acetaminophen dargestellt. Eine Bindung des reaktiven Chinon-

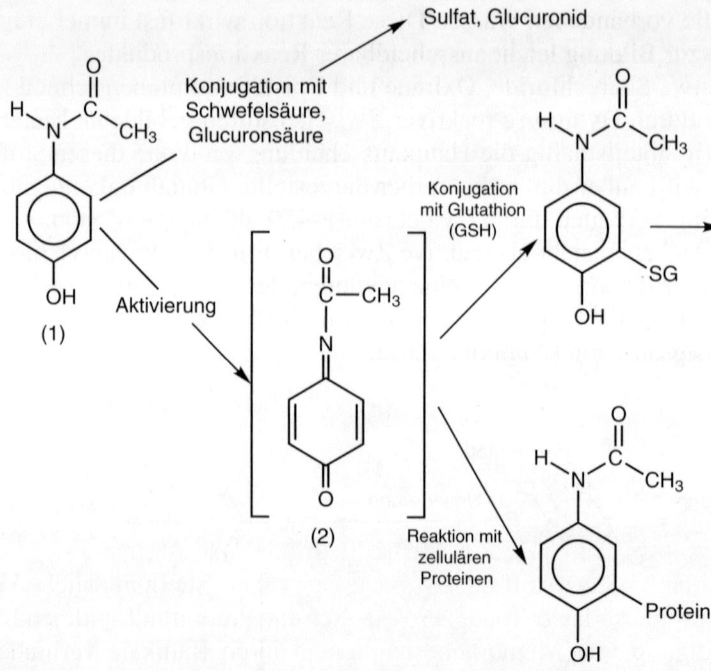

5.9 Zusammenhang zwischen Glutathionverarmung und Bindung von Acetaminophen (1) an Leberproteine. Bei niedrigen Dosen wird Acetaminophen quantitativ durch Sulfatierung und Glucuronidierung biotransformiert. Diese nicht toxischen Konjugate werden über die Niere und die Galle ausgeschieden. Nach Aufnahme hoher Dosen werden diese Konjugationsreaktionen abgesättigt und Acetaminophen kann durch Cytochrom-P-450 zum Chinonimin (2) oxidiert werden. Bei Bildung geringer Mengen kann noch die Entgiftung durch Glutathion stattfinden. Wenn jedoch durch große Mengen an Chinonimin (sehr hohe Dosen Acetaminophen) die Glutathionbestände erschöpft sind, kann eine Entgiftung durch Glutathionkonjugation nicht mehr stattfinden; das Chinonimin bindet an SH-Gruppen von Proteinen und erzeugt so toxische Wirkungen.

imins an zelluläre Makromoleküle, die für die Auslösung von Lebernekrosen durch Acetaminophen verantwortlich ist, kommt erst zustande, wenn die Glutathionkonjugation wegen der Verarmung an Glutathion in der Zelle nicht mehr möglich ist.

Das Ausmaß der Glutathionkonjugation beeinflußt auch die kanzerogene Wirkung von Fremdstoffen. Aflatoxin$_{B1}$ ist ein potentes Leberkanzerogen in der Ratte. In der Maus hingegen wirkt es nur schwach kanzerogen, denn die Leber von Mäusen enthält ein Glutathion-*S*-Transferase-Isoenzym, das die Reaktion von Glutathion mit dem harten Elektrophil Aflatoxin$_{B1}$-8,9-oxid katalysiert und damit diese DNA-schädigende Zwischenstufe effizient entgiftet. In der Rattenleber ist dieses Isoenzym nicht vorhanden; daher ist die DNA-Bindung und die Kanzerogenität von Aflatoxin$_{B1}$ viel höher.

Entgiftung von Radikalen und reaktiven Sauerstoffspezies. Bei der Entgiftung reaktiver Sauerstoffspezies spielt wieder Glutathion eine wichtige Rolle. Selenabhängige Glutathionperoxidasen sind wichtige Enzyme zur Entgiftung von Wasserstoffperoxid. Dabei werden zwei Moleküle Glutathion zu Glutathiondisulfid oxidiert:

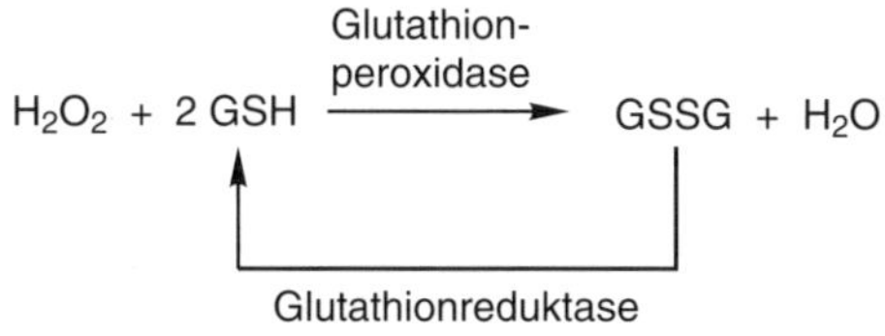

(Gl. 5.10)

Glutathiondisulfid kann durch die Glutathionreduktase wieder zu zwei Molekülen Glutathion reduziert werden. Die Superoxiddismutase (im Cytosol ist es ein Kupfer-Zink-, in den Mitochondrien ein Mangan-Enzym) entgiftet Superoxidradikalanionen. Das dabei gebildete Wasserstoffperoxid wird durch die Katalase in Wasser und Sauerstoff disproportioniert:

$$2\,H_2O_2 \longrightarrow 2\,H_2O + O_2 \qquad \text{(Gl. 5.11)}$$

Verschiedene Antioxidantien reduzieren radikalische Sauerstoffspezies ebenfalls zu molekularem Sauerstoff oder Wasser. Der wichtigste lipidlösliche Vertreter dieser Gruppe ist das α-Tocopherol, dessen Integration in Lipidmembranen die Schädigung von Membranbestandteilen durch Radikale verhindert. Das OH-Radikal wird durch α-Tocopherol zu Wasser reduziert, das Superoxidradikalanion zu Wasserstoffperoxid und Peroxiradikale zu Hydroperoxiden; dabei wird es selbst in ein stabiles, nur wenig reaktives Radikal umgewandelt. Im Gegensatz zum α-Tocopherol ist die Ascorbinsäure ein wesentliches Antioxidans, das hauptsächlich im Cytosol der Zelle vorhanden ist.

5.2.2 Reaktive Zwischenstufen schädigen zelluläre Makromoleküle

Reaktive Zwischenstufen reagieren in der Zelle mit Lipiden, Proteinen und DNA. Enzyminhibition, strukturelle Veränderungen an Enzymen und Lipidmembranen, Zerstörung von Organellen und letztendlich der Zelltod können die Folge sein. Die Reaktion zellulärer Zwischenstufen mit DNA-Bestandteilen führt bei der DNA-Replikation zur Ausbildung von Mutationen und kann die Genexpression beeinflussen. Die Alkylierung von DNA ist ein essentieller Vorgang bei der Induktion von Tumoren (siehe Kapitel 3).

Elektrophile Zwischenstufen reagieren mit nucleophilen Makromolekülen unter Ausbildung einer kovalenten Bindung. Dabei entsteht ein „Addukt" aus dem Metaboliten und dem Makromolekül. Für elektrophile Verbindungen läßt sich das Ausmaß der Reaktion mit nucleophilen Atomen in Makromolekülen anhand des Konzepts der harten und weichen Säuren vorhersagen. Nach diesem Konzept reagieren harte Säuren am besten mit harten Basen. Diese haben eine hohe Ladungsdichte, eine geringe Molekülgröße und eine geringe Polarisierbarkeit, während weiche Basen eine niedrige Ladungsdichte sowie Atome mit größerem Durchmesser aufweisen und leicht polarisierbar sind. Sowohl metabolisch gebildete Elektrophile als auch nucleophile Reaktionspartner lassen sich nach diesem Schema einteilen (Tabelle 5.4). Studien zur Adduktbildung von radioaktiv markierten Fremdstoffen mit Makromolekülen bestätigen das Konzept.

So reagieren weiche Elektrophile wie α,β-ungesättigte Carbonylverbindungen bevorzugt mit den weichen Schwefelatomen der Aminosäure Cystein in Proteinen oder mit Glutathion; eine Reaktion mit harten Nucleophilen wie Stickstoff- oder Sauerstoffatomen von Purin- und Pyrimidinbasen konnte in

Tabelle 5.4: Metabolisch gebildete Elektrophile und ihre Reaktionspartner in der Zelle

weich →				hart
Elektrophile:				
α,β-ungesättigte Carbonylverbindungen, Chinone	Epoxide, Alkylsulfate, Alkylhalogenide	Nitreniumionen	benzylische Carbokationen	aliphatische und aromatische Carbokationen
Nucleophile:				
SH von Cystein oder GSH	Schwefel von Methionin	primärer oder sekundärer Stickstoff von Lysin, Arginin oder Histidin	Aminogruppen von Purinen in RNA und DNA	Sauerstoff von Purinen und Pyrimidinen in DNA und RNA

Zellen noch nicht nachgewiesen werden. Andererseits reagieren harte Elektrophile wie Carbokationen nur schlecht mit Schwefelatomen von Cystein und Glutathion aber gut mit harten Stickstoff- und Sauerstoffatomen in Purin- und Pyrimidinbasen. Die intrazellulären Reaktionspartner von Radikalen und reaktivem Sauerstoff lassen sich theoretisch kaum vorhersagen und auch experimentell nur schwierig ermitteln. Eine Bindung des Radikals an spezifische Makromoleküle tritt recht selten auf und ist kaum quantifizierbar.

Wechselwirkungen mit Proteinen. Nucleophile Schwefel- und Stickstoffatome in Proteinverbänden werden von elektrophilen Metaboliten alkyliert oder acyliert; Reaktionspartner sind die Aminosäuren Cystein, Histidin, Valin und Lysin. Da freie Schwefel- und Stickstoffatome in Enzymen für die katalytische Aktivität wichtig sind, führen Alkylierung und Acylierung häufig zur Inaktivierung. Durch reaktive Zwischenstufen können auch die aktiven Zentren der Enzyme, die die Bildung eben dieser Zwischenstufen katalysieren, alkyliert werden. Diese „Selbstmordreaktion“ bedeutet oft die Inhibition der Enzyme; ein Beispiel ist die Alkylierung des Häms in P-450. Falls die alkylierten Proteine bedeutsame Funktionen für die Zelle haben (wie etwa die thiolathaltigen Enzyme der mitochondrialen Atmungskette), führt der durch die Alkylierung bedingte Funktionsausfall zum Zelltod (siehe Abschnitt 3.2.1). Durch Alkylierungen und Acylierungen werden Fremdstoffe an Proteine gebunden oder deren räumliche Strukturen verändert. Daher werden alkylierte oder acylierte Proteine unter bestimmten Bedingungen vom Immunsystem als körperfremd erkannt und lösen nach Sensibilisierung eine allergische Reaktion aus (siehe Exkurs 9.2). Viele Arzneimittelallergien sind auf die Bildung modifizierter Proteine durch Metaboliten des Arzneistoffs zurückzuführen. Solche allergischen Reaktionen können bis zu lebensbedrohenden Krankheitszuständen führen.

Die analytische Bestimmung der Proteinaddukte von Fremdstoffen dient beim „Biomonitoring“ als Bestimmungsgröße für die sogenannte „innere Beanspruchung“. In diesem Verfahren wird bei der Exposition mit Stoffen, die metabolisch zu Elektrophilen umgesetzt werden, nicht mehr die Konzentration des Stoffes in der Atemluft, sondern das Ausmaß der kovalenten Bindung (Proteinaddukte) in einem leicht zugänglichen Gewebe des Organismus gemessen. (Die Grundlagen des Biomonitoring sind im Exkurs 10.1 ausführlich beschrieben.)

Radikale und reaktive Sauerstoffspezies können Thiolate in Enzymen zu den entsprechenden Disulfiden oxidieren oder die Bildung von Carbonylgruppen in Proteinen induzieren; die dadurch hervorgerufene Konformationsänderung führt ebenfalls zur Veränderung der Enzymaktivität und zur Denaturierung der Proteine.

Wechselwirkungen mit Lipiden. Fremdstoffradikale können Wasserstoffatome von Lipiden entfernen. Diese Reaktion mit den ungesättigten Fettsäuren der Lipide – essentiellen Bestandteilen biologischer Membranen – führt zur sogenannten „Lipidperoxidation". Durch die radikalische Entfernung von Wasserstoffatomen entstehen Fettsäureradikale, die mit molekularem Sauerstoff zu Peroxiradikalen und weiter zu Hydroperoxiden reagieren können (Abbildung 5.10). Durch ausgelöste Radikalkettenreaktionen können C–C-Bindungen in den Fettsäuren gespalten und durch Abbau zu Bruchstücken kurzer Kettenlängen (C_2 bis C_6) biologische Membranen vollständig zerstört werden. Dies wiederum zieht einen Verlust der Kompartimentierung der Zelle und den Zelltod nach sich. Bei der Lipidperoxidation werden durch Zerstörung der Membranfettsäuren auch α,β-ungesättigte Aldehyde freigesetzt, die durch ihre elektrophilen Eigenschaften toxische Wirkungen weiter verstärken können. Die Bestimmung von Malondialdehyd nach Derivatisierung zu einem fluoreszierenden Produkt dient daher zur Quantifizierung der Lipidperoxidation.

Lipide können auch mit Elektrophilen reagieren. Die Acylierung und Alkylierung der Aminogruppen von Phosphatidylethanolamin aus Lipidmembranen durch metabolisch gebildete Zwischenstufen wurde bereits beobachtet. Die Rolle dieser Reaktionen für toxische Wirkungen ist aber noch nicht genau definiert.

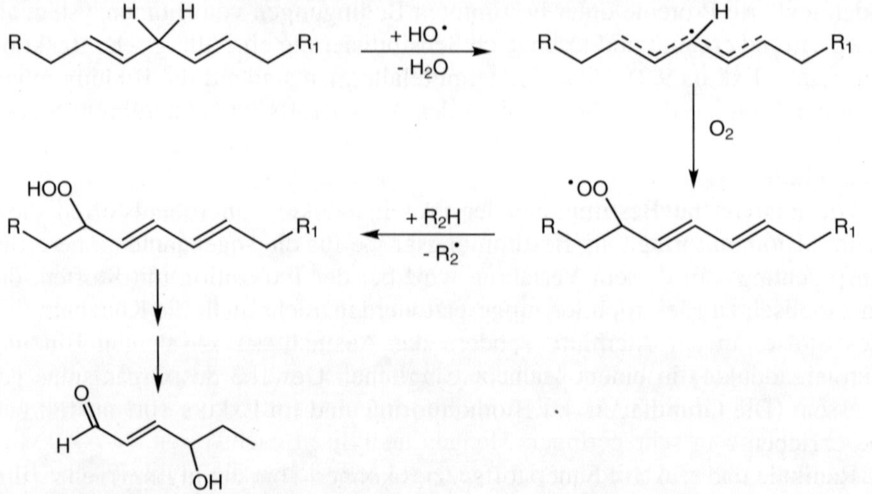

5.10 Angriff von Radikalen an ungesättigten Fettsäuren biologischer Membranen und Initiation der Lipidperoxidation. Durch Zerfall der ungesättigten Fettsäuren entstehen α,β-ungesättigte Carbonylverbindungen wie 4-Hydroxy-2-*trans*-hexenal.

Wechselwirkungen mit DNA. Die Alkylierung von DNA durch reaktive Zwischenprodukte kann während der DNA-Replikation zum Einbau einer falschen Base in den Tochterstrang und damit zur Erzeugung einer Mutation führen. DNA-Veränderungen durch reaktive Zwischenstufen stellen den ersten biochemisch definierbaren Schritt in der chemischen Kanzerogenese dar. Die Rolle von DNA-Schäden in der chemischen Krebserzeugung ist ausführlich in Abschnitt 3.3.4 beschrieben.

Fremdstoffe, die ohne metabolische Aktivierung mit DNA-Basen reagieren, sind zum Beispiel Alkylhalogenide, Alkylsulfate, Stickstoff- und Schwefel-Lost, Dichlor-Platin-Komplexe wie das in der Tumorchemotherapie eingesetzte *cis*-Platin, Lactone und Imine. Auch sehr viele chemische Kanzerogene, die bioaktiviert werden, alkylieren die DNA; die wichtigsten Reaktionspartner sind die Stickstoff- und Sauerstoffatome von Purin- und Pyrimidinbasen. Die DNA-Alkylierung ist allerdings ein in der Zelle nur in sehr geringer Ausbeute ablaufender Schritt. Selbst potente Kanzerogene alkylieren nur eine von 10^4 bis 10^8 Basen in DNA. Das Ausmaß der Alkylierung von Sauerstoff- und Stickstoffatomen in einzelnen Basen ist stark abhängig von der Elektrophilie des angreifenden Metaboliten; harte Elektrophile greifen bevorzugt die enolisierten Sauerstoffatome (harte Nucleophile) an, während weichere Elektrophile bevorzugt mit exozyklischen Aminogruppen und bestimmten Stickstoffatomen in den Ringen reagieren. Für sehr viele elektrophile Metaboliten ist Guanosin der bevorzugte Reaktionspartner in der DNA. Wegen der besonderen dreidimensionalen Struktur der DNA sind jedoch Addukte, die man mit isolierten Nucleosiden in chemischen Reaktionsansätzen erhält, nicht immer identisch mit DNA-Addukten, die nach Exposition von intakter DNA entstehen. Neben der dreidimensionalen Struktur haben auch Lösungsmittel, Puffersalze und Konzentration der Reaktanten einen Einfluß auf die Regioselektivität der Alkylierung von DNA-Basen.

Nachfolgend sind beispielhaft Strukturen von Reaktionsprodukten klassischer Kanzerogene mit DNA-Basen abgebildet, wie sie *in vivo* entstehen.

Der kanzerogene Arbeitsstoff Vinylchlorid wird metabolisch epoxidiert; das Epoxid reagiert mit Adenosin unter Bildung eines zyklischen, mutagenen Addukts (Abbildung 5.11). Das krebserzeugende Schimmelpilzprodukt Aflatoxin$_{B1}$ wird ebenfalls metabolisch epoxidiert und auch dieses Epoxid bindet sich an DNA (Abbildung 5.12). Die Addukte zeigen eine intensive Fluoreszenz und lassen sich so in sehr geringen Mengen analytisch nachweisen. N-7-Alkylierungen wie die in Abbildung 5.12 gezeigte schwächen die glykosidische Bindung des alkylierten Nucleosids an das Zucker-Phosphat-Gerüst der DNA. Durch die leichte Abspaltung der alkylierten Base entsteht eine „apurinische Stelle“ im Doppelstrang, die ebenfalls eine Mutation auslösen kann.

Verschiedene kanzerogene aromatische Amine lagern sich an DNA-Basen an. Dabei kann es zu einer Arylierung der exozyklischen Aminofunktion des Guanosins wie auch des C-8-Atoms kommen. Die Bildung solcher Addukte in der Blase empfindlicher Spezies durch Zerfall der Glucuronide löst den durch

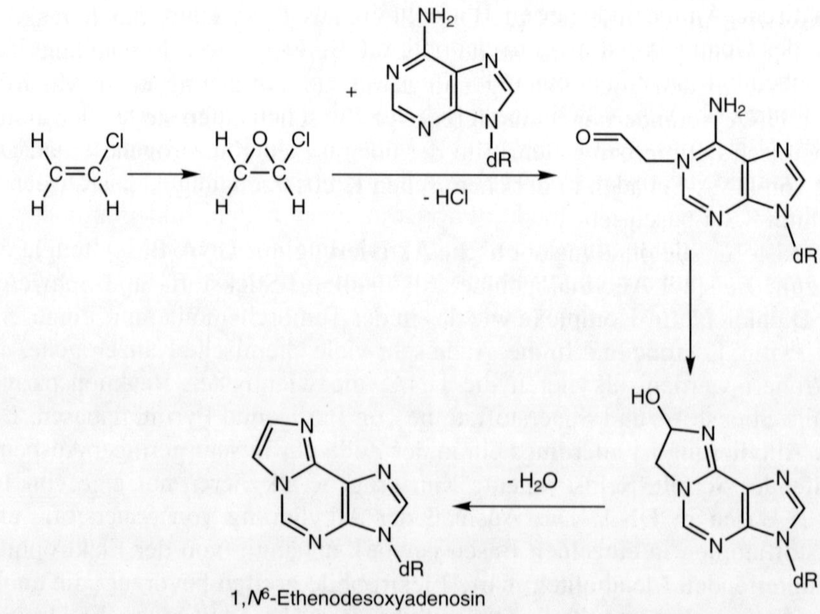

5.11 Metabolische Aktivierung von Vinylchlorid zu Chloroxiran und Modifizierung von Desoxyadenosin zu 1,N^6-Ethenodesoxyadenosin (dR: Desoxyribose).

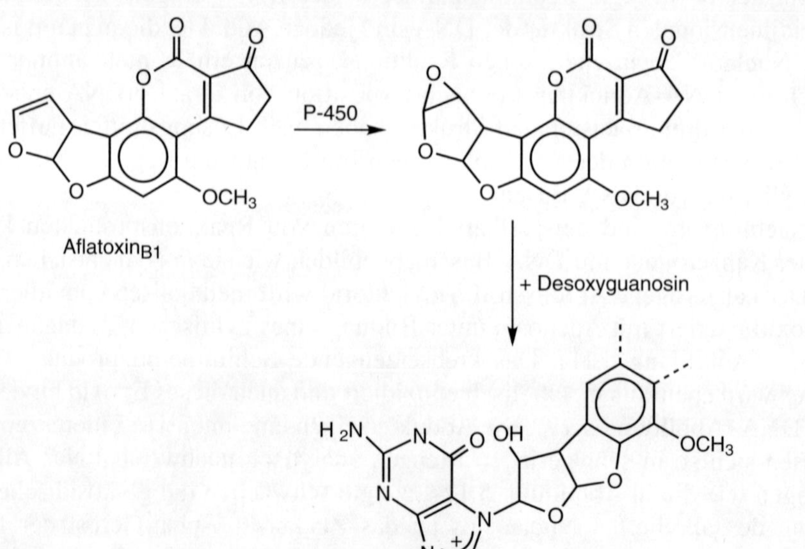

5.12 Metabolische Epoxidierung von Aflatoxin$_{B1}$ und Reaktion des entstandenen Aflatoxin$_{B1}$-8,9-oxides mit Desoxyguanosin. Das gebildete Guanosinderivat stellt eine prämutagene DNA-Veränderung dar.

aromatische Amine induzierten Blasenkrebs aus (Abbildung 5.3). Das C-8-Atom des Guanosins ist nicht nucleophil; die Bildung von C-8-Addukten läuft wahrscheinlich nicht über einen direkten nucleophilen Angriff an diesem Kohlenstoffatom ab. Vermutlich lagern sich die durch den Angriff des Nitreniumions am N-7-Atom des Guaninrestes gebildeten Addukte mit einer N–N-Bindung in einer Stevens-Umlagerung zu einem entsprechenden C-8-Derivat um. Neben Addukten, die die intakte Purinstruktur enthalten, bilden aromatische Amine auch Addukte, die durch Öffnung des Fünfrings nach Alkylierung am C-8-Atom des Guanosins entstehen (Abbildung 5.13).

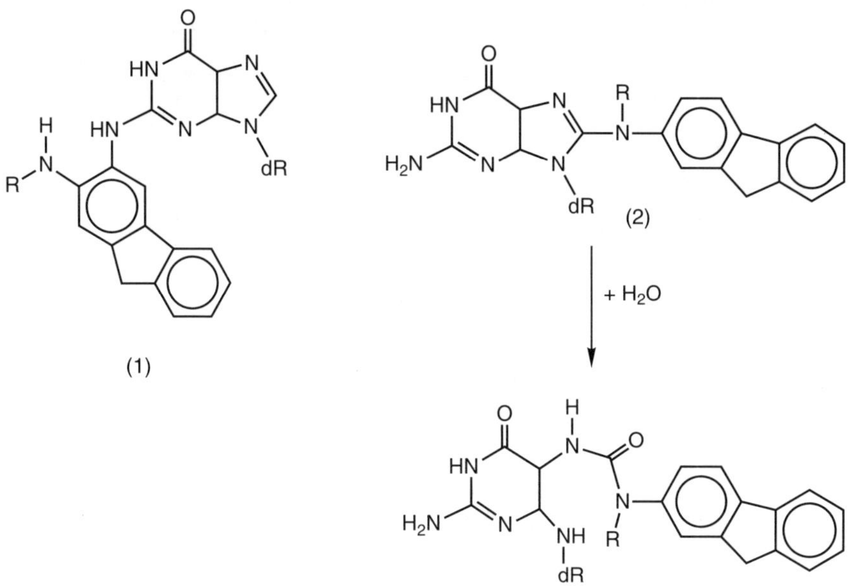

5.13 Strukturen von Addukten des Acetamidofluorens am Desoxyguanosin. Neben der Arylierung der exozyklischen Aminofunktion (1) werden am C-8-Atom gebildete Guanosinderivate (2) durch Hydrolyse unter Ringöffnung weiter gespalten.

Eine besondere Art von DNA-Bindung und Aktivierung zeigen Psoralene. Diese planaren Verbindungen können sich in den DNA-Doppelstrang einlagern und bei Lichteinwirkung in einer [2 + 2]-Zykloaddition unter Bildung eines Zyklobutanringes mit Pyrimidinbasen reagieren:

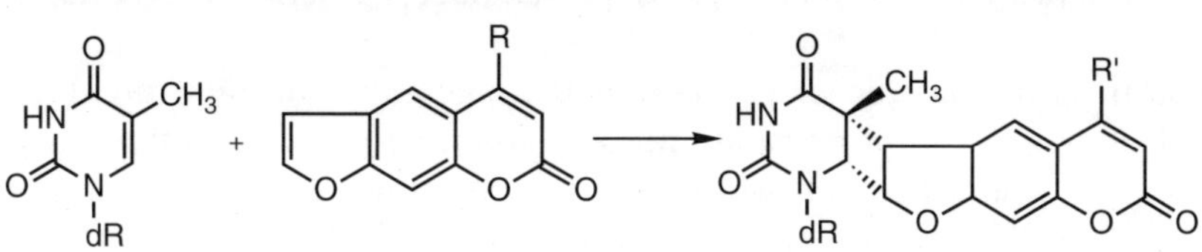

(Gl. 5.12)

Im Stoffwechsel zahlreicher polyzyklischer krebserzeugender Kohlenwasserstoffe entstehen durch zwei aufeinanderfolgende Cytochrom-P-450-abhängige Oxidationen Diolepoxide, die als weiche Elektrophile hauptsächlich mit der exozyklischen Aminogruppe des Guanosins reagieren (Abbildung 5.14).

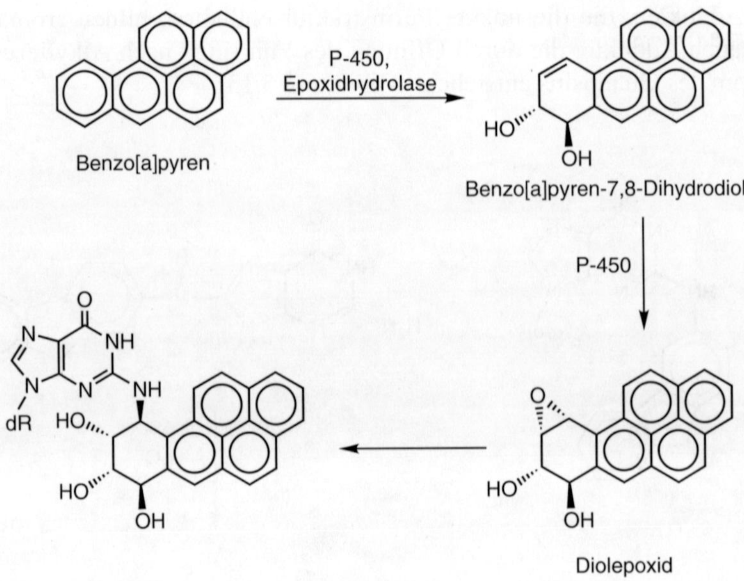

5.14 Bioaktivierung und DNA-Adduktbildung bei polyzyklischen Kohlenwasserstoffen. Das Benzo[a]pyren-7,8-dihydrodiol wird durch Cytochrom-P-450-abhängige Oxidation mit nachfolgender Hydrolyse des Epoxids durch Epoxidhydrolase aus Benzo[a]pyren gebildet und durch eine weitere Cytochrom-P-450 abhängige Reaktion in ein Diolepoxid umgewandelt, das mit Deoxyguanosin in DNA reagiert.

Auch Radikale können zur Schädigung der DNA führen. Dabei können sowohl das Zucker-Phosphat-Gerüst gebrochen als auch DNA-Basen oxidativ modifiziert werden. Durch Bruch des Zucker-Phosphat-Gerüsts können DNA-Strangbrüche oder sogenannte „apurinische Stellen" in der DNA entstehen (siehe Abschnitt 3.3.4). Bei der Reaktion von OH-Radikalen mit DNA-Basen können sich durch Hydroxylierung und nachfolgende Ringöffnung verschiedene Produkte bilden. Die wichtigste dieser Verbindungen ist 8-Hydroxydeoxyguanosin, welches eine promutagene DNA-Veränderung darstellt (Abbildung 5.15).

Man hat die Bildung solcher DNA-Veränderungen, die auf die Einwirkung von Radikalen zurückzuführen sind, mit dem Alterungsprozeß in Zusammenhang gebracht. Wahrscheinlich ist eine Verringerung der Konzentration antioxidativ wirkender Stoffe mit zunehmendem Alter für eine verstärkte oxidative Modifikation von DNA und Proteinen verantwortlich. Da derartige radikali-

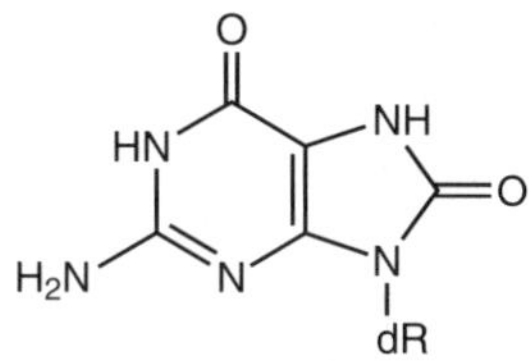

8-Hydroxydesoxyguanosin
(7,8-Dihydro-8-oxodesoxyguanosin)

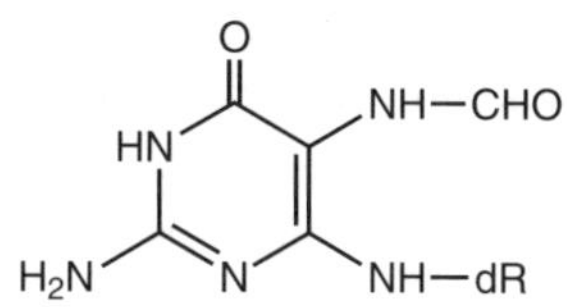

Fapy-Desoxyguanosin

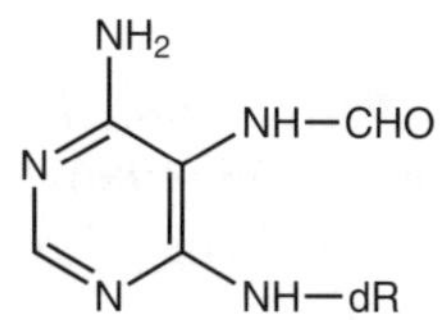

Fapy-Desoxyadenosin

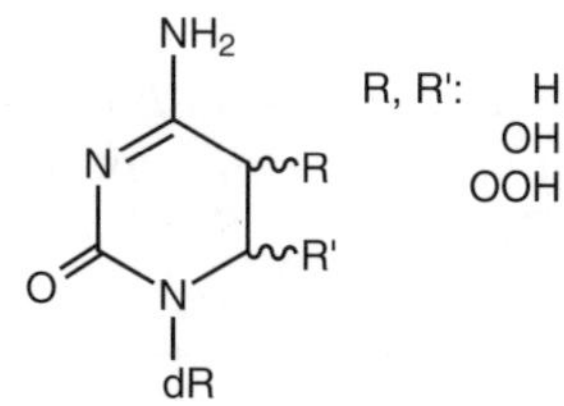

5,6-Dihydrodesoxycytidin

5.15 Beispiele für oxidative DNA-Modifikationen durch reaktive Sauerstoffspezies (Fapy = Formamidopyrimidin). Auch solche Veränderungen können prämutagene DNA-Läsionen darstellen.

sche DNA-Veränderungen wegen der Gleichgewichtskonzentrationen an reaktiven Sauerstoffspezies in der Zelle verglichen mit DNA-Addukten von Fremdstoffen in hohen Konzentrationen vorliegen, hat die Zelle spezifische Enzyme zur Reparatur oxidierter DNA-Basen entwickelt. Diese erkennen oxidierte DNA-Basen, entfernen sie aus dem DNA-Strang und ersetzen sie mit der korrekten Base.

Weiterführende Literatur

Anders, M. W. *Bioactivation Mechanisms and Hepatocellular Damage*. In: Arias, I. M.; Jakoby, W. B.; Popper, H.; Schachter, D.; Shafritz, D. A. (Hrsg.) *The Liver: Biology and Pathology, Second Edition*. New York (Raven Press) 1988. S. 389–400

Anders, M. W. (Hrsg.). *Bioactivation of Foreign Compounds*. Orlando (Academic Press) 1985.

Anders, M. W.; Dekant, W. (Hrsg.) *Conjugation-Dependent Carcinogenicity and Toxicity of Foreign Compounds*. San Diego (Academic Press) 1994.

Beland, F. A.; Kadlubar, F. F. *Formation and Persistence of Arylamine DNA Adducts in Vivo*. In: *Environ. Health Perspect.* 62 (1985) S. 19–30.

Burdon, R. H.; Gill, V.; Rice-Evans, C. *Oxidative Stress and Tumour Cell Proliferation*. In: *Free Rad. Res. Commun.* 11 (1990) S. 65–76.

Cerutti, P. A.; Trump, B. F. *Inflammation and Oxidative Stress in Carcinogenesis*. In: *Cancer Cell* 3 (1991) S. 1–17.

Guengerich, F. P.; Liebler, D. C. *Enzymatic Activation of Chemicals to Toxic Metabolites*. In: *CRC Crit. Rev. Toxicol.* 14 (1985) S. 259–307.

Halliwell, B.; Aruoma, O. I. *DNA Damage by Oxygen-Derived Species: Its Mechanism and Measurement in Mammalian Systems*. In: *FEBS Letters* 281 (1991) S. 9–19.

Hinson, J. A.; Roberts, D. W. *Role of Covalent and Noncovalent Interactions in Cell Toxicity: Effects on Proteins*. In: *Annu. Rev. of Pharmacol. and Toxicol.* 32 (1992) S. 471–510.

Kappus, H. *Overview of Enzyme Systems Involved in Bioreduction of Drugs and in Redox Cycling*. In: *Biochem. Pharmacol.* 35 (1986) S. 1–6.

Monks, T. J.; Lau, S. S. *Reactive Intermediates and Their Toxicological Significance*. In: *Toxicology* 52 (1988) S. 1–53.

Nelson, S. D.; Pearson, P. G. *Covalent and Noncovalent Interactions in Acute Lethal Cell Injury Caused by Chemicals*. In: *Annu. Rev. Pharmacol. Toxicol.* 30 (1990) S. 169–195.

Richter, D. *Reactive Oxygen and DNA Damage in Mitochondria*. In: *Mutation Research* 275 (1992) S. 249–255.

Sies, H.; Ketterer, B. (Hrsg.) *Glutathione Conjugation. Mechanisms and Biological Significance*. London, San Diego (Academic Press) 1988.

Sies, H. *Zur Biochemie der Thiolgruppe: Bedeutung des Glutathions*. In: *Naturwissenschaften* 76 (1989) S. 57–64.

Singer, B.; Grunberger, D. (Hrsg.) *Molecular Biology of Mutagens and Carcinogens*. New York, London (Plenum Press) 1983.

6

Erfassung toxischer Wirkungen

Probennahme • Analytische Methoden • Toxikologische Untersuchungsverfahren in Tieren • Ames-Test • Zellkultur • Prüfung auf fruchtschädigende Wirkungen

6.1 Analytische Bestimmung toxischer Verbindungen

Eine Beschreibung der modernen Toxikologie ist nicht möglich ohne detaillierte Kenntnisse der Methoden, die zur Bestimmung toxischer Stoffe angewendet werden. Die Toxikologie ist eine quantitative Wissenschaft, der es in erster Linie um die Erstellung von Dosis-Wirkungs-Beziehungen geht. Daher müssen aufgenommene Dosen toxischer Stoffe exakt quantifiziert werden, und dazu bedarf es einer empfindlichen und selektiven analytischen Methodik. Durch die wachsende Empfindlichkeit analytischer Verfahren wurden auch viele Probleme, besonders in der Umwelt-und Ökotoxikologie (beispielsweise die globale Verteilung von chlorierten Insektiziden oder chlorierten Dioxinen), erstmals aufgezeigt.

Qualitative und quantitative analytische Verfahren setzt man zum Beispiel zum Nachweis giftiger Stoffe in der klinischen Medizin und in der Gerichtsmedizin ein (siehe Kapitel 7); quantitative Verfahren dienen auch zur Bestimmung der Konzentration und damit zur Abschätzung der Aufnahme toxischer Stoffe über Lebensmittel und aus der Umwelt. Analytischen Mikroverfahren kommt in der experimentellen Toxikologie eine wichtige Rolle zu, besonders bei der Strukturaufklärung von im Organismus gebildeten Umwandlungsprodukten und bei der Identifizierung neuer toxischer Stoffe. Von großer Bedeutung ist die analytische Toxikologie außerdem bei der Überwachung von Expositionsgrenzwerten am Arbeitsplatz; zur Überwachung der MAK-, BAT- und TRK-Werte (Definitionen in Kapitel 1) hat man verschiedenartigste analytische Verfahren ausgearbeitet, die in genauen Vorschriften detailliert beschrieben sind. Noch empfindlichere analytische Verfahren werden in Zukunft beim sogenannten Biomonitoring (siehe Exkurs 10.1) – insbesondere zur Bestimmung der Aufnahme chemischer Kanzerogene am Arbeitsplatz und aus der Umwelt – zum Einsatz kommen.

Ein Problem bei der Analytik von biologischen Proben und von Umweltproben sind die niedrigen Konzentrationen an Schadstoffen. Diese liegen meist in komplizierten Gemischen vor, in denen andere Stoffe oft deutlich höhere Konzentrationen aufweisen. Zur Identifizierung und quantitativen Bestimmung solcher Schadstoffe muß eine spezifische Analytik für eine bestimmte Substanz oder Substanzgruppe erarbeitet werden. Solche Verfahren lassen sich dann spezifisch zur Quantifizierung bekannter Verbindungen einsetzen. In vielen Fällen liegen jedoch auch in ihrer Struktur bekannte Stoffe in den Gemischen in so geringen Konzentrationen vor, daß man zur quantitativen Bestimmung Verfahren zur Trennung der Gemische und zur Anreicherung des zu analysierenden toxischen Stoffes benötigt.

6.1.1 Die Probennahme darf die Proben nicht verfälschen

In der experimentellen und der forensischen Toxikologie sowie beim Biomonitoring werden meist Blut-, Harn- und Kotproben entnommen. Auch Haare und Nägel können Aufschluß über eine Exposition gegenüber toxischen Stoffen (hauptsächlich Schwermetallen) geben. Bei der Lagerung von Proben zum Zweck der toxikologischen Analytik ist darauf zu achten, daß die Zersetzung der zu analysierenden Substanz – beispielsweise durch Bakterien – oder Verluste durch Verdampfung weitestgehend vermieden werden. Dazu sollten alle Proben, die biologisches Material enthalten, eingefroren werden. Vor dem Einfrieren sind störende Bestandteile wie beispielsweise Hämoglobin in Blutproben oder Bakterien im Harn durch geeignete Maßnahmen zu entfernen; ein häufiges Auftauen der Proben ist zu vermeiden.

Für die Probennahme aus der Umwelt sind für viele Stoffe Immissionsmeßverfahren in VDI-Richtlinien beschrieben (VDI = Verein Deutscher Ingenieure). Zur Messung relevanter Umweltverunreinigungen in der Luft (Schwefeldioxid, Ozon) hat man kontinuierliche Meßverfahren entwickelt. Viele Schadstoffe in der Luft lassen sich jedoch nicht durch kontinuierliche Verfahren bestimmen. Zu ihrer quantitativen Bestimmung dienen Probenröhrchen, die schnell halbquantitative Aussagen zur Stoffkonzentration ermöglichen, und diskontinuierliche Verfahren. Bei diesen sammelt man einen Stoff an Trägermaterialien und bestimmt nachträglich seine Konzentration.

6.1.2 Atomabsorptionsspektrometrie und ELISA sind substanzspezifisch

Substanzspezifische Nachweismethoden haben oft den Vorteil, daß sie sich schnell und ohne den Aufwand einer Anreicherung von Stoffen durchführen lassen. Dies ermöglicht die kostengünstige und zeitsparende Analyse einer großen Probenzahl. „Klassische" Farbreaktionen werden in der analytischen und der klinischen Toxikologie meistens nur noch als „Orientierungshilfen" zur Erkennung von vergiftungsauslösenden Stoffen eingesetzt (siehe Kapitel 7). Die entsprechenden Reaktionen sind in Lehrbüchern der analytischen Chemie beschrieben. Für quantitative Bestimmungen von Stoffen in der Umwelt, am Arbeitsplatz oder in biologischen Proben reichen Empfindlichkeit und Selektivität dieser Methoden jedoch oft nicht aus, so daß modernere Verfahren zum Einsatz kommen.

So bestimmt man die Konzentration von Metallen in der analytischen Toxikologie mit atomspektrometrischen Methoden. (Für die Grundlagen dieser Methoden sei auf Lehrbücher der physikalischen Chemie verwiesen.) Die Atomabsorptionspektrometrie zeichnet sich durch eine hohe Spezifität für toxische Schwermetalle aus und kann zur schnellen Bestimmung von Blei, Cadmium, Quecksilber und Arsen sowie von bestimmten Erdalkalimetallen auch in Blut- oder Urinproben von belasteten Personen verwendet werden.

Eine relativ neue substanzspezifische Analysenmethode ist unter der Bezeichnung ELISA bekannt (*enzyme-linked immunosorbent assay*). Diese Methode weist eine hohe Selektivität für eine bestimmte Substanz oder Substanzgruppe auf, läßt sich einfach und schnell durchführen und erlaubt die Messung großer Probenmengen in kurzer Zeit. Die Empfindlichkeit dieses Verfahrens liegt in ähnlichen Größenordnungen wie die aufwendiger analytischer Verfahren (zum Beispiel Gaschromatographie-Massenspektroskopie-Kopplung). ELISA-Methoden sind mit einfachen, transportablen Geräten durchführbar und eignen sich somit auch für schnelle Messungen außerhalb des Labors. Daher werden derartige Assays besonders für die Umweltanalytik entwickelt.

Die ELISA-Methoden beruhen auf der Verwendung von Antikörpern. Antikörper sind hochmolekulare Proteine (Molekulargewicht = 160 000 Dalton), die von bestimmten Zellen des Immunsystems nach Stimulierung mit einem Fremdstoff ausgeschüttet werden (siehe Kapitel 9). Sie haben die Form eines Ypsilon und besitzen insbesondere an der Spitze der beiden Äste eine variable Aminosäurezusammensetzung. Diese Variabilität erlaubt die Erkennung und Bindung einer schier unermeßlichen Zahl verschiedener Fremdstoffstrukturen. Die Zellen des Immunsystems stellen Milliarden unterschiedlicher Antikörper bereit, die jeweils für einen spezifischen Fremdstoff am besten angepaßt sind; die Bindung erfolgt über Wasserstoffbrücken. Durch biotechnologische Prozesse lassen sich Antikörper gewinnen, die ganz bestimmte Strukturelemente eines Stoffes erkennen und binden. Beim ELISA-Test kleidet man Probenröhrchen mit einem solchen Antikörper aus und füllt sie mit einer Probenlösung

(Abbildung 6.1). Die Antikörper binden den zu analysierenden Stoff, dessen Konzentration in der Probe nur so groß sein darf, daß danach noch Bindungsstellen unbesetzt bleiben (1, Abbildung 6.1). Andere Bestandteile der Lösung wäscht man aus. Danach wird im Vergleich zur Menge der Antikörper im Probenröhrchen ein Überschuß an Enzymkonjugat des Stoffes zugegeben (2, Abbildung 6.1). Auch das Enzymkonjugat wird von den Antikörpern gebunden; überschüssiges Enzymkonjugat wird durch Waschen entfernt (3, Abbildung 6.1). Alle Bindungsstellen sind nun blockiert, die Menge an gebundenem Enzymkonjugat ist umgekehrt proportional zur in der Probe vorhandenen Stoffmenge. Im letzten Schritt gibt man ein spezielles Substrat des Enzyms hinzu (4, Abbildung 6.1). Das Enzymkonjugat katalysiert die Umwandlung dieser Indikatorsubstanz in ein UV-absorbierendes Derivat. Die dann meßbare UV-Absorption der Probe, die im Vergleich zu Kontrollen bestimmt wird, ist entsprechend umgekehrt proportional zur Menge des zu analysierenden Stoffes, weil nur die noch nicht besetzten Bindungsstellen mit dem Enzymkonjugat des Stoffes reagieren können.

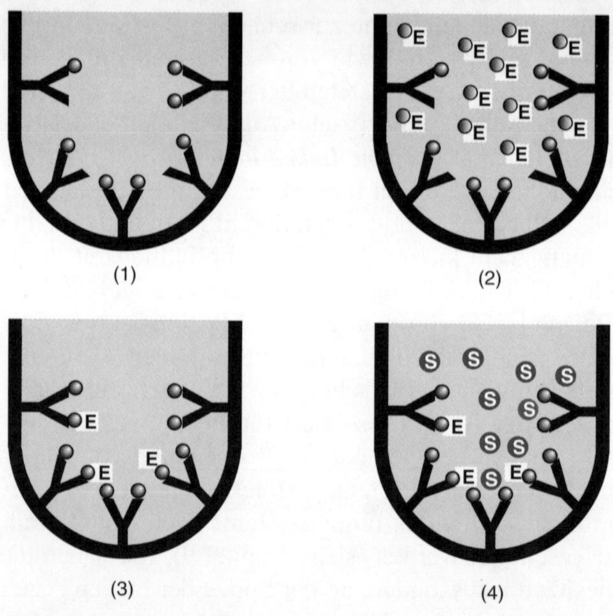

6.1 Prinzip des *enzyme-linked immunosorbent assays* (ELISA). Das Probenröhrchen ist mit Antikörpern (**Y**) beschichtet, die den zu bestimmenden Fremdstoff binden. ●**E** ist ein Enzymkonjugat des Fremdstoffes (●); das Enzym katalysiert die Umwandlung des Substrats (S) in ein UV-absorbierendes Produkt. Nach Aufgabe des Fremdstoffes wird dieser von den Antikörpern gebunden (1), danach zugegebenes Enzymkonjugat des Fremdstoffes wird ebenfalls von den Antikörpern gebunden (2 und 3), nach Auswaschen des überschüssigen Enzymkonjugats wird ein Substrat für dieses Enzym zugegeben (4).

6.1.3 Chromatographische und massenspektrometrische Verfahren spielen in der analytischen Toxikologie eine wichtige Rolle

Viele organische toxische Stoffe liegen in komplexen Gemischen vor und lassen sich ohne Anreicherung nicht analysieren. Oft ist die Konzentration des jeweiligen Stoffes für eine direkte Auftragung auf eine Trennsäule zu gering, oder Begleitkomponenten beeinflussen die Trennleistung oder Stoffdetektion. Die zu analysierenden Stoffe reichert man vor der chromatographischen Analyse mit Flüssig-flüssig-Extraktionsmethoden an; einen beispielhaften Analysengang zeigt Abbildung 6.2. Durch eine Serie von Flüssig-flüssig-Extraktionen lassen sich toxische Stoffe so anreichern, daß man sie anschließend über chromatographische Verfahren quantifizieren kann.

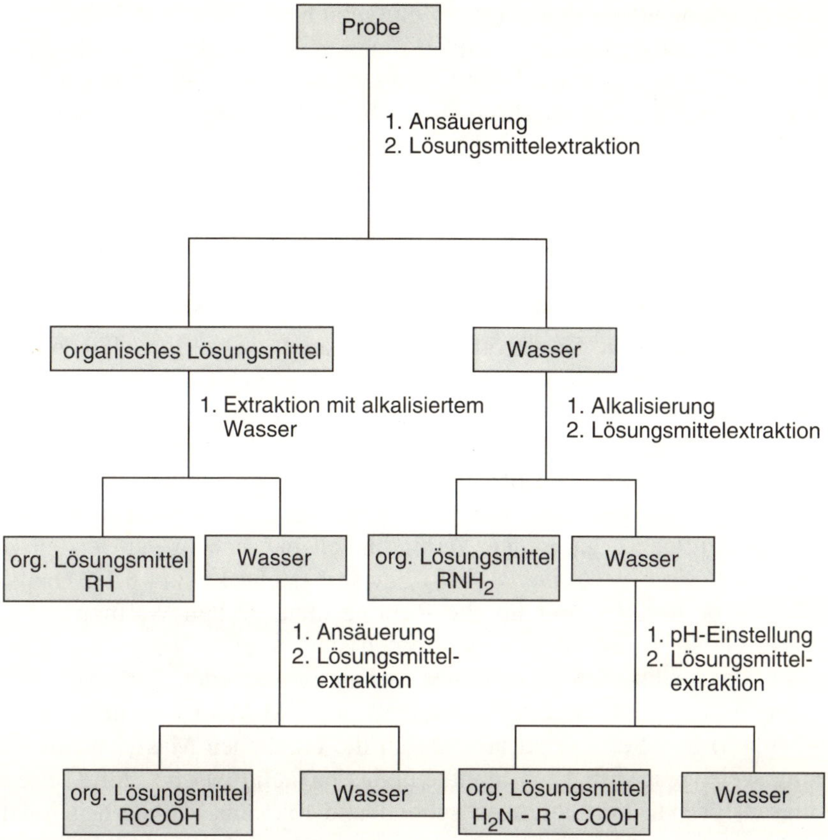

6.2 Trennungsgang für organische Substanzen: Abtrennung von unpolaren Verbindungen, Säuren, Basen und Aminosäuren. Dadurch können Stoffe mit bestimmten funktionellen Gruppen angereichert und empfindlicher nachgewiesen werden. Zusätzlich werden die die Analyse störenden Stoffe entfernt.

Die Flüssig-flüssig-Extraktionen werden allerdings mehr und mehr durch adsorptionschromatographische Methoden ersetzt, die wegen des geringen Lösungsmittelverbrauchs viel preiswerter sind und die Umwelt weniger belasten. Eine selektive Retention und damit Anreicherung bestimmter Stoffe kann über Affinitätssäulen erfolgen. Dabei sind chemische oder auf immunologischer Basis entwickelte Methoden einsetzbar. Durch Verwendung von Antikörpern, die bestimmte Stoffe selektiv zurückhalten, lassen sich auch aus großen Probenvolumina Substanzen spezifisch anreichern und ein Großteil der Matrixkomponenten entfernen. Dadurch erniedrigen sich die Nachweisgrenzen bei der Bestimmung dieser Stoffe stark.

Für Gase und flüchtige Stoffe wird die *Gaschromatographie* (GC) mit verschiedenen Detektoren als selektive und empfindliche Methode eingesetzt. Hochauflösende Trennsäulen mit geringem Durchmesser und sehr empfindliche Detektoren ermöglichen es, selbst in komplizierten Gemischen von flüchtigen Verbindungen innerhalb kurzer Zeit (zehn bis 20 Minuten) Einzelkomponenten zu identifizieren und zu quantifizieren. Für viele Anwendungen im Bereich der Toxikologie wird der Flammenionisationsdetektor genutzt. Zum empfindlichen Nachweis bestimmter Stoffe oder Stoffgruppen kommt eine Modifikation dieses Detektors, der sogenannte NPD (*nitrogen phosphorous detector*) zum Einsatz, der eine hohe Empfindlichkeit für Stickstoff- und Phosphorverbindungen aufweist. Halogenierte Verbindungen (Lösemittel, Pestizide) lassen sich in sehr hoher Empfindlichkeit mit dem sogenannten Elektroneneinfangdetektor (ECD, *electron capture detector*) nachweisen. Eine Übersicht über die Nachweisgrenzen verschiedener analytischer Verfahren findet sich in Tabelle 6.1. Die Gaschromatographie spielt wegen ihrer hohen Trennleistung auch bei der Analyse komplexer Gemische nichtflüchtiger organischer Stoffe eine sehr wichtige Rolle; da flüchtige Verbindungen für diese Methode eine Voraussetzung sind, hat man verschiedenste Reaktionen zur Umwandlung nichtflüchtiger organischer Stoffe in flüchtige Derivate entwickelt.

Als wesentlicher Detektor in der toxikologischen Analyse von flüchtigen und nichtflüchtigen organischen Verbindungen hat sich in den letzten zehn Jahren das *Massenspektrometer* (MS) bewährt (siehe Exkurs 6.1). Dank der Einführung preiswerter und für die Routine ohne großen Wartungsaufwand nutzbarer Geräte ist die massenspektrometrische Analytik in der Toxikologie zu einem der wichtigsten analytischen Verfahren geworden. Sie zeichnet sich vor allem durch eine hohe Empfindlichkeit (im SIM Modus bis in den Femtomol-Bereich) und Selektivität aus. Durch die erhaltenen Massenspektren beziehungsweise diagnostischen Fragmente lassen sich toxische Stoffe oder vergiftungsauslösende Verbindungen schnell und mit hoher Sicherheit identifizieren.

Wäßrige Proben nichtflüchtiger oder höhermolekularer Stoffe können durch Hochdruckflüssigkeitschromatographie (HPLC, *high pressure liquid chromatography*) analysiert werden. Die Entwicklung sogenannter *reversed face*-Säulen erlaubt es, wäßrige Proben ohne Aufarbeitung und schnell zu trennen;

Tabelle 6.1: Nachweisgrenzen analytischer Verfahren

Verfahren	Nachweisgrenze (absolute Stoffmengen)
Atomabsorption	unterer Nanomol-Bereich
ELISA	Nanomol- bis Picomol-Bereich
HPLC (Hochdruckflüssigkeits-chromatographie) mit UV-Detektor	unterer Nanomol-Bereich (abhängig von UV-Absorption des Stoffes)
HPLC mit Fluoreszenzdetektor	unterer Picomol-Bereich, mit speziellen Techniken bis in den unteren Femtomol-Bereich
GC (Gaschromatographie) mit Flammenionisationsdetektor	Nanomol-Bereich
GC mit Elektroneneinfangdetektor (ECD)	Picomol-Bereich
GC/MS mit *selected ion monitoring* (SIM)	unterer Picomol-Bereich
GC/MS mit chemischer Ionisation und *negative ion detection*	unterer Femtomol-Bereich, bei Anwendung spezifischer Techniken bis in den Attomol-Bereich

Die absoluten Nachweisgrenzen sind stark stoffabhängig und werden entscheidend von Bestandteilen der Matrix bestimmt; die angegebenen Werte sind Richtwerte.

allerdings liegen die Trennleistungen noch weit unter denen der Kapillargaschromatographie. *Reversed face*-Säulen sind mit Kohlenstoffketten (C_2 bis C_{18}) modifizierte Silicagele. Die Trennung erfolgt nach der Polarität des Stoffes; sehr polare Verbindungen werden zuerst eluiert. Als Detektoren dienen elektrochemische, UV- und sogenannte Diodenarray-Detektoren. Letztere haben den Vorteil, daß in den chromatographischen Trennungen direkt vom Eluat UV-Spektren zur Substanzcharakterisierung beziehungsweise Strukturbestätigung aufgenommen werden können. Dazu besitzt das Gerät für jede zu analysierende Wellenlänge eine eigene Diode, die Lichtintensitätsänderungen während der chromatographischen Trennung registriert. Durch Abrufen der Signale zu einer bestimmten Zeit lassen sich relative Intensitäten und damit UV-Absorptionsspektren der Stoffe bestimmen. Auch in der Flüssigkeitschromatographie wird mehr und mehr das Massenspektrometer zur Detektion und Quantifizierung eingesetzt. Thermospray-, Elektrospray- und *particle beam*-Massenspektrometrie bieten für bestimmte Proben eine hohe Empfindlichkeit. Diese Systeme sind allerdings teuer und aufwendig in der Bedienung; besonders Routinemessungen erfordern einen hohen Aufwand und viel Zeit.

Ein chromatographisches Verfahren besonderer Art ist die sogenannte Sekundär-Ionenmassenspektrometrie. Hier dient ein vorgeschalteter Massenspektrometer zur Selektion. Diese sogenannte MS-MS-Kopplung funktioniert durch Einfangen bestimmter Ionen in einem elektromagnetischem Feld im Massenspektrometer und ihre selektive Ionisation mit nachfolgender massenspektrometrischer Trennung der beim weiteren Zerfall entstandenen Ionen. Da

Exkurs 6.1: Einsatz von massenspektrometrischen Verfahren

Wegen ihrer hohen Nachweisempfindlichkeit werden Massenspektrometer als Detektor für Gaschromatographie und Flüssigkeitschromatographie häufig eingesetzt. Dadurch ist sowohl eine Strukturaufklärung von Stoffen in Gemischen als auch (durch den Einsatz spezieller Techniken) ein sehr empfindlicher Nachweis möglich.

SIM (*selected ion monitoring*): Bei diesem Verfahren werden nur einzelne Fragmente, die für den Stoff charakteristisch sind, während der massenspektrometrischen Trennung verfolgt; dadurch ergeben sich gegenüber der Aufnahme eines kompletten Stoffspektrums Empfindlichkeitsgewinne um den Faktor 100 bis 1000. Das gebräuchlichste Ionisationsverfahren ist hier immer noch die Elektronenstoßionisation, die besonders zur Strukturaufklärung oder Strukturbestätigung von toxischen Verbindungen eingesetzt wird. Sie liefert Massenspektren, die in computerunterstützten Bibliotheken schnell abfragbar sind und damit eine exakte Strukturzuordnung erlauben.

NCI (*negative chemical ionisation*): Für eine äußerst empfindliche Analytik im Bereich des Biomonitorings wird gegenwärtig bevorzugt die chemische Ionisation mit der Detektion negativer Ionen eingesetzt. Dieses Verfahren zeichnet sich für bestimmte Stoffe (die elektronenziehende Gruppierungen enthalten, wie zum Beispiel Pentafluorbenzylester) durch eine enorm hohe Nachweisempfindlichkeit (im unteren Femtomol-Bereich) aus.

Ionisierungsmethoden in der Flüssigkeitschromatographie/Massenspektrometrie: Bei der Thermospray-Massenspektrometrie fließt das Eluat einer Trennsäule, das mindestens zehn Prozent Wasser und Ammoniumacetat enthalten muß, durch ein geheiztes Kapillarrohr. In der angeschlossenen Verdampfungskammer entsteht ein sehr feines Spray; beim Verdampfen des Lösungsmittels bilden sich durch Ladungsaustausch zwischen den Salzionen und den organischen Molekülen Ionen, die in das Massenspektrometer eintreten. Die Thermospray-Ionisierung läßt sich auch auf polare und nichtflüchtige Verbindungen anwenden; wegen der milden Ionisierungsbedingungen werden häufig Molekülionen beobachtet. Bei der Elektrospray-Ionisierung werden Stoffe, die in wässriger Lösung vorhanden sind, ebenfalls durch ein Kapillarrohr gepresst; ein starkes elektrisches Feld ionisiert sie anschließend. Die sehr hohe Empfindlichkeit und die Möglichkeit zur massenspektrometrischen Analytik von höhermolekularen Verbindungen kann der Elektrospray-Ionisierung viele wichtige Einsatzgebiete in der Toxikologie erschließen.

das elektromagnetische Feld auf bestimmte, substanzspezifische Fragmente eingestellt werden kann, lassen sich auch aus komplizierten Gemischen einzelne Moleküle mit sehr hoher Empfindlichkeit und Selektivität nachweisen.

Exkurs 6.2: *Good Laboratory Practice* (GLP)

Zur Feststellung toxischer Wirkungen von Stoffen leisten toxikologische Untersuchungen einen wichtigen Beitrag. Da die Ergebnisse dieser Analysen wichtige Folgen für Regelungen des Gesetzgebers bezüglich der Anwendung dieser Stoffe haben, wird die Qualität solcher Prüfungen streng kontrolliert. Alle Prüfungen müssen nach den Richtlinien der *good laboratory practice* (gute Laborpraxis) durchgeführt werden. Diese Richtlinien regeln sehr formalistisch den organisatorischen Ablauf und die Bedingungen der Planung, Überwachung und Durchführung von Laborprüfungen und schließen auch die Aufzeichnung und Berichterstattung der Prüfdaten ein. Im einzelnen existieren genaue Regeln für folgende Bereiche:

1. Die Ausbildung und kontinuierliche Weiterbildung aller an der Prüfung beteiligten Personen einschließlich des verantwortlichen Versuchsleiters. Alle Mitarbeiter müssen regelmäßig Weiterbildungsveranstaltungen mit Erfolg besucht haben. Für jede Studie muß ein verantwortlicher Versuchsleiter bestimmt werden. Dieser ist zuständig für die Interpretation, Analyse und Dokumentation der Versuchsergebnisse. Er muß auch auf die Einhaltung aller GLP-Regeln achten.
2. Die Erstellung eines Studienprotokolls. Dieses Protokoll muß vor Beginn der Studie erstellt werden und detaillierte Angaben über den wissenschaftlichen Kenntnisstand zu Beginn der Untersuchung, den zeitlichen Ablauf der Studie, biologische Untersuchungssysteme und Testchemikalien enthalten.
3. Die Ausstattung und Einrichtung der Versuchsräume einschließlich Zugangsberechtigung. Untersuchungen nach GLP-Richtlinien müssen grundsätzlich in dafür vorbereiteten Laboratorien durchgeführt werden. Zugang zu diesen Labors haben nur an der Studie beteiligte Mitarbeiter; alle Räumlichkeiten unterliegen strengen Hygienevorschriften.
4. Der Umgang mit Prüfsubstanzen und Versuchstieren und die Durchführung aller Arbeitschritte. Die Lieferung aller für die Prüfung verwendeten Stoffe und die Identität der Stoffe müssen dokumentiert werden. Alle Arbeitsschritte müssen nach *standard operating procedures* (SOP), detaillierten Arbeitsvorschriften, durchgeführt und genau protokolliert werden. Für die Protokollierung sollten Systeme verwendet werden, die sich nicht nachträglich manipulieren lassen.
5. Die Aufzeichnung aller erarbeiteten Daten und Aufbewahrung aller Probenmaterialien. Alle Daten werden in einem Bericht zusammengefaßt; Originalunterlagen und Proben müssen für einen bestimmten Zeitraum in einem nichtzugänglichen Raum aufbewahrt werden.
6. Eine unangemeldete Inspektion des Labors zur Überwachung der Einhaltung der Regeln der GLP ist jederzeit möglich.

6.2 Toxikologische Untersuchungsverfahren

Die Anforderungen an Toxizitätsuntersuchungen für neue chemische Stoffe sind in den letzten Jahrzehnten stark gestiegen. In allen Industrieländern wurden dazu Richtlinien erlassen, und größere Behörden wie zum Beispiel die Weltgesundheitsorganisation (World Health Organisation, WHO), der Rat der Europäischen Union und Behörden in den Vereinigten Staaten (Food and Drug Administration, FDA; Environmental Protection Agency, EPA) sind heute bestrebt, international oder zumindest multinational geltende Richtlinien zu erstellen, um den Austausch von Lizenzen zwischen den Ländern zu erleichtern.

Um ein umfassendes Bild von der Giftigkeit einer chemischen Substanz zu gewinnen, werden üblicherweise folgende Prüfungen benötigt:

- Toxizitätsuntersuchungen bei einmaliger Gabe: akute Toxizität;
- Toxizitätsuntersuchungen bei mehrmaliger Gabe: subakute, subchronische und chronische Toxizität;
- spezielle Untersuchungen: Reproduktions- und Teratogenitätsprüfungen, Untersuchungen zu Gentoxizität und Mutagenität.

Dies bedeutet jedoch nicht, daß eine neue chemische Substanz automatisch alle Prüfungen durchlaufen muß. Das Prüfverfahren versteht sich vielmehr als Stufenverfahren, das auf jeder Ebene eine Bewertung und entsprechende Weiterplanung (Abbildung 6.3) ermöglicht.

6.2.1 Prüfungen auf akute Toxizität dienen einer ersten Abschätzung der toxischen Wirkungen

Bei dieser Prüfung mit einmaliger Gabe an Versuchstiere geht es vor allem darum,

- die Giftigkeit einer Substanz quantitativ zu bestimmen und sie im Vergleich zu anderen Substanzen einzuordnen,
- die Art der toxischen Effekte zu ermitteln,
- die Dosis für weitere Prüfungen abzuschätzen.

Bis in die siebziger Jahre galt die Bestimmung der LD_{50}-Werte am Tier – also der mittleren Dosis, nach deren Verabreichung 50 Prozent der behandelten Tiere sterben – oder der LC_{50}-Werte – der mittleren Konzentration eines Stoffes in der Atemluft, bei der über einen bestimmten Zeitraum 50 Prozent der behandelten Tiere sterben – als Hauptanhaltspunkt sowohl für das toxische Potential des Stoffes beim Menschen als auch für die Dosisfindung für die subchronischen und chronischen Toxizitätsprüfungen (für Definitionen und Bestimmungsmethoden siehe Kapitel 1). Die Ermittlung der LD_{50}-Werte er-

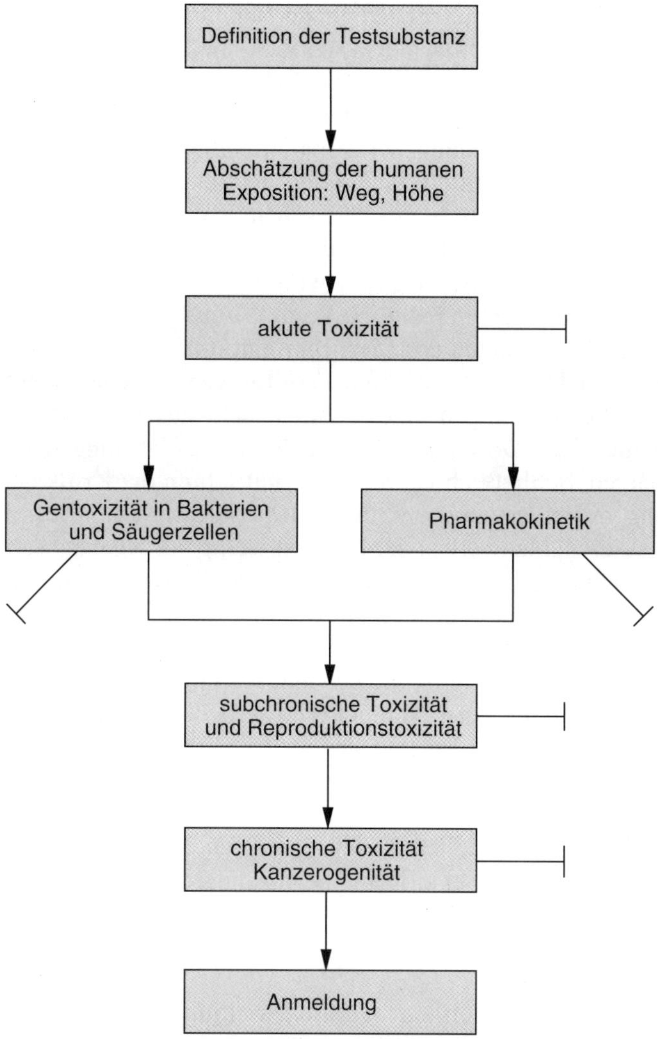

6.3 Übliche Reihenfolge der Toxizitätsuntersuchungen (Stufenplan) einer neuen chemischen Substanz im Ganztier und mit *in vitro*-Testsystemen. Die Feststellung eines nicht akzeptablen Risikos für den Menschen führt zum Verzicht auf weitere Prüfungen und zur Unterbrechung der Entwicklung (—|); anderenfalls werden die Toxizitätsuntersuchungen fortgeführt.

folgt in der Regel mit statistischen Näherungsverfahren unter Angabe des 95-Prozent-Vertrauensbereichs, innerhalb dessen sich mit einer Wahrscheinlichkeit von 95 Prozent der „wahre" LD_{50}-Wert befindet. Die Applikationsform hängt weitgehend von dem geplanten Verwendungszweck der Prüfsubstanz ab. Im allgemeinen verlangen heute die Behörden zwei Applikationsformen, von denen die eine oral sein muß.

Der Wert und die Notwendigkeit des LD_{50}-Testes wurde in den letzten Jahren – zu Recht – immer mehr in Frage gestellt. Es steht heute fest, daß sich trotz hoher Tierzahlen keine befriedigende Reproduzierbarkeit erreichen läßt. Zwei international durchgeführte Ringversuche in über 60 Laboratorien haben zum Beispiel gezeigt, daß die ermittelten LD_{50}-Werte erheblichen Schwankungen (bis um den Faktor 14) unterliegen können, und zwar trotz exakter Vorschriften zur Vereinheitlichung der Versuchsbedingungen. Aber selbst wenn der LD_{50}-Wert richtig ermittelt wird, ist seine Aussagekraft für die Beschreibung einer akuten Vergiftung im Menschen und für die Abschätzung von potentiellen Risiken gering. Todesrate und numerischer LD_{50}-Wert sind für die toxikologische Risikobeurteilung nur von untergeordneter Bedeutung. Bei LD_{50}-Bestimmungen werden lediglich akute Wirkungen erfaßt, aber wegen der meist niedrigen Belastungen des Menschen mit toxischen Stoffen am Arbeitsplatz und aus der Umwelt sind akute Vergiftungen zur Charakterisierung der potentiellen Schadwirkungen eines Stoffes nicht aussagekräftig. Chronische Wirkungen niedriger Dosen lassen sich durch Bestimmung der LD_{50}-Werte nicht abschätzen. Schließlich ist in den letzten Jahren die Kritik an der sinnlosen Opferung vieler Versuchstiere (50 bis 100 Tiere pro LD_{50}-Bestimmung) zur Ermittlung eines Zahlenwertes, der letztlich wenig zur Risikoabschätzung beiträgt, immer lauter geworden. Diese schwerwiegenden Nachteile haben zur Erarbeitung von Alternativkonzepten geführt, die mit wesentlich kleineren Tierzahlen relevanteres Datenmaterial liefern sollen.

Aus Sicht der Toxikologie ist die genaue Bestimmung der Dosis-Wirkungs-Beziehung für die akute Letalität nicht erforderlich. Statt dessen kann man mit weniger Tieren (25 bis 50 Prozent der im LD_{50}-Test eingesetzten Zahl) eine ungefähre mittlere letale Dosis sowie diejenige Dosis ermitteln, bei der erste Todesfälle auftreten (minimale letale Dosis). An diesen sowie an weiteren, mit niedrigeren Dosen behandelten Tieren (zwei bis drei je Geschlecht pro Behandlungsgruppe) werden eine Reihe von standardisierten Parametern erfaßt mit dem Ziel, ein umfassendes Bild der akuten Vergiftung zu gewinnen. Überprüft werden dabei:

- Futterverbrauch und Körpergewichtsentwicklung,
- Urin- und Kotausscheidung,
- Herz und Kreislauf,
- Blutbild,
- Lungenfunktion,
- Verhaltensmuster, Reflexe, Bewegungsabläufe, Sinnesfunktionen.

Zusätzlich werden bei Todeseintritt alle makroskopisch veränderten Organe histologisch untersucht. Nach der heutigen Auffassung ist auch eine frühzeitige schmerzlose Tötung der Tiere bei zu starkem Leidensdruck berechtigt, da die Morbidität (Erkrankungsrate, Verhältnis zwischen kranken und gesunden Tieren beziehungsweise Menschen in einem bestimmten Zeitraum) für die Risikoextrapolation wichtiger ist als die Mortalität (Verhältnis der Sterbefälle, zur Gesamtpopulation). Im allgemeinen erfolgt die Beobachtung der Tiere über 14 Tage; bei anhaltender toxischer Wirkung sollte man sie jedoch entsprechend verlängern.

Mit diesem neuen Konzept der akuten Toxizitätsprüfung wird eine Reihe von Daten erhoben, welche für die Abschätzung des Risikos des Menschen bei Belastung relevanter sind als der LD_{50}-Wert.

6.2.2 Prüfungsrichtlinien regeln die Prüfung auf subakute, subchronische und chronische Toxizität

Die genauen Vorschriften zur Feststellung toxischer Wirkungen bei wiederholter Applikation chemischer Stoffe sind in den Industriestaaten sowie auf internationaler Ebene in umfangreichen Prüfungsrichtlinien enthalten. Es ist weder möglich noch sinnvoll, sie hier in detallierter Form darzustellen. Die nachfolgende Übersicht soll eher eine allgemeine Vorstellung über die Art und den Umfang dieser Versuche ermöglichen.

Versuchsdauer: An Nagern dauern Versuche zur subakuten Toxizität durchschnittlich 14 bis 28 Tage bei täglicher Applikation, zur subchronischen drei Monate und zur chronischen sechs bis 24 Monate. Die Dauer der Versuche zur Erfassung der chronischen Toxizität hängt aber auch von der Tierart ab und kann bei größeren Labortieren, zum Beispiel bei Hunden und Primaten, bis auf sieben Jahre verlängert werden.

Dosierung: Die Dosiswahl für die Prüfungen zur subchronischen und chronischen Toxizität richtet sich nach der Wirkungsstärke nach akuter und subakuter Verabreichung. In der Regel werden vier Dosisstufen untersucht:

- hohe (nach Möglichkeit nicht tödliche) Dosis, bei der starke toxische Effekte erwartet werden,
- mittlere Dosis zur Aufdeckung organspezifischer toxischer Wirkungen,
- niedrige Dosis, bei der keine oder kaum Toxizität erwartet wird,
- eine Kontrollgruppe, welche man nur mit dem Vehikel (Lösungsmittel, in dem die Substanz gelöst ist) behandelt.

Die mittlere Dosis ergibt sich in der Regel aus dem geometrischen Mittel der hohen und der niedrigen Dosis.

Versuchstiere: Am häufigsten werden geschlechtsreife, junge Nager im Alter von sechs bis acht Wochen eingesetzt, seltener Hunde im Alter von sechs bis acht Monaten. Prüfungen auf subchronische Toxizität (drei Monate) führt man mit mindestens zehn Tieren pro Geschlecht und Dosis durch, bei Prüfungen auf chronischen Toxizität (24 Monate) sind es gewöhnlich 30 bis 50 Tiere pro Geschlecht und Dosis, um auch bei Verlusten durch Todesfälle die Erfassung toxischer Wirkungen zu gewährleisten und Tiere für Zwischenuntersuchungen zur Verfügung zu haben. Vorversuche zur Dosisfindung (14 bis 28 Tage) werden mit erheblich kleineren Gruppen durchgeführt.

Untersuchungsparameter: Eine übersichtliche Darstellung der wesentlichen Untersuchungsparameter während der Dauer von Toxizitätsprüfungen sowie der toxikologischen Pathologie nach Abschluß des Versuchs findet sich in Tabelle 6.2.

Tabelle 6.2: Wichtige Untersuchungsparameter bei Prüfungen auf subchronische und chronische Toxizität

nichtinvasive klinische Beobachtungen während des Versuchs	invasive Methoden während des Versuchs	toxikologische Pathologie nach Abschluß des Versuchs
Aussehen und Verhalten: Fell Haut Schleimhäute Augen motorische Aktivität	Blut: Elektrolyte (Natrium, Kalium, Chlorid), Calcium, anorganischer Phosphor und alkalische Phosphatase (Kontrolle des Knochenstoffwechsels), Glucose, Stickstoffumsatz (Harnstoff, Gesamtprotein, Albumin), Lipidstoffwechsel (Triglyceride und Cholesterin), Creatinkinase und Aspartataminotransferase (Herz- und Skelettmuskelfunktion), Alaninaminotransferase, γ-Glutamyltranspeptidase und Gesamtbilirubin (Leberfunktion), Hämoglobin, Erythrocytenzahl, Differentialblutbild	Organgewichte und makroskopisch erfaßbare Organveränderungen inklusive Tumoren und als Neoplasien verdächtige Läsionen histologische Untersuchung wichtiger sowie aller makroskopisch veränderter Organe
Körpergewicht (individuell), Futter und Wasserverbrauch (bei Gruppenhaltung im Käfig)		
Atmung		
Kreislauf		
Sinnesorgane und Nervensystem: Oberflächensensibilität Augenspiegelung Hörtest (bei Versuchsbeginn und ende) Reflexprüfungen		
Urinanalyse		
	Keimdrüsenfunktionsproben (Sperma, Oocyten)	
	Liquoruntersuchung	

Die Ergebnisse werden in einem detaillierten Abschlußbericht aufgeführt und bewertet, der folgendermaßen aufgebaut sein soll (EU- und OECD-Richtlinien):

1. Zusammenfassung und Bewertung der Resultate einschließlich Bewertung der Dosis-Wirkungs-Beziehung und der höchsten unbedenklichen Dosis (NOEL, *no observed effect level*).
2. Beschreibung des Versuchsverlaufs und der angewandten Methoden.
3. Ergebnisse.
4. Bewertung der Ergebnisse (statistische Auswertung, Diskussion und Referenzen).
5. Angaben zu den beteiligten Wissenschaftlern und Laboratorien sowie zur Archivierung.

6.2.3 Spezielle Untersuchungen prüfen die Hautverträglichkeit

Prüfungen auf Haut- und Schleimhautvertäglichkeit. Die orale Gabe der Testsubstanz spielt aus versuchstechnischen Gründen eine bedeutende Rolle bei den Toxizitätsprüfungen am Tier: Die Applikation mit der Schlundsonde oder im Futter ist vergleichsweise leicht durchzuführen, und die verabreichten Mengen lassen sich ziemlich genau quantifizieren. Bei der Entwicklung neuer Arzneimittel ist die orale Applikation in den meisten Fällen auch wegen ihrer Relevanz für eine künftige Anwendung beim Menschen wichtig. Im Umgang mit vielen Industrie- oder Haushaltschemikalien kommt jedoch der Exposition durch Haut- und Schleimhautkontakt quantitativ eine viel größere Bedeutung zu.

Als Grundlage für die Prüfung der Hautverträglichkeit dient immer noch die 1959 von Draize beschriebene Methode, die 1981 von der OECD standardisiert wurde, um weltweit vergleichbare Ergebnisse zu erzielen. In der Regel erfolgt eine einmalige Applikation an Albinokaninchen. Die Tiere werden 24 Stunden vor der Applikation an der Flanke geschoren; die Testsubstanz wird dann in gelöster Form auf Läppchen aufgebracht und mit einem Klebestreifen fixiert. Die Expositionszeit beträgt im Normalfall vier Stunden, die Beobachtungszeit mindestens 72 Stunden. Die anschließende Bewertung erfolgt nach einem standardisierten Schema (Tabelle 6.3). Für die Prüfung der Schleimhautverträglichkeit wird am häufigsten der Test am Kanichenauge verwendet, eine ursprünglich ebenfalls von Draize beschriebene Methode, welche 1981 von der OECD standardisiert und 1987 revidiert wurde. Die Exposition gegenüber der Testsubstanz, die in flüssiger oder feinstpulverisierter Form vorliegt, erfolgt in der Regel über 24 Stunden; der Effekt einer Auswaschung wird separat an Tieren geprüft, bei denen man die Testsubstanz nach 30 Sekunden ausspült. Bewertet werden über mindestens 72 Stunden die Reaktionen der Hornhaut (Trübungsgrad), der Iris (Fältelung, Schwellung, Durchblutung, Reaktion auf Licht) und der Bindehaut (Rötung, Schwellung). Manche Chemikalien verursachen im menschlichen Auge ein subjektives Brennen ohne faßbare Reaktionen. Solche Wirkungen lassen sich natürlich am Kaninchen nur sehr eingeschränkt anhand von Verhaltensbeobachtungen feststellen. Stark saure

Tabelle 6.3: Bewertung von Hautreaktionen (getrennte Beurteilung nach Erythem und Ödem) der Hautverträglichkeit

Erythem (Rötung)	Punkte	Ödem (Schwellung)
kein Erythem	0	kein Ödem
sehr leichtes Erythem	1	sehr leichtes Ödem
deutlich erkennbares Erythem	2	Ödem mit deutlich erhabenen Rändern
ausgeprägtes Erythem	3	Ödem, Ränder ungefähr ein Millimeter erhaben
starkes Erythem (dunkelrot)	4	schweres Ödem, Ränder mehr als einen Millimeter erhaben, übergreifend auf unbehandelte Hautareale

oder basische Substanzen sowie solche, welche sich in vorausgegangenen Hautverträglichkeitsprüfungen als stark reizend oder ätzend erwiesen haben, scheiden von der Prüfung aus. Trotz der stark zunehmenden Kritik aus Tierschutzerwägungen, konnte bis heute keine der Alternativmethoden den Draize-Test am Kaninchenauge ersetzen.

Sensibilisierungsprüfungen. Mit Sensibilisierung bezeichnet man die Induktion einer erhöhten Empfindlichkeit, einer allergischen Reaktion (siehe Exkurs 9.2), gegenüber einer chemischen Substanz. Im Gegensatz zu toxischen Effekten sind Sensibilisierungsreaktionen nicht dosisabhängig und kaum voraussagbar. Daher können Substanzen mit starkem Sensibilisierungspotential nicht nur bei zufälliger oder absichtlicher Exposition gegenüber hohen Konzentrationen Symptome beim Menschen auslösen. In vielen Fällen führt ein wiederholter Kontakt mit minimalen Konzentrationen zu schweren, zum Teil sogar lebensgefährlichen Vergiftungserscheinungen.

Das sensibilisierende Potential einer chemischen Substanz wird in der Regel an der Haut von Albinomeerschweinchen getestet. Die Empfindlichkeit der eingesetzten Tiere muß bei jedem Versuch mit einem bekannten Allergen (zum Beispiel 2,4-Dinitrochlorbenzol) vorgetestet werden. Die Testsubstanzen trägt man auf die Haut (epicutan) auf beziehungsweise injiziert sie in (intracutan) oder unter (subcutan) die Haut.

In der Literatur findet man eine Reihe von verschiedenen Sensibilisierungsprüfungen, die aber alle nach dem gleichen Grundschema vorgehen. Entsprechend des pathophysiologischen Entstehungsmechanismus der Sensibilisierungsreaktionen wird die Prüfsubstanz zunächst wiederholt über mehrere Tage appliziert. Dies geschieht in einer Dosierung, die keine wesentliche Hautreizung (keine dosisabhängige Toxizität) hervorruft (Induktionsphase). Nach einem applikationsfreien Intervall von fünf bis 15 Tagen wird zur Provokation einer Reaktion eine einmalige kleine Dosis der Prüfsubstanz appliziert (Provokationsdosis). Kontrolltiere erhalten nur die Provokationsdosis. Die Haut wird anschließend nach 24, 48 und 72 Stunden beurteilt. Treten Reaktionen wie Rötung und Schwellung nur bei der behandelten Gruppe auf, ist eine sensibilisierende Eigenschaft der Testsubstanz nachgewiesen. Treten dagegen die Symptome auch in der Kontrollgruppe auf, so ist dies ein Hinweis auf eine toxische Wirkung auf die Haut. Neben toxischen Erscheinungen können auch Verfärbungen oder bei der epicutanen Auftragung (*patch-test*) eine Reaktion auf das Pflaster zu einer falsch positiven Bewertung führen.

Unter den verschiedenen Sensibilisierungstests wird heute sowohl für Industriechemikalien als auch für Arzneimittel der sehr empfindliche „Maximierungstest" verwendet: Dabei appliziert man die Testsubstanz in der Induktionsphase sowohl intra- als auch epicutan. Zur Steigerung der Empfindlichkeit wird das Freund-Adjuvans (autoklavierte Mykobakterien in Paraffinöl und Emulgator) als Schrittmacher mitinjiziert. Sowohl bei der Induktion als auch bei der epicutanen Provokation werden maximal verträgliche Dosierungen gerade unter der Toxizitätsgrenze verabreicht. Trotz dieser „maximalen" Behandlung haben die Sensibilisierungsprüfungen am Tier nur eine eingeschränkte Vorhersagekraft für die Wirkungen am Menschen. In vielen Fällen werden Kontaktallergene oder andere allergische Reaktionen durch Kontakt mit chemischen Stoffen erst und nur am Menschen identifiziert.

Photosensibilisierungs- und Phototoxizitätsprüfungen. Mit Photosensibilisierung und Phototoxizität bezeichnet man durch Licht bestimmter Wellenlängen in Verbindung mit einer chemischen Substanz ausgelöste allergische beziehungsweise toxische Hautreaktionen. In den letzten 50 Jahren sind durch die Entwicklungen der pharmazeutischen, kosmetischen und Lebensmittelindustrie eine ganze Reihe von phototoxisch und photoallergisch aktiven chemischen Substanzen auf den Markt gekommen. Die Substanzen treten von außen über die Haut (örtlich angewandte Präparate oder ungewollte Kontamination mit Chemikalien) oder von innen (Arzneimittel, Nahrungsmittelzusatzstoffe) mit dem Körper in Kontakt. Sowohl bei der Photosensibilisierung als auch bei der Phototoxizität stellt die Absorption von Lichtstrahlung bestimmter Wellenlängen durch die chemische Substanz den ersten Schritt der Kaskade dar. Dadurch entsteht ein Metabolit mit toxischem beziehungsweise sensibilisierendem Potential. Phototoxische Reaktionen sind dosisabhängig und betreffen alle Individuen, die ausreichenden Mengen von Strahlung und Substanz ausgesetzt sind. Dagegen sind die photoallergischen Reaktionen (wie alle Allergien) nicht voraussagbar und dosisunabhängig.

Analog den Sensibilisierungsprüfungen wird die Untersuchung der photosensibilisierenden Eigenschaften einer Substanz an der Haut von Albinomeerschweinchen vorgenommen. Man trägt die Testsubstanz wiederholt auf die Haut auf und bestrahlt das behandelte Hautareal nach jeder Applikation mit einer UV-Dosis, welche eine schwache Rötung hervorruft. Nach einem behandlungsfreien Intervall von mehreren Tagen erfolgt die Induktion durch Applikation einer unterschwelligen Dosis der Prüfsubstanz zusammen mit UV-

Licht. Das Auftreten einer Rötung wird nach 24, 48 und 72 Stunden untersucht und nach einer standardisierten Punktskala bewertet.

Das allgemeine Problem bei allergischen Reaktionen ist ihre fehlende Dosisabhängigkeit und Voraussagbarkeit. So lassen sich mit Photosensibilisierungsprüfungen an einer begrenzten Anzahl von Versuchstieren zwar starke und mittelstarke Photoallergene erfassen, nicht jedoch Verbindungen, die wie etwa Tartrazin oder Benzocain bei breiter Anwendung lediglich in Einzelfällen photoallergische Reaktionen verursachen. Demgegenüber kann man phototoxische Reaktionen meistens schon nach der ersten Behandlung mit der Testsubstanz in Kombination mit UV-Licht beurteilen. Die behandelten Tiere (Meerschweinchen, Kaninchen und haarlose Mäuse) werden bis zu sieben Tagen nach der Behandlung beobachtet.

6.2.4 Krebserzeugende Wirkungen einer Substanz im Tier weisen auf ein mögliches Krebsrisiko für den Menschen bei Exposition hin

Das Hauptinstrument zur Ermittlung kanzerogener Eigenschaften von Chemikalien ist nach wie vor der Langzeittierversuch. Aufgrund der langen Latenzzeiten der Krebsentstehung und der meist niedrigen Fallzahlen können epidemiologische Studien am Menschen nur einen geringen Beitrag dazu leisten (siehe Kapitel 10). Kurzzeittests zum Nachweis von gentoxischen Eigenschaften (siehe weiter unten) liefern lediglich Hinweise auf ein krebserzeugendes Potential und eignen sich daher nur als Screening-Verfahren oder zur Abklärung der Wirkungsmechanismen bekannter Kanzerogene; sie sind jedoch prinzipiell nicht in der Lage, krebserzeugende Wirkungen zu beweisen oder auszuschließen. Aufgrund des enormen finanziellen und zeitlichen Aufwands der Kanzerogenitätsprüfung am Tier (Tabelle 6.4) wird in der Praxis auf den Langzeitversuch und die Weiterentwicklung einer Substanz häufig verzichtet, wenn die *in vitro*- und *in vivo*-Kurzzeittests eindeutige erbgutschädigende Eigenschaften nachweisen. Bei allen Nachteilen und Mängeln, die man den Kanzerogenitätsprüfungen am Tier zuspricht, ist für die Risikoabschätzung folgende Tatsache bedeutsam: Praktisch alle zuerst im Menschen als kanzerogen erkannten Verbindungen, die dann auch in Langzeittierversuchen untersucht wurden, erwiesen sich im Tier ebenfalls als krebserzeugend. Der eindeutig positive Tierversuch wird deshalb als gewichtiger Hinweis auf eine mögliche krebserzeugende Wirkung beim Menschen gewertet, auch wenn keine epidemiologischen Daten vorliegen. Der Langzeitversuch am Nager stellt damit (auch entsprechend den geltenden behördlichen Verordnungen) das Prognosemodell zur Feststellung und Abschätzung des kanzerogenen Risikos von Chemikalien dar.

Genaue Richtlinien zur Durchführung von Langzeitkanzerogenitätsprüfungen wurden erstmals im National Cancer Institute (NCI) der Vereinigten Staaten vor ungefähr 25 Jahren festgelegt; dieses Grundmodell haben die

Tabelle 6.4: Wesentliche Richtlinien für Kanzerogenitätsprüfungen an Nagern

Untersuchungselement	Richtlinien
Spezies	Ratte, Maus
Kontrollgruppe	negativ
Dosierung	mindestens drei Dosen – maximal tolerierte Dosis (MTD) – mittlere Dosis – nichttoxische Dosis
Art der Applikation	– meistens tägliche Verabreichung einer Lösung der Testsubstanz per Schlundsonde in den Magen – seltener Verabreichung mit dem Trinkwasser (zum Beispiel bei Lebensmittelzusatzstoffen) oder Inhalationsversuche (sehr aufwendig)
Wahl der Versuchstiere	definierte Inzuchtstämme, deren Spontantumorrate hinreichend bekannt ist: Ratten: Sprague Dawley, Fischer 344, Wistar Mäuse: CD-1, B6C3F1
Tierzahl pro Geschlecht	50 pro Gruppe für Kanzerogenität 10 bis 20 für zusätzliche Studien
Alter bei Beginn	frisch entwöhnte Tiere, vier bis sechs Wochen alt
Versuchsdauer	24 Monate
toxikologische Pathologie	Inspektion und Bestimmung des Gewichts aller wichtigen Organe Färbung von repräsentativen Schnitten und histopathologische Auswertung der Schnitte durch zwei unabhängige Personen

Richtlinien der EG und der OECD im wesentlichen übernommen. Hauptprinzip der Langzeitkanzerogenitätsprüfungen ist die Erfassung auch schwach krebserzeugender Wirkungen unter Verwendung großer Tierzahlen und hoher Dosen.

Trotz ihres guten Vorhersagewertes weisen die Langzeitkanzerogenitätsstudien in ihrer heutigen Form einige wesentliche Unterschiede zu der Situation beim Menschen (Tabelle 6.5) sowie einige zusätzliche wichtige Nachteile auf:

1. Sie sind mit einem immensen Aufwand verbunden: Ergebnisse liegen frühestens nach drei bis vier Jahren vor, und ein Kanzerogenitätsversuch an nur einer Tierart kostet zur Zeit weit über eine Million DM.
2. Für toxikologische Untersuchungen wäre es sinnvoll, Tierarten zu wählen, die sich bezüglich Pharmakokinetik und Stoffwechsel der Testsubstanz ähnlich wie der Mensch verhalten. Wegen der Beschränkung auf die Labornager wird diese Forderung nicht erfüllt. Dieses Problem ist auch künftig tierexperimentell nicht lösbar, da höhere Tierarten aus praktischen

Tabelle 6.5: Unterschiede zwischen der Kanzerogenitätsprüfung im Tier und der menschlichen Exposition gegenüber Kanzerogenen

Kanzerogenitätsprüfung im Tier	Exposition des Menschen gegenüber Kanzerogenen
hohe Dosen	niedrige Dosen
regelmäßige, häufige Exposition	meistens unregelmäßige bis seltene Exposition
Einzelsubstanz, daher keine Wechselwirkungen	mehrere Substanzen beziehungsweise Substanzgemische, Wechselwirkungen möglich beziehungsweise wahrscheinlich
homogene Population	heterogene Population

und ethischen Gründen nicht in Frage kommen; Kanzerogenitätsprüfungen dauern zum Beispiel bei Hunden oder Primaten sieben bis zehn Jahre.

3. Für die Prüfung von Chemikalien werden in den neuen EU/OECD-Richtlinien drei Dosisgruppen gefordert, während das ursprüngliche NCI-Protokoll nur die maximal tolerierte Dosis (MTD) und die Hälfte davon (MTD/2) vorsah. Die Erweiterung der Dosisgruppen dient nicht nur der Quantifizierung der kanzerogenen Potenz sondern auch der Ermittlung der Dosis-Wirkungs-Beziehung; letztere ist für die Risikoextrapolation unerläßlich (siehe Kapitel 10). Aber auch das neue Konzept ist keineswegs optimal. Die hohe Dosis soll eine minimale toxische Wirkung hervorrufen, zum Beispiel eine um maximal zehn Prozent verminderte Gewichtsentwicklung oder pathologische Veränderungen eines Zielorgans, ohne jedoch die normale Lebenserwartung der Tiere zu verkürzen. Diese Dosis wird in Vorversuchen von relativ kurzer Dauer aufgrund toxikologischer Beobachtungen ohne Berücksichtigung pharmakokinetischer Parameter festgelegt. Im Langzeitversuch kann es dann durch Überschreitung der physiologischen Stoffwechsel- und Ausscheidungskapazitäten zu sekundären toxischen Wirkungen kommen, welche die Krebsentstehung fördern. Dazu kommt, daß sich die gewählten Dosierungen bei Langzeitverabreichung in vielen Fällen als zu toxisch erweisen – mit dem Ergebnis, daß viele Tiere vorzeitig sterben und der Versuch nicht ausgewertet werden kann.
4. Schließlich gibt es den Einwand, daß infolge des Einsatzes von sehr empfindlichen Inzuchtstämmen, die zum Teil überaus hohe Spontantumorraten aufweisen, die Tumorausbeute unrealistisch hoch sein kann, was die Relevanz der Ergebnisse für den Menschen in Frage stellt.

Heute wird in Expertenkreisen vielfach ein Vier-Dosis-Protokoll propagiert. Für die realistische Abschätzung des Risikos beim Menschen ist es aber von größerer Bedeutung, zusätzlich zu den Ergebnissen des Tierversuchs pharmakokinetische Parameter in Mensch und Tier sowie mechanistische Untersuchungen zu berücksichtigen (siehe Kapitel 10).

6.2.5 Eine fruchtschädigende Wirkung kann nur ein spezieller Test aufdecken

Lange Zeit herrschte die Meinung, der Embryo im Mutterleib sei von äußeren Einflüssen abgeschirmt und die Plazenta eine äußerst wirksame Barriere. Die ersten Berichte über den Einfluß väterlichen Alkoholgenusses auf die Nachkommen erschienen zu Beginn dieses Jahrhunderts. In den dreißiger und vierziger Jahren wurde dann berichtet, daß Vitamin-A-Mangel und Rötelinfektionen bei Schwangeren zu Augenmißbildungen bei den Nachkommen führen können. In den fünfziger Jahren folgte die Beobachtung von Mißbildungen nach mißglückten Aborten als Folge der Verabreichung des Arzneimittels Aminopterin zur Schwangerschaftsunterbrechung. Der wirkliche „Durchbruch" auf diesem Gebiet fand aber erst mit der „Thalidomidkatastrophe" in den frühen sechziger Jahren statt. Das in traditionellen Toxizitätsprüfungen harmlose Beruhigungs- und Schlafmittel Thalidomid (Abbildung 6.4) führte, nachdem es auch Schwangeren in therapeutischen Dosen verordnet worden war, bei mehr als 10 000 Kindern weltweit zu teilweise schweren Mißbildungen – allein in der Bundesrepublik waren es über 4 000. Wichtige Beispiele von fruchtschädigenden Stoffen sind in Tabelle 6.6 aufgeführt.

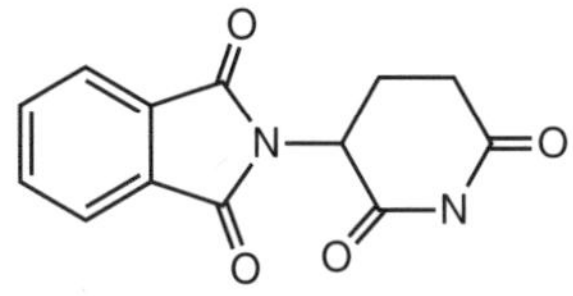

6.4 Chemische Struktur des Beruhigungs- und Schlafmittels Thalidomid. Im Gegensatz zu der ausgesprochen geringen Toxizität im erwachsenen Organismus verursacht Thalidomid bei Einnahme in bestimmten Schwangerschaftsphasen schwere Mißbildungen im Embryo.

Als erste Behörde veröffentlichte 1966 die amerikanische Food and Drug Administration Richtlinien zur Erfassung von schädlichen Einflüssen auf die Reproduktionsfähigkeit und auf die Entwicklung des neuen Organismus. Entsprechend den unterschiedlichen Phasen des Fortpflanzungsprozesses unterteilt man die Untersuchungen in drei Hauptsegmente (Tabelle 6.7). Dieses Konzept ist mit geringen Abweichungen von den meisten Ländern übernommen worden und stellt heute das standardisierte Hauptgerüst reproduktionstoxikologischer Untersuchungen dar.

Tabelle 6.6: Beispiele fruchtschädigender Stoffe

Art der Substanz	Beispiele
Industriechemikalien	1,2-Dibrom-3-chlorpropan 1,2-Dibromethan Vinylchlorid Benzol polychlorierte Biphenyle Cyclohexylamin
Metalle	Blei Quecksilber Zink
Hormone	natürliche und synthetische Östrogene und Androgene
Arzneimittel	
Tumorchemotherapeutika	Nucleinsäureanaloga Folsäureantagonisten
Blutdrucksenker	Reserpin
Antidepressiva	Hemmer der Monoaminoxidase
Schlaf-/Beruhigungsmittel	Thalidomid (nicht im Handel)
Narkotika	Halothan
verschiedene	Alkaloide

Tabelle 6.7: Einteilung reproduktionstoxikologischer Untersuchungen

Untersuchungssegment	Untersuchungsgegenstand
A	allgemeine Reproduktion und Fertilität
B	Embryotoxizität und Teratogenität
C	peri- und postnatale Toxizität

Allgemeine Reproduktion und Fertilität. Der Begriff Reproduktion oder Fortpflanzung bezeichnet die Neubildung von Individuen durch ihresgleichen. Bei allen höher organisierten Lebewesen werden dazu männliche und weibliche Individuen benötigt, die über spezialisierte Fortpflanzungszellen (Keimzellen) verfügen. Der Gesamtprozeß läßt sich – vom Beginn der Keimzellenreifung bis zur mütterlichen Sorge um die jungen, unreifen Nachkommen – in mehrere Phasen unterteilen (Tabelle 6.8), die durch komplizierte hormonelle Mechanismen gesteuert und von einer Vielzahl äußerer Faktoren beeinflußt werden, etwa von der Ernährung (Vitamine, Spurenelemente), von physikalischen Faktoren und auch von der Exposition gegenüber toxischen Fremdstoffen.

Reproduktionstoxikologische Versuche werden im allgemeinen an Nagern nach einem mehr oder weniger standardisierten Schema durchgeführt; sie un-

Tabelle 6.8: Reproduktionsphasen: von der Keimzelle zum neugeborenen Organismus

Reproduktionsphase	Vorgang
Keimzellenreifung	Spermatogenese (Mann) / Oogenese (Frau)
erste Zellteilungen des befruchteten Keimes	Transport in die Gebärmutter (Uterus), Implantation (Einnistung) in das Uterusepithel
Embryonalphase	Differenzierung und Ausbildung der Organe (Organogenese), beim Menschen die ersten zwölf, bei der Ratte die ersten zwei Wochen der Schwangerschaft
fetale Reifungsphase	Entwicklung und Ausreifung der Organe, beim Menschen von der zwölften bis zur 30. Schwangerschaftswoche
peri- und postnatale Phase	letztes Drittel der Schwangerschaft, Geburt
Stillzeit (Laktaktionsphase) und allgemeine mütterliche Sorge um die unreifen Nachkommen	

terscheiden sich hauptsächlich durch die Zahl der untersuchten Folgegenerationen. Es geht um die Analyse möglicher Schädigungen auf folgende Phasen:

- Reproduktionsfunktionen der Elterntiere vor der Paarung,
- Paarungsphase,
- Schwangerschaft,
- postnatale Phase, Laktationsperiode,
- Folgegenerationen.

Am häufigsten setzt man den Zwei-Generationen-Versuch ein. Für den Versuch bildet man drei Behandlungsgruppen und eine Kontrollgruppe mit mindestens 20 weiblichen und 10 männlichen Tieren pro Gruppe. Die Tiere werden zunächst von Geburt an bis zur Geschlechtsreife (siebte Woche) mit der Testsubstanz (gewöhnlich als Futter- oder Trinkwasserzusatz) vorbehandelt. Anschließend wird unter Fortführung der Behandlung je ein Männchen mit zwei Weibchen gepaart. Nach der Geburt bestimmt man die Größe, Geschlechtsverhältnis und Vitalität des Wurfes und untersucht die Jungtiere auf äußerlich erkennbare Anomalien. Nach der Laktationsphase, in der regelmäßige Gewichtskontrollen erfolgen, werden die Jungtiere unter Fortsetzung der Substanzgabe bis zur Geschlechtsreife aufgezogen, erneut gepaart und die Jungtiere der zweiten Generation wie oben beschrieben beurteilt. Von den Elterntieren untersucht man die Geschlechtsorgane sowie gegebenenfalls weitere Organe. Dies ist auch bei den Jungtieren möglich, indem der erste Wurf getötet und erst der zweite bis zur Geschlechtsreife aufgezogen und gepaart wird. Mit den erhobenen Daten (Körpergewichte und Futterverzehr, Wurfzahl und Wurfvitalität, makroskopische und histopathologische Organveränderungen) errechnet man die in Tabelle 6.9 aufgeführten Parameter, anhand derer die minimale Dosis, ab der eine Beeinträchtigung der Vermehrungsfähigkeit eintritt, bestimmt wird.

Tabelle 6.9: Im Reproduktionsversuch erhobene Parameter für die Bewertung der Wirkung eines Stoffes auf die Vermehrungsfähigkeit

Parameter	Berechnung
Konzeptionsrate (%)	$\frac{\text{Zahl der Würfe}}{\text{Zahl der gepaarten Weibchen}} \times 100$
männlicher Fertilitätsindex (%)	$\frac{\text{Zahl der zeugungsfähigen Männchen}}{\text{Zahl der gepaarten Männchen}} \times 100$
Geburtsindex (%)	$\frac{\text{Zahl der Weibchen mit lebenden Jungen}}{\text{Zahl der trächtigen Weibchen}} \times 100$
Überlebensindex (%)	$\frac{\text{Zahl der lebenden Jungen am vierten Tag nach der Geburt}}{\text{Zahl der lebend geborenen Jungen}} \times 100$
Laktationsindex (%)	$\frac{\text{Zahl der lebenden Tiere am 28. Tag nach der Geburt}}{\text{Zahl der lebenden Jungen am vierten Tag nach der Geburt}} \times 100$

Embryo- und Fetotoxizität. Der gegenüber schädlichen äußeren Einflüssen empfindlichste Abschnitt des gesamten Reproduktionszyklus ist die embryonale Phase. In dieser Zeitspanne können toxische Substanzen und andere äußere Einflüsse wie zum Beispiel Infektionen Mißbildungen (strukturelle Fehlentwicklungen) hervorrufen. Aus dem griechischen *terata* (für „Mißbildungen“) hat sich für die Induktion solcher Fehlentwicklungen, die mit dem Leben unvereinbar sind oder bedeutende nachteilige Folgen für das Individuum haben, der Begriff Teratogenität etabliert. Toxische Stoffe können auch während und nach Ablauf der Organogenese generalisierte oder auf bestimmte Organe beschränkte Wachstumsverzögerungen (Retardierungen) verursachen oder zur Abtötung des Keimes führen.

Neben Ratten kommen auch Mäuse und Kaninchen für Embryotoxizitätsprüfungen in Betracht. Gruppen von mindestens zehn Weibchen werden in bestimmten Phasen der Schwangerschaft mit der Testsubstanz behandelt, meistens vom Zeitpunkt der Keimimplantation bis zum Ende der Organogenese; das bedeutet bei Ratte und Maus vom sechsten bis zum 15., beim Kaninchen vom siebten bis zum 18. Trächtigkeitstag (Paarung = Tag 0). Die höchste Dosis sollte dabei keine oder nur minimale toxische Wirkungen auf das Muttertier ausüben. Einen Tag vor der erwarteten Geburt (Maus: 18. Tag der Schwangerschaft, Ratte: 20. Tag, Kaninchen: 28. bis 31. Tag) erfolgt die Schnittentbindung. Die Feten werden gewogen und auf Vitalität und äußere sichtbare Mißbildungen geprüft. Nach schmerzfreier Abtötung (meistens in Etherdampf) untersucht man Bauch- und Brustorgane sowie das Skelett mit speziellen Methoden auf Retardierungen und Mißbildungen.

Peri- und postnatale Toxizität. Bei Erreichen der perinatalen Periode (Mensch: 30. Woche, Ratte: 15. Tag der Schwangerschaft) ist der Fetus soweit entwickelt, daß er auch außerhalb des Mutterleibes unter besonderen Maßnahmen lebensfähig ist. Der Entwicklungsstand des Fetus bei der Geburt ist bei den verschiedenen Tierarten sehr unterschiedlich. Im Vergleich zum Menschen bringen Ratten sehr unreife Nachkommen auf die Welt. Die Geburt erfolgt schon sechs Tage nach dem Ende der Organogenese, und die neugeborenen Ratten sind nackt, ihre Augen und Ohren sind geschlossen, die Bewegungen nicht koordiniert, und die Temperaturregelung funktioniert nicht. Die Entwicklung zum entwöhnten Jungtier erfolgt unter intensiver mütterlicher Pflege innerhalb der ersten drei Lebenswochen, in denen das Gewicht der Jungtiere auf das Fünf- bis Neunfache des Geburtsgewichts ansteigt. Entsprechend diesen Entwicklungsabschnitten werden zur Erfassung der peri- und postnatalen Toxizität die Muttertiere vom 15. Trächtigkeitstag bis drei Wochen nach der Geburt (Ende der Laktationsphase) behandelt. Die Entwicklung der Jungtiere wird von der Geburt bis zur Geschlechtsreife (bei der Ratte etwa in der siebten Lebenswoche) erfaßt.

Abschließende Bemerkungen zur Reproduktionstoxikologie. Verglichen mit den zahlreichen mehr oder weniger gut etablierten *in vitro*-Modellen zur Erfassung von gentoxischen Wirkungen (siehe unten) gibt es für die Untersuchung von embryotoxischen und teratogenen Eigenschaften nur wenige und noch relativ unausgereifte *in vitro*-Ansätze; folglich sind Tierversuche unerläßlich. In der Vergangenheit hat sich jedoch wiederholt gezeigt, daß gerade auf diesem Gebiet ausgeprägte Empfindlichkeitsunterschiede zwischen den verschiedenen Arten existieren. Deshalb müssen in der endgültigen Risikobewertung für den sich entwickelnden Organismus pharmakokinetische Eigenschaften der Testsubstanz sowie die menschliche Expositionssituation verstärkt mitberücksichtigt werden. Ein grundlegendes Problem bei der Bewertung reproduktionstoxikologischer Untersuchungen bleibt das Fehlen von mechanistischen Vorstellungen zur Induktion teratogener Wirkungen.

6.2.6 Kurzzeittests zur Erfassung gentoxischer Wirkungen werden in Bakterien, in Säugerzellen *in vitro* und im Ganztier *in vivo* durchgeführt

Bei der extrem hohen Anzahl der jährlich neusynthetisierten chemischen Stoffe ist es unvorstellbar, daß alle diese Substanzen im zeit- und kostenaufwendigen Langzeitkanzerogenitätsversuch untersucht werden. Aus diesem Grund hat man in den letzten drei Jahrzehnten zahlreiche einfachere Prüfverfahren zur schnelleren und vergleichsweise kostengünstigen Erkennung von gentoxischen Stoffen entwickelt. Gerade auf diesem Gebiet zeigte die Toxikologie in den letzten Jahren ein explosives, kaum überschaubares Wachstum. Zahlreiche Tests wurden neu eingeführt und die weniger tauglichen jeweils wieder fallengelassen. Im folgenden sind vier wichtige Verfahren mit mehrjähriger breiter Anwendung und entsprechender Validierung beschrieben.

Gentoxizitätstests in Bakterien: Ames-Test. Im Laufe der Jahre haben sich bakterielle Testverfahren besonders bewährt. Einerseits zeichnen sich die Testorganismen durch schnelle Vermehrung und leichte Handhabbarkeit in sehr großer Zahl aus, andererseits hat man die Möglichkeit, mittels Selektion wenige mutierte Bakterien unter sehr vielen normalen zu erkennen. Der Mutagenitätstest nach Ames (Ames-Test) in Stämmen von *Salmonella typhimurium* ist der mit Abstand am besten erprobte und weltweit am meisten benutzte Test.

Alle von Ames entwickelten Teststämme besitzen das gemeinsame Merkmal der Histidinauxotrophie; im Gegensatz zum Wildtyp sind sie nicht zur Synthese von Histidin fähig und können sich deshalb auf einem histidinfreien Medium nicht vermehren. Ursache für diese Unfähigkeit ist eine Mutation in einem der Gene, welche die Enzyme der Histidinbiosynthese codieren. Die Mutation kann durch eine weitere (spontane oder chemisch induzierte) Mutation rückgängig gemacht werden. Durch diesen als Reversion bezeichneten Vorgang entsteht eine Zelle, welche nun wieder die ursprüngliche Wildtyp- oder eine funktionell nah verwandte Basensequenz enthält. Solche **Revertanten** sind in der Lage, Histidin zu synthetisieren und können sich daher auch in histidinfreiem Medium vermehren und Kolonien bilden. Dies erlaubt eine Selektion der Revertanten, deren Häufigkeit sich quantitativ bestimmen läßt. Im Laufe der Jahre hat man mehrere Teststämme entwickelt, deren Histidinauxotrophie auf verschiedenen Mutationsarten beruht.

Basenmodifikationen können nur durch erneute Basensubstitutionen und Leseraster-(*frameshift-*)mutationen nur durch Leserastermutationen rückgängig gemacht werden (siehe Abschnitt 3.3). Dies läßt sich anhand des folgenden Sprach(bei)spiels veranschaulichen. Jeder Buchstabe stellt dabei eine Base dar, und je drei Basen (ein Wort) codieren eine Aminosäure. Die richtigen Basen (Buchstaben) beziehungsweise Aminosäuren (Wörter) nacheinander ensprechen einem funktionierenden Gen (einem sinnvollen Satz):

Originalsatz („Wildtyp"):	SIE GAB IHM DAS EIS VOR DEM TOR
Basenpaarsubstitutionen	SIE GAB IH**R** DAS EIS VOR DEM TOR
	SIE G**R**B IHR DAS EIS VOR DEM TOR
Leserastermutationen	SIE GAB **R**IH RDA SEI SVO RDE MTO R

Daher erlaubt die Prüfung einer Substanz mit mehreren Teststämmen nicht nur die Aufdeckung ihrer Mutagenität, sondern möglicherweise auch eine Klassifizierung nach dem Wirkungsmechanismus.

Die meisten gentoxischen Stoffe reagieren mit der DNA nicht direkt, sondern erst nach metabolischer Aktivierung zu reaktiven Metaboliten. Der Hauptnachteil der bakteriellen Mutagenitätstests liegt im Fehlen vieler fremdstoffmetabolisierender Enzyme in Bakterien. Die *Salmonella typhimurium*-Stämme sind zum Beispiel nicht in der Lage, Cytochrom-P-450-abhängige Reaktionen durchzuführen und zeigen auch eine sehr niedrige Kapazität zur Durchführung von Phase-II-Konjugationsreaktionen. Aus diesem Grund wird die Inkubation der Bakterien mit der Testsubstanz in Anwesenheit von Homogenaten aus Säugerorganen und geeigneten Cofaktoren vorgenommen. Um zum Beispiel die oxidative Metabolisierung zu ermöglichen fügt man dem Testsystem den 9000×g-Überstand eines Rattenleberhomogenats zusammen mit einem NADPH-regenerierenden System (NADP, Glucose-6-phosphat, Mg^{2+}) zu. Im Laufe der Jahre sind zahlreiche Varianten des Inkubationsverfahrens entwickelt worden. In Abbildung 6.5 ist zur Veranschaulichung des Ablaufs der häufig angewandte Standardplattentest dargestellt. Nach der Inkubation werden die Revertantenkolonien pro Platte in der Regel mit einem elektronischen Zählgerät gezählt. Bei der Bewertung der Ergebnisse spielen Dosisabhängigkeit (Abbildung 6.6), Reproduzierbarkeit und statistische Signifikanz eine wichtige Rolle.

Die begrenzten metabolischen Fähigkeiten der Teststämme bieten aber nicht nur Nachteile, sondern auch Vorteile. Durch gezielte Abwandlung des exogenen Metabolisierungssystems, zum Beispiel durch Verwendung von Homogenaten aus verschiedenen Organen mit definierten Enzymaktivitäten oder durch Zugabe gereinigter Enzyme und bestimmter Cofaktoren, kann man häufig Hinweise auf den Mechanismus erhalten. Außerdem haben moderne molekularbiologische Methoden neue Perspektiven im Ames-Test eröffnet; durch genetische Manipulation lassen sich in das bakterielle Genom DNA-Abschnitte einbauen, die bestimmte fremdstoffmetabolisierende Säugerenzyme codieren.

In den letzten zwei Jahrzehnten sind ungefähr 20000 Stoffe auf gentoxische Wirkung untersucht worden. Für einige hundert davon existieren auch Langzeitkanzerogenitätsstudien am Tier. Der Vergleich der Ergebnisse zeigt, daß etwa 70 bis 80 Prozent der im Tierversuch als kanzerogen erkannten Stoffe im Ames-Test mutagen (richtig-positiv) und ungefähr 80 Prozent der nichtkanzerogenen Stoffe nicht mutagen (richtig-negativ) sind. Obwohl die Korrelation als sehr gut zu bewerten ist, sind auch falsch-positive und falsch-negative

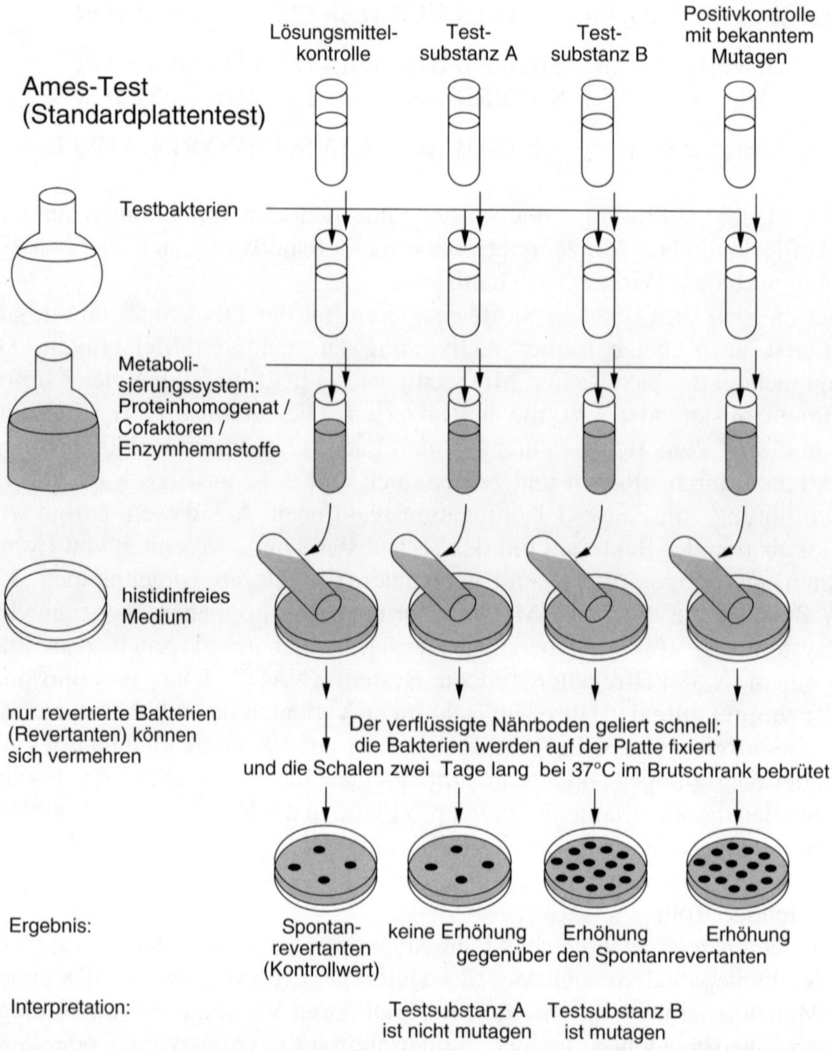

6.5 Schematischer Ablauf des Standardplattentestes. Pro Testsubstanz werden gewöhnlich zwischen fünf und 30 Konzentrationsstufen mit zwei Platten je Konzentration eingesetzt. Zu mit zwei Milliliter flüssigem Nährboden vorbereiteten Röhrchen gibt man 100 μl Bakterienkultur (ungefähr zwei bis vier $\times 10^8$ Zellen), 20 bis 100 μl der Testsubstanz und eventuell ein Metabolisierungssystem (Proteinfraktionen, Cofaktoren) zu. Das Gemisch wird auf Platten mit Minimalmedium (Salze und Glykose) gegossen und zwei Tage bei 37 °C inkubiert. Nach der Inkubation zählt man die Kolonien mit einem elektronischen Zählgerät.

Ergebnisse durchaus möglich. Da der Ames-Test Mutagenität nachweist, werden damit beispielsweise nichtgentoxische Kanzerogene nicht erfaßt. Aus diesem Grund ist eine pauschale Bewertung von Ergebnissen des Ames-Tests wissenschaftlich nicht vertretbar; dies gilt gleichermaßen für alle Kurzzeit-Mutagenitätstests.

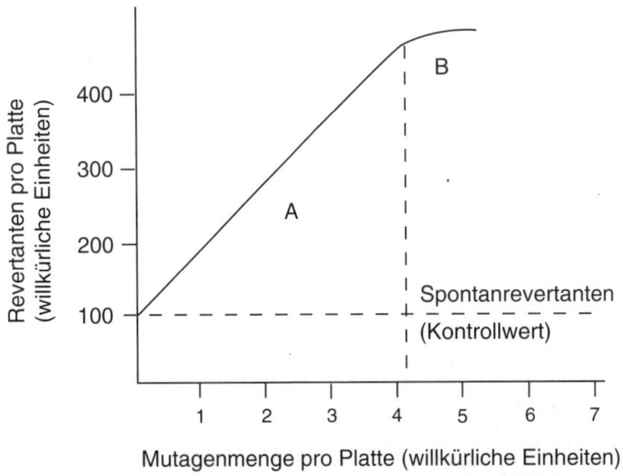

6.6 Graphische Darstellung der Ergebnisse eines Ames-Testes. Bei nicht toxischen Konzentrationen des Mutagens (A) steigt die Anzahl der Revertanten proportional zur Dosis. Höhere, toxische Konzentrationen induzieren zwar viele Revertanten, hemmen aber gleichzeitig das Wachstum mit dem Ergebnis, daß die Kurve abflacht (B).

Der Ames-Test ist heute außer im Screening neuer Substanzen auf gentoxische Wirkungen auch auf vielen anderen Gebieten von Bedeutung. Er wird zum Beispiel zur Routinequalitätsprüfung von Nahrungs- und Genußmitteln, zur Überwachung von Fluß- und Trinkwasserqualität sowie zur Untersuchung des Stoffwechsels und des Wirkmechanismus von Fremdstoffen eingesetzt. Er stellt bei sachgemäßem Einsatz ein vielseitiges, schnelles und kostengünstiges Meßinstrument dar.

Gentoxizitätstest in kultivierten Säugerzellen (Zellkultur)

Grundlagen der Zellkultur. Werden einem Tierorgan durch mechanische Zerkleinerung (mittels Homogenisatoren) und nachfolgende enzymatische Zerlegung (mittels proteolytischer Enzyme) Zellen entnommen und diese in einem entsprechenden Medium und auf einer geeigneten Unterlage zum Anwachsen und zur Vermehrung gebracht, so spricht man von einer Zellkultur. Da das metabolische Milieu in der Zellkultur die natürliche Umgebung der Zelle im Gewebeverband nicht zu ersetzen vermag, ist die Lebens- und Teilungsfähigkeit der meisten Zellen beschränkt. Einzelne Zellen gewinnen jedoch als Folge von Mutationen die Fähigkeit, in der neuen Umgebung längerfristig zu gedeihen. Diesen Vorgang nennt man **Adaptation**. Aus solchen einzelnen Zellen entstehen neue Zellstämme. Einige dieser Stämme zeichnen sich durch rasches Wachstum und durch eine zeitlich unbegrenzte Kultivierbarkeit aus; sie bilden eine permanente Zellinie. Wenn der Zellrasen konfluent wird (die Zellen also die gesamte Bodenfläche des Kulturgefäßes bedecken), kann man die Zellen von der Oberfläche ablösen und nach Verdünnung neu aussäen, worauf die Zellen wiederum bis zur Konfluenz wachsen. Die permanenten Zellinien unterscheiden sich allerdings sowohl morphologisch als auch in ihren Stoffwechsel- und Transporteigenschaften mehr oder weniger stark von den Zellen des Spenderorgans. In einigen Fällen bleiben aber wichtige organspezifische Merkmale in der Kultur dauerhaft erhalten; diese permanenten Zellinien eignen sich am besten für toxikologische Untersuchungen.

Vor- und Nachteile bei der Bearbeitung toxikologischer Probleme. In den letzten drei Jahrzehnten sind aus verschiedenen Organen des Menschen und aus verschiedenen Tierarten hunderte von permanenten Zellinien etabliert und charakterisiert worden. Wesentliche Beiträge dazu haben „Zellbanken" wie zum Beispiel die American Type Culture Collection (Rockville, USA) geleistet, die Zellinien biochemisch und morphologisch charakterisieren, fortwährend ihre Stabilität überprüfen und weltweit vertreiben. Die Bedeutung der Zellkultur für toxikologische Untersuchungen hat in den letzten Jahren stark zugenommen. Für den sinnvollen Einsatz und die sinnvolle Bewertung der Ergebnisse ist es wichtig, sich neben den Vorteilen auch die wichtigen Nachteile und Grenzen der Zellkultur vor Auge zu halten (Tabelle 6.10).

Tabelle 6.10: Vorteile und Nachteile der Zellkultur

Vorteile/Möglichkeiten	Nachteile/Grenzen
homogenes und genau charakterisiertes Testmaterial	keine Berücksichtigung toxikokinetischer Einflüsse auf die toxischen Wirkungen der Testsubstanz
niedriger Kosten- und Zeitaufwand (im Vergleich zum Ganztierversuch)	häufig unterschiedliche/eingeschränkte metabolische Eigenschaften im Vergleich zum Ausgangsorgan
Untersuchung toxischer Wirkungen verschiedener Substanzen auf die Zelle unabhängig von der Gesamtregulation des Organismus	keine Erfassung einer möglichen Reversibilität der beobachteten Effekte
Untersuchung der Mechanismen toxischer Wirkungen (Toxikodynamik)	keine Erfassung toxischer Veränderungen, die sich erst nach längerer Zeit manifestieren
Verbrauch geringer Substanzmengen im Vergleich zum Tierversuch	

Gentoxizitätstests in Zellkultur. Während für die akute und die chronische Toxizität und bei der Untersuchung reproduktionstoxischer Wirkungen der Tierversuch unverzichtbar ist, verfügt man zur Prüfung der Mutagenität über gut etablierte *in vitro*-Tests. Sie spielen eine wichtige Rolle bei der frühzeitigen Erkennung von gentoxischen Wirkungen im Rahmen des Stufenplans (siehe Abbildung 6.3). Außerdem werden sie zunehmend zur Untersuchung molekularer Wirkungsmechanismen eingesetzt. Im folgenden sind zwei breit angewandte *in vitro*-Gentoxizitätstests beschrieben.

Der erste beruht auf der Fähigkeit von Zellen, spontane und chemisch induzierte DNA-Schäden zu erkennen und zu reparieren. Bei der für Säugerzellen häufigsten Art von DNA-Reparatur werden die geschädigten DNA-Regionen von spezifischen Enzymsystemen erkannt, herausgeschnitten und durch neusynthetisierte DNA ersetzt. Die am besten etablierte Methode zur Erfassung dieses Vorgangs ist die Messung der sogenannten *unscheduled DNA synthesis* (UDS), also der „außerplanmäßigen" DNA-Synthese im Rahmen der DNA-Reparatur im Gegensatz zur replikativen DNA-Synthese. Als Meßparameter beim UDS-Test dient gewöhnlich die durch die Testsubstanz induzierte Steigerung des Einbaus von radioaktiv markiertem Thymidin in die zelluläre DNA. Die Quantifizierung erfolgt durch Flüssigkeitszintillationsmessung der isolierten DNA oder durch Autoradiographie methanolfixierter Zellen, wobei die Silberkörnung des Films über den Zellkernen quantitativ ausgewertet wird. Der Hauptnachteil des Tests ist, daß damit keine Mutationen nachgewiesen werden können; es wird lediglich indirekt ein (reparierbarer) DNA-Schaden demonstriert. Für den direkten Mutationsnachweis in Säugerzellen werden häufig die Gene der Hypoxanthin-Guanin-Phosphoribosyltransferase (HG-PRT) und der Thymidinkinase herangezogen (eine genaue Beschreibung findet sich in Ballantyne 1993).

Der zweite Gentoxizitätstest erfaßt Veränderungen auf Chromosomenebene. Bei Zellen, die sich in bestimmten Stadien der Mitose befinden, kann man mit Hilfe der mikroskopischen Chromosomenanalyse chemisch induzierte Veränderungen in deren Struktur (Chromosomenaberrationen) erkennen. Es handelt sich hierbei um Brüche, Fragmente und bestimmte Austauschfiguren. Sind beide Schwesterchromatiden am gleichen Ort betroffen, so spricht man von einer Chromosomenaberration, während bei den Chromatidaberrationen nur eine Chromosomenhälfte betroffen ist. Einen Spezialfall der Chromatidaberrationen stellen Schwesterchromatidaustausche (*sister chromatid exchanges*, SCEs) dar. Sie entstehen, indem an einem oder mehreren Orten des Chromosoms ein Austausch von Abschnitten zwischen den Schwesterchromatiden stattfindet, ohne daß die Morphologie der Chromosomen in irgendeiner Weise verändert wird. Diese Austauschvorgänge lassen sich in Zellen sichtbar machen, die zwei Zellzyklen in Gegenwart von 5-Bromdeoxyuridin durchlaufen haben und anschließend mit zwei unterschiedlichen Farbstoffen angefärbt werden. Durch diese doppelte Anfärbung der Schwesterchromatiden erscheinen die SCEs als Farbwechsel entlang des Chromosoms.

In vivo-Gentoxizitätstests. Auch *in vivo* stehen zahlreiche Kurzzeittests zur Erfassung von Genmutationen und Chromosomenaberrationen zur Verfügung. Ein wesentlicher Vorteil liegt, wie bei jedem Ganztierversuch, in der Berücksichtigung pharmakokinetischer Parameter und in der Erfassung der Rolle der

Expositionsart. Der zur Zeit am breitesten angewandte *in vivo*-Kurzzeittest ist der Mikrokern-Test am Knochenmark von Nagern (meistens Mäusen). Dieser Test erfaßt numerische und strukturelle Chromosomenaberrationen. Mikrokerne sind Bruchstücke eines Zellkerns, die entweder durch Chromosomenbrüche oder durch Störungen der Chromosomenverteilung bei der Mitose entstehen. Die Chromosomenbruchstücke oder ganze „verlorene" Chromosomen werden nicht in die Tochterkerne integriert, sondern bilden unter Einschluß in einer Membran Mikrokerne. Der Vorteil des Mikrokern-Testes im Knochenmark liegt unter anderem in der Möglichkeit zur Untersuchung der Mikrokerne in roten Blutkörperchen (Erythrocyten). Erythrocyten sind neben den Blutplättchen die einzigen kernlosen Zellen im Organismus; sie entstehen aus kernhaltigen Vorstufen (den Erythroblasten) durch Ausstoßung des Kernes (Abbildung 6.7). Ein durch Einwirkung einer Testsubstanz im Erythroblasten induzierter Mikrokern bleibt dabei in der Zelle zurück. Ein weiterer Vorteil der Untersuchung im Knochenmark ist die Beschränkung auf die gerade neugebildeten Erythrocyten; diese können nämlich nach Anfärbung von den reifen Erythrocyten unterschieden werden. Die jungen Erythrocyten haben unmittelbar vorher als kernhaltiger Erythroblast eine Zellteilung durchlaufen und können da-

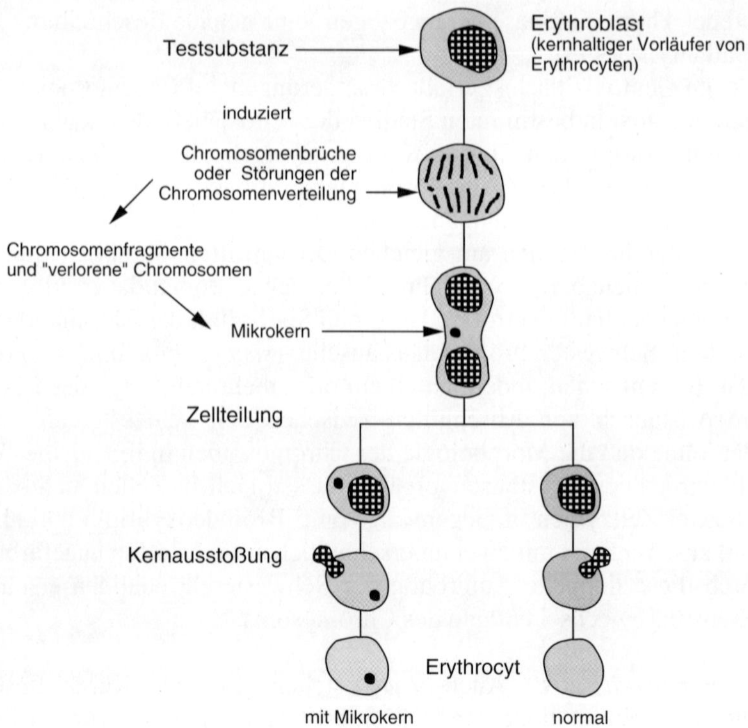

6.7 Mikrokern-Test. Normalerweise besitzen Erythrocyten keinen Zellkern, so daß in ihnen vorhandene Mikrokerne leicht und zuverlässig identifiziert werden können.

her die gentoxische Wirkung der Testsubstanz anzeigen. Die spontane Häufigkeit von jungen Erythrocyten mit Mikrokernen liegt im Knochenmark der Maus bei zwei Promille; nach Behandlung mit gentoxischen Stoffen sind dosisabhängig Werte bis zu 80 Promille zu beobachten. Da die Mikrokerne nicht nur durch Chromosomenbrüche induziert werden, sondern auch durch Verbindungen, die die Proteine des Spindelapparats schädigen und dadurch die Chromosomenverteilung stören, lassen sich mit dem Test sowohl direkte als auch indirekte Erbgutschäden erfassen. Nach dem bisher vorliegenden Ergebnismaterial zeichnet sich der Mikrokern-Test durch hohe Spezifität und Sensitivität aus.

Gentoxizitäts- und Kanzerogenitätstests in der Praxis. Zur Gentoxizitätsprüfung von Chemikalien sind in der Grundstufe (mehr als eine Tonne im Jahr oder mehr als fünf Tonnen insgesamt) zwei Tests erforderlich; in den meisten Fällen werden der Ames-Test und der Mikrokerntest durchgeführt. In der Stufe 1 (mehr als 100 Tonnen im Jahr oder mehr als 500 Tonnen insgesamt) werden zwei weitere Tests verlangt. Wenn alle Kurzzeittests klar negativ sind, gilt die Gentoxizitätsprüfung als abgeschlossen. Beim Vorliegen konkreter Verdachtsmomente kann unabhängig von der geplanten Produktionsmenge der Langzeitkanzerogenitätsversuch im Nager erforderlich werden, insbesondere bei strukturverdächtigen Stoffen.

Weiterführende Literatur

Ames, B.N.; McCann, J.; Yamasaki, E. *Methods for Detecting Carcinogens and Mutagens with the Salmonella/Mammalian-Microsome Mutagenicity Test*. In: *Mutat. Res.* 31 (1975) S. 347–364.

Ashby, J.; Tennant, R. W. *Definitive Relationships Among Chemical Structure, Carcinogenicity and Mutagenicity for 301 Chemicals Tested by the U.S. NTP*. In: *Mutat. Res.* 257 (1991) S. 229–306.

Botham, P. A.; Basketter, D. A.; Maurer, T.; Mueller, D.; Potokar, M.; Bontinck, W. J. *Skin Sensitation – a Critical Review of Predictive Test Methods in Animals and Man*. In: *Food Chem. Toxicol.* 29 (1991) S. 275–286.

Ballantyne, B.; Marrs, T.; Turner, P. (Hrsg.) *General and Applied Toxicology*. London (Macmillan) 1993.

Draize, J. H.; Woodard, G.; Calvery, H. O. *Methods for the Study of Irritation and Toxicity of Substances Applied to the Skin and Mucous Membranes*. In: *J. Pharmaco. Exp. Therap.* 82 (1944) S. 377–390.

Hess, R. (Hrsg.) *Arzneimitteltoxikologie: Anforderungen – Verfahren – Bedeutung*. Stuttgart (Thieme) 1991.

Hoffmann, P. *Probennahme*. In: *Nachr. Chem. Tech. Lab.* 40, (1992) S. 1420–1438.

MacGregor, J. T.; Heddle, J. A.; Hite, M.; Margolin, B. H.; Ramel, C.; Salamone, M. F; Tice, R. R.; Wild, D. *Guidelines for the Conduct of Micronucleus Assays in Mammalian Bone Marrow Erythrocytes*. In: *Mutat. Res.* 189 (1987) S. 103–112.

Maron, D. M.; Ames, B.N. *Revised Methods for the Salmonella Mutagenicity Test*. In: *Mut. Res.* 113 (1983) S. 173–215.

Mavournin, K. H.; Blakey, D. H.; Cimino, M. C.; Salamone, M. F.; Heddle, J. A. *The in Vivo Micronucleus Assay in Mammalian Bone Marrow and Peripheral Blood. A Report of the US-Environmental Protection Agency Gene-Tox Program*. In: *Mutat. Res.* 239 (1990) S. 29–80.

Schwedt, G. *Taschenatlas der Analytik* Stuttgart (Thieme) 1992.

Schlottmann, U. (Hrsg.) *Prüfmethoden für Chemikalien*. Stuttgart (S. Hirzel) 1994.

7

Epidemiologie der Vergiftungen und Prinzipien der Vergiftungsbehandlung

Vergiftungsursachen • Giftstoffnachweis/*general unknown*-Analysenverfahren • Antidote • Intensivmedizinische Maßnahmen

7.1 Vergiftungen: Ursachen und Häufigkeit

Pro Jahr ereignen sich in der Bundesrepublik Deutschland nach Schätzungen der Senatskommission für klinisch-toxikologische Analytik der Deutschen Forschungsgemeinschaft 200 000 ärztlich behandlungsbedürftige Vergiftungen; davon werden etwa 80 000 Vergiftungsfälle stationär behandelt. Nach der Todesursachenstatistik des Statistischen Bundesamtes belaufen sich die tödlichen Vergiftungen auf ungefähr 3 000 Fälle pro Jahr; damit verursachen Vergiftungen pro Jahr fast halb so viele Todesfälle wie Kraftfahrzeugunfälle (Statistisches Jahrbuch, 1992). In der Bundesrepublik Deutschland bestand bis 1990 keine allgemeine Meldepflicht für akute Vergiftungen. Folglich ist die tatsächliche Situation – Vergiftungsursachen, Altersverteilung, Entwicklungstendenzen über die Jahre – nicht bekannt. Übersichten über Vergiftungen sind aber nicht nur für statistische Zwecke wichtig, sondern auch für die Bewertung toxischer Risiken für den Menschen. Aus diesem Grund hat die Bundesregierung in der Novellierung des Chemikaliengesetzes von 1990 eine Meldepflicht für akute Vergiftungen eingeführt:

»Wer als Arzt zur Behandlung oder zur Beurteilung der Folgen einer Erkrankung hinzugezogen wird, die auf die Einwirkung gefährlicher Stoffe oder gefährlicher Zubereitungen zurückgeht, hat dem Bundesgesundheitsamt den Stoff oder die Zubereitung, Alter und Geschlecht des Patienten, den Expositionsweg, die aufgenommene Menge und die festgestellten Symptome mitzuteilen. Die Mitteilung hat hinsichtlich der Person des Patienten in anonymisierter Form zu erfolgen.« (§ 16e Abs. 2 des ChemG; erstes Gesetz zur Änderung des Chemikaliengesetzes, Bundesgesundheitsblatt Nr I, S. 521, 1990.)

Für die Mitteilung wurde ein Meldeformular entwickelt. Unter die Meldepflicht fallen alle chemischen Stoffe und Zubereitungen, die im Haushalt Verwendung finden, zum Beispiel Wasch- und Putzmittel, Heimwerker- und Hobbyartikel, außerdem Pflanzenschutz- und Holzschutzmittel. Chronische Gesundheitsschäden durch Umwelteinflüsse sind ebenfalls meldepflichtig, wie auch Vergiftungen im Berufsleben, sofern sie bei der beruflichen Anwendung (nicht der Herstellung oder Verarbeitung) von Chemikalien und Zubereitungen auftreten (siehe Kapitel 11). Die Einführung der Meldepflicht für Vergiftungen hat das Ziel, durch erweiterte Kenntnisse über toxische Stoffe die Erkennung und Behandlung von Vergiftungen zu verbessern. Außerdem wird man dadurch in der Zukunft über bessere Grundlagen für gesetzgeberische Maßnahmen verfügen: Sinnvolle Anwendungsvorschriften, Gebrauchseinschränkungen und Verbote werden zur Verhütung von Vergiftungen beitragen.

Durch die 1990 eingeführte Meldepflicht wird sich jedoch frühestens nach Ablauf mehrerer Jahre eine ausreichende Datenmenge angesammelt haben. Die heutigen Kenntnisse über die Vergiftungsepidemiologie in der Bundesrepublik stammen hauptsächlich aus den Registern der 18 deutschen Giftinformationszentren. Bei diesen Zahlen handelt es sich nicht um Vergiftungen, die sich mit Sicherheit ereignet haben, sondern um Anfragen zu mutmaßlichen Vergiftungen. Danach treten mehr als die Hälfte aller Vergiftungen bei Kindern und Jugendlichen bis zum 15. Lebensjahr auf; besonders betroffen sind Kleinkinder zwischen dem ersten und vierten Lebensjahr. Während in dieser Bevölkerungsgruppe die meisten Vergiftungen Unfälle sind, überwiegen im Erwachsenenalter die Vergiftungen in Selbstmordabsicht. Bei den Erwachsenen fällt der höchste Anteil an Vergiftungen in die Altersgruppe von 20 bis 49 Jahre, die anderen Altersgruppen sind erheblich seltener vertreten (Abbildung 7.1). Als Vergiftungsursachen liegen bei Erwachsenen Arzneimittel (vor allem Schlafmittel, Psychopharmaka und Schmerzmittel) an erster Stelle, gefolgt von Industrie- und Gewerbegiften und diversen Haushaltsmitteln. Dagegen nehmen im Kindesalter die Haushaltsmittel die erste Position ein, was sicherlich sowohl mit deren oft guter Zugänglichkeit als auch der natürlichen Neugier der Kinder zusammenhängt.

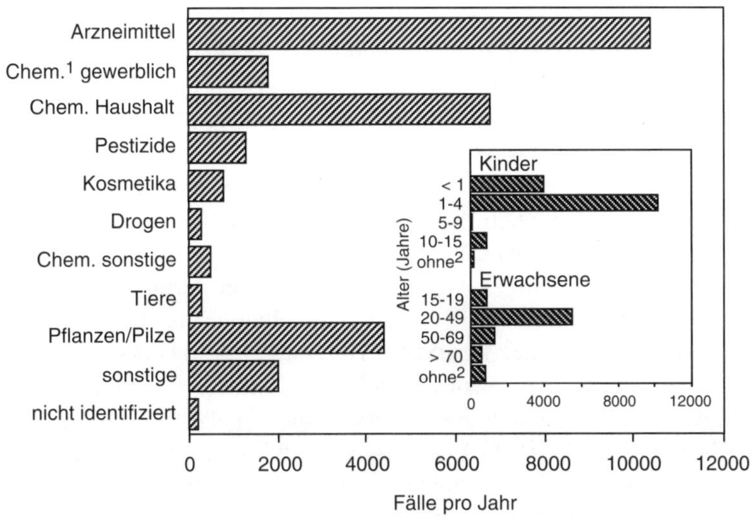

7.1 Ursachenspektrum und Altersverteilung der mutmaßlichen Vergiftungsfälle in der Bundesrepublik Deutschland nach Daten der Giftinformationszentren Berlin (Weißensee), Bonn, Mainz, Papenburg, Kiel und Ludwigshafen. (1 = Chemikalien, 2 = keine Altersangabe)

7.2 Allgemeine Aspekte der Diagnose und Behandlung von Vergiftungen

7.2.1 Aus den klinischen Symptomen einer Vergiftung kann man oft nicht auf den Giftstoff schließen

Grund dafür ist, daß einerseits die Symptome ein und derselben Vergiftung sehr stark vom Schweregrad abhängen, und daß andererseits viele Symptome nicht spezifisch für eine Giftstoffgruppe sind, sondern bei mehreren Vergiftungsarten und auch bei zum Beispiel internistischen oder neurologischen Krankheiten auftreten können. Dazu kommt, daß in vielen Fällen Mischintoxikationen vorliegen, die das klinische Bild verwischen. Die Identifizierung des ursächlichen Giftstoffes oder Giftstoffgemisches gelingt nur in ungefähr fünf Prozent der Gesamtfälle anhand der klinischen Symptomatik. So läßt beispielsweise das gleichzeitige Vorkommen von engen Pupillen (Miosis), Überproduktion von Speichel und Hyperaktivität des Magen-Darm-Traktes den Verdacht auf eine Vergiftung mit Insektiziden aus der Gruppe der Organophosphatverbindungen aufkommen, welche die Acetylcholinesterase inhibieren und dadurch zu einer Acetylcholinvergiftung führen. In der Gruppe der Psychopharmaka verursachen die trizyklischen Antidepressiva ein charakteristisches Vergiftungsbild mit Weitstellung der Pupillen (Mydriasis), Bewußtseinsverlust, fehlenden Darmgeräuschen und schweren Herzrhythmusstörungen.

Die Angaben zu möglichen Ursachen und Umständen der Erkrankung stammen meistens von den Personen, welche den Patienten aufgefunden haben. Anhand dieser Informationen kann der Arzt in vielen Fällen die Verdachtsdiagnose „Vergiftung" stellen; die Feststellung des in Frage kommenden Giftstoffes gelingt jedoch auf diese Weise nur in ungefähr der Hälfte der Fälle. Wenn man die Feststellung des Giftstoffes zur Voraussetzung für die Behandlung machen würde, ginge viel, für den Patienten möglicherweise lebenswichtige Zeit verloren. Soforthilfe ist oft lebensrettend. Höchste Priorität hat dabei die Aufrechterhaltung der Vitalfunktionen, das heißt der Atmung und der Blutzirkulation. Die Entfernung des Giftes aus dem Magen macht wenig Sinn, wenn der Patient nicht atmet oder wenn sein Herz stillsteht. Da aber für die weitere Behandlung die Kenntnis des ursächlichen Giftstoffes bedeutsam ist, muß so früh wie möglich entsprechendes Untersuchungsmaterial (wie Blut-, Urinproben und Magenspülflüssigkeit) sichergestellt werden. Obwohl nur der Nachweis des Giftstoffes in den Körperflüssigkeiten des Patienten die Ursache der Vergiftung eindeutig belegen kann, sind in der Praxis häufig auch von Angehörigen mitgebrachte Behälter, in denen der Giftstoff vermutet wird, sehr hilfreich.

7.2.2 Der Giftstoffnachweis erfordert die Sicherstellung (Asservierung) von Untersuchungsmaterial

Vergiftungen *per os* (das heißt durch Resorption des Giftstoffes aus dem Magen-Darm-Trakt) kommen am häufigsten vor. In diesen Fällen müssen Blut, Urin und Mageninhalt asserviert (zur Untersuchung gewonnen) werden. Nur für Spezialuntersuchungen, wie zum Beispiel bei Kohlenoxidvergiftung, muß das Blut ohne vorherige Aufarbeitung aufbewahrt werden; in den meisten Fällen werden Blutplasmaproben asserviert. Zur Plasmagewinnung wird das Blut fünf Minuten bei 4000 Umdrehungen pro Minute zentrifugiert; das resultierende Sediment enthält die Blutzellen und der Überstand das Blutplasma. Für die Asservierung von Urin wird die Blase nach Katheterisierung vollständig entleert. Mageninhalt entnimmt man entweder zu Beginn der Magenspülung oder – wenn keine Magenspülung vorgenommen wird – nach Einführen eines Magenschlauchs, indem man mit einer „Magenspritze" ungefähr 20 Milliliter Mageninhalt absaugt.

Auch bei Vergiftungen durch Aufnahme des Stoffes über die Haut ist es wichtig, Material für den Nachweis des Giftes zu asservieren. Das resorbierte Gift wird auch hier in Blut- und Urinproben nachgewiesen. Zur Behandlung soll die betroffene Hautpartie mit viel Wasser abgespült werden (siehe Abschnitt 7.3.2). Von dem ersten Waschwasser müssen zehn bis 50 Milliliter für den Giftnachweis sichergestellt werden.

7.2.3 Die Giftidentifizierung erfolgt im Labor mit instrumentell-analytischen Methoden

In nur wenigen Fällen gelingt der Giftnachweis mittels Schnelltests (Screening-Tests) am Krankenbett. Mit diesen Tests werden nicht Einzelstoffe, sondern eher chemische Giftstoffgruppen nachgewiesen, meistens anhand von Färbungstests. Damit die Reaktion positiv ausfällt, muß in der Regel die Konzentration des Giftstoffes in der Probe hoch sein. In jedem Fall bedürfen aber die Ergebnisse einer Bestätigung. Nachdem heute instrumentell-analytische Verfahren zum Standard der toxikologischen Analytik gehören, setzt man Schnelltests allenfalls als grob orientierende Vortests ein. Hierfür haben der sogenannte Trinder-Test (Fe^{3+}) auf Salicylate, der Dithionit-Test auf Paraquat und Diquat sowie der Fujiwara-Test auf halogenierte Kohlenwasserstoffe heute noch Bedeutung.

Die für die Prognose und die therapeutischen Maßnahmen entscheidende Giftidentifizierung und Quantifizierung erfolgt mit Hilfe instrumenteller Analytik. Zur zweifelsfreien Identifizierung organischer Giftstoffe dient heute die Gaschromatographie-Massenspektrometrie (GC/MS). H. H. Maurer (Institut für Toxikologie, Universität des Saarlandes) hat zum Nachweis toxischer Verbindungen ein sogenanntes *general unknown*-Analysenverfahren entwickelt, das in einem einzigen Analysengang die Identifizierung der meisten toxikologisch relevanten Stoffe und ihrer Metaboliten im Urin erlaubt. Nach Spaltung von möglichen Konjugaten des Giftstoffes oder seiner Metaboliten durch saure Hydrolyse, anschließender Extraktion in organischen Lösungsmitteln und Acetylierung wird die Probe kapillargaschromatographisch aufgetrennt. Als Detektor dient der Massenspektrometer. Mittels *selected ion monitoring* werden die für die einzelnen Stoffgruppen typischen Ionen aufgezeichnet und Giftstoffe durch Vergleich mit Bibliotheksspektren identifiziert. Diese problemspezifische Sammlung von Massenspektren ermöglicht den Nachweis von über 1 500 Arzneimitteln und Giftstoffen, 800 Pestiziden und Umweltschadstoffen und 2 000 ihrer Metaboliten. Die Spezifität und Schnelligkeit dieses Verfahrens übertrifft eindeutig alle anderen chromatographischen Methoden. Substanzen, welche nicht mit dem *general unknown*-Analysenverfahren identifizierbar sind, lassen sich zum Teil nach unterschiedlicher Probenaufarbeitung ebenfalls mittels Gaschromatographie-Massenspektrometrie bestimmen (Tabelle 7.1). Bei einigen weiteren Vergiftungen wählt man andere Verfahren wie zum Beispiel die Spektralphotometrie zur Bestimmung von Met-Hämoglobin und Kohlenmonoxid-Hämoglobin bei einer Kohlenmonoxidvergiftung. Bei den in ihrer Häufigkeit abnehmenden Schwermetallvergiftungen kommt die Atomabsorptionspektrometrie zum Einsatz. Lithium wird flammenphotometrisch quantifiziert.

Immunologische Nachweisverfahren für Fremdstoffe werden in Kliniklaboratorien vielfach eingesetzt, ihr Nutzen für die Quantifizierung ist jedoch vergleichsweise gering. Aus Zeit- und Kostengründen sowie wegen der ver-

Tabelle 7.1: Identifizierung von Arzneimitteln und Giftstoffen mittels Gaschromatographie-Massenspektrometrie

general unknown-Analyseverfahren	unterschiedliche Probenvorbereitung
Schlaf- und Beruhigungsmittelmittel (Benzodiazepin-Tranquillantien)	Chloralhydrat
Antikonvulsiva (Antiepileptika)	Tetrahydrocannabinol (Wirkstoff im Haschisch und Marihuana)
Butyrophenon- und Phenothiazin-Neuroleptika	Lysergsäurediethylamid (LSD)
Amphetaminderivate	Gerinnungshemmer (Cumarine)
Analgetika: Opioide und peripher wirksame	Valproinsäure (Antepileptikum)
Antihistaminika	organische Pestizide
Antiarrhythmika	Haushaltschemikalien
β-Blocker	Ethylenglykol
Pflanzenalkaloide	Alkohol und andere Lösungsmittel (GC nach Head-Space-Verfahren)

gleichsweise geringen Spezifität (Kreuzreaktionen) eignen sich immunologische Verfahren nicht als Screening-Methode, wenn der ursächliche Giftstoff nicht bekannt ist. Sie können nur in bestimmten Situationen, etwa bei der Bestimmung von Rauschgiften, oder bei (bekannter) Vergiftung mit dem Schmerzmittel Paracetamol sinnvoll angewandt werden.

7.2.4 In der Therapie der Vergiftungen spielten früher Gegenmittel (Antidote) eine große Rolle

In der alten griechischen und arabischen Medizin waren diese Antidote eher mystisch begründet. Die im Laufe der Zeit gewonnenen Erkenntnisse über den molekularen Wirkungsmechanismus verschiedener Giftstoffe haben zur Entwicklung einer Reihe hochspezifischer Antidote geführt. Grundsätzlich lassen sich die Antidote nach ihrem Wirkungsmechanismus in zwei Gruppen einteilen (Beispiele in Tabelle 7.2):

1. Substanzen, welche mit dem Giftstoff oder einem seiner Metaboliten eine chemische Bindung eingehen. Dadurch entsteht ein Komplex mit stark verminderter oder fehlender Toxizität (Dekorporierungsantidote).
2. Substanzen, welche die Wirkungen des Giftstoffes funktionell hemmen, indem sie zum Beispiel die für den Giftstoff relevanten Rezeptoren blokkieren oder die Bioaktivierung des Giftstoffes beeinflussen (funktionelle Antidote).

Tabelle 7.2: Beispiele spezifischer Antidote

Vergiftung durch	Antidote, die den Giftstoff durch chemische Bindung dekorporieren:
Schwermetalle Quecksilber, Arsen, Gold, Blei	Chelatbildner Dimercaptopropansulfonat (DMPS)
Blei, Kupfer, Quecksilber, Gold, Kobalt, Zink	Ca-Na_2-Ethylendiamintetraacetat
Nickel	D-Penicillamin
Eisen, Aluminium	Deferoxamin
Blausäure	Natriumthiosulfat zur Bildung von Thiocyanat Met-Hämoglobinbildner: (Dimethylaminophenol)
Fluorwasserstoff	Calciumgluconat
Schlangen- und Spinnenbisse	spezifische Antiseren
Acetaminophen	*N*-Acetylcystein
	Antidote, welche die Giftwirkung funktionell hemmen:
Met-Hämoglobinbildner Oxidationsmittel, Nitrite, aromatische Amino- und Nitroverbindungen	Redoxfarbstoffe wie Thionin und Methylenblau
orale Antikoagulantien Dicumarol und Derivate	Vitamin K
Methanol und Ethylenglykol	Ethanol
Morphin und seine Derivate	Morphinantagonisten Levallorphan, Naloxon
Benzodiazepine Flunitrazepam, Diazepam	Flumazenil (Benzodiazepinrezeptor-antagonist)

7.3 Intensivmedizinische Maßnahmen

Wichtigste Ziele der Behandlung akuter Vergiftungen sind die:

- Aufrechterhaltung der Vitalfunktionen,
- Verhütung weiterer Giftresorption,
- Beschleunigung der Giftausscheidung.

7.3.1 Intensivmedizinische Maßnahmen halten die Vitalfunktionen des Organismus aufrecht

Zu den Vitalfunktionen des Organismus gehören Atmung, Blutzirkulation, Urinproduktion und im weiteren Sinne auch die Aktivität des zentralen Nervensystems (ZNS), welches sämtliche Vorgänge im Körper reguliert. Die im nachfolgenden Text beschriebenen Maßnahmen gelten, unabhängig von der Art des Giftes, für jede Intoxikation, die mit Koma, Krämpfen oder einer sonstigen schwerwiegenden Beeinträchtigung des Patienten einhergeht.

Freihalten der Atemwege. Eine Beeinträchtigung der Atmung ist die häufigste Todesursache bei Vergiftungen mit Beruhigungs- und Schlafmitteln, Narkotika und Ethanol. Neben der Atemdepression aufgrund zentralnervöser Störungen können mechanische Hindernisse in den Atemwegen wie zum Beispiel aspirierte Speisereste aus dem Magen oder Verlegung des Luftröhreneingangs durch die zurückgefallene, schlaffe Zunge zu einer unzureichenden Sauerstoffversorgung des Organismus führen (Abbildung 7.2). Für freie Atemwege sorgen die stabile Seitenlagerung des Patienten, die Entfernung von Speiseresten und anderen Fremdkörpern aus den oberen Luftwegen und die Absaugung von Schleim. Bei lebensbedrohlicher Ateminsuffizienz muß der Patient intubiert und künstlich beatmet werden.

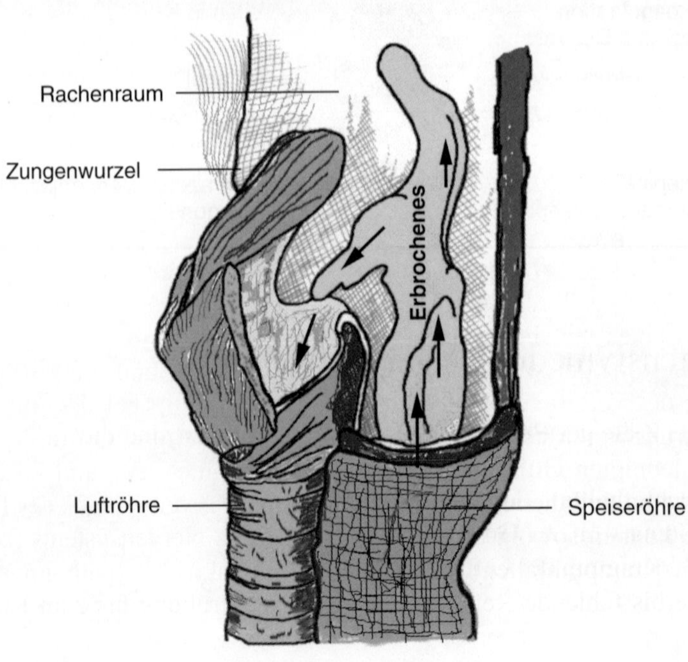

7.2 Schematische Darstellung des anatomischen Weges, über den erbrochenes Material in die Luftröhre gelangt und die Atemwege verlegt.

Bei Vergiftungen mit Reizgasen (Stickoxiden, Phosgen) sowie bei Heroinüberdosierung führt häufig eine ödematöse Durchdrängung der Lunge (toxisches Lungenödem) zu einer massiven Beeinträchtigung des Gasaustausches zwischen den Lungenbläschen und dem Blutkapillarraum. Ursache ist eine anatomische Schädigung der Wände der Lungenbläschen und der Blutgefäße. In diesen Fällen muß eine Beatmung mit reinem Sauerstoff erfolgen. Die Zufuhr von reinem Sauerstoff oder Carbogen (95 Prozent O_2/5 Prozent CO_2; der CO_2-Anteil im Carbogen regt das Atemzentrum an) ist auch bei Vergiftungen mit Kohlenmonoxid indiziert.

Aufrechterhalten der Blutzirkulation. Das Herz-Kreislauf-System ist, ebenso wie die Atmung, ein häufiger Angriffspunkt von Giftstoffen; lebensbedrohliche Störungen treten oft sehr rasch und ohne Vorboten auf. Dem akuten Herzversagen bei Vergiftungen liegen in den meisten Fällen sowohl ein relativer Volumenmangel als auch ein Pumpversagen des Herzens zugrunde. Daher ist eine angemessene Volumensubstitution von ausschlaggebender Bedeutung für das Aufrechterhalten der Blutzirkulation. Zusätzlich kann die Herzleistung durch Infusion von Catecholaminen unterstützt werden. Viele Arzneimittel, darunter bestimmte Gruppen von Psychopharmaka, die häufig in Selbstmordabsicht eingenommen werden, können Herzrhythmusstörungen verursachen. Schwerwiegende Beeinträchtigungen der Reizbildung und der Erregungsleitung im Herzmuskel können zu einer akuten und ausgeprägten Verringerung der Herzauswurfleistung und damit zur Minderdurchblutung lebenswichtiger Organe führen. In solchen Situationen ist eine medikamentöse Therapie oft unzureichend. Daher ist in vielen Fällen das Einführen einer Schrittmachersonde notwendig. Alle bisher beschriebenen Maßnahmen stellen jedoch nur eine vorübergehende Lösung dar. Für eine andauernde Besserung der Symptomatik muß die Giftkonzentration im Organismus – sofern möglich – durch beschleunigte Elimination (siehe Abschnitt 7.3.3) gesenkt werden.

Weitere wichtige Maßnahmen zur Aufrechterhaltung der Vitalfunktionen. Dazu gehören eine Korrektur von Störungen im Elektrolythaushalt, Ausgleich einer metabolischen Azidose durch Natriumbicarbonat oder Trispuffer, Kontrolle der Wasserbilanz (Flüssigkeitszufuhr und -verlust) und Wärmeschutz des vergifteten Patienten. Besonders wichtig bei der Auswahl und Durchführung von Maßnahmen zur Verhinderung weiterer Giftresorption oder zur beschleunigten Giftelimination (siehe Abschnitte 7.3.2 und 7.3.3) ist der Wachheitsgrad und die allgemeine Aktivität des Nervensystems des Patienten. Giftstoffe können sowohl eine Hyperaktivität des Nervensystems (bis hin zu zerebralen Krampfanfällen) als auch eine Hypoaktivität (pathologisch abgeschwächte bis fehlende Reflexe, Bewußtseinseintrübung bis zum Koma) verursachen.

7.3.2 Magenspülung und forcierte Diarrhö verhindern eine weitere Giftresorption

Bei perkutaner Vergiftung oder bei oraler Aufnahme besteht die Möglichkeit, den Giftstoff, zumindest zum Teil, vor der Resorption zu entfernen (Abbildung 7.3). Bei Aufnahme *per os* kann man – mit Einschränkungen – durch Auslösen von Erbrechen oder durch eine Magenspülung und nachfolgende Gabe (Instillation) von Adsorbentien die weitere Giftresorption verhindern oder vermindern.

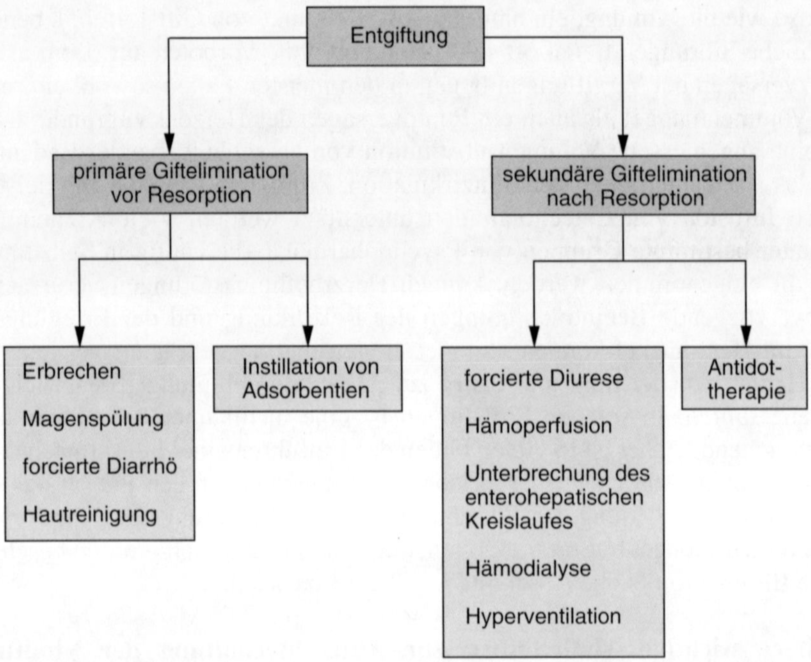

7.3 Wichtige Maßnahmen zur Verhütung weiterer Giftresorption und zur beschleunigten Giftelimination nach der Resorption.

Auslösen von Erbrechen (Emesis). Wenn der Patient bei vollem Bewußtsein oder schläfrig ist und die Husten- und Schluckreflexe nachweisbar sind, kann das frühzeitige Auslösen von ausgiebigem Erbrechen sehr effektiv einen großen Teil der noch nicht resorbierten Giftmenge aus dem Organismus entfernen (Abbildung 7.4). Diese Maßnahme ist kontraindiziert bei stark eingetrübtem Bewußtsein, Krämpfen, manifester Atem- und/oder Herzinsuffizienz sowie bei schwangeren Frauen. Ebenfalls nicht erlaubt ist diese Methode der Giftelimination nach Aufnahme starker Säuren oder Laugen, da dann die Gefahr von Speiseröhrenperforationen besteht (hier ist Giftverdünnung durch

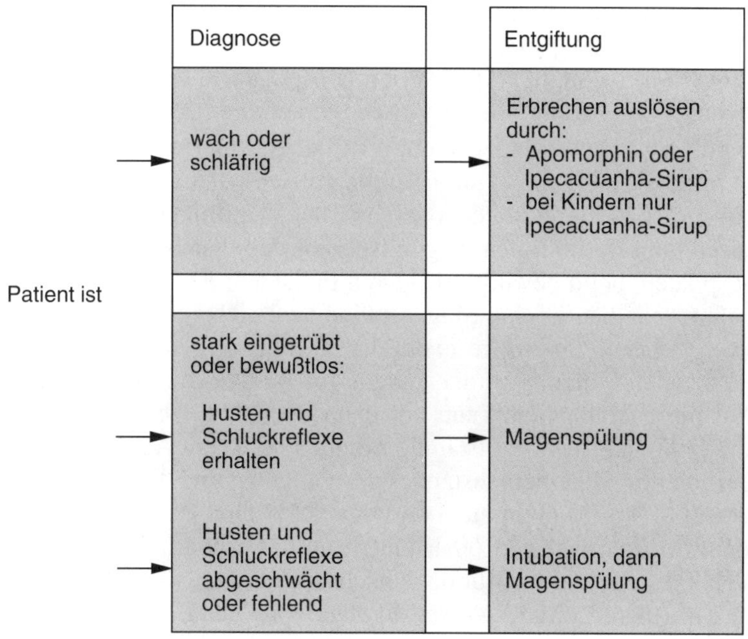

7.4 Verhütung weiterer Resorption durch Magenentleerung. Wie man die Magenentleerung durchführt, hängt stark vom Bewußtseinszustand des Patienten ab.

Trinken von Wasser die wichtigste Maßnahme); nach Verschlucken organischer Lösungsmittel, da eine Lungenentzündung (Ölpneumonie) die Folge sein könnte (hier ist die Gabe von 100–200 ml Paraffinöl angezeigt) und nach Aufnahme schaumbildender Substanzen aufgrund der Gefahr des Hochquellens und der Aspiration in die Lunge (hier verabreicht man spezielle Entschäumer).

Apomorphin-Emesis. Medikamentös läßt sich Emesis (Erbrechen) beim Erwachsenen durch subcutane Injektion von Apomorphin induzieren (0,1–0,15 mg/kg Körpergewicht, zusätzlich 10 mg Norfenefrin zur Stabilisierung des Kreislaufs). Nach anschließendem Trinkenlassen von ein bis zwei Gläsern Wasser sollte die Wirkung in zehn bis 15 Minuten eintreten. Apomorphin ist ein Derivat des Morphiums und kann wie dieses die Atemfunktion beeinträchtigen. Aus diesem Grund muß zur eventuellen Aufhebung der atemhemmenden Wirkung von Apomorphin ein Morphinantagonist (wie Naloxon) sowie ein Intubationsbesteck bereitgestellt werden. Auch unstillbares Erbrechen kann durch Naloxon gestoppt werden. Apomorphin darf bei Kindern nicht angewendet werden.

Ipecacuanha-Emesis. Die Wurzel der subtropischen Blütenpflanze *Uragoga ipecacuanha* enthält mehrere Alkaloide (darunter Emetin und Cephaelin), welche Erbrechen auslösen. Bei Kindern bis zum zwölften Lebensjahr veranlaßt man mit Ipecacuanha-Brechsirup Erbrechen. Dabei werden altersabhängig 10–20 ml Sirup (bei Erwachsenen 30 ml) und anschließend 100–200 ml Wasser oder Saft verabreicht. Die Wirkung tritt nach etwa 15 Minuten ein.

Magenspülung. Eine Magenspülung ist indiziert bei begründetem Verdacht auf eine orale Giftaufnahme; sie ist obligatorisch bei starker Bewußtseinstrübung und auch im Falle besonders gefährlicher Vergiftungen, wie zum Beispiel mit Paracetamol, Barbituraten, Digitalisglykosiden, Knollenblätterpilz und Organophosphaten, beim bewußtseinsklaren Patienten. Auch im Anschluß an die Emesis führt man häufig eine Magenspülung zur sicheren Entfernung noch im Magen verbliebener Giftstoffreste durch.

In den meisten Fällen wird der Patient vor Beginn der Magenspülung intubiert. Auf diese Maßnahme kann nur dann verzichtet werden, wenn die Husten- und Schluckreflexe vollständig erhalten sind, die Atmung ungestört ist und aufgrund des Allgemeinzustandes des Patienten und des vermutlich eingenommenen Giftstoffes nicht zu erwarten ist, daß eine Beeinträchtigung dieser Funktionen in den nächsten 60 Minuten auftreten wird. Die Magenspülung wird in Halbseiten- und Kopftieflage nach Einführung eines Magenschlauches mit 37 °C warmem Leitungswasser durchgeführt. Die Dauer der Spülung und das insgesamt eingesetzte Volumen der Spülflüssigkeit (zehn bis 60, meistens 30 bis 40 Liter) hängen vom Schweregrad der Vergiftung ab. In Zweifelsfällen sollte das Verbleiben von Tablettenklumpen durch Gastroskopie ausgeschlossen werden.

Im Anschluß daran werden 30 bis 40 Gramm Aktivkohle (Carbo medicinalis) in den Magen eingegeben (instilliert). Aktivkohle adsorbiert nahezu alle fett- und wasserlöslichen Substanzen, sofern diese nicht als dissoziierte Salze vorliegen. Der so gebundene Giftstoff wird dann mit der im Magen-Darm-Trakt nicht resorbierbaren Aktivkohle im Kot ausgeschieden. Bei schweren Vergiftungen sollte man allerdings die Aktivkohle nach ein paar Stunden absaugen und ersetzen, denn im Laufe der Zeit kann sich der Giftstoff zum Teil wieder von der Kohle ablösen und resorbiert werden.

Forcierte Diarrhö. Zur Beschleunigung der Darmentleerung verabreicht man Natriumsulfat und/oder Sorbit. Dadurch verkürzt sich die Kontaktzeit zwischen Giftstoff und Darmepithel erheblich. Aus diesem Grund werden nur geringe Mengen resorbiert. Die forcierte Diarrhö ist besonders wichtig bei Vergiftungen mit Psychopharmaka, die durch Hämoperfusion (siehe unten) nicht effizient genug zu eliminieren sind.

Dekontamination der äußeren Haut. Bei fettlöslichen Giftstoffen, wie Alkylphosphaten und Kohlenwasserstoffen, sind wiederholt lebensbedrohliche Vergiftungen durch Hautkontamination beobachtet worden. Obwohl es sich um lipophile Verbindungen handelt, darf auf keinen Fall ein lipophiles Lösungsmittel zur Dekontamination der Haut verwendet werden, da dieses die

Giftresorption noch verbessern könnte. Die kontaminierte Haut sollte mit viel Wasser und Seife abgespült und anschließend mit Polyethylenglykol 400 abgetupft werden. Polyethylenglykol 400 entzieht als hygroskopischer Stoff der Haut Wasser und damit auch den Giftstoff.

7.3.3 Verschiedene Maßnahmen beschleunigen die Elimination von Giftstoffen aus dem Blutkreislauf

In der Praxis verfolgt man die Giftstoffelimination über den Konzentrationsverlauf im Blut und/oder im Harn. Die entscheidende therapeutische Maßnahme ist jedoch die Entfernung des Giftes aus dem Gewebe, denn eine Vergiftung wird praktisch immer durch toxische Schäden im Gewebe und nicht im Blut verursacht. Da man die Gewebekonzentrationen in den meisten Fällen nicht oder nur schwer bestimmen kann, sind Kenntnisse über die Verteilung der Giftstoffe sehr wichtig. Mit ihnen kann man aus den bestimmbaren Konzentrationen im Blut die Gewebekonzentrationen abschätzen. Die anwendbaren Maßnahmen zur Giftelimination nach der Resorption entfernen die Substanz hauptsächlich aus dem Blut. Die Senkung der Blutkonzentrationen wiederum bewirkt ein Nachströmen des Giftstoffes aus dem Gewebe in die Blutbahn. Natürlich ist die Elimination erschwert, wenn es sich um Giftstoffe handelt, die sich stark im Gewebe anreichern wie zum Beispiel trizyklische Antidepressiva, oder wenn die Giftstoffe so stark im Gewebe haften, daß auch eine Senkung des Blutspiegels nur ein sehr geringes Nachströmen in die Blutbahn auslöst. Letzteres gilt beispielsweise für die Unkrautbekämpfungsmittel Paraquat und Diquat.

Die wichtigsten Maßnahmen zur Steigerung der Eliminationsgeschwindigkeit nach der Resorption sind

- die Steigerung der physiologischen Elimination über die Nieren (forcierte Diurese), die Lungen (Hyperventilation) und den Darm (Unterbrechung des enterohepatischen Kreislaufs) und
- die Giftelimination mit Hilfe eines extrakorporalen Kreislaufs (Hämoperfusion oder Hämodialyse).

Forcierte Diurese. Diese Maßnahme ist sinnvoll bei Vergiftungen, bei denen der Ausgangsgiftstoff oder die im Organismus entstehenden toxischen Metaboliten primär über die Nieren ausgeschieden werden (Tabelle 7.3). Die Niere filtriert täglich ungefähr 180 Liter Primärharn. Davon werden mehr als 99 Prozent rückresorbiert, so daß effektiv nur ein bis zwei Liter Urin pro Tag zur Ausscheidung gelangen. (Die Physiologie der Niere wird ausgiebiger in Abschnitt 4.7.1 beschrieben.) Damit hat man für die Steigerung des Urinvolumens einen großen Spielraum zur Verfügung. In der Regel wird bei der forcierten Diurese ein Urinfluß von acht bis 14 Liter pro 24 Stunden durch Infusion

Tabelle 7.3: Forcierte Diurese

Stoffe, deren Elimination durch forcierte Diurese gesteigert wird	Stoffe, deren Elimination durch forcierte Diurese nicht wesentlich gesteigert werden kann
Amphetamin	Paracetamol (Analgetikum, Antipyretikum)
Anilin	kurzwirksame Barbiturate (Pentobarbital, Thiopental)
langwirksame Barbiturate (Phenobarbital)	Phenothiazin-Neuroleptika (Psychopharmaka zur Behandlung der Schizophrenie)
Ethylenglykol	trizyklische Antidepressiva
Ethanol, Methanol	
Isoniazid (Antibiotikum)	
Lithium	
Phencyclidin (Halluzinogen)	
Salicylate	
Strychnin	

des entsprechenden Volumens einer Elektrolytlösung ausgelöst. Zur Unterstützung der Harnproduktion verabreicht man oft noch stark diuretisch wirksame Medikamente (Diuretika) wie zum Beispiel Furosemid. Die Elimination einiger Giftstoffe über die Niere läßt sich durch Veränderungen des Urin-pH-Wertes wesentlich steigern. Durch Zugabe von Natriumbicarbonat kann man eine Alkalisierung des Urins bis zu einem pH von 8,0 erreichen. Mit dieser „alkalischen" forcierten Diurese läßt sich die Elimination von sauren Giftstoffen wie Phenobarbital und Salicylaten um ein Vielfaches steigern, da solche Giftstoffe in alkalischem Milieu dissoziiert vorliegen und daher nicht rückresorbiert werden. Umgekehrt wird die Elimination von basischen Giftstoffen wie Chinidin (Arzneimittel zur Behandlung von Herzrhytmusstörungen), Amphetamin, Phencyclidin und Strychnin durch eine Ansäuerung des Harns mit Ammoniumchlorid gesteigert („saure" forcierte Diurese).

Hämoperfusion. Dieses Verfahren nutzt die Fähigkeit von Aktivkohle aus, sowohl fettlösliche als auch wasserlösliche Substanzen zu adsorbieren. Dabei wird das Blut des Vergifteten über stecknadelkopfgroße, mit Kunststoff beschichtete Aktivkohle geleitet (Abbildung 7.5). Alternativ dazu steht heutzutage das ebenfalls adsorbierende neutrale Harz Amberlite XAD-4 (Haemoresin) zur Verfügung, das in vielen Fällen der Aktivkohle sogar überlegen ist.

Gegenüber der Hämodialyse (siehe unten) weist die Hämoperfusion wesentliche Vorteile auf, weil mit diesem Verfahren auch größere Moleküle bis zu einem Molekulargewicht von mehreren tausend Dalton beziehungsweise (bestimmte) an Plasmaproteine gebundene Giftstoffe aus dem Organismus entfernt werden können. Die Effektivität der Hämoperfusion hängt wesentlich von der Verteilung der Giftstoffe zwischen Blut und Gewebe ab. Je stärker sich ein Giftstoff im Gewebe anreichert, um so schwieriger gestaltet sich seine Entfernung aus dem Organismus durch Hämoperfusion. Das Ausmaß der Elimination wird zunächst anhand der Blutspiegel vor und nach der Perfusions-

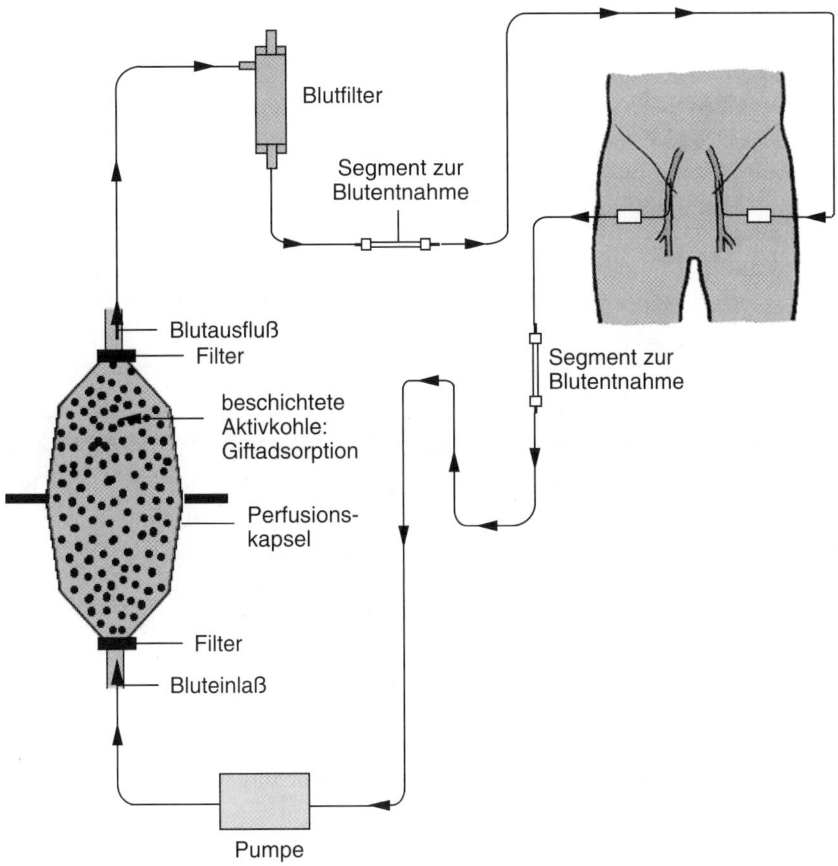

7.5 Schematische Darstellung der wesentlichen Bestandteile einer Apparatur zu Hämoperfusion. Das Blut des vergifteten Patienten wird aus einer großen Vene entnommen und durch die Hämoperfusionskapsel gepumpt. Vor und nach der Adsorption des Giftes an die beschichteten Aktivkohlegranula der Hämoperfusionskapsel befinden sich im Schlauchsystem Segmente zur Blutentnahme. Bevor das Blut wieder über eine große Vene dem Organismus zugeführt wird, werden in einer Filtereinheit gegebenenfalls entstandene Luftbläschen und feste Konglomerate (Zellklumpen oder andere Verunreinigungen) entfernt.

säule beurteilt. Für den klinischen Verlauf ist jedoch entscheidend, welche Menge der toxischen Substanz aus den Geweben des Körpers in einem bestimmten Zeitraum entfernt wird oder, mit anderen Worten, um wieviel sich der Gesamtkörperbestand des Giftes vermindert. Zur Berechnung dieser Menge, die der graugefärbten Fläche in der schematischen Abbildung 7.6 proportional ist, benötigt man neben den Konzentrationen des Giftstoffes vor und nach der Perfusionssäule noch die Blutumlaufgeschwindigkeit und die Zeitdauer der Hämoperfusion.

Dieses effiziente, jedoch aufwendige Verfahren ist nur bei schweren Vergiftungen angebracht, erkennbar an tiefer Bewußtlosigkeit, Kreislaufschock, Hypothermie (Untertemperatur) und stark veränderter Stoffwechsellage. Auch der

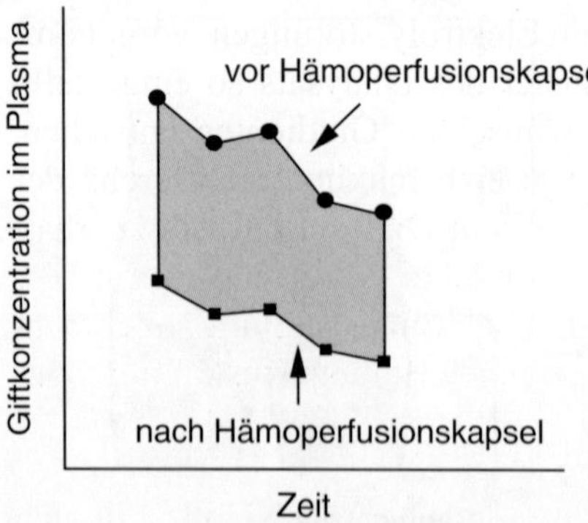

7.6 Die Fläche zwischen der Plasmakonzentration des Giftes vor und nach der Perfusionskapsel über einen bestimmten Zeitraum ist der insgesamt in diesem Zeitraum eliminierten Giftmenge proportional.

Verlauf der Giftstoffkonzentration im Plasma kann zur Durchführung einer Hämoperfusion veranlassen. Eine wichtige Kontraindikation ist eine Thrombocytopenie (eine pathologisch niedrige Anzahl von Blutplättchen). In der Praxis spielt die Hämoperfusion eine quantitativ untergeordnete Rolle in der Vergiftungsbehandlung, zum einen weil in den meisten Fällen weniger aufwendige Maßnahmen ausreichen, zum anderen weil die Effektivität des Verfahrens bei vielen heute häufig zu Vergiftungen führenden Psychopharmaka (Schlaf- und Beruhigungsmittel) gering ist (Tabelle 7.4).

Tabelle 7.4: Giftstoffe, die durch Hämoperfusion beschleunigt eliminiert werden können

Gruppe	Beispiele
Schmerzmittel	Salicylate, Paracetamol
Bronchodilatatoren	Theophyllin
Insektizide	einige Organophosphate
Herbizide	Paraquat, Diquat
Pilzgifte	α-Amanitin (Toxin des Grünen Knollenblätterpilzes)

Für die Indikationsstellung ist die Menge beziehungsweise die Blutkonzentration des aufgenommenen Giftstoffes und der Schweregrad des klinischen Bildes entscheidend.

Hämodialyse. Das Prinzip der Hämodialyse besteht darin, daß eine semipermeable Membran das Blut des Patienten von einer umgebenden wäßrigen Elektrolytlösung, dem Dialysat, trennt. Die semipermeable Membran ist nur für Wasser und alle niedermolekularen, im Wasser (Dialysat oder Plasmawasser) gelösten Stoffe durchlässig. Dem Dialysat setzt man diejenigen Substanzen in physiologischen Konzentrationen zu, die nicht aus dem Blut entfernt werden sollen, so daß nur das jeweilige Gift aus dem Plasma in das Dialysat übergeht. Wenn zusätzlich Korrekturen von Elektrolytstörungen vorgenommen werden müssen, wird das Elektrolytmuster des Dialysats so eingestellt, daß zwischen ihm und dem Plasma die gewünschten Gradienten entstehen. Das Dialysat wird kontinuierlich erneuert, um eine maximale Differenz der Giftstoffkonzentration zwischen dem Blut und dem Dialysat aufrechtzuerhalten. Eine Dialyse ist bei schweren, lebensbedrohlichen Vergiftungen mit Methanol, Ethylenglykol, Isopropylalkohol, Salicylaten und Lithium angebracht und wird häufig als ergänzendes Verfahren zu einer Hämoperfusion durchgeführt.

Hyperventilation. Analog zur forcierten Diurese über die Nieren läßt sich durch eine Steigerung der Atemfrequenz (Hyperventilation) die abgeatmete Wirkstoffmenge steigern. Dazu führt man dem Patienten mit Kohlendioxid (fünf bis bis acht Prozent) angereicherte Atemluft zu. Die dadurch bewirkte Ansäuerung des Blutes (respiratorische Acidose) regt die Atemfrequenz stark an. Bei der Hyperventilation wird eine Steigerung des Atemminutenvolumens auf ungefähr 25 Liter angestrebt; die normalen Werte betragen sechs bis acht Liter pro Minute. Die Hyperventilation wird bei Vergiftungen mit leicht flüchtigen Verbindungen (Kohlenmonoxid, Tetrachlorkohlenstoff, Dichlormethan) angewendet, die über die Atemwege ausgeschieden werden können.

Unterbrechung des enterohepatischen Kreislaufes. Einige Giftstoffe, wie zum Beispiel bestimmte Beruhigungsmittel aus der Gruppe der trizyklischen Antidepressiva oder Digitoxin, gelangen aus der Leber mit der Galle in den Darm. Im weiteren Verlauf werden sie jedoch nicht mit dem Stuhl ausgeschieden, sondern zum großen Teil zur Leber zurücktransportiert (siehe Abschnitt 4.7.2). Dieser enterohepatische Kreislauf läßt sich durch Instillation von Adsorbentien in den Magen-Darm-Trakt unterbrechen, wodurch die Stoffelimination wesentlich gesteigert wird. Zur Adsorption setzt man Aktivkohle (4×40 g pro Tag) oder Cholestyramin (3×4 g pro Tag) ein.

Weiterführende Literatur

Ellenhorn, M. J.; Barceloux, D. G. (Hrsg) *Medical Toxicology*. Amsterdam (Elsevier) 1988.

Forth, W.; Henschler, D.; Rummel, W.; Starke, K. (Hrsg.) *Allgemeine und Spezielle Pharmakologie und Toxikologie*. Mannheim/Leipzig/Wien/Zürich (BI Wissenschaftsverlag) 1992.

Gossel, T. A.; Bricher, J. D. (Hrsg.) *Principles of Clinical Toxicology*. New York (Raven Press) 1989.

Heinemeyer, G.; Fabricius, W.; Preussner, K.; Kayser, D. *Meldepflicht für Vergiftungen*. In: *Bundesgesundhbl*. 1 (1991) S. 13–17.

Heinemeyer, G. *Vergiftungen im Haushalt, im Beruf und aus der Umwelt*. In: *Bundesgesundhbl.* 4 (1991) S. 151–153.
Heinemeyer, G.; Hahn, A. *Vergiftungen in der Bundesrepublik Deutschland – eine erste Bilanz*. In: *Bundesgesundhbl.* 5 (1993) S. 181–188.
Maurer, H. H. *Systematic Toxicological Analysis of Drugs and Their Metabolites by Gas Chromatography-Mass Spectrometry*. In: *J. Chromatography* 580 (1992) S. 3–41.
Maurer, H. H. *Giftnachweis – Möglichkeiten und Grenzen moderner klinisch-toxikologischer Analytik*. In: *Saarländisches Ärzteblatt* 11 (1993) S. 495–505.
Moeschlin, S. (Hrsg.) *Klinik und Therapie der Vergiftungen*. Stuttgart (Thieme) 1986.
Okonek, S.(Hrsg.) *Vergiftungen, Ermittlung, Giftinformationen*. Berlin/Heidelberg (Springer) 1981.
Pfleger, K.; Maurer, H. H.; Weber, A. (Hrsg.) *Mass Spectral and GC Data of Drugs, Poisons, Pesticides, Pollutants and Their Metabolites*. Weinheim (VCH) 1992.
Schäfer; Maurer, H. H. (Hrsg) *Erkennung und Behandlung von Vergiftungen*. Mannheim/Leipzig/Berlin/Zürich (BI Wissenschaftsverlag) 1993.
Vincellio, P. (Hrsg.) *Handbook of Medical Toxicology*. Boston/Toronto/London (Brown & Company) 1991.

8

Toxikologie von Stoffen und Stoffgruppen

Toxikologie von Lösungsmitteln, Industriechemikalien, Metallen, Pestiziden, Umweltschadstoffen

Die Toxikologie ist ein stark stoffbezogenes Fach. Viele Mechansimen toxischer Wirkungen wurden erstmals beim Studium der toxischen Wirkungen bestimmter Stoffe aufgedeckt. Anhand der Wirkung strukturell verwandter Stoffe wurden sogenannte toxophore Gruppen (Strukturmerkmale einer Substanz, die mit hoher Wahrscheinlichkeit bestimmte toxische Wirkungen auslösen) erkannt. Das Wissen um toxophore Gruppen erlaubt bei Kenntnis der chemischen Konstitution eines Stoffes gute Vorhersagen der zu erwartenden toxischen Wirkungen. Die toxikologischen Charakteristika von Stoffen beziehungsweise Stoffgruppen stellen die wichtigste Grundlage zur Entwicklung oder Anwendung von Sicherheitsmaßnahmen beim Umgang mit chemischen Stoffen dar. Daher ist die Toxikologie von Einzelstoffen ein sehr bedeutsames Feld und wird im folgenden für praktisch relevante Stoffgruppen ausgiebig dargestellt.

8.1 Lösungsmittel

Chemikalien werden in großen Mengen in Industrie und Technik als Lösungsmittel verwendet. Dabei kommen sowohl Einzelstoffe als auch Stoffgemische zum Einsatz. Zu den wichtigsten Anwendungsgebieten für technische Lösungsmittel zählen die Entfettung von Metallteilen und Textilien sowie chemische Synthesen. Daher sind die vorrangigen Anforderungen an diese Stoffe ein hohes Fettlösungsvermögen und eine ausreichende Flüchtigkeit. Bei der Auswahl der Lösungsmittel spielen sowohl sicherheitstechnische Probleme wie Brennbarkeit und Bildung explosiver Gemische mit Luft als auch Toxizität und Abbaubarkeit in der Umwelt eine wichtige Rolle. Die technischen Anforderungen werden von vielen organischen Verbindungen aus verschiedenen Strukturklassen erfüllt.

Toxikologisch betrachtet ist wegen der Flüchtigkeit vieler Lösungsmittel die Inhalation der wichtigste Aufnahmeweg. Zusätzlich können einige hochlipophile Verbindungen, besonders bei Benetzung großer Hautflächen, auch über die Haut aufgenommen und im Organismus schnell verteilt werden. Allgemein lassen sich bei Lösungsmitteln vier Formen toxischer Wirkungen unterscheiden:

1. Nach akuter Exposition gegenüber sehr hohen Konzentrationen kommt es wegen der hohen Lipophilie und der dadurch bedingten schnellen Anflutung der Stoffe im Gehirn zur Narkose.
2. Bei subchronischer Exposition treten oft verminderte Konzentrationsfähigkeit, Müdigkeit, Schlaflosigkeit und andere unspezifische Beschwerden auf.
3. Bei chronischer Exposition gegenüber bestimmten Lösungsmitteln werden toxische Effekte auf einzelne Organe oder Organsysteme beobachtet. Das Ausmaß der toxischen Wirkung und die betroffenen Zielorgane sind von Stoff zu Stoff unterschiedlich und beruhen auf metabolischen Aktivierungsreaktionen und Transportvorgängen. Bei bestimmten Stoffen treten auch nach akuter Exposition stoffwechselabhängige toxische Wirkungen auf; hierfür sind stoffabhängige Unterschiede in der Kinetik der Bioaktivierungsreaktionen verantwortlich.
4. Bei Haut- oder Schleimhautkontakt führen viele Lösungsmittel zu einer schnellen Entfettung der äußeren Haut und einer starken Reizung von Schleimhäuten.

Am Arbeitsplatz kommt es häufig zum Kontakt mit mehreren chemischen Stoffen in unterschiedlichen Konzentrationen. Hierdurch können Veränderungen des Wirkprofils einzelner Stoffe auftreten, die sich in einer Potenzierung oder auch in einer gegenseitigen Abschwächung der toxischen Wirkungen zeigen. Die diesen Wechselwirkungen zugrundeliegenden Mechanismen sind kompliziert und nur begrenzt verstanden.

8.1.1 Halogenierte aliphatische Kohlenwasserstoffe

Die Einführung von Halogenatomen in gesättigte und ungesättigte aliphatische Kohlenwasserstoffe erhöht die Stabilität dieser Verbindungen und verbessert ihre Lösungseigenschaften für Fette und Öle. Technisch werden große Mengen halogenierter Kohlenwasserstoffe – hauptsächlich Fluor- und Chlorverbindun-

Exkurs 8.1: Wirkung von Inhalationsnarkotika

Narkotische und pränarkotische Wirkungen sind nicht an eine bestimmte Struktur gebunden und werden nach Aufnahme vieler lipophiler Verbindungen beobachtet. Klinisch macht man sich die narkotische Wirkung von lipophilen Verbindungen bei der Inhalationsnarkose zunutze. Früher wurden dafür technische Lösungsmittel wie Diethylether, Trichlorethen und Chloroform eingesetzt. Heute verwendet man nur noch Chlorfluoralkane wie Halothan oder fluorierte Ether. Durch den Einsatz von Inhalationsnarkotika hat man Kenntnisse über den Verlauf der Narkose durch lipophile Verbindungen erworben, die auch für die bei Einatmung von Lösungsmitteln ausgelöste narkotische Wirkung gelten. Durch die Inhalation lipophiler Verbindungen werden mehrere Funktionen im zentralen Nervensystem reversibel gelähmt; wie stark die Aktivität des zentralen Nervensystems eingeschränkt wird, hängt unmittelbar von der Konzentration des lipophilen Stoffes im Nervensystem ab. Die Lähmung von Funktionen der Hirnrinde verursacht einen Verlust des Schmerzempfindens und Bewußtseinseinschränkungen bis zur tiefen Bewußtlosigkeit. Nach längerer Inhalation werden auch Funktionen des Mittelhirns ausgeschaltet; die Aufnahme sehr hoher Dosen führt durch Störung der Atmungs- und Kreislaufregulationszentren zu Atemstillstand und Kreislaufversagen, die tödlich enden können. Die narkotische Wirkung lipophiler Verbindungen ist ein rein physikalischer Effekt; auch inerte Verbindungen wie das lipophile Edelgas Xenon wirken bei Aufnahme ausreichender Mengen in dieser Weise. Welche molekularen Mechanismen die Narkose auslösen, ist noch nicht endgültig geklärt; möglicherweise verändert sich der Austausch bestimmter Ionen zwischen Zellkompartimenten durch die Einlagerung des Narkotikums in Membranen.

gen – eingesetzt, die wegen ihrer hohen Stabilität in breitem Maße in die Umwelt gelangen und auch dort stabil sind. Wegen der hohen Lipidlöslichkeit üben alle Verbindungen aus dieser Gruppe nach akuter Aufnahme narkotische Wirkungen auf das zentrale Nervensystem aus; weitere Effekte akuter Intoxikationen unterscheiden sich von Stoff zu Stoff und hängen von metabolischen Aktivierungsreaktionen ab. Das Ausmaß, in dem die Ausgangsverbindungen solche Aktivierungsreaktionen eingehen, ist unterschiedlich und entscheidend für die akute Toxizität. Viele dieser Stoffe haben auch chronisch toxische Wirkungen und erzeugen in Tierversuchen nach langfristiger Applikation Krebs. Auch für diesen Effekt sind metabolische Aktivierungsreaktionen verantwortlich.

Trichlorethen und Perchlorethen. Trichlorethen und Perchlorethen finden in vielen technischen Prozessen Anwendung und sind wegen ihrer geringen akuten Toxizität und fehlenden Entflammbarkeit wichtige Lösungsmittel. Perchlorethen wird hauptsächlich in chemischen Reinigungen verwendet, Trichlorethen zur Metallentfettung. Beide sind wegen ihrer hohen Stabilität in der Umwelt weit verbreitet.

Toxische Wirkungen. Bei akuter Aufnahme hoher Dosen steht bei beiden Stoffen die narkotische Wirkung im Vordergrund; Leber- und Nierenschäden werden nur selten beobachtet. Todesursache nach akuter Exposition ist meist eine Atemlähmung. Wegen der geringen akuten Toxizität und der guten narkotischen Eigenschaften wurde Trichlorethen vor allem in Großbritannien als Inhalationsnarkotikum verwendet. Großflächiger Hautkontakt sowohl mit Tri- als auch mit Perchlorethen führt zu massiver Entfettung der Haut.

Chronische Exposition am Arbeitsplatz verursacht bei höheren Dosen unspezifische neurologische Veränderungen. In langfristigen Studien in der Ratte zu Toxizität und Kanzerogenität erzeugten Trichlorethen und Perchlorethen Lebertumoren und eine geringe Erhöhung der Inzidenzen von Nierentumoren. Sowohl Tri- als auch Perchlorethen sind nicht gentoxisch in Säugerzellen und nicht mutagen in Bakterien. In Nagetieren und im Menschen werden allerdings bei der metabolischen Umwandlung von Tri- und Perchlorethen gentoxische Metaboliten gebildet. Nach langfristiger Gabe kann die Bildung dieser Metaboliten für die Nierentoxizität und -kanzerogenität bedeutsam sein.

Toxikokinetik und Metabolismus. Tri- und Perchlorethen werden schnell in den Organismus aufgenommen und teilweise im Fett gespeichert. Das Ausmaß der metabolischen Umwandlung von Trichlorethen ist im Versuchstier und im Menschen stark dosisabhängig; selbst bei höheren Dosen werden beträchtliche Anteile der aufgenommenen Menge als Metaboliten mit dem Urin ausgeschieden. Im Gegensatz dazu erfolgt die Ausscheidung des aufgenommenen Perchlorethens hauptsächlich durch langsame Abatmung. Hauptweg der Biotransformation beider Haloolefine ist die metabolische Oxidation durch Cytochrom-P-450. Dieses Enzym katalysiert die Umwandlung von Trichlorethen in Chloral (siehe Kapitel 4). Die bedeutsamsten Metaboliten von Trichlorethen im Urin sind Trichlorethanol und Trichloressigsäure, die durch Reduktion beziehungsweise Oxidation der gebildeten Zwischenstufe, des Chloralhydrats, entstehen. Trichlorethanol selbst wird schnell aus dem Organismus ausgeschieden; Trichloressigsäure hingegen bindet sich gut an Plasmaproteine und wird nur langsam eliminiert. Beim oxidativen Metabolismus von Perchlorethen entsteht ebenfalls Trichloressigsäure. Der Stoffwechselweg über die Glutathionkonjugation, der bei beiden Verbindungen in geringem Ausmaß beobachtet wird, ist eine Aktivierungsreaktion und wahrscheinlich für die nierenkanzerogene Wirkung von Tri- und Perchlorethen in Ratten verantwortlich.

8.1.2 Chlorierte Methane

Chlorierte Derivate des Methans finden wegen ihrer guten Lösungsmitteleigenschaften und ihres günstigen Preises weithin Verwendung. Das toxikologische Profil der Einzelsubstanzen ist sehr unterschiedlich und hängt vom Ausmaß der Metabolisierung im Organismus und der Reaktivität der gebildeten Zwischenstufen ab.

Tetrachlormethan. Tetrachlormethan (Tetrachlorkohlenstoff) wurde früher wegen seiner preiswerten Herstellung häufig als Lösungsmittel benutzt. Es entsteht auch als Nebenprodukt bei der Chlorierung von Trinkwasser (Gehalte in aufbereitetem Trinkwasser bis 1 ppm).

Toxische Wirkungen. Die Vergiftung mit Tetrachlormethan ist durch eine massive Leberschädigung gekennzeichnet. Narkotische Wirkungen sind nur anfangs bemerkbar oder fehlen ganz. Als erstes Anzeichen der Leberschädigung steigen die Aktivitäten der die Leberfunktion anzeigenden Enzyme im Plasma stark an, was diagnostisch verwertbar ist. Die Leber schwillt durch Fetteinlagerung an und reagiert schmerzhaft auf Druck. Neben der massiven Leberschädigung treten nach hohen Dosen auch Nierenschäden auf; Nierenversagen ist als Todesursache nach Tetrachlormethanintoxikationen beschrieben worden. In subchronischen Versuchen ist Tetrachlormethan stark lebertoxisch; bei empfindlichen Spezies werden Leberschäden schon bei längerfristiger Inhalation von 10 ppm beobachtet. Tetrachlormethan führt bei chronischer Exposition zur Bildung von Lebertumoren in Ratten; diese Tumoren entstehen in durch die Toxizität stark veränderten Arealen der Leber.

Toxikokinetik und Metabolismus. Tetrachlormethan wird metabolisch durch Cytochrom-P-450 zum Trichlormethylradikal reduziert. Dieses zieht Wasserstoffatome von den polyungesättigten Fettsäuren der Membranlipide ab und initiiert dadurch die Lipidperoxidation. Das Trichlormethylradikal kann auch mit Sauerstoff zum hochreaktiven Trichlormethylperoxiradikal reagieren, das wahrscheinlich einen bedeutenden Beitrag zur Initiation der Lipidperoxidation leistet. Endprodukte der Metabolisierung von Tetrachlorkohlenstoff sind CO_2, Hexachlorethan, das aus der Dimerisierung des Trichlormethylradikals entsteht, und verschiedene andere chlorierte Verbindungen wie zum Beispiel Chloroform. Alkoholmißbrauch verstärkt die Lebertoxizität von Tetrachlorkohlenstoff. Durch Alkohol wird das Cytochrom-P-450-Isoenzym CYP2E1 induziert, das wiederum die reduktive Aktivierung zum Trichlormethylradikal katalysiert (siehe Gleichung 5.6).

Chloroform. Chloroform (Trichlormethan) wurde lange als Inhalationsnarkotikum und auch als technisches Lösungsmittel verwendet. Wegen der vielen Narkosezwischenfälle wurde die medizinische Anwendung bald wieder aufgegeben; heutzutage hat Chloroform Bedeutung als Verunreinigung im Trinkwasser, es entsteht aus natürlichen Inhaltsstoffen bei der Chlorierung von Trinkwasser.

Toxische Wirkungen. Nach akuter Exposition gegenüber hohen Konzentrationen treten narkotische Wirkungen auf, nach Aufnahme sehr hoher Konzentrationen kommt es zum Tod durch zentrale Atemlähmung. Nach langfristiger oraler Gabe hoher Dosen erzeugte Chloroform in Ratten und Mäusen toxische Veränderungen an Leber und Nieren; zusätzlich werden bei männlichen Ratten Nierentumoren und bei Mäusen Lebertumoren beobachtet. Tumorinduktion tritt nur nach Gabe von Dosen auf, die massive cytotoxische Effekte auslösen.

Toxikokinetik und Metabolismus. Chloroform wird wegen seiner hohen Lipophilie schnell in den Organismus aufgenommen und metabolisiert. Sowohl für die Leber- als auch für die Nierenschäden sind Cytochrom-P-450-abhängige Oxidationen verantwortlich. Dabei entsteht als reaktiver Metabolit Phosgen (siehe Gleichung 5.4). Dieses Elektrophil bindet an zelluläre Makromoleküle und führt zu toxischen Wirkungen. Endprodukt der metabolischen Umsetzung ist hauptsächlich Kohlendioxid.

Dichlormethan. Wegen seiner günstigen Eigenschaften ist Dichlormethan häufig als Lösungsmittel verwendet worden, zum Beispiel zur Extraktion von Koffein aus Kaffee und vielfach auch als Haushaltschemikalie.

Toxische Wirkungen. Im Gegensatz zu Tetrachlorkohlenstoff zeigt Dichlormethan nur eine geringe akute Toxizität; bei akuter Intoxikation mit hohen Dosen steht die narkotische Wirkung und die Bildung von Carboxyhämoglobin im Vordergrund. Schäden an Leber und an anderen Organen wurden nur selten beobachtet. Inhalation von Dichlormethan führte nach 18 Monaten in Mäusen, nicht aber in Hamstern und Ratten, zu Leber- und Lungentumoren. In Gegensatz dazu erzeugte die Verabreichung im Trinkwasser keine Tumoren, jedoch chronische Leberschäden bei Ratten. Dichlormethan ist mutagen in Bakterien, aber nicht gentoxisch in Säugerzellen.

Toxikokinetik und Metabolismus. Dichlormethan wird nach Aufnahme schnell abgeatmet beziehungsweise metabolisiert und zeigt keine Tendenz zur Akkumulation. Die Metabolisierung erfolgt im Organismus über zwei Wege; Endprodukte sind Kohlenmonoxid und Kohlendioxid. Kohlenmonoxid entsteht durch eine Cytochrom-P-450-katalysierte Oxidationsreaktion über Formylchlorid als Zwischenstufe (siehe Gleichung 5.1). Aus Dichlormethan metabolisch gebildetes Kohlenmonoxid bindet sich an Hämoglobin, aber wegen der schnellen Abatmung des Dichlormethans entstehen keine tödlichen Carboxyhämoglobinkonzentrationen im Blut. Nach Aufnahme höherer Konzentrationen von Dichlormethan läuft nach Absättigung des Cytochrom-P-450, besonders in der Maus, ein zweiter Stoffwechselweg ab, bei dem über einen glutathionabhängigen Mechanismus Kohlendioxid entsteht. Durch eine von der Glutathion-*S*-Transferase katalysierte Reaktion von Dichlormethan mit Glutathion und durch Hydrolyse des gebildeten *S*-(Chlormethyl)-Glutathions entsteht Formaldehyd (Abbildung 8.1), das über Ameisensäure weiter zu Kohlendioxid oxidiert wird. Pharmakokinetische Untersuchungen zeigten, daß der glutathionabhängige Weg für die Kanzerogenität von Dichlormethan in der Maus verantwortlich ist. Toxischer Metabolit ist das elektrophile *S*-(Chlormethyl)-Glutathion. Im Menschen wird dieser Stoffwechselweg ebenfalls beobachtet.

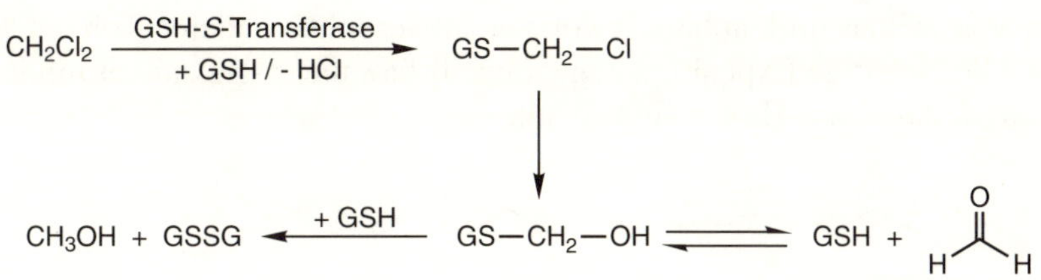

8.1 Durch Glutathion-*S*-Transferase katalysierte Umwandlung von Dichlormethan zu reaktiven Zwischenstufen.

8.1.3 Kohlenwasserstoffe

n-Hexan. n-Hexan wird wegen seiner guten Lösungsmitteleigenschaften und seines geringen Preises als Lösungsmittel für Farben, zur Extraktion und als Farbverdünner eingesetzt.

Toxische Wirkungen. Kurzfristige Exposition gegenüber Konzentrationen bis zu 1000 ppm führt nicht zu nachweisbaren toxischen Wirkungen; nur bei sehr hohen Expositionskonzentrationen tritt Narkose auf. Bei chronischer Exposition am Arbeitsplatz erzeugt n-Hexan eine Neuropathie, die fast ausschließlich die Extremitäten betrifft. Nach ersten unspezifischen Symptomen äußert sich die toxische Nervenschädigung durch Taubheitsgefühle in den Fingern und Zehen. In leichten Fällen kann dies das einzige Symptom bleiben, und die Schädigungen sind in diesem Stadium reversibel. Bei andauernder Exposition kann es zu Störungen der Berührungs- und Temperaturempfindlichkeit sowie zu Muskelschwäche in Händen und Füßen kommen. Diese Effekte sind irreversibel. Die ersten Krankheitssymptome treten meist erst nach mehreren Monaten chronischer n-Hexan-Exposition auf. Pathologisch ist als Folge chronischer Exposition eine Degeneration der peripheren Nerven zu beobachten – ein Effekt, der auch in Tierexperimenten beobachtet wird. Ein identisches Bild der toxischen Wirkung auf das Nervensystem liefern die n-Hexan-Metaboliten 2-Hexanon und 2,5-Hexandion.

Toxikokinetik und Metabolismus. Die chronische Neurotoxizität von n-Hexan beruht auf metabolischen Aktivierungsreaktionen. n-Hexan wird metabolisch durch Cytochrom-P-450 hydroxyliert; dabei entstehen im Organismus einfach und mehrfach hydroxylierte Produkte. Diese können weiter zu den entsprechenden Ketonen oxidiert werden. Der für die Neurotoxizität verantwortliche Metabolit ist 2,5-Hexandion. Dieses Dion reagiert mit der ε-Aminogruppe von Lysin in Peptiden. Dabei entstehen unter Zyklisierung Proteinpyrrole, die durch weitere Oxidation zu Proteinvernetzungen führen (Abbildung 8.2). Solche Vernetzungen in den Leitungsbahnen des Nervensystems (Axonen) beeinträchtigen den axonalen Transport von Proteinen und die Leitung von elektrischen Impulsen. Folge sind die oben beschriebenen toxischen Wirkungen. Wegen gegenseitiger Beeinflussung der Metabolisierung ist die Toxizität von n-Hexan stark abhängig von der Anwesenheit anderer Kohlenwasserstoffe. Gleichzeitige Exposition gegenüber Toluol und n-Hexan vermindert die Neurotoxizität von n-Hexan signifikant.

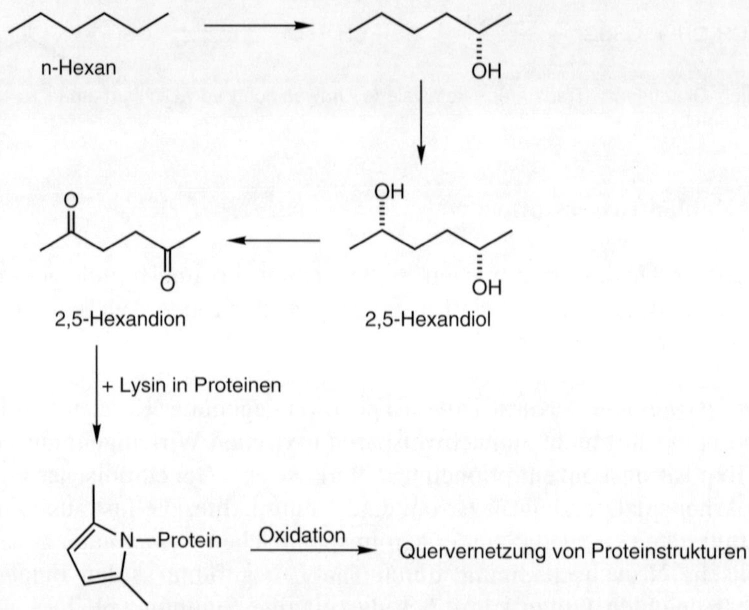

8.2 Umwandlung von n-Hexan zu 2,5-Hexandion und Reaktion des Dions mit der Aminosäure Lysin in Proteinen. Durch Autoxidation der gebildeten Pyrrole entstehen Quervernetzungen von Proteinstrukturen.

Benzol. Benzol wurde früher als Lösungsmittel in der Gummiindustrie sowie in der Farb- und Kunststoffproduktion sehr intensiv verwendet. Heutzutage ist Benzol als wichtiger Bestandteil im bleifreien Benzin (bis zu drei Prozent) vorhanden. Für den Raucher ist Zigarettenkonsum die wichtigste Benzolquelle; für Nichtraucher stellt der Aufenthalt in Innenräumen, selbst wenn diese nicht mit Tabakrauch belastet sind, aufgrund der Abluft von Heizungen und durch Benzol aus Haushaltslösungsmitteln eine beträchtliche Belastung dar. Sie liegt wegen der langen Aufenthaltszeiten deutlich über der durch Außenluftexposition verursachten Belastung. Beiträge liefern auch der Aufenthalt in Kraftfahrzeugen sowie die Aufnahme von Nahrungsmitteln. Benzol ensteht nämlich auch bei der Zubereitung von Lebensmitteln, hauptsächlich beim Braten.

Toxische Wirkungen. Bei akuter Aufnahme sehr hoher Dosen treten Narkose sowie häufig tödlich endende Herzrhythmusstörungen auf. Zielorgan der toxischen Wirkungen bei langfristiger Exposition ist das blutbildende System. Beim Menschen wurden bei chronischer Benzolexposition am Arbeitsplatz sowohl Veränderungen des Blutbildes wie Anämie, Leukopenie (pathologische Erniedrigung der Zahl der weißen Blutkörperchen) oder Thrombocytopenie (pathologische Erniedrigung der Zahl der Blutplättchen) als auch erhöhte Inzidenzen an Leukämien beobachtet. Benzol ist nach vielen epidemiologischen Studien kanzerogen im Menschen. In Tiermodellen erzeugt Benzol zwar Blutbildveränderungen, aber keine Leukämien; orale Gabe von Benzol führt zu Tumoren in verschiedenen Organen. Zu den frühen Indikatoren einer Benzolvergiftung beim Menschen zählt eine Verringerung der Zahl an Leukocyten. Zusätzlich hat man in chronisch Exponierten verschiedene cytogenetische Veränderungen gefunden. Benzol und die meisten im Organismus identifizierten Metaboliten sind in Bakterien und Säugerzellen nicht mutagen, erzeugen aber Chromosomenaberrationen.

Toxikokinetik und Metabolismus. Resorption über die Lunge spielt wegen des hohen Dampfdrucks von Benzol die wichtigste Rolle bei der Aufnahme. Im Stoffwechsel wird Benzol dosisabhängig in polare Metaboliten umgewandelt; bei sehr niedrigen Dosen liegt der metabolisierte Anteil bei ungefähr 50 Prozent. Auch für die toxischen Wirkungen von Benzol sind Bioaktivierungsreaktionen verantwortlich (Abbildung 8.3). In der ersten Stufe entsteht unter katalytischer Wirkung der Monooxygenasen ein Epoxid (1), das im Gleichgewicht mit dem entsprechendem Oxepin (2) steht. Von diesem Epoxid leiten sich alle bisher nachgewiesenen Metaboliten ab. Es kann durch Glutathion-*S*-Transferasen unter Öffnung des Dreirings in ein Glutathionkonjugat (3) umgewandelt werden; Endausscheidungsprodukt ist *N*-Acetyl-*S*-phenyl-L-cystein, das durch Wasserabspaltung und Abbau über den Merkaptursäurestoffwechselweg (siehe Kapitel 4) aus dem Glutathionkonjugat entsteht. Durch hydrolytische Öffnung des Oxirans entsteht Phenol (4), das im Menschen in Form des Sulfats ein Hauptmetabolit im Urin ist. Die Epoxidhydrolase katalysiert die Bildung von Catechol (5). Hydrochinon (6) entsteht durch weitere Oxidation von Phenol; unter Ringöffnung über einen noch unbekannten Mechanismus werden Mukonaldehyd (7) und, als Ausscheidungsendprodukt dieses Stoffwechselweges, Mukonsäure gebildet.

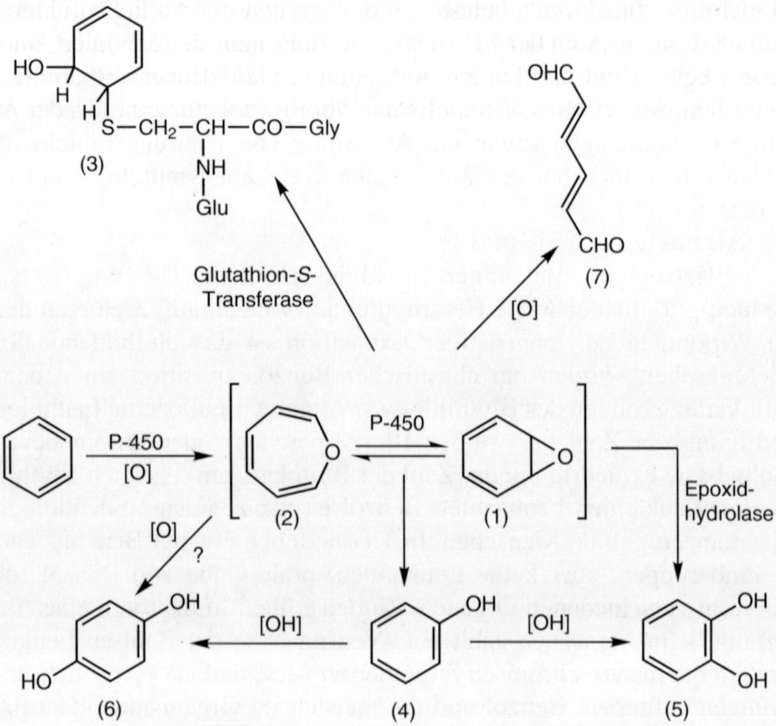

8.3 Metabolische Aktivierung von Benzol zu hämatotoxischen Metaboliten, wobei (1) = Benzolepoxid, (2) = Oxepin, (3) = Glutathionkonjugat, (4) = Phenol, (5) = Catechol, (6) = Hydrochinon und (7) = Mukonaldehyd.

Benzolmetaboliten binden kovalent an Proteine und an DNA; der wahrscheinlich für die kovalente Bindung verantwortliche Metabolit ist Benzochinon. Das Knochenmark als Zielorgan der kanzerogenen Wirkung von Benzol beim Menschen besitzt nur eine begrenzte Kapazität zur Metabolisierung von Benzol. Man nimmt daher an, daß in der Leber gebildete Benzolmetaboliten über das Blut in das Knochenmark verteilt werden und hier weiteren Metabolisierungsprozessen (wahrscheinlich über Peroxidasen zu Phenoxyradikal und zu Semichinonradikal-Anionen) unterliegen. Bei Untersuchungen zur Metabolisierung von Phenol und Hydrochinon in Knochenmarkzellen und kultivierten Leukämiezellen entfalteten Mischungen von Hydrochinon und Phenol eine viel ausgeprägtere toxische Wirkung als die Einzelsubstanz. Ein solcher Effekt ist auch *in vivo* zu erwarten. Mukonaldehyd ist ebenfalls ein hämatotoxischer Metabolit von Benzol und der bislang einzige Benzolmetabolit, der in Bakterien mutagen ist.

Toluol. Toluol (Methylbenzol) ist bei weitem weniger toxisch als Benzol. Höhere Expositionskonzentrationen erzeugen Narkose; Blutbildveränderungen hat man bisher nicht beobachtet. Die unterschiedliche Wirkung von Toluol und Benzol ist auf abweichende Metabolisierungswege zurückzuführen. Toluol wird hauptsächlich an der Methylgruppe zu Benzoesäure oxidiert, und dabei entstehen keine elektrophilen Zwischenstufen; Oxidationen am aromatischen Ring spielen dagegen im Metabolismus von Toluol nur eine untergeordnete Rolle.

8.1.4 Alkohole, Glykole und Glykolether

Methanol. Methanol wird verbreitet als Lösungsmittel eingesetzt und steht als möglicher Treibstoffzusatz für Ottomotoren in der Diskussion. Häufigste Ursache für Vergiftungen beim Menschen sind die absichtliche Beimengung zu alkoholischen Getränken oder die Verwechslung mit Ethylalkohol.

Toxische Wirkungen. Im Menschen hat die Methanolvergiftung einen charakteristischen Verlauf. Kurz nach Aufnahme toxischer Konzentrationen wird ein Erregungszustand beobachtet, der nach einigen Stunden abklingt. Nach einem symptomfreien Intervall von zwölf bis 24 Stunden stellt sich eine metabolische Acidose mit den charakteristischen Begleiterscheinungen vertiefte Atmung, erhöhter Blutdruck sowie Kopfschmerzen, Benommenheit und Erbrechen ein. Dieser Zustand kann je nach aufgenommener Dosis ein bis vier Tage andauern. Als zweite Folge der Vergiftung treten meist parallel mit dem Beginn der Acidose Augenschmerzen und Beeinträchtigung der Sehfähigkeit auf. Diese äußert sich in einer Einschränkung des Gesichtsfeldes und verschwommenen Bildern (Sicht wie bei Schneesturm). Nach zwei bis sechs Tagen bessern sich diese Beschwerden. Durch irreversible Degeneration des Sehnervs kann aber auch Erblindung eintreten. Massive Methanolvergiftungen haben fast immer diese Folge.

Toxikokinetik und Metabolismus. Die im Menschen beobachteten Effekte sind auf die metabolische Oxidation von Methanol zu Ameisensäure zurückzuführen. In Primaten wird Methanol langsam, aber vollständig resorbiert und verteilt sich wegen seiner geringen Fettlöslichkeit überwiegend im Körperwasser. Der erste Schritt der Oxidation von Methanol im Menschen führt – katalysiert durch die Alkoholdehydrogenase (ADH) – zu Formaldehyd. Dieses wird durch die Formaldehyddehydrogenase (FOD) schnell weiter zu Ameisensäure oxidiert, die wiederum eine nur langsame Umsetzung zu Kohlendioxid erfährt:

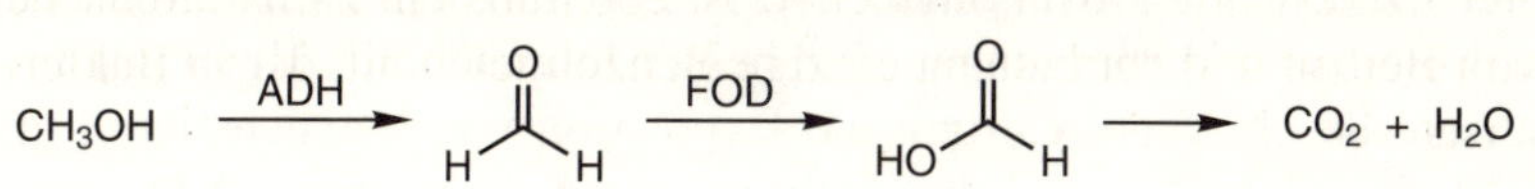

(Gl. 8.1)

Die Ameisensäureausscheidung mit dem Harn erfolgt im Menschen ebenfalls nur langsam, zusätzlich hängt die Ausscheidungsgeschwindigkeit von der Konzentration ab; je höher die Methanoldosis, desto länger ist die Halbwertszeit der Ameisensäure. Sowohl die metabolische Acidose als auch die durch Methanol ausgelöste Erblindung korrelieren sehr gut mit den im Blut gemesssenen Konzentrationen an Ameisensäure, wenngleich der genaue Mechanismus der Sehnervendegeneration unbekannt ist. Im Tierversuch führt Methanol nicht zur Erblindung. In Nagern wird Ameisensäure schnell zu Kohlendioxid oxidiert, daher bauen sich im Blut keine toxischen Konzentrationen an Ameisensäure auf.

Über die chronische Toxizität von Methanol ist wenig bekannt. Sehstörungen nach chronischer Methanolexposition sind zwar beschrieben, doch bei Einhaltung der geltenden Richtwerte für Methanolkonzentrationen am Arbeitsplatz erfolgt der metabolische Abbau von Ameisensäure schneller als ihre Bildung; toxische Konzentrationen können daher nicht entstehen.

Zur Therapie einer Methanolvergiftung setzt man Ethanol als kompetitiven Hemmstoff der Methanoloxidation ein; durch wiederholte Gabe von ethanolhaltigen Getränken wird der Blutalkoholspiegel von ungefähr 0,1 Prozent aufrechterhalten. Ethanol hat eine höhere Affinität für die Alkoholdehydrogenase als Methanol und hemmt dadurch dessen Oxidation. Unter diesen Umständen wird über die Lunge und den Urin vermehrt unverändertes Methanol ausgeschieden. Im Rahmen der Vergiftungsbehandlung ist auch die Korrektur der acidotischen Stoffwechsellage erforderlich (siehe Kapitel 7).

Glykole und Glykolether. Ethylenglykol wird als Lösungs- und Frostschutzmittel eingesetzt. Ethylenglykol ist eine süßschmeckende Flüssigkeit mit ähnlichen Wirkungen wie Ethanol. Daher wurde es häufig zur Verfälschung von Wein genutzt. Akute Aufnahme größerer Glykolmengen (200 Milliliter sind ohne Behandlung tödlich) führt nach einem anfänglichen Rauschzustand zu schweren Nierenschäden und Acidose. Die toxischen Wirkungen von Ethylenglykol beruhen auf der Oxidation zu Oxalsäure. Diese Säure bildet mit Calciumionen ein schwer lösliches Salz, das bei der Harnkonzentrierung in den Nierenkanälchen ausfällt. Die ausgefallenen Partikel können zu einer totalen Blockade der Nierenkanälchen führen; akutes Nierenversagen und urämisches Koma sind die Folge. Nierenschäden werden auch nach chronischer Aufnahme von Ethylenglykol beobachtet. Zur Therapie von Ethylenglykolvergiftungen läßt sich ebenfalls die kompetitive Hemmung der Oxidation von Ethylenglykol zu Oxalsäure durch Ethanol nutzen. Im Gegensatz zu Ethylenglykol ist 1,2-Propandiol nur sehr wenig toxisch; es wird metabolisch zur nichttoxischen Milchsäure und weiter zu Brenztraubensäure oxidiert.

Glykolether werden als Farbverdünner und Frostschutzmittel verwendet. Für diese gut resorbierbaren Verbindungen sind beim Menschen Schädigungen von Leber und Niere beschrieben. Chronische Exposition von Versuchstieren gegenüber 2-Methoxyethanol, 2-Ethoxyethanol und 1-Methoxy-2-Propanol führte zu toxischen Hodenveränderungen mit Sterilität; bei trächtigen Tieren wurden Mißbildungen und erhöhte Absterberaten der Embryonen beobachtet. Diese toxischen Wirkungen beruhen auf der Bioaktivierung der Ausgangssubstanzen. Für 2-Methoxyethanol ist die Metabolisierung gut beschrieben: Die Verbindung wird zu 2-Methoxyessigsäure als toxischen Metaboliten umgesetzt:

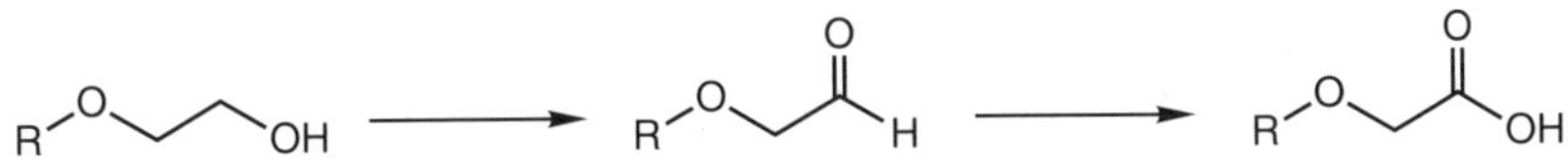

(Gl. 8.2)

Der genaue Mechanismus der Organschädigung ist jedoch nicht bekannt.

8.1.5 Benzin und Kerosin

Benzin und Kerosin sind Mischungen aus gesättigten und ungesättigten aliphatischen Kohlenwasserstoffen mit mehr oder weniger großem Anteil an aromatischen Verbindungen. Das im Kraftverkehr und in geringeren Mengen auch zur Reinigung verwendete Leichtbenzin besteht hauptsächlich aus Hexan-, Heptan- und Octan-Isomeren. Trotz der weiten Verbreitung und Anwendung sind akute Vergiftungen wegen der geringen Toxizität von Benzin selten. Nach Exposition gegenüber hohen Konzentrationen (>2000 ppm) treten narkotische Effekte auf. Vergiftungsunfälle durch orale Aufnahme kommen meist im Kindesalter vor. Die massive Reizung der Magenschleimhaut verursacht häufig starkes Erbrechen. In einigen Fällen gelangen dabei Benzintröpfchen in die Luftwege und führen in der Lunge zu einer schwerwiegenden Entzündung, einer „Benzinpneumonie". Bei Aufnahme sehr hoher Dosen sowohl über die Atemwege als auch über den Magen-Darm-Trakt hat man wiederholt tödliche Verläufe infolge von Atemlähmung und Kreislaufversagen registriert. In männlichen Ratten sind unverbleites Benzin und Kerosin nephrotoxisch und erzeugen nach Gabe hoher Dosen über einen längeren Zeitraum Nierentumoren. Trimethylpentan, das in unverbleitem Benzin zu einem hohen Anteil enthalten ist, wurde für die experimentellen Untersuchungen als Modellsubstanz verwendet. Diese Verbindung wirkt ebenfalls nur in männlichen Ratten nephrotoxisch und induziert Tumoren, die vom proximalen Tubulusepithel ausgehen. In weiblichen Ratten sowie in Mäusen und Hamstern ist Trimethylpentan weder nephrotoxisch noch kanzerogen. Die Mechanismen der Nierentoxizität und -kanzerogenität sind weitgehend aufgeklärt. Metaboliten dieser Kohlenwasserstoffe, die in der Leber gebildet werden, binden an das zirkulierende Protein α_{2u}-Globulin. Dieses Protein wird in der männlichen Ratte unter Kontrolle androgener Hormone synthetisiert. Es wird letztlich glomerulär filtriert, im proximalen Tubulus durch Endocytose rückresorbiert und in den Lysosomen der proximalen Tubulusepithelzellen abgebaut. Auch α_{2u}-Globulin, an das Metaboliten nephrotoxischer Kohlenwasserstoffe gebunden sind, erfährt eine Filtration und Rückresorption. Das so modifizierte Protein ist aber nicht mehr abbaubar und reichert sich in den Lysosomen an. Als Folge dieser Akkumulation platzen die Lysosomen, und die Freisetzung lysosomaler Enzyme löst den Zelltod aus. Die so zur Reparatur des Schadens ausgelöste massive Zellproliferation (regenerative Hyperplasie) des Tubulusepithels führt dann zu Tumoren (Abbildung 8.4). Im Menschen hat man die Biosynthese von α_{2u}-Globulin nicht nachweisen können; daher ist für den Menschen ein Tumorrisiko beim Umgang mit Benzin unwahrscheinlich.

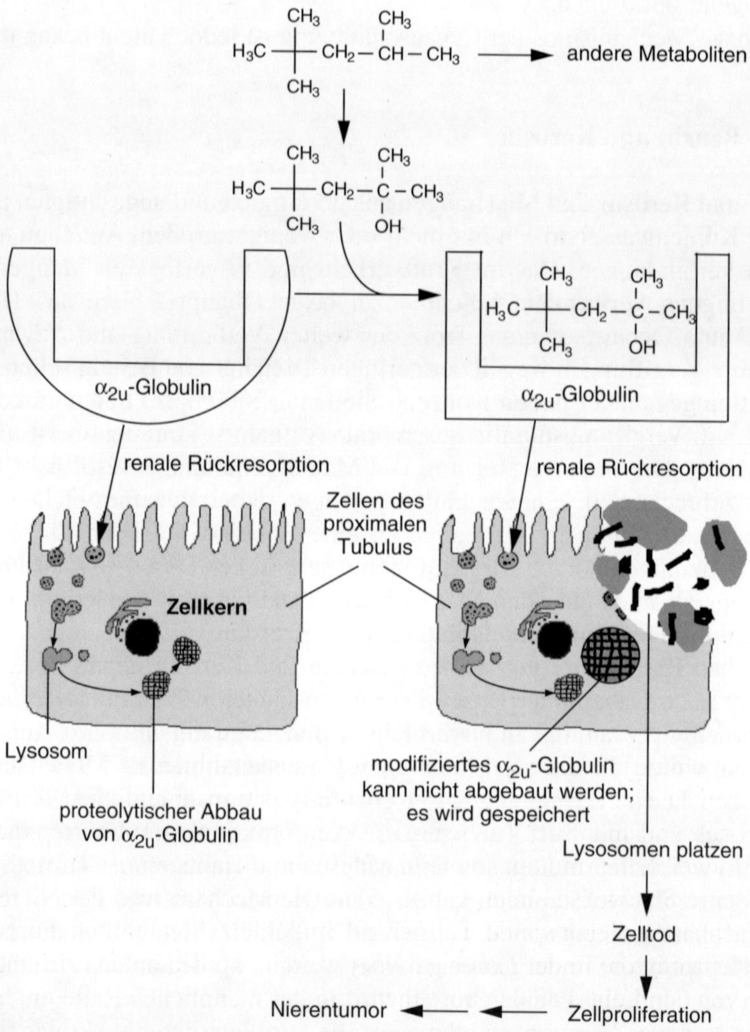

8.4 Mechanismus der Nierenschädigung durch α_{2u}-Globulin-bindende Metaboliten in der männlichen Ratte. Die Ausgangsverbindungen oder ihre Metaboliten binden reversibel an das zirkulierende Protein α_{2u}-Globulin. Die Proteinaddukte werden in die Nierentubuluszelle aufgenommen, das modifizierte α_{2u}-Globulin kann aber nicht abgebaut werden. Als Folge dessen reichert sich das Protein an, toxische Wirkungen und Zelltod sind die Folge. Als Reaktion auf das Absterben von Zellen tritt Zellproliferation ein.

8.2 Industrielle Zwischenprodukte

Für großtechnische Synthesen werden viele Stoffe eingesetzt, die eine hohe chemische Reaktivität aufweisen. Akute Folgen des Kontakts mit reaktiven Gasen sind meist Verätzungen der Schleimhäute von Augen, Nase und Rachen sowie massive Schädigungen der Lunge; Hautkontakt mit ätzenden Flüssigkeiten führt zu Entzündungserscheinungen und schlecht heilenden Verätzungen. Andere Zwischenstufen und Reaktionsprodukte haben chronisch-toxische und kanzerogene Wirkungen.

8.2.1 Vinylchlorid

Vinylchlorid wird seit fünfzig Jahren zur Synthese von Polyvinylchlorid (PVC) verwendet, wegen seiner nur geringen akuten Toxizität und seiner narkotischen Eigenschaften wurde sogar ein Einsatz als Inhalationsnarkotikum erwogen.

Toxische Wirkungen. Bei langfristiger Exposition am Arbeitsplatz erzeugt Vinylchlorid ein komplexes Krankheitsbild mit Leberschäden und Hautveränderungen sowie bösartigen Tumoren in den Blutgefäßen der Leber (Hämangiosarkome). Da diese Tumoren spontan sehr selten auftreten, ist zwischen ihrem Auftreten und der Vinylchloridexposition ein eindeutiger Zusammenhang nachgewiesen. Ähnliche Krebserkrankungen werden durch Vinylchlorid auch in Ratten erzeugt.

Toxikokinetik und Metabolismus. Die Tumorigenität von Vinylchlorid beruht auf metabolischen Aktivierungsreaktionen. Vinylchlorid wird durch Monooxygenasen in der Leber und in geringem Ausmaß auch in anderen Organen in Chloroxiran umgewandelt; dieses wird teilweise durch Glutathionkonjugation entgiftet. Über diesen Mechanismus läßt sich die Bildung des hauptsächlichen Harnmetaboliten Thiodiglykolsäure erklären (siehe Abbildung 5.11). Die Ausscheidung von Thiodiglykolsäure dient zur Expositionsüberwachung beim gewerblichen Umgang mit Vinylchlorid. Die Reaktion von Chloroxiran mit DNA-Basen führt zu mutagenen Basenaddukten (Reaktionsmechanismen und beispielhafte Strukturen siehe Kapitel 5) in Hepatocyten und Endothelzellen der benachbarten Gefäßwände. Da sich die Endothelzellen viel schneller teilen als die Hepatocyten, findet man nach Vinylchloridexposition bevorzugt Tumoren, die von den Lebergefäßen ausgehen.

8.2.2 Ethen und Butadien

Ethen und Butadien haben in der petrochemischen Industrie und bei der Produktion von Kunstkautschuk eine große Bedeutung. Die akute Toxizität von Ethen ist gering; bei sehr hohen Konzentrationen in der Atemluft tritt Narkose auf. Aufgenommenes Ethen wird zum größten Teil unverändert abgeatmet. Nur geringe Mengen werden zu Ethenoxid metabolisiert, einem mutagenen und schwach kanzerogenen Elektrophil. Bei den am Arbeitsplatz gewöhnlich vorkommenden Konzentrationen wird nur äußerst wenig Ethen aufgenommen; das gebildete Ethenoxid wird unter diesen Umständen im Organismus sehr effektiv durch Glutathionkonjugation entgiftet.

1,3-Butadien wird nach Inhalation wesentlich schneller metabolisiert als Ethen. Auch hier entsteht durch Epoxidierung der Doppelbindung ein elektrophiles Oxiran, das nach Butadienexposition sogar in der Ausatemluft nachweisbar ist. In Kanzerogenitätsstudien hat man mit 1,3-Butadien signifikant erhöhte Tumorinzidenzen beobachtet, und zwar auch mit Konzentrationen, die am Arbeitsplatz häufig herrschen (1000 ppm).

8.2.3 Aromatische Amine und aromatische Nitroverbindungen

Aromatische Amine werden industriell als Zwischenstufen in der Herstellung von Farb- und Arzneistoffen eingesetzt. Im Mittelpunkt der toxischen Wirkungen dieser Stoffgruppe stehen die Bildung von Met-Hämoglobin und – bei vielen technisch bedeutsamen Vertretern – die kanzerogene Wirkung.

Die krebserzeugende Wirkung vieler Vertreter der aromatischen Amine ist schon seit längerem bekannt. Blasentumoren nach Arbeitsplatzexposition mit aromatischen Aminen wurden erstmals Ende des 19. Jahrhunderts beschrieben. Für den Menschen als Blasenkanzerogene ausgewiesen sind 4-Aminobiphenyl, Benzidin und 2-Naphthylamin; in bestimmten Tierarten (Hund) erzeugen sie ebenfalls Blasenkrebs. Die Tumorigenität dieser Stoffe und die Organspezifität der Tumorentstehung lassen sich durch die im Organismus ablaufenden Bioaktivierungsreaktionen erklären. Durch *N*-Oxidation in der Leber entstandene Hydroxylamine werden durch Phase-II-Enzyme konjugiert und gelangen über Blut und Niere in die Harnblase. Die gebildeten Konjugate sind säurelabil und zerfallen im leicht sauren Harn in Elektrophile (die genauen molekularen Mechanismen sind in Kapitel 5 dargestellt).

Kanzerogene aromatische Amine werden auch als Kopplungskomponenten in Azofarbstoffen verwendet. Im Organismus können Enzyme der Leber und der Darmbakterien Azofarbstoffe zu Aminen reduzieren; das Ausmaß der Azospaltung ist bei verschiedenen Farbstoffen sehr unterschiedlich und hängt von Struktur und Bioverfügbarkeit ab.

Anilin, das einfachste aromatische Amin, erzeugt als Reinsubstanz nach Gabe sehr hoher Dosen nur bei männlichen Ratten Tumoren der Milz. Grund-

Exkurs 8.2: Bildung von Met-Hämoglobin durch Fremdstoffe

Met-Hämoglobin ist eine Hämoglobinvariante, die durch Oxidation des zentralen Eisenatoms entsteht. Es enthält anstelle des zweiwertigen Eisens an der Sauerstoffbindungsstelle ein Eisenatom in der dreiwertigen Form. In dieser Form ist wegen der unterschiedlichen Chemie des dreiwertigen Eisens eine reversible Sauerstoffbindung und damit ein Sauerstofftransport von der Lunge in die Gewebe nicht mehr möglich. Met-Hämoglobin ensteht spontan aus Oxy-Hämoglobin (Gleichung 8.3). Wegen der effizienten enzymatischen Reduktion des endogen gebildeten Met-Hämoglobins liegen die Met-Hämoglobin-Spiegel in Erythrocyten von gesunden Erwachsenen bei unter einem Prozent des Gesamthämoglobins. Säuglinge neigen stärker zur Met-Hämoglobinbildung als Erwachsene, da ihr Hämoglobin aufgrund einer etwas anderen Struktur leichter oxidierbar ist und die enzymatischen Reduktionssysteme in den ersten Lebensmonaten noch nicht vollständig ausgeprägt sind.

$$\text{Hb-Fe}^{2+} \times O_2 \longrightarrow \text{Hb-Fe}^{3+} + OH^{-} \qquad \text{(Gl. 8.3)}$$

Die Symptome der Met-Hämoglobinämie ähneln denen der Kohlenmonoxidvergiftung, da in beiden Fällen der Sauerstofftransport in die Zellen unterbunden wird (Tabelle 8.1). Lebensbedrohende Vergiftungen treten abhängig vom Hämoglobinbestand und vom Sauerstoffbedarf der Gewebe bei einem Met-Hämoglobinanteil am Gesamthämoglobin von ungefähr 60 Prozent auf. Met-Hämoglobin wird beim Gesunden spontan mit einer konzentrationsunabhängigen Rate von zehn Prozent pro Stunde zu Hämoglobin reduziert. Bei Mangel an Reduktionsäquivalenten ist die Rückbildung verlangsamt und der spontane Met-Hämoglobinspiegel erhöht. Die Met-Hämoglobin-Reduktase nutzt Reduktionsäquivalente, die von der Glucose-6-phosphat-Dehydrogenase bereitgestellt werden. Bei einigen Erbkrankheiten herrscht ein Mangel an diesem Enzym; die Betroffenen haben pathologisch erhöhte Met-Hämoglobin-Spiegel und reagieren wegen der verringerten Rückbildungskapazität viel empfindlicher auf Vergiftungen mit Met-Hamoglobinbildnern.

Mechanismen der Met-Hämoglobinbildung

Vom Mechanismus her lassen sich solche Fremdstoffe in zwei Hauptgruppen einteilen: sogenannte direkte und indirekte Met-Hämoglobinbildner. Erstere sind starke Oxidationsmittel (etwa Kaliumperchlorat), die das Eisenatom im Hämoglobin oxidieren. Bei indirekten Met-Hämoglobinbildnern stellt der komplexgebundene Sauerstoff das Oxidationsmittel dar. Aromatische Amine und aromatische Nitroverbindungen sind indirekte Met-Hämoglobinbildner; sie erzeugen Met-Hämoglobin nur nach Metabolisierung. Amine werden im Organismus durch Cytochrom-P-450 zu den entsprechenden Hydroxylaminen oxidiert, Nitroverbindungen durch Nitroreduktasen zu Hydroxylaminen reduziert. Durch Reaktion mit dem Oxy-Hämoglobin wandeln sich diese Hydroxylamine wiederum zu den entsprechenden Nitrosoverbindungen um. Dabei oxidiert der komplex gebundene Sauerstoff neben dem Hydroxylamin auch das Eisenatom in Hämoglobin(Met-Hämoglobinbildung). Die Nitrosoverbindung wird wieder re-

Tabelle 8.1: Symptome der Vergiftung mit Met-Hämoglobin-bildenden Stoffen in Abhängigkeit vom Met-Hb-Gehalt

Symptome	Met-Hb-Anteil am Gesamthämoglobin
leichter Kopfschmerz, Mattigkeit, Unwohlsein, Kurzatmigkeit bei Anstrengung, Herzklopfen	10–20 %
Schwindel, Bewußtseinseinschränkung, Lähmungen	20–30 %
tiefe Bewußtlosigkeit, Lähmungen, heftige, stoßweise Atmung, Sinken der Körpertemperatur	40–60 %
tödlich in zehn Minuten bis zu einer Stunde	60–70 %
tödlich in wenigen Minuten	> 70 %

duziert, und so kommt ein Kreisprozeß zustande, der zur Bildung mehrerer Mole Met-Hämoglobin aus einem Mol Amin führt (Abbildung 8.5). Der Verbrauch von Reduktionsäquivalenten erschwert die Rückbildung von Met-Hämoglobin zusätzlich. Vergiftungen mit aromatischen Aminen und Nitroverbindungen beginnen wegen der nötigen metabolischen Aktivierung der Amine verzögert, führen aber zu einer langanhaltenden Met-Hämoglobinämie. Diese klingt erst nach Ausscheidung oder Metabolisierung über andere Wege langsam ab. Aromatische Amine und Nitroverbindungen wirken häufig zusätzlich hämolytisch, da auch Oberflächeneigenschaften der Zellen vom Reduktionsvermögen abhängig sind und die betroffenen Ery-

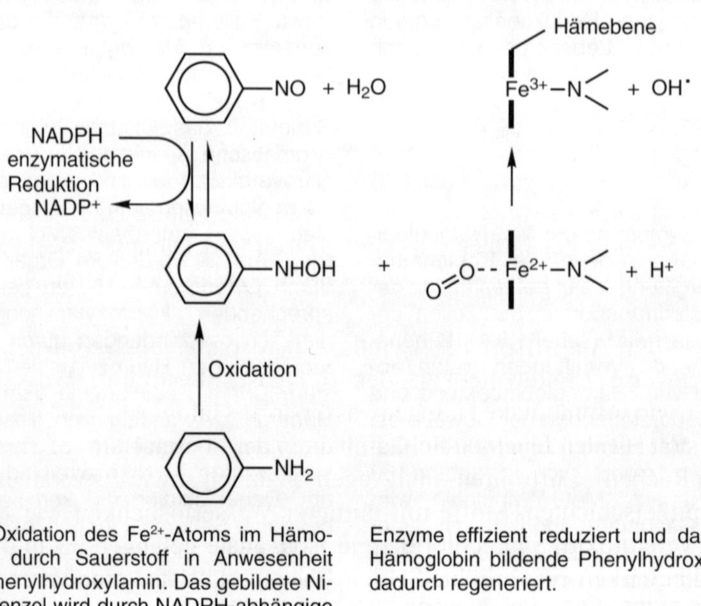

8.5 Oxidation des Fe^{2+}-Atoms im Hämoglobin durch Sauerstoff in Anwesenheit von Phenylhydroxylamin. Das gebildete Nitrosobenzol wird durch NADPH-abhängige Enzyme effizient reduziert und das Met-Hämoglobin bildende Phenylhydroxylamin dadurch regeneriert.

throcyten vermehrt in der Milz abgebaut werden. Durch Oxidation an den Globinketten des Hämoglobins oder an der Erythrocytenmembran bilden sich Proteinausfällungen in den Erythrocyten, die man Heinz-Körper nennt. Sie sind wichtig für die Diagnostik einer chronischen Aufnahme von Met-Hämoglobinbildnern.

Therapie der Methämoglobinämie

Redoxfarbstoffe wie Thionin und Tetramethylthionin (Methylenblau) können sowohl Met-Hämoglobin bilden, indem sie Elektronen aufnehmen, als auch die Reduktion hoher Met-Hämoglobinspiegel beschleunigen, indem sie Wasserstoffatome zur Reduktion von NAD liefern. Beide Reaktionen führen zu einer Redoxpotentialeinstellung bei etwa acht Prozent Met-Hämoglobin, einer Konzentration, die keine wesentlichen klinischen Symptome verursacht. Aus diesem Grund verabreicht man bei der Therapie der Met-Hämoglobinämie 0,2%ige Thioninlösung und 1%ige Methylenblaulösung intravenös.

lage für die Tumorentstehung in diesem Organ ist wahrscheinlich der stark erhöhte Met-Hämoglobinspiegel und der daraus resultierende vermehrte Erythrocytenabbau. Die dadurch induzierte Vergrößerung der Milz geht der Tumorentstehung voraus. Da reines Anilin in bakteriellen Testsystemen nicht mutagen ist, dürften hier **epigenetische Mechanismen** der Tumorbildung verantwortlich sein. Analoge des Anilins wie *o*-Toluidin sind mutagen und in Versuchstieren kanzerogen.

8.2.4 Reizgase sowie reizende und ätzende Stoffe

Der Kontakt mit stark reizenden und ätzenden Verbindungen kann zu chemischen Entzündungen und, je nach Konzentration und Einwirkungszeit, zu massiven Gewebezerstörungen führen. Schleimhäute sind gegen gas- und dampfförmige Reizstoffe erheblich empfindlicher als die äußere Haut. Daher stehen bei der Exposition gegenüber reizenden Gasen und Dämpfen Wirkungen auf die Schleimhäute der Nase, des Auges und besonders der Atemwege im Vordergrund.

Der jeweilige Angriffsort im Atemtrakt wird maßgeblich von der Wasser- beziehungsweise Lipidlöslichkeit des Reizgases bestimmt. Wasserlösliche Reizstoffe wie Ammoniak, Halogenwasserstoff, Halogene und Formaldehyd schlagen sich auf den feuchten Schleimhäuten der oberen Luftwege nieder und führen zu Rachen-, Luftröhren- und Augenreizungen sowie zu Verätzungen der oberen Epithelschichten. Stoffe mit mittlerer Wasserlöslichkeit wie zum Beispiel Schwefeldioxid, Säurechloride und Isocyanate gelangen bis in die Bronchien und bewirken eine erhöhte Schleimabsonderung und eine Verengung der Luftwege. Die Schleimzunahme löst einen massiven Hustenreiz aus, und kleinere Äste der Bronchien können durch den Schleim vollständig blockiert wer-

Exkurs 8.3: Chemische Kampfstoffe

Der Einsatz von Giften und Gasen zur Erringung militärischer Vorteile hat bereits in der Antike begonnen. So sollen sich die Spartaner schon im fünften Jahrhundert vor Christus der Reizwirkung von Schwefeldioxid für kriegerische Zwecke bedient haben. Mit den erweiterten Kenntnissen in der Chemie wurde im 19. Jahrhundert vielfach Schwefeldioxid, Blausäure und Arsen zur Kriegführung herangezogen. In großem Maßstab begann der „Gaskrieg" im Jahr 1915, als deutsche Truppen erstmals Chlor einsetzten. Im weiteren Verlauf des Ersten Weltkriegs verwendeten dann beide Kriegsparteien Phosgen, organische Arsenverbindungen und verschiedenste Reizstoffe. Neben diesen stark lungenwirksamen Verbindungen kam auch bis-(2-Chlorethylsulfid) – besser bekannt als Lost (nach den Erfindern Lommel und Steinkopff) oder als „Mustardgas" (Senfgas, nach dem senfartigen Geruch) – zum Einsatz. Lost bewirkt neben einer Reizung der Augen und der oberen Atemwege schwere Hautverätzungen und schlecht heilende Wunden. Schätzungen zufolge wurden im Ersten Weltkrieg ungefähr 100 000 Soldaten durch chemische Kampfstoffe getötet. In den dreißiger Jahren synthetisierten deutsche Chemiker im Rahmen der Entwicklung

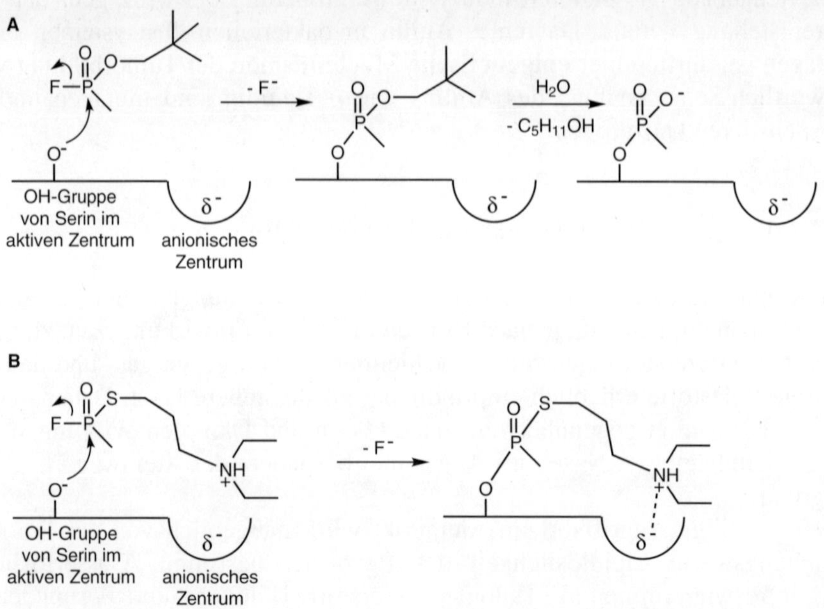

8.6 Nach Wechselwirkung des Nervengases Soman mit Cholinesterase (A) wird von dem an das Enzym gebundenen Organophosphat durch Reaktion mit Wasser schnell ein Alkoxyrest abgespalten; dieser Prozeß wird als „Alterung" (siehe Abschnitt 8.5.3) bezeichnet, eine Oximtherapie ist deswegen nur innerhalb eines kurzen Zeitraums nach Vergiftung erfolgreich. Bei Nervengasen vom VX-Typ (B) ist wegen der ionischen Bindung zwischen dem protonierten Stickstoff und dem anionischen Zentrum des Enzyms eine Oximtherapie grundsätzlich nicht möglich.

wirksamer Pestizide die Organophosphorsäurederivate Tabun, Sarin und Soman und damit eine neue Gruppe von Kampfstoffen, die während des Zweiten Weltkrieges zwar in ausreichenden Mengen zur Verfügung standen, aber nicht zum Einsatz kamen. Die Organophosphatkampfstoffe wurden jedoch weiterentwickelt; die neuesten Vertreter dieser Gruppe sind äußerst wirksam, und eine Therapie (Anwendung von Oximen zur Reaktivierung der Cholinesterase, siehe Abschnitt 8.5.3) ist durch die besondere Konstruktion des Moleküls nicht mehr möglich (Abbildung 8.6).

Wegen der gefährlichen Handhabung bei Synthese, Transport und Vernichtung chemischer Kampfstoffe sind in den siebziger Jahren sogenannte binäre Waffensysteme entwickelt worden, bei denen zwei weniger toxische Vorläufer erst nach ihrem Einsatz (Abfeuern des Geschosses, Abwurf der Bombe) zum toxischen Stoff reagieren.

den. Stoffe mit sehr geringer Wasserlöslichkeit wie Phosgen, Stickstoffdioxid und Ozon gelangen bis tief in die Lunge zu den kleinen Bronchien (Bronchiolen) und den Lungenbläschen (Alveolen). Nach Diffusion durch die Alveolarwände gelangen sie an die empfindlichen Kapillarwände und führen dort zu einer Permeabilitätserhöhung, so daß Plasma aus den Kapillaren in die Alveolen gelangt. Nach einer Latenzzeit von mehreren Stunden besteht die Gefahr eines toxischen Lungenödems, das schwierig zu behandeln ist und zum Tod führen kann. Akute Schädigungen der Kapillarwände und der Alveolen sind im Prinzip reversibel; nach Abklingen des Alveolarödems kann es jedoch durch proliferative Veränderungen an den Bronchiolen und durch Blockade der Luftwege zu einer weiteren Gefährdung der Patienten kommen.

Aus der Gruppe der Lungenreizstoffe sind die Isocyanate, die technisch weit verwendet werden, sehr wichtig. Sie stellen sehr starke Reizstoffe für den Atemtrakt dar und können bei Asthmatikern bereits in geringsten Konzentrationen Asthmaanfälle auslösen.

Stark ätzende Flüssigkeiten verursachen bei Hautkontakt je nach Konzentration und Einwirkungszeit lokale reversible Entzündungen bis massive Zerstörungen des Hautgewebes mit schlecht heilenden Wunden. Die chemische Entzündung geht mit einer Erweiterung der Blutgefäße und erhöhtem Blutfluß, einer gesteigerten Blutgefäßpermeabilität sowie einer Ansammlung von Flüssigkeit im Gewebe und der Einwanderung von weißen Blutkörperchen einher. Auf diesen Prozessen beruhen die Entzündungssymptome Rötung, Schwellung und Schmerz. Sehr stark hautreizende Mittel sind organische Peroxide wie Cyclohexylperoxid oder Peroxyessigsäure.

Neben diesen durch akuten oder auch kumulativen Kontakt mit Reizstoffen verursachten entzündlichen Hauterscheinungen lösen viele Arbeitsstoffe bei Hautberührung eine sogenannte allergische Kontaktdermatitis aus. Dabei reagiert das Immunsystem auf durch den Fremdstoff veränderte Proteine. Die jeweiligen Proteinaddukte wirken als Antigen und führen durch Sensibilisierung von T-Lymphocyten eine zellvermittelte Immunreaktion vom Typ IV herbei (siehe Exkurs 9.2). Erneuter Kontakt mit dem Fremdstoff löst dann eine allergische Reaktion aus (Kontaktdermatitis). In dieser Beziehung besonders wirksame Verbindungen sind 2,4-Dinitrochlorbenzol, 2-Mercaptobenzthiazol, manche aromatische Amine und einige Metalle wie Chrom und Nickel.

8.3 Umweltschadstoffe

Umweltchemikalien sind natürliche und anthropogene Stoffe, die durch menschliche Tätigkeiten in die Umwelt eingetragen werden und toxische Wirkungen auslösen können. Zu diesen Stoffen gehören Elemente sowie natürliche und synthetische Verbindungen; von besonderer Bedeutung sind Verbrennungsprodukte. Der Austrag der Stoffe kann absichtlich (wie zum Beispiel bei Pestiziden) oder unabsichtlich geschehen. In der Umwelt leicht abbaubare Schadstoffe finden sich meist nur in der Nähe des Emittenten in höheren Konzentrationen. Stabile Umweltschadstoffe dagegen können über den Luftweg weiträumig verteilt und fettlösliche Stoffe hierbei in der Nahrungskette angereichert werden. Der Mensch sowie bestimmte Tierarten stehen am Ende dieser Kette und können daher hohen Konzentrationen an Umweltchemikalien ausgesetzt sein.

8.3.1 Polychlorierte Dibenzo-*p*-Dioxine

Polychlorierte Dibenzo-*p*-Dioxine werden bei verschiedensten Prozessen in geringen Mengen gebildet und gelangen mit der Abluft in die Umwelt. Der hauptsächliche Eintrag von Dioxinen in die Umwelt erfolgt durch Verbrennungsvorgänge (Hausbrand, Motoren, Vulkane, Unfälle); eine nach neuestem technischen Stand durchgeführte Müllverbrennung trägt allerdings nicht wesentlich zur Dioxinbelastung bei. Die bedeutendste Aufnahmequelle (>95 Prozent) für den Menschen ist der Verzehr von Fleisch- und Fischprodukten.

In der allgemeinen Bevölkerung findet man Fettwerte von ungefähr 30 ng TEQ pro kg Fett (siehe Exkurs 8.4); dies entspricht einer Aufnahme von ungefähr 1,3 pg TCDD pro kg je Tag. Nach verschiedensten Unfallgeschehen hat man allerdings in exponierten Personen Fettkonzentrationen von bis zu 5 μg/kg gemessen.

Dioxine und besonders das wichtigste und am intensivsten untersuchte Isomer, 2,3,7,8-Tetrachlordibenzo-*p*-dioxin (TCDD), sind in der Umwelt sehr stabil; für TCDD wird eine Halbwertszeit von zehn Jahren in Abwesenheit von UV-Strahlung angegeben. Für andere Isomere sind die Halbwertszeiten sehr unterschiedlich.

Exkurs 8.4: Äquivalentfaktoren für Dioxine

Zur Definition der Wirkung eines Gemischs von Dioxinkongeneren sind von verschiedenen Gremien für die toxikologisch bedeutsamsten Dioxine toxische Äquivalentfaktoren (TEQs) festgelegt worden. Diese TEQs definieren die Wirkungsintensität des einzelnen Kongeners im Vergleich zu TCDD. Durch Multiplikation der Konzentration jedes Kongeners eines Gemischs mit dem zugehörigen TEQ, werden die einzelnen TCDD-Äquivalenzkonzentrationen ermittelt. Die Summe dieser Konzentrationen ergibt den Gesamtwert an TCDD-Äquivalenten, für den die toxikologische Bewertung vorgenommen wird. Sie lassen sich allerdings nur dann definieren, wenn die einzelnen Komponenten keine Interaktionen in ihrer Wirkung eingehen und die Wirkungen rein additiv sind.

Toxische Wirkungen. Die akute Toxizität von TCDD variiert sowohl qualitativ als auch quantitativ und hängt von Tierart, Geschlecht und Tierstamm ab. Die LD_{50}-Werte für TCDD nach oraler Gabe schwanken zwischen 1 μg/kg Körpergewicht in Meerschweinchen und 5 501 μg/kg in Syrischen Goldhamstern. In empfindlichen Spezies wirkt TCDD um Größenordnungen stärker als verschiedene klassische Giftstoffe (Tabelle 8.2). Folgende Symptome treten bei akuter Verabreichung allerdings in allen untersuchten Tierarten auf:

- ein Auszehrungssyndrom, das sich in fortschreitendem Gewichtsverlust äußert,
- Atrophie (Schrumpfung) der Thymusdrüse,
- Magen-Darm-Blutungen,
- Leberschäden,
- Enzyminduktion (TCDD ist der stärkste bekannte Induktor von Cytochrom-P-450).

Tabelle 8.2: Letale Dosen (LD_{50}) von TCDD im Vergleich zu anderen Giften bei oraler Gabe

	letale Dosis (LD_{50})	
Stoff	(mol/kg)	μg/kg)
TCDD (Meerschweinchen)	$3{,}1 \times 10^{-9}$	1
Curare (amerikanisches Pfeilgift, Muskelrelaxans, Ratte)	$7{,}2 \times 10^{-7}$	500
Diisopropyl-fluorophosphat (Ratte)	$1{,}6 \times 10^{-5}$	3 100
Natriumcyanid (Ratte)	$2{,}0 \times 10^{-4}$	10 000

Charakteristisch ist, daß zwischen der Gabe von TCDD und dem Tod der Versuchstiere eine Zeitspanne von bis zu acht Wochen liegen kann. Der Tod wird durch ein Auszehrungssyndrom mit fortschreitendem Gewichtsverlust und Nahrungsverweigerung verursacht.

Toxische Wirkungen von Dioxinen auf den Menschen wurden bei mehreren Unglücksfällen in der Industrie mit etwa 1000 registrierten Vergiftungsfällen beschrieben. Typische Symptome einer akuten Exposition gegenüber hohen Dioxinkonzentrationen sind Übelkeit und Erbrechen sowie Reizungen der oberen Atemwege. Nach einer Latenzzeit von mehreren Wochen kommt es beim Menschen in der Mehrzahl der beschriebenen Fälle zur Ausbildung der charakteristischen Chlorakne, die teilweise über Jahre hinweg anhält. Neben Chlorakne (beobachtet ab einer TCDD-Konzentration von 1 μg/kg Körpergewicht) sind auch Nervenschäden, Störungen des Fettstoffwechsels und Leberschäden beobachtet worden.

Polychlorierte Dioxine sind potente Kanzerogene; TCDD ist das stärkste bekannte Kanzerogen im Tierversuch und um Größenordungen wirksamer als andere klassische krebserzeugende Stoffe wie zum Beispiel Aflatoxin$_{B1}$ (Tabelle 8.3). Bei Gabe von TCDD an Ratten im Futter oder mit der Schlundsonde (Dosis 100 ng/kg) bildeten sich Tumoren in Leber, Lunge und Nasenbereich sowie in der Schilddrüse. Eine TCDD-Dosis von 1 ng/kg/Tag führte allerdings nicht zu einer Erhöhung der Tumorinzidenz; interessanterweise war sogar die Häufigkeit von Spontantumoren vermindert (siehe Abschnitt 10.7).

Tabelle 8.3: Vergleich der Wirkungsstärke von TCDD und anderen chemischen Kanzerogenen im Langzeitversuch in Nagern

Kanzerogen	TD_{50}* (mg/kg)	relative Wirkungsstärke
Anilin	100	1
1,2-Dibromethan	1	100
Diethylstilböstrol	0,1	1000
Aflatoxin$_{B1}$	0,001	100 000
TCDD	0,0001	1 000 000

* Dosis, mit der in 50 Prozent der Tiere nach langfristiger Gabe Tumoren erzeugt wurden

Nach gegenwärtigem Kenntnisstand beruht der Wirkungsmechanismus von TCDD wahrscheinlich auf einem rezeptorvermittelten Prozeß. Die Art der Wechselwirkung des TCDD mit dem Ah-Rezeptor ist in Kapitel 4 genauer dargestellt. Für die Kanzerogenität von Dioxin könnte eine über den Rezeptor-TCDD-Komplex ausgelöste Erhöhung der Zellproliferationsrate verantwortlich sein, die über Prozesse, welche unter den Oberbegriff „Tumorpromotion" einzuordnen sind, zur Tumorauslösung beiträgt. Welche molekularen Mechanismen den akut toxischen Wirkungen zugrunde liegen, ist nicht bekannt; sie scheinen aber auch von der Wechselwirkung zwischen TCDD und Ah-Rezeptor abhängig zu sein.

Toxikokinetik und Metabolismus. Dioxine und besonders TCDD sind in tierischen Geweben metabolisch stabil und werden nur sehr langsam ausgeschieden. Für TCDD wurde in der Ratte eine Halbwertszeit von etwa 25 Tagen bestimmt. Im Menschen ist TCDD bei weitem langlebiger; neuere Berechnungen deuten auf Halbwertszeiten von sechs bis zehn Jahren hin. Endprodukte der durch Cytochrom-P-450 katalysierten metabolischen Umsetzungen sind hydroxylierte Dioxine und chlorierte Phenole, die um Größenordnungen weniger toxisch als Dioxine sind (Abbildung 8.7). Die metabolische Umsetzung

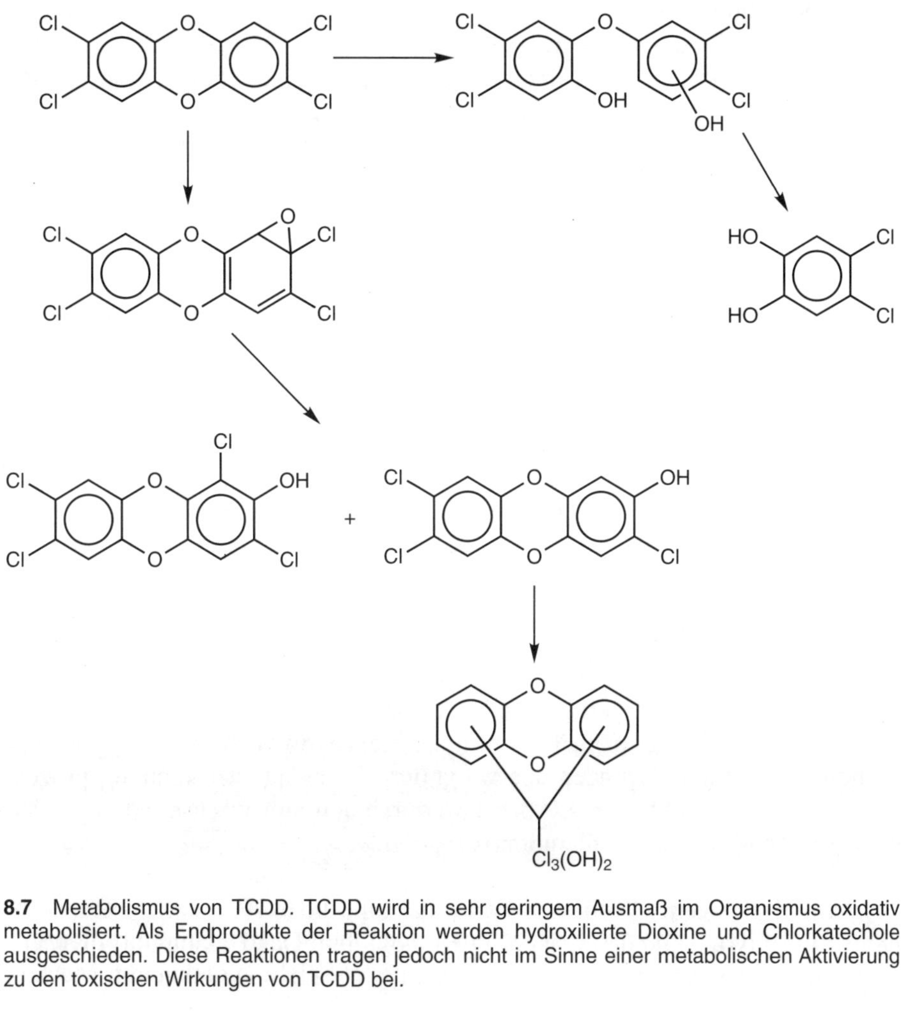

8.7 Metabolismus von TCDD. TCDD wird in sehr geringem Ausmaß im Organismus oxidativ metabolisiert. Als Endprodukte der Reaktion werden hydroxilierte Dioxine und Chlorkatechole ausgeschieden. Diese Reaktionen tragen jedoch nicht im Sinne einer metabolischen Aktivierung zu den toxischen Wirkungen von TCDD bei.

des TCDD stellt daher eine Entgiftungsreaktion dar; insofern scheidet die Bildung reaktiver Metaboliten als Basis für die hohe Toxizität und Kanzerogenität von TCDD höchstwahrscheinlich aus. Die toxikokinetischen Daten zeigen, daß Menschen ein wesentlich höheres Akkumulationspotential für TCDD aufweisen als Nager. Niedriger chlorierte Isomere werden im Menschen wahrscheinlich wie in Versuchstieren rascher eliminiert.

8.3.2 Polychlorierte und polybromierte Biphenyle

Polychlorierte und polybromierte Biphenyle – Gemische mit einem Chlorbeziehungsweise Bromgehalt von zwölf bis 68 Prozent – wurden wegen ihrer thermischen Stabilität und ihrer geringen Entflammbarkeit als Isolierflüssigkeit und Feuerlöschmittel sowie als Hydrauliköle, Hochdruckschmiermittel und als Weichmacher in der Kunststoffherstellung genutzt. Aus diesen vielfältigen Quellen gelangen sie noch immer in die Umwelt. Polychlorierte Biphenyle sind dort sehr stabil und reichern sich mit einem hohen Konzentrationsfaktor (bis 26 000) in der Nahrungskette an; in den USA enthält aus den Großen Seen gefangener Fisch bis zu 0,5 ppm. Im Fettgewebe von Anwohnern in diesem Gebiet hat man zum Teil erhebliche Konzentrationen nachweisen können. Polychlorierte Biphenyle sind potente Induktoren für Biotransformationsenzyme und hepatotoxisch. Beim Menschen wurden bei beruflicher Exposition und nach Genuß von kontaminiertem Reisöl Chlorakne und Leberschäden beobachtet. Polychlorierte und polybromierte Biphenyle führten bei hoher Exposition über die Nahrung zu ausgeprägten Beeinträchtigungen des Immunsystems, allerdings ohne Krankheitssymptome. Die Frage nach den langfristigen Wirkungen von im Fettgewebe des Menschen vorhandenen polychlorierten Biphenylen ist noch offen; da diese Verbindungen Immunosuppressoren und Tumorpromotoren sind, läßt sich ein Krebsrisiko nicht ausschließen. Bei Tieren sind nach langfristiger Gabe von polychlorierten Biphenylen mit der Nahrung Veränderungen des Reproduktionsverhaltens beschrieben worden.

8.3.3 Kohlenmonoxid

Kohlenmonoxid ist ein geruch- und reizloses Gas. Ein Großteil des Kohlenmonoxids in der Erdatmosphäre stammt aus dem Stoffwechsel von Algen, aber in industrialisierten Gegenden überwiegt der Eintrag aus Verbrennungsprozessen. Auch im menschlichen Körper wird durch den Stoffwechsel von Pyrrolen eine geringe Menge an Kohlenmonoxid gebildet.

Toxische Wirkungen. Kohlenmonoxid hat eine hohe Affinität für eisen(II)-haltige Porphyrine und damit auch für Hämoglobin. Den Hämoglobin-Kohlenmonoxid-Komplex nennt man Carboxyhämoglobin. Kohlenmonoxid wird wie

Sauerstoff reversibel gebunden, es weist aber eine erheblich festere Bindung an Hämoglobin auf als Sauerstoff. Da Carboxyhämoglobin 300mal stabiler ist als der Hämoglobin-Sauerstoff-Komplex, blockiert CO die Sauerstoffbindungsstelle und verringert die Sauerstofftransportkapazität der Erythrocyten. Daher genügen schon relativ niedrige Kohlenmonoxidkonzentrationen in der Atemluft, um einen großen Teil des Hämoglobins zu inaktivieren (Tabelle 8.4). Alle Symptome der Kohlenmonoxidvergiftung sind auf einen Mangel an verwertbarem Sauerstoff im Gewebe zurückzuführen, die Vergiftungssymptome sind identisch denen der Methämoglobinämie (siehe Tabelle 8.1).

Tabelle 8.4: Ausmaß der Bildung von Carboxyhämoglobin bei Inhalation von Kohlenmonoxid nach Gleichgewichtseinstellung

inhaliertes Kohlenmonoxid (ppm)	Carboxyhämoglobin (Prozent des gesamten Hämoglobins)
1	0,49
10	1,94
100	14,45
1 000	62,41
10 000	94,31
100 000	99,40
900 000	99,93

Die Bindung von Kohlenmonoxid an Hämoglobin ist vollständig reversibel und nach dem Massenwirkungsgesetz abhängig von der Kohlenmonoxidkonzentration in der Atemluft. Verringert sich diese Konzentration, wird Kohlenmonoxid vermehrt abgeatmet und das Hämoglobinmolekül steht wieder für den Sauerstofftransport zur Verfügung. Damit ist die Kohlenmonoxidvergiftung nach Aufnahme nicht lebensgefährlicher Dosen dieses Gases ein klassisches Beispiel für einen durch ein „Konzentrationsgift“ induzierten reversiblen Effekt. Nur bei langandauernden hohen Carboxyhämoglobinspiegeln im Blut können wegen der Unterversorgung des Nervensystems mit Sauerstoff anhaltende psychische Veränderungen wie Gedächtnisschwäche und Aggressivität auftreten.

Toxikokinetik. Der Verlauf einer Kohlenmonoxidvergiftung ist abhängig von der Expositionszeit, der Kohlenmonoxidkonzentration in der Einatmungsluft, der Atemfrequenz und des Sauerstoffbedarfs der Gewebe. Eingeatmetes Kohlenmonoxid diffundiert wegen seiner Lipophilie schnell durch die Alveolarmembran in das Blut. Die Diffusion durch das Blut zu den Erythrocyten verläuft allerdings langsam und ist der geschwindigkeitsbestimmende Schritt in der Kinetik der Carboxyhämoglobinbildung. Bei erhöhter Atemfrequenz und hohen Kohlenmonoxidkonzentrationen in der Atemluft werden schnell hohe Carboxyhämoglobinspiegel erreicht. Andererseits läßt sich die Rückbildung von Carboxyhämoglobin durch Inhalation von reinem Sauerstoff anstelle von Luft wesentlich beschleunigen; daher stellt die Zufuhr von reinem Sauerstoff die wesentliche therapeutische Maßnahme bei Kohlenmonoxidvergiftungen dar.

8.3.4 Blausäure und Cyanide

Blausäure (HCN) und ihre Salze (Cyanide) sind gewerbetoxikologisch wichtige Verbindungen, die in Prozessen zur Metallhärtung und zur Gewinnung von Edelmetallen eingesetzt werden. Wegen der hohen Toxizität werden CN^--Salze auch in suizidaler Absicht aufgenommen. Das eigentliche toxische Agens CN^-, das im Körper auch aus Nitrilen (Alkylnitrile setzen viel, Arylnitrile wenig frei) und Glykosiden (zum Beispiel dem Amygdalin der Bittermandeln) enzymatisch oder nichtenzymatisch freigesetzt werden kann, blockiert die Cytochromoxidase, indem es einen sehr stabilen Komplex mit einem Eisen(III) atom dieses Enzyms bildet. Cytochromoxidasen sind wie das Hämoglobin Hämoproteine, enthalten also eine Hämgruppe mit einem Eisenatom. Anders als das Hämoglobin katalysieren diese Elektronenübertragungsreaktionen, ihr Eisenatom kann leicht die Oxidationsstufe wechseln. Sie sind Bestandteil der Atmungskette der Zelle, die in der inneren Mitochondrienmembran lokalisiert ist. In dieser Reaktionsfolge wird durch Übertragung von Elektronen auf Sauerstoff über NADH, $FADH_2$ und die Cytochrome ATP gebildet. Eine Störung der Atmungskette durch Blockierung der Cytochromoxidase unterbricht die Produktion von Stoffwechselenergie und führt zum Tod der Zelle. In isolierten Systemen wird die Cytochromoxidase auch nach Gabe von Kohlenmonoxid durch Komplexbildung mit dem Eisen(II)atom in reduzierter Form gehemmt; durch die große Menge an Eisen(II) im Hämoglobin wird Kohlenmonoxid im Körper jedoch abgefangen, eine Hemmung von Cytochromoxidase wird bei der Kohlenmonoxidvergiftung nicht beobachtet. Die Komplexbildung von Cyaniden mit dem Eisen(III)atom der Cytochrome ist reversibel; nach Dissoziation des Komplexes kann die Cytochromoxidase wieder am Elektronentransport teilnehmen.

Im Organismus katalysiert das Enzym Rhodanese die Umsetzung von Cyanid zum weit weniger giftigen Thiocyanat:

$$\text{"S"} + CN^- \xrightarrow{\text{Rhodanese}} SCN^- \qquad \text{(Gl. 8.4)}$$

Der geschwindigkeitsbegrenzende Faktor dieser Entgiftungsreaktion ist die Menge an Schwefel, die durch den Stoffwechsel bereitgestellt werden kann.

Durch therapeutische Gabe von Schwefelverbindungen (Natriumthiosulfat) läßt sich die Entgiftung beschleunigen.

Da HCN wegen der geringen Dissoziation (bei pH 7,4 nur 1,6 Prozent) sehr schnell durch Membranen diffundiert, treten bei Inhalation von HCN erste Symptome schon nach wenigen Sekunden auf. Bei Aufnahme von Cyanid über den Verdauungstrakt muß im Magen unter sauren Bedingungen dort erst HCN gebildet werden, das dann zum Wirkort diffundieren kann. Das erste Symptom einer Cyanidvergiftung ist eine sogenannte Hyperpnoe, das heißt ein stoßweises, heftiges Atmen, das durch Sauerstoffmangel an den dafür sehr empfindlichen Rezeptoren des Carotis-Sinus entsteht. Der Carotis-Sinus ist eine Nervenregion an der Halsschlagader, die Atem- und Pulsfrequenz kontrolliert und diese bei Sauerstoffmangel sofort steigert. Als nächstes tritt eine Rotfärbung der Haut auf, die durch eine Arterialisierung des Venenblutes bedingt ist; der im Oxyhämoglobin gebundene Sauerstoff kann von den Zellen nicht mehr aufgenommen und verwertet werden, so daß Oxyhämoglobin auch im venösen Blut verbleibt. Eine zum Tod führende Atemlähmung tritt bei Inhalation hoher Dosen an HCN schon nach wenigen Sekunden auf.

Falls die HCN-Aufnahme über die Lunge allerdings nicht tödlich endet, erfolgt wegen der raschen körpereigenen Entgiftung eine Erholung auch ohne Therapie. Für die Soforttherapie bieten sich zwei Möglichkeiten an: Zum einen läßt sich die körpereigene Entgiftung des Cyanids durch Bereitstellen großer Mengen an Schwefelverbindungen (Natriumthiosulfatlösung) fördern; Natriumthiosulfatlösung ist auch in großen Dosen gut verträglich, die Methode hat allerdings den Nachteil, daß sich bei Inhalation großer Mengen an Cyanid die Wirkung zu langsam einstellt. Als zweite Möglichkeit bietet sich das Abfangen des Cyanids im Körper durch andere Komplexbildner wie Eisen(III)- oder Cobaltsalze an. Eisen(III) läßt sich aus dem Eisenvorrat des Organismus, der hauptsächlich im Hämoglobin in der Oxidationsstufe Fe^{2+} vorliegt, durch Verwandlung eines Teils dessen zu Met-Hämoglobin (Hb-Fe^{3+}) gewinnen; dafür werden Met-Hämoglobinbildner wie *p*-Dimethylaminophenol verabreicht. In der Praxis werden heute Natriumthiosulfat und *p*-Dimethylaminophenol kombiniert verabreicht.

8.3.5 Luftverschmutzung / Smog

Smog ist eine Bezeichnung, die ursprünglich für die im Winter bei austauscharmen Wetterlagen beobachtete Anreicherung von Luftschadstoffen geprägt wurde. Das Wort ist aus der Kombination der englichen Worte *smoke* („Rauch") und *fog* („Nebel") entstanden und wird heute auch für das sommerliche Pendant verwendet. Winter- und Sommersmog unterscheiden sich jedoch stark in der Zusammensetzung aus potentiell toxischen Stoffen. Hauptbestandteile des Wintersmogs sind Schwefeldioxid und dessen Oxidationsprodukte, Stickoxide und Schwebstaub. An die Staubpartikel können viele stark reizende und toxische Stoffe adsorbiert sein. Wintersmog entsteht durch die Verbrennung fossiler Brennstoffe (hauptsächlich Kohle und Heizöl) und die bei austauscharmen Wetterlagen erfolgende Akkumulation der Abgase.

Sommersmog enthält mehrere stark oxidierende Komponenten, unter denen Ozon der toxikologisch bedeutsamste Einzelstoff ist. Ozon entsteht durch photochemische Reaktionen aus Stickoxiden und Sauerstoff:

$$NO_2 \xrightarrow{UV} NO + O^{\bullet} \qquad \text{(Gl. 8.5)}$$

$$O^{\bullet} + O_2 \longrightarrow O_3 \qquad \text{(Gl. 8.6)}$$

$$O_3 + NO \longrightarrow NO_2 + O_2 \qquad \text{(Gl. 8.7)}$$

Eine wichtige Rolle als Katalysatoren der Ozonbildung spielen Kohlenwasserstoffe. Der Ozonanteil am Gesamtoxidantiengehalt des Sommersmogs beträgt bis zu 90 Prozent. Peroxynitrate und Formaldehyd sind ebenfalls enthalten und für die bei Sommersmog auftretenden Augenreizungen verantwortlich, ohne jedoch für die toxikologische Beurteilung maßgeblich zu sein.

In der Bundesrepublik werden nur an wenigen Tagen im Jahr Ozonspitzenkonzentrationen von mehr als 240 $\mu g/m^3$ erreicht, während dieser Wert in stark belasteten Gegenden der USA an mehr als 200 Tagen pro Jahr teilweise massiv überschritten wird.

Wegen der unterschiedlichen Zusammensetzung sind die gesundheitlichen Effekte von Winter- und Sommersmog getrennt zu beurteilen (Tabelle 8.5). Epidemiologische und experimentelle Studien der Effekte des Wintersmogs zeigen geringfügige, reversible Veränderungen der Lungenfunktion und einen Anstieg der Häufigkeit akuter Atemwegserkrankungen. Als besonders gefährdet müssen vor allem Menschen angesehen werden, die durch Alter, existierende Atmungs- und Herz-Kreislauf-Erkrankungen oder durch besondere Empfindlichkeit gesundheitlich vorgeschädigt sind. Ein Anstieg der Mortalität von Personen in fortgeschrittenem Alter und mit Herz-Kreislauf-Erkrankungen wurde mehrfach bei Wintersmog beobachtet; die Wintersmogepisoden in London, New York und Lüttich in den fünfziger Jahren forderten mehrere hundert Todesopfer.

Sommersmog mit Ozon als Hauptkomponente führt nur am Ort des direkten Kontakts mit dem Gewebe zu Schadwirkungen. Ozon passiert wegen geringer Wasserlöslichkeit die feuchten Schleimhäute des oberen Atemtraktes und gelangt bis in die Alveolen und Kapillaren der Lunge. Bei Umweltexposition und in kontrollierten Expositionsversuchen mit Freiwilligen wurden Reizungen der Atemwege und Schmerzen beim Atmen beobachtet. Bei längerfristiger (mehrstündiger) Exposition unter körperlicher Belastung traten Veränderungen der Lungenfunktion, eine Verringerung der körperlichen Leistungsfähigkeit und entzündliche Gewebsreaktionen auf. Die Schadwirkungen von Sommersmog korrelieren nicht mit der Ozonkonzentration in der Luft, sondern mit der

Tabelle 8.5: Gesundheitliche Effekte von Winter- und Sommersmog

Wintersmog	Sommersmog
geringfügige, reversible Veränderungen der Lungenfunktion (meist nur während der Einwirkungsdauer; oberhalb 200 200 μg/m³ SO_2 kombiniert mit 200 μg/m³ Schwebstaub)	subjektive Befindlichkeitsstörungen wie Tränenreiz (verursacht durch Begleitstoffe), Reizung der Atemwege, Kopfschmerz und Atembeschwerden ab 200 μg/m³ Ozon
Anstieg der Häufigkeit akuter Atemwegserkrankungen bei Personen mit einer Vorschädigung der Atmungsorgane, zum Beispiel chronischer Bronchitis (ab 24-Stunden-Mittelwerten oberhalb 250 μg/m³ SO_2 und 250 μg/m³ Schwebstaub)	Veränderung von Lungenfunktionsparametern (bei Schulkindern und Erwachsenen ab 160–300 μg/m³ Ozon) bei ein- bis dreistündiger Exposition mit körperlicher Belastung
Zunahme der Krankenhauseinweisungen wegen Herz-Kreislauf-Erkrankungen	Reduzierung der physischen Leistungsfähigkeit ab 240–740 μg/m³ Ozon
Ansteig der Mortalität (wobei fast ausschließlich alte Menschen und Personen mit Herz-Kreislauf- und respiratorischen Vorerkrankungen betroffen sind) ab 24-Stunden-Mittelwerten von etwa 500 μg/m³ SO_2 und 500 μg/m³ Schwebstaub	entzündliche Reaktionen des Gewebes ab 160 μg/m³ Ozon bei sechsstündiger Exposition mit intermittierender körperlicher Belastung
	Zunahme der Häufigkeit von Asthmaanfällen (240–300 μg/m³)

Daten aus Beobachtungen bei Umweltexponierten und aus kontrollierten Experimenten.
Quelle: Modifiziert nach Wagner, H. M. *Winter und Sommersmog – gesundheitliche Risiken?* In: *Bundesgesundheitsbl.* 4 (1991) S. 161–165.

effektiven Gewebsdosis; daher spielen die Expositionsdauer, die Atemfrequenz und das Atemvolumen eine Rolle für das Ausmaß der beobachteten Wirkungen. Die beiden letzten Parameter werden maßgeblich durch die körperliche Aktivität bestimmt.

Bei extremen Expositionsverhältnissen wie in Südkalifornien (70 Tage pro Jahr Spitzenwerte von mehr als 400 μg/m³ Ozon) wurde nach mehrjährigem Aufenthalt eine geringe, aber dauerhafte Beeinträchtigung der Lungenfunktion festgestellt.

Nach Ansicht des Bundesgesundheitsamtes liegen allerdings die während besonders ausgeprägter Wintersmogepisoden auftretenden Schadstoffkonzentrationen viel näher an der Toxizitätsgrenze als die hochsommerliche Ozonbelastung; die inhalative Belastung kann weder für gesunde noch für empfindliche Bevölkerungsgruppen durch individuelles Verhalten reduziert werden. Bei Sommersmog dagegen ist die Exposition stark verhaltensbedingt (körperliche Aktivität, Aufenthalt im Freien) und durch Änderungen des persönlichen Verhaltens beeinflußbar. Deshalb stellen Smogepisoden mit hoher Belastung im Winter eine größere Gesundheitsgefährdung dar als Sommersmog.

8.4 Schwermetalle und Metalloide

Metalle und Metalloide unterscheiden sich wesentlich von anderen toxischen Stoffen, denen der Mensch exponiert ist. Metalle sind auf der Erde allgegenwärtig, und durch menschliche Aktivitäten werden manche von ihnen stark konzentriert. Metalle werden bei der technischen Nutzung und im Körper nicht abgebaut; lediglich die Oxidationsstufe des Metalls verändert sich, wobei die Grundwirkungen oft gleich bleiben.

Chronische Schwermetallvergiftungen spielen immer noch eine wichtige Rolle unter den Berufskrankheiten. Wegen der verbesserten Arbeitsschutzbedingungen ist trotz einer steigenden Zahl der Metallanwendungen bei den durch Schwermetalle bedingten Berufskrankheiten eine rückläufige Tendenz zu verzeichnen. Akute Metallintoxikationen mit dem klassischen Bild der Vergiftung werden nur noch selten, meist bei Selbstmord- oder Mordversuchen, beobachtet. Trotzdem hat die toxikologische Bedeutung der Metalle in jüngster Zeit wieder stark zugenommen. Die Frage nach den Schadwirkungen bei niedriger Exposition über lange Zeiträume am Arbeitsplatz und aus der Umwelt hat an Gewicht gewonnen und zu verstärkten Anstrengungen in der Grundlagenforschung über toxische Metallwirkungen geführt.

Viele Schwermetalle sind stark toxisch. Auch lebenswichtige Spurenelemente zeigen akut nach hohen Dosen oder chronisch bei Störung homöostatischer Mechanismen (Cu, Fe) toxische Wirkungen. Einheitliche molekulare Mechanismen lassen sich dafür nicht ableiten. In isolierten Zellfraktionen können Schwermetalle zwar durch Komplexbildung Schwefel-, Stickstoff- und Sauerstoffatome von Aminosäuren in Enzymen und anderen Proteinen blockieren; eine dadurch ausgelöste Hemmung von für den Zellstoffwechsel wichtigen Prozessen kann letztendlich zum Zelltod führen. Einige Schwermetalle lösen durch ihre Eigenschaft als Oxidationsmittel sogenannten oxidativen Streß aus. Diese meist in isolierten Zellen oder subzellulären Fraktionen demonstrierten Effekte können jedoch die vielfältigen Krankheitsbilder von Metallvergiftungen und die bei jedem Metall unterschiedliche Organspezifität der Wirkungen, besonders bei chronischer Intoxikation, nicht befriedigend erklären.

Die Kinetik der Aufnahme, Verteilung und Ausscheidung spielt bei vielen Metallen offensichtlich eine große Rolle für das Erreichen toxischer Konzentrationen in Zielorganen. Anreicherungen in bestimmten Geweben sind bei fast allen Metallen beschrieben; deren Mechanismen werden derzeit intensiv erforscht, um zum Beispiel Dosis-Wirkungs-Beziehungen zu erstellen. Schwermetalle gehen selten in elementarer Form biologische Wechselwirkungen ein; die toxischen Wirkungen werden gewöhnlich von löslichen Metallsalzen verursacht. Die Wasser- beziehungsweise Lipidlöslichkeit von Metallionen und Metallverbindungen bestimmt maßgeblich das Ausmaß und die Art der Aufnahme, besonders was die Atemwege und die Haut betrifft. Nach Eindringen in den Blutkreislauf müssen die Metallionen weitere Barrieren durchdringen: Nur lipophile Metallverbindungen passieren biologische Membranen durch passive Diffusion. Einige Schwermetalle werden durch aktive Transportsysteme, die zur Aufnahme für die Zelle essentieller Verbindungen wie Calcium, Bicarbonat oder Sulfat dienen, in bestimmten Zelltypen angereichert (Tabelle 8.6). Solche Anreicherungsprozesse sind sowohl für Metallkationen als auch für Oxoanionen beschrieben und können teilweise die Organspezifität toxischer Metallwirkungen erklären. Andere Metalle binden sich an nieder- oder hochmolekulare Peptide, werden mit diesen in bestimmten Zelltypen angereichert und nach Abbau der Peptide in der Zelle freigesetzt.

Tabelle 8.6: Beispiele für die Aufnahme von Schwermetallen in Zellen über „zweckentfremdete" aktive Transportmechanismen

Schwermetall	durch die Zellmembran aufgenommene Form
Quecksilber	Glutathionkomplex, über den Transporter für Glutathion
Arsen, Chrom, Vanadium	Oxoanionen (sind strukturähnlich zu Sulfat oder Phosphat)
Blei, Mangan	werden von Calcium-Transportsystemen als Substrate angenommen

Viele Schwermetalle werden in Geweben wie Knochen (Blei), Nieren (Cadmium) oder Haaren und Fingernägeln (Arsen, Quecksilber) gespeichert und nur langsam ausgeschieden; dadurch ist die Möglichkeit zur Wechselwirkung groß. In Geweben gespeicherte Metalle sind zwar biologisch inaktiv, doch bei Störungen des Gleichgewichts zwischen den Verteilungsräumen können Metallionen in toxischen Konzentrationen in den Blutkreislauf gelangen. Auch bestimmte zirkulierende Proteine vermögen Metalle zu binden und dadurch als Speicher zu dienen. Der Abbau dieser Proteine setzt ebenfalls das Metall frei und kann zu spezifischen toxischen Wirkungen führen.

8.4.1 Toxizität ausgewählter Metalle und ihrer Verbindungen

Cadmium. Cadmium ist ein allgegenwärtiges Metall, das bei verschiedenen industriellen Prozessen eine große Bedeutung hat; hauptsächlich wird es zum Korrosionsschutz von Metallen verwendet. Bei einer jährlich um zehn Prozent steigenden Weltproduktion tragen vor allem die Erzverhüttung, unsachgemäße Entsorgung von Ni/Cd-Batterien und Klärschlamm zur Umweltbelastung bei. Hauptaufnahmequelle für Cadmium ist am Arbeitsplatz das Einatmen von cadmiumhaltigen Aerosolen oder Stäuben, für nicht beruflich Exponierte die Nahrung. Zigarettenrauch stellt eine bedeutende Cadmiumbelastung dar. Da mit dem Rauch einer Zigarette zwischen 0,1 und 0,2 μg Cadmium aufgenommen und davon zwischen zehn und 50 Prozent resorbiert werden, kann das

Rauchen von 20 Zigaretten pro Tag die tägliche Cadmiumbelastung verdoppeln. In die Umwelt gelangtes Cadmium kann über Kulturpflanzen in die Nahrungskette gelangen sowie über das Trinkwasser aufgenommen werden.

Toxikokinetik. In der Nahrung enthaltenes Cadmium wird nur zu etwa fünf Prozent aus dem Magen-Darm-Trakt resorbiert; das Ausmaß der Resorption ist allerdings von der Anwesenheit anderer Metalle (Fe, Zn) abhängig. Bei Calcium- und Eisenmangel erhöht sich die Cadmiumaufnahme aus dem Magen-Darm-Trakt, was auf die Mitbenutzung spezifischer Transportsysteme hindeutet. Resorbiertes Cadmium ist im Blut zum Großteil in Erythrocyten gebunden und gelangt schnell über verschiedene Mechanismen in die Gewebe. Cadmium reichert sich im Organismus an und weist eine Halbwertszeit von ungefähr 30 Jahren auf. 50 bis 70 Prozent der aufgenommenen Gesamtdosis finden sich in Leber und Niere. Das Verhältnis der Gesamtkonzentrationen in diesen Organen hängt von der Gesamtdosis an Cadmium ab; bei niedrigen Dosen ist die Konzentration in den Nieren bis zu zehnmal höher als in der Leber. Wegen der durch Cadmium induzierbaren Bildung von hepatischen Speicherproteinen, sogenannten Metallothioneinen, erhöht sich der in der Leber gebundene Anteil mit steigender Cadmiumbelastung. Metallothioneine sind niedermolekulare Proteine mit einem hohen Anteil an Cystein und einer hohen Affinität für Cadmium und einige andere Metalle. Metallothioneine werden nach Aufnahme vieler Metalle induziert und binden über SH-Komplexe bestimmter cysteinreicher Sequenzen viele Metalle (Abbildung 8.8).

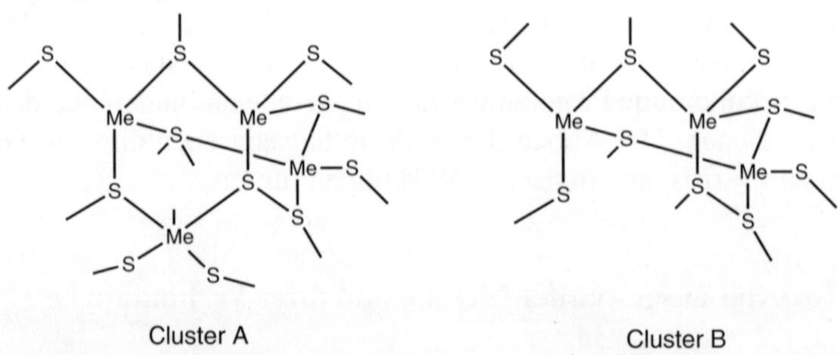

8.8 Strukturen der cysteinreichen Bindungsdomänen von Metallothioneinen für Metalle. In der dreidimensionalen Struktur von Metallothioneinen existieren mehrere Bindungsstellen unterschiedlicher Struktur (wie zum Beispiel Cluster A und B) für Metalle (Me).

Die Ausscheidung von Cadmium erfolgt hauptsächlich über den Urin. Eine Dosisabhängigkeit der Ausscheidung nach niedriger Cadmiumbelastung wird wegen der hohen Speicherkapazität des Körpers nicht beobachtet; nur bei Übersättigung der Speicher nach sehr hoher Belastung steigt die Cadmiumausscheidung im Urin proportional zur Dosis an.

Toxische Wirkungen. Wegen der hohen Affinität löslicher Cadmiumsalze für Proteine werden oral aufgenommene wasserlösliche Salze in geringem Maße resorbiert; der meist auftretende starke Brechreiz verringert die Resorption zusätzlich. Daher sind akute Cadmiumvergiftungen mit lebensbedrohenden Symptomen nach oraler Aufnahme selten. Problematisch ist dagegen die chronische inhalative Cadmiumvergiftung am Arbeitsplatz. Beim Schmelzen von Cadmium und thermischer Bearbeitung von cadmiumhaltigen Legierungen entsteht nach Verdampfen des relativ flüchtigen Cadmiums durch Reaktion mit Sauerstoff Cadmiumoxid in feinverteilter Form. Bei chronischer Exposition über die Atemwege kann es zu einer entzündlichen Degeneration der Schleimhäute von Nase, Rachen und Kehlkopf (Cadmiumschnupfen) sowie zu Cadmiumablagerungen um die Zahnhälse kommen. Bei hoher Exposition gelangen Cadmiumoxidstäube wegen der geringen Partikelgröße nach Einatmung bis in die Alveolen und Kapillaren der Lunge und erzeugen durch Schädigung der Alveolar- und Kapillarwände Lungenschäden, die von Bronchitis über Lungenentzündung bis hin zum toxischen Lungenödem reichen können.

Chronische Cadmiumbelastung führt zu Nierenschäden. Die dafür verantwortliche Akkumulation von Cadmium in der Niere beruht auf dem Abbau von gespeicherten Cadmium-Metallothionein-Komplexen (Abbildung 8.9). Metallothioneinkomplexe werden nach glomerulärer Filtration durch Pinocytose in den proximalen Tubuluszellen der Niere angereichert; durch Abbau des Proteins kann gebundenes Cadmium wieder freigesetzt werden und dann toxische Schäden im proximalen Tubulus verursachen. Das wichtigste Symptom der chronischen Cadmiumnephropathie ist eine erhöhte Ausscheidung von Proteinen mit dem Harn, eine Proteinurie. Später zeigt sich ein Schaden an den Tubuluszellen. Die Bestimmung von Cadmium in der menschlichen Niere ermöglichte es, lokale Cadmiumkonzentrationen in diesem Organ mit krank-

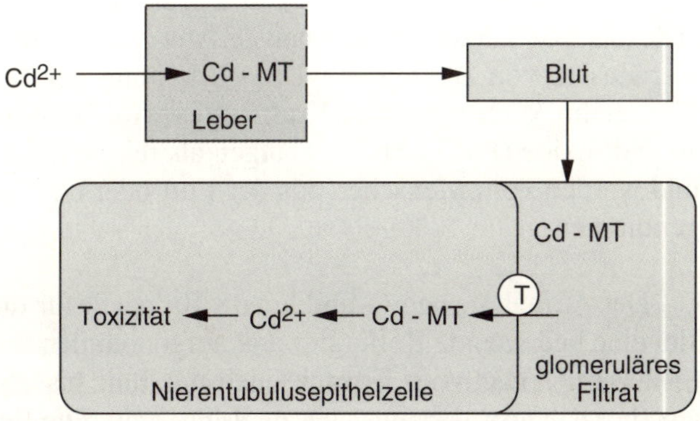

8.9 Schema der Bildung von Cadmium-Metallothioneinkomplexen aus aufgenommenem Cadmium in der Leber und Anreicherung dieser Komplexe aus dem Primärharn (glomeruläres Filtrat) in den Nierentubulusepithelzellen über aktiven Transport (T). In der Niere zerfällt der Metallothioneinkomplex des Cadmiums und setzt dabei Cadmiumionen frei (MT: Metallothionein).

haften Veränderungen in Beziehung zu setzen. Demnach dürfte es für Cadmium eine kritische Grenze (200 μg Cadmium/g Nierenrindengewebe) geben, oberhalb derer Nierenschädigungen auftreten können. Die Cadmiumverseuchung der Umwelt liegt wahrscheinlich auch der Itai-Itai-Krankheit zugrunde, einer in Japan aufgetretenen chronischen Vergiftung mit spezifischen Krankheitsymptomen. Das Syndrom, das bei älteren Frauen in einem stark mit Cadmium verseuchten Gebiet beobachtet wurde, äußerte sich in starken Knochenschmerzen, Knochendeformationen (Cadmium kann auch den Calciumstoffwechsel negativ beeinflussen) und chronischen Nierenschäden. Neben der erhöhten Aufnahme von Cadmium mit der Nahrung und dem Trinkwasser spielten bei der Ausprägung der Itai-Itai-Krankheit auch ein Mangel an Calcium und Vitamin D eine Rolle.

Unter den Schwermetallen hat Cadmium in der modernen Welt wahrscheinlich die größte toxikologische Bedeutung. Durch seine weltweite intensive Anwendung ist die Umwelt und indirekt, über Pflanzen und Tiere, auch die Nahrung des Menschen in den letzten Jahren zunehmend mit diesem toxischen Metall belastet worden. Als Folge davon liegen beim Menschen die Cadmiumkonzentrationen der Nierenrinde in vielen Regionen heute zehn- bis hundertmal höher als vor etwa 50 Jahren. Nach Hochrechnungen des Bundesgesundheitsamtes beträgt die tägliche Cadmiumaufnahme für einen Erwachsenen in der Bundesrepublik etwa 35 μg. Das entspricht ungefähr der Hälfte des von der Weltgesundheitsorganisation empfohlenen Grenzwertes von 75 μg/Tag und macht deutlich, daß Maßnahmen zur Verhütung einer weiteren Umweltkontamination von ausschlaggebender Bedeutung sind.

Blei. Blei ist in vielen Erzlagerstätten in relativ hohen Konzentrationen vorhanden und leicht gewinnbar. Daher fanden Blei und seine Verbindungen Verwendung in Farben, als Rostschutzmittel und sogar als Material zum Bau von Wasserleitungen. Wegen dieser weiten Nutzung waren Bleivergiftungen schon in der Vergangenheit sehr verbreitet und wurden schon im Altertum beschrieben. Die bis vor kurzem bedeutsamste Anwendung von Bleiverbindungen war der Zusatz von Bleitetraethyl zur Erhöhung der Klopffestigkeit von Kraftstoffen. Beim Verbrennen des Kraftstoffes wird Bleitetraethyl abgebaut; Bleisalze und -oxide ($PbCl_2$, PbO) gelangen als fein verteilte Aerosole in die Umwelt und werden vom Menschen aus der Luft oder über kontaminierte Nahrung aufgenommen.

Toxikokinetik. Der Aufnahmeweg (Abbildung 8.10) spielt für die Bioverfügbarkeit von Blei eine bedeutende Rolle. Bei oral aufgenommenem Blei werden über den Magen-Darm-Trakt vom Erwachsenen nur fünf bis 15 Prozent der Dosis resorbiert (bei Kindern allerdings bis zu 50 Prozent). Die Resorption von Blei nach Inhalation ist bei weitem höher; abhängig von der Zusammensetzung der bleihaltigen Aerosole werden bis zu 90 Prozent des eingeatmeten Bleis resorbiert. Im Blut liegen 95 Prozent des vorhandenen Bleis an Erythro-

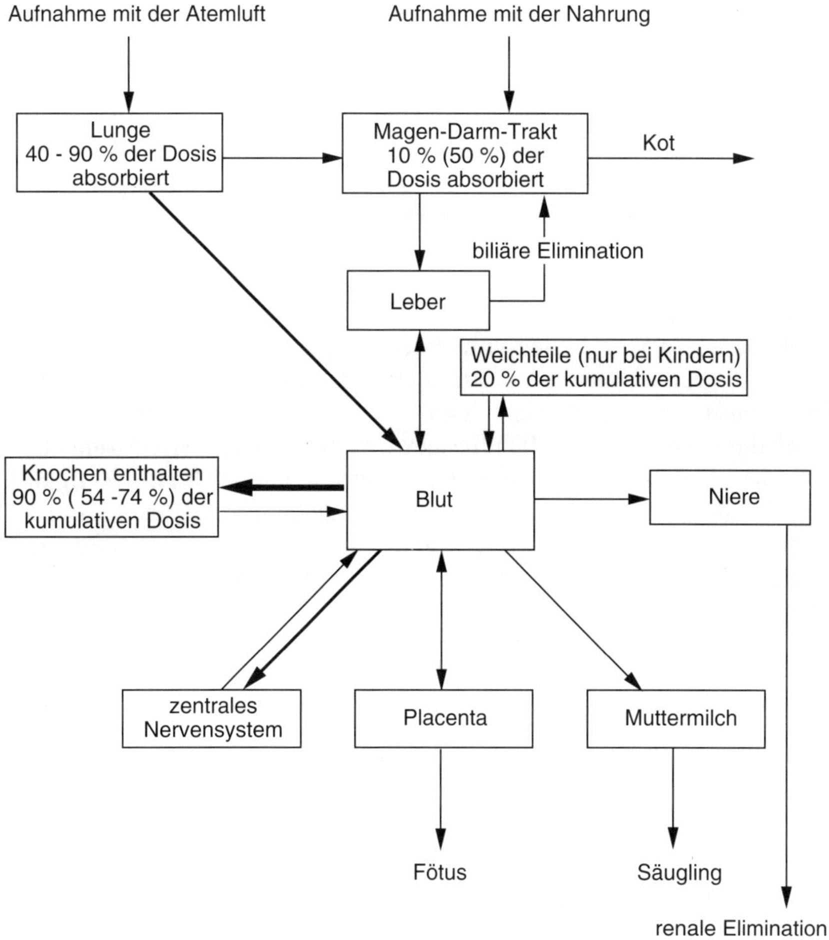

8.10 Modell zur Kinetik von Blei im Organismus (die Angaben in Klammern beziehen sich auf Kinder). (Modifiziert nach: Wichmann, H. E.; Schlipköter, H. W.; Füllgraff, G. (Hrsg.) *Handbuch der Umweltmedizin.* Landsberg (ecomed) 1992.)

cyten gebunden vor; ein Teil wird an verschiedene Gewebe abgegeben. Blei verhält sich im Körper ähnlich wie Calcium und nutzt dessen zelluläre Aufnahmemechanismen. Bei höherer Exposition wird der Hauptanteil des aufgenommenen Bleis als Bleiphosphat anstelle von Calciumphosphat in die Knochen eingebaut; die Halbwertszeit von in Knochen abgelagerten Bleisalzen beträgt über 20 Jahre. Zusätzlich existieren noch Bleidepots in Weichteilen, die bei Kindern eine besondere Bedeutung haben. Wegen der besseren Resorption und der leichteren Mobilisierbarkeit von Blei aus Depots in Weichteilen sind Kinder empfindlicher gegen toxische Wirkungen von Blei. Bleisalze können die Placenta durchtreten und auch über die Muttermilch austreten und so den Fetus beziehungsweise den Säugling belasten.

Toxische Wirkungen. Beim Erwachsenen sind wegen der geringen Resorptionsquote akute Bleivergiftungen selten und treten nur nach Aufnahme sehr großer Bleimengen auf. Symptome der akuten Vergiftung sind Übelkeit, Darmkoliken, Verstopfung, toxische Blutbildveränderungen sowie Leber- und Nierenschäden. Über die chronische Bleivergiftung liegen umfangreiche Erfahrungen beim Menschen vor. Die Ablagerung von Blei in Knochen unterliegt einer Sättigungskinetik; bis zur Sättigung dieses Speichers sind die Bleikonzentrationen im Blut niedrig. Daher ist die chronische Bleivergiftung durch einen schleichenden Verlauf geprägt und nur bei plötzlicher Mobilisierung der Depots oder bei Aufnahme größerer Bleimengen, die zur Sättigung der Speicher führen, treten Vergiftungssymptome auf.

Die Hintergrundbelastung an Blei durch Aufnahme aus der Umwelt liegt gegenwärtig unter 1 μg/dl Blut. Erste, mit empfindlichen Methoden (erhöhte Ausscheidung von δ-Aminolävulinsäure) nachweisbare Veränderungen ohne spezifische Symptome treten bei Bleikonzentrationen von 15 bis 30 μg/dl Blut auf. Im weiteren Verlauf entwickeln sich zunächst unspezifische Symptome wie Müdigkeit, Verstopfung, Kopf- und Muskelschmerzen; massive Krankheitszeichen sind bei Konzentrationen von mehr als 100 μg/dl Blut zu beobachten (Tabelle 8.7).

Bei der chronischen Bleivergiftung stehen Wirkungen auf drei Systeme im Vordergrund: das zentrale und periphere Nervensystem, das hämatopoetische

Tabelle 8.7: Bleikonzentrationen im Blut (μg/dl), bei denen erste biochemische Veränderungen beziehungsweise Vergiftungssymptome beobachtet werden

	Bleikonzentration	
Symptome	Kinder	Erwachsene
Veränderungen des Hämstoffwechsels		
Anämie	80–100	80–100
erhöhte δ-Aminolävulinsäurekonzentration im Urin	40	40
Hemmung von δ-Aminolävulinsäuredehydratase	15	15
Schädigung des Nervensystems		
Encephalopathie (toxische Schädigung des Gehirns)	80–100	100–200
verringerte geistige Leistungsfähigkeit	< 30	
Lähmungen	40	40
Nierenschäden		
akut	80–100	?
chronisch	—	60

Quelle: Verändert nach U.S. Environmental Protection Agency (Hrsg.) *Air Quality Criteria for Lead.* Bde. I–IV. EPA-600/8-83/02aF. Washington, D.C. 1986.

(blutbildende) System und die Niere. Die Wirkung von Blei auf das blutbildende System beruht auf einer Störung der Hämoglobinsynthese und einer Verkürzung der Lebensdauer der Erythrocyten. Blutarmut (Anämie) ist die Folge. Blei hemmt die δ-Aminolävulinsäuredehydratase, den Umbau von Coproporphyrinogen III und den Eiseneinbau in Protoporphyrin, wichtige Schritte in der Biosynthese des Hämoglobins. Die hierdurch entstehenden erhöhten Konzentrationen verschiedener Zwischenprodukte der Hämsynthese dienen als diagnostische Zeichen einer Bleivergiftung. Erhöhte δ-Aminolävulinsäurekonzentrationen in Blut und Harn treten schon nach Bleidosen auf, die keinerlei klinische Vergiftungssymptome auslösen. Als Folge der Akkumulation von bestimmten Porphyrinen kommt es zu Haut- und Urinverfärbungen.

In verschiedenen Arealen des zentralen Nervensystems wurden degenerative Veränderungen beobachtet. Diese treten meist nach Stoßaufnahme und oft bei Kindern (andere Toxikokinetik) nach oraler Aufnahme auf. Chronische Bleiexposition führt zu einer Degeneration peripherer Nervenzellen und zu Lähmungserscheinungen der oberen Extremitäten. Eine plötzliche massive Erhöhung der Blutbleispiegel im Verlauf der chronischen Bleivergiftung (Bleikrise) kann zu einer Bleikolik führen, die durch die Wirkung des Schwermetalls auf das autonome Nervensystem unter Ausbildung von Krämpfen der Darmmuskulatur verursacht wird. Die Krankheitssymptome stellen sich plötzlich ein und umfassen krampfartige Leibschmerzen, Übelkeit, Erbrechen und tagelang anhaltende Verstopfung.

Nach einmaliger Aufnahme großer Bleimengen zeigen sich akute toxische Wirkungen des Bleis auch auf die Niere; die Schädigungen sind allerdings voll reversibel. Die Vergiftung äußert sich in einer reduzierten Rückresorption im proximalen Tubulus, die eine erhöhte Ausscheidung von Peptiden und Glucose bedingt. Morphologisch sind die sogenannten Einschlußkörperchen im Kern der proximalen Tubuluszellen charakteristisch, die aus einem Blei-Protein-Komplex bestehen. Chronische Bleiwirkungen auf die Niere lassen sich in den Anfangsstadien schlecht nachweisen, da sie von anderen Formen des chronischen Nierenversagens nur schwer unterscheidbar sind.

Quecksilber und seine Salze. Quecksilber und seine Verbindungen werden technisch für viele Zwecke eingesetzt, Hauptverwendungsgebiete sind die Chlor-Alkali-Elektrolyse und der Einsatz als Katalysatoren. Weltweit wird der größte Teil des in der Atmosphäre vorhandenen Quecksilbers durch Ausgasen von metallischem Quecksilber aus der Erdkruste eingetragen (25 000 bis 150 000 Tonnen pro Jahr). In industrialisierten Regionen überwiegt jedoch der Eintrag von Quecksilber aus industriellen Prozessen und durch die Verbrennung fossiler Brennstoffe.

Toxikokinetik. Der Verlauf einer akuten Quecksilbervergiftung ist vom Oxidationsstatus des Metalls und der Aufnahmeart abhängig. Metallisches Quecksilber hat im Vergleich zu anderen Metallen bei Raumtemperatur einen hohen

Exkurs 8.5: Toxische Wirkungen metallorganischer Verbindungen

Verschiedene metallorganische Verbindungen haben eine große technische Bedeutung erlangt und sind in vielen chemischen Produkten enthalten. Eine Exposition am Arbeitsplatz und aus der Umwelt ist daher häufig. Bleitetraethyl wird noch immer dem Otto-Kraftstoff zur Verringerung seiner Zündwilligkeit zugesetzt; Dimethylquecksilber entsteht durch bakterielle Methylierung anorganischer Quecksilberverbindungen in kontaminierten Gewässern und kann sich in der Nahrungskette des Menschen anreichern. Das toxikologische Profil metallorganischer Verbindungen unterscheidet sich grundsätzlich von dem der entsprechenden anorganischen Metallverbindungen. Metallorganische Verbindungen sind meist flüchtig und lipophil. Daher werden sie leicht durch Inhalation und Hautkontakt in den Organismus aufgenommen und schnell im Gewebe verteilt. Wegen der hohen Lipidlöslichkeit verteilen sich metallorganische Verbindungen hauptsächlich im zentralen Nervensystem. Ihre Ausscheidung erfolgt meist in Form von Metaboliten, die noch organische Reste enthalten, oder als anorganische Metallsalze. Sie läuft überwiegend langsam ab, und die Neigung zur Akkumulation ist groß.

Gut beschrieben sind Vergiftungen mit Blei- und Quecksilberalkylen. Beide Stoffklassen erzeugen Reiz- und Degenerationserscheinungen des zentralen Nervensystems. Bei Exposition gegenüber höheren Dosen treten nach einer Latenzperiode von einigen Tagen Kopfschmerzen, Schlafstörungen und depressive Verstimmungen sowie Seh-, Empfindungs- und Gleichgewichtsstörungen auf. In schweren Fällen werden auch Halluzinationen, Krampfanfälle und Delirium beobachtet. Die Symptome sind reversibel bei leichten Vergiftungen, schwerere Vergiftungen können jedoch neurologische Dauerschäden verursachen und sogar tödlich enden. Eine Massenvergiftung durch mit Methylquecksilber kontaminierte Fische und Meerestiere in der japanischen Stadt Minamata führte zu mehr als 100 schweren Vergiftungs- und 48 Todesfällen. Nach Aufnahme von Quecksilberalkylen fehlen die bei der Vergiftung mit anorganischen Quecksilberverbindungen auftretenden Symptome häufig. Nur bei Aufnahme hoher Dosen oder bei chronischer Exposition treten nach einiger Zeit wegen des Abbaus von Quecksilberalkylen zu anorganischen Quecksilberverbindungen die typischen Vergiftungssymptome auf.

Dampfdruck und wird gut über die Lunge resorbiert. Wegen der hohen Lipophilie kann es Membranen und auch die Blut-Hirn-Schranke durchdringen. Im Gehirn wird Quecksilber oxidiert. Wegen der langsamen Reduktion wird es nur ineffizient aus dem Nervengewebe ausgeschleust und reichert sich daher dort an. Quecksilber(II)salze werden leicht aus dem Magen-Darm-Trakt resorbiert und in der Nierenrinde angereichert. Sie können enzymatisch durch Mikroben und durch Reduktasen in Erythrocyten zu metallischem Quecksilber reduziert werden; dieses dient wegen seiner Membrangängigkeit als Transportform zwischen verschiedenen Kompartimenten im Organismus. Die Ausscheidung von aufgenommenem Quecksilber erfolgt nur langsam (geschätzte Halbwertszeit 70 Tage). Die Ausscheidungswege sind abhängig von Dosis, Expositionszeit und Zustandsform des Quecksilbers. Hauptausscheidungsorgane für Quecksilber(II)salze sind die Nieren; metallisches Quecksilber wird überwiegend mit dem Kot ausgeschieden, kann aber auch abgeatmet werden.

Toxische Wirkungen. Die toxischen Wirkungen von Quecksilber und seinen Verbindungen beruhen zum einen auf der ausgeprägten Ätzwirkung und zum anderen auf der großen Affinität von Quecksilber(II)ionen für Thiolgruppen in Enzymen. Quecksilber(II)salze reagieren leicht mit der Thiolgruppe der Aminosäure Cystein. Da diese Gruppen für die Funktion von Enzymen oft eine wichtig Rolle spielen, sind Quecksilber(II)verbindungen potente Enzyminhibitoren. Die Hemmung wichtiger thiolabhängiger Enzyme ist wahrscheinlich der Mechanismus der toxischen Wirkung von Quecksilber(II)salzen auf molekularer Ebene.

Die akut toxische Wirkung von Quecksilber tritt meist nach oraler Aufnahme von Quecksilber(II)verbindungen in Selbstmordabsicht ein. Wegen der stark ätzenden Wirkung kommt es zu schlecht heilenden Wunden im gesamten Magen-Darm-Trakt und oft zu einem akuten Nierenversagen. Innerhalb von ein bis zwei Wochen nach Aufnahme von Quecksilber(II)salzen treten massive Entzündungen des Dickdarms mit blutigen Durchfällen, starken Koliken und hohem Flüssigkeitsverlust auf (Tabelle 8.8); Ausscheidung von Quecksilber

Tabelle 8.8: Verlauf der akuten Quecksilbervergiftung

Symptome	Eintritt und Dauer nach akuter Aufnahme von Quecksilbersalzen
massive Reizung des Magen-Darm-Traktes mit Durchfällen	einige Stunden bis zwei Wochen
Nierenschädigung mit Anurie	ein bis fünf Tage
Entzündung des Dickdarmes	eine bis vier Wochen
Zahnfleischentzündungen	eine bis vier Wochen

mit dem Speichel führt zu Entzündungen und schmerzhaften Geschwüren der Mundschleimhaut und des Zahnfleisches. Das Einatmen von Quecksilberdampf kann bei hohen Konzentrationen akut eine Bronchitis, Bronchiolitis und, in schweren Fällen, eine Lungenentzündung auslösen. Einige Stunden nach der Inhalation stellt sich eine massive **Gastroenteritis** mit blutigen Durchfällen ein; weitere Symptome und der Vergiftungsverlauf ähneln wegen der Oxidation zu Quecksilber(II) denen der oralen Vergiftung mit Quecksilber(II)salzen.

Die chronische Quecksilbervergiftung ist hauptsächlich durch toxische Wirkungen auf das zentrale Nervensystem gekennzeichnet. Anfangs treten unspezifische Symptome wie Kopfschmerzen, Schlaflosigkeit und Schwindelgefühle auf; im weiteren Verlauf werden psychische Veränderungen wie Reizbarkeit, Angst und Stimmungsschwankungen beobachtet. Bevor es zu einer massiven Schädigung des Stammhirnes und der peripheren Nerven mit Lähmungserscheinungen kommt, beginnt ein als „Tremor mercurialis“ bezeichnetes Krankheitsbild, das sich in einem Zittern von Fingern, Zunge und Augenlidern äußert. Damit stimmt die chronische Vergiftung durch Quecksilbersalze in den wesentlichen Zügen mit der durch Quecksilberalkyle überein.

Aus Zahnplomben (Amalgam) wird in geringen Mengen Quecksilber freigesetzt. In den ersten Tagen nach Legen von Amalgamfüllungen sind zwar leichte Anstiege der Blutquecksilberkonzentrationen und der Quecksilberausscheidung mit dem Harn beobachtet worden, doch lagen die Werte noch weit unter den Quecksilberkonzentrationen, die bei Exposition am Arbeitsplatz erste Vergiftungssymptome erzeugen.

Arsen und seine Verbindungen. Arsen ist ein weit verbreitetes Metall. Den wichtigsten Eintrag in die Umwelt leistet die Verhüttung von Zinn- und Kupfererzen. In der Vergangenheit wurden Arsenverbindungen zur Synthese von Pestiziden und zur Ledergerbung verwendet. In der Bundesrepublik ist der Einsatz arsenhaltiger Schädlingsbekämpfungsmittel seit 1974 vollständig verboten. Für Nager stellt Arsen ein essentielles Spurenelement dar. Die jahrtausendealte weit verbreitete Anwendung von Arsenik (As_2O_3) als Mordgift beruht zum einen auf seiner starken toxischen Wirkung, zum andern auf der schlechten Erkennbarkeit vergifteteter Speisen. Arsenik ist ein geruch- und geschmackloses Pulver. Die durchschnittliche tägliche Aufnahme von Arsen mit der Nahrung und dem Trinkwasser beträgt in Europa weniger als 0,3 mg. In Mineralquellen und im Grundwasser einiger Länder (Taiwan, Argentinien) werden hohe Arsengehalte gemessen; die Verwendung dieses Quellwassers als Trinkwasser führt zu chronischen Vergiftungen.

Toxikokinetik und Metabolismus. Anorganische Arsenverbindungen (sowohl As^{III} als auch As^{V}) werden über den Magen-Darm-Trakt und, nach Inhalation arsenhaltiger Stäube, auch über die Lunge gut resorbiert. Wichtigstes Ausscheidungsmedium ist der Urin; 50 bis 80 Prozent einer einmaligen Dosis werden innerhalb von drei bis fünf Tagen ausgeschieden. Arsen reichert sich in Haut, Haar und Nägeln an. Das Verständnis der Mechanismen der Toxizität von Arsen wird durch metabolische Umwandlungsreaktionen und pH-abhängige Gleichgewichte zwischen As^{III} und As^{V} in wäßrigen, sauerstoffhaltigen Lösungen erschwert. Aufgenommene Arsen(V)verbindungen werden im Organismus schnell zu As^{III}, der viel toxischeren Form, reduziert. Arsen(III)verbindungen werden in Anwesenheit von Sauerstoff pH-abhängig wieder zu As^{V} oxidiert. Arsenige Säure (As^{III}) wird im Organismus durch Methylierung in

Dimethylarsenat umgewandelt. Dieser Schritt stellt eine Entgiftungsreaktion dar; Dimethylarsenat wird schnell ausgeschieden und ist das mengenmäßig bedeutsamste Ausscheidungsprodukt nach Arsenexposition. As^{III} zeichnet sich durch eine hohe Affinität für Thiolgruppen von Proteinen aus und kann zahlreiche enzymatische Prozesse hemmen. *In vitro* hat man eine Verringerung der mitochondrialen Atmung und der oxidativen Phosphorylierung durch As^{III} nachgewiesen.

Toxische Wirkungen. Die wichtigsten Symptome der akuten Arsenvergiftung beruhen auf der kapillartoxischen Wirkung des Arsens. Nach oraler Aufnahme treten innerhalb einer Stunde Erbrechen und heftige Leibschmerzen mit starken Durchfällen auf. Die massiven Verluste von Wasser und Elektrolyten führen zu einer schwerwiegenden Beeinträchtigung der Herz-Kreislauf-Funktionen. Nach Aufnahme tödlicher Dosen (70 bis 180 mg Arsen(III)oxid) tritt nach ungefähr 48 Stunden der Tod durch Kreislaufschock ein. Zu den Symptomen der chronischen Arsenexposition zählen Hautveränderungen (charakteristisch sind dunkle Hautpigmentierung, vermehrte Hornhautbildung, Haarausfall und Störungen des Nagelwachstums), Reizungen der oberen Atemwege sowie durchblutungsbedingte neurologische Störungen. Als weitere Folgen chronischer Arsenaufnahme sind Leberschäden und Verdauungsstörungen (Durchfall im Wechsel mit Verstopfung) und ein allgemeines Auszehrungssymptom sowie (selten) Schäden im zentralen (Arsen-Encephalopathie) und im peripheren (Arsen-Polyneuropathie) Nervensystem beschrieben. Durch zahlreiche epidemiologische Studien konnte die Kanzerogenität von Arsenverbinungen im Menschen nachgewiesen werden; der berufliche Umgang mit Arsenverbindungen kann Lungen- und Hautkrebs verursachen.

Thallium. Thallium kommt in vielen Erzen in sehr niedrigen Konzentrationen vor. Die eigentliche Produktion von Thallium ist allerdings sehr gering (weltweit 15 Tonnen pro Jahr). Der Eintrag in die Umwelt erfolgt hauptsächlich bei der Gewinnung anderer Metalle und bei der Zementherstellung. Wegen der hohen akuten Toxizität wurde Thallium(I)sulfat verbreitet als Rattengift eingesetzt (die Anwendung ist heute stark rückgängig), und wegen der leichten Verfügbarkeit sind zahlreiche Mord- und Selbstmordversuche mit Thalliumsalzen begangen worden.

Toxikokinetik. Thalliumverbindungen werden nach oraler Aufnahme oder bei Inhalation thalliumhaltiger Stäube gut resorbiert. Auch bei lokaler Anwendung von Thalliumverbindungen auf der Haut als Enthaarungsmittel können im Organismus toxische Konzentrationen erreicht werden. Thalliumverbindungen reichern sich in der Haut, den Nieren und in den Knochen an, die Halbwertszeit beträgt ungefähr 14 Tage. Die Ausscheidung erfolgt sowohl über den Darm als auch über die Niere. Aufgrund der Ähnlichkeit im Ionenradius und der gleichen Ladung wird Thallium im Körper wie Kalium behandelt und durch kaliumtransportierende Enzyme in die Zelle aufgenommen. Thallium unterliegt einem intensiven enterohepatischen Kreislauf (siehe Kapitel 4) und wird durch einen Kaliumsparmechanismus aus dem Primärharn in die Nieren rückresorbiert; dies bedingt die langsame Ausscheidung.

Toxische Wirkungen. Zielorgane für toxische Wirkungen von Thallium im Menschen sind das zentrale und periphere Nervensystem, Leber, Nieren sowie die glatte Muskulatur von Magen und Darm. Die akute Thalliumvergiftung nimmt einen charakteristischen klinischen Verlauf. Die orale Aufnahme toxischer Thalliumkonzentrationen verursacht zunächst oft keine Vergiftungserscheinungen; manchmal stellen sich leichte, vorübergehende Beschwerden wie Übelkeit, Erbrechen und Durchfall ein. Nach zwei bis drei symptomfreien Tagen treten dann heftige Koliken, starker Durchfall und Erbrechen auf; zusätzlich entwickeln sich zwei bis zehn Tage nach der Aufnahme Lähmungen und Sensibilitätsstörungen der unteren und oberen Extremitäten. Charakteristisch für die Thalliumvergiftung ist der nach zwei Wochen eintretende reversible Ausfall der Kopfhaare und der Augenbrauen; andere Körperhaare fallen später aus. Weitere Symptome der Vergiftung sind Hautveränderungen, Sehstörungen und der Verlust der Kontrolle von Blasen- und Darmentleerung. Drei bis vier Wochen nach Aufnahme toxischer Thalliumkonzentrationen klingen die Beschwerden wieder ab. Lähmungen sowie geistige und psychische Störungen können aber bestehenbleiben. Im Gegensatz zu anderen Schwermetallen hat die Therapie der Thalliumvergiftung mit Chelatbildnern wenig Erfolg, da diese das einwertige Metall nicht komplexieren können. Zur Unterbrechung des entherohepatischen Kreislaufs von Thallium verabreicht man Eisen(II)hexacyanoferrat(III) (Berliner Blau, Turnbull's Blau); der dann gebildete nichtresorbierbare, nichttoxische Komplex wird über den Darm ausgeschieden.

8.4.2 Behandlung akuter und chronischer Metallvergiftungen

In den Organismus aufgenommene Schwermetalle werden meist nur langsam ausgeschieden und reichern sich leicht an. Die toxischen Wirkungen von Schwermetallen beruhen auf ihrer Speicherung in kritischen Organen und ihrer koordinativen Bindung an für die Zellfunktion wichtige Proteine. Ziel der Therapie von Metallvergiftungen ist es daher, die Ausscheidung toxischer Metalle zu beschleunigen und sie durch Verringerung der zirkulierenden Konzentrationen aus den koordinativen Bindungen mit Enzymen und anderen wichtigen biologischen Strukturen zu lösen (Gleichgewicht zwischen gebundenem und gelöstem Metall). Die Therapie der Metallvergiftungen hat durch die Einführung von Chelatbildnern wesentliche Fortschritte gemacht. Diese organischen Verbindungen gehen über mehrere Donoratome koordinative Bindungen mit Metallatomen ein. Therapeutisch eingesetzte Chelatbildner haben hohe Affinitäten zu toxischen Übergangsmetallen und erniedrigen daher die Konzentration freier Übergangsmetalle effizient. Therapeutisch werden als Chelatbildner zur Behandlung von Metallvergiftungen hauptsächlich die in Tabelle 8.9 aufgeführten Stoffe eingesetzt.

Tabelle 8.9: Strukturen wichtiger Chelatbildner und ihr therapeutischer Einsatz bei Metallvergiftungen

Chelatbildner	eingesetzt bei Vergiftung mit
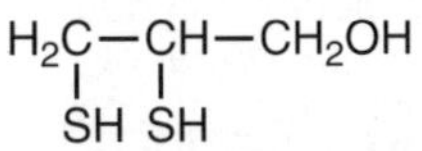 2,3-Dimercapto-1-propanol (BAL)*	anorganischen Quecksilberverbindungen
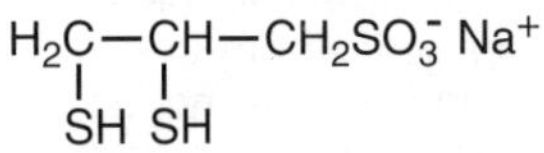 2,3-Dimercapto-1-propansulfonsäure (Natriumsalz)	anorganischen und organischen Quecksilberverbindungen, Blei
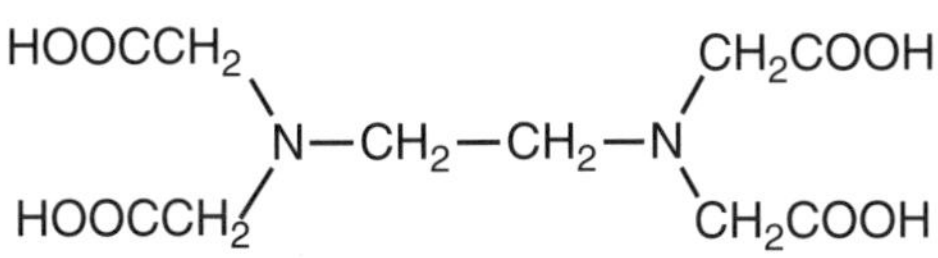 Ethylendiamintetraessigsäure (EDTA, verwendet als Calciumdinatriumsalz)	Blei, Chrom, Kupfer, Nickel
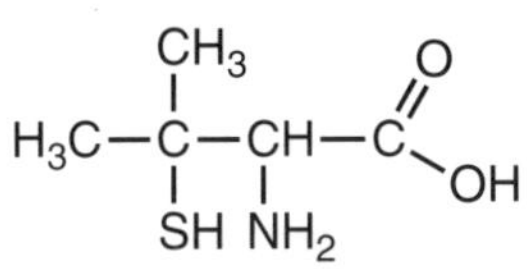 D-Penicillamin (DPA)	Blei, Gold, Kupfer, Quecksiber, Kobalt
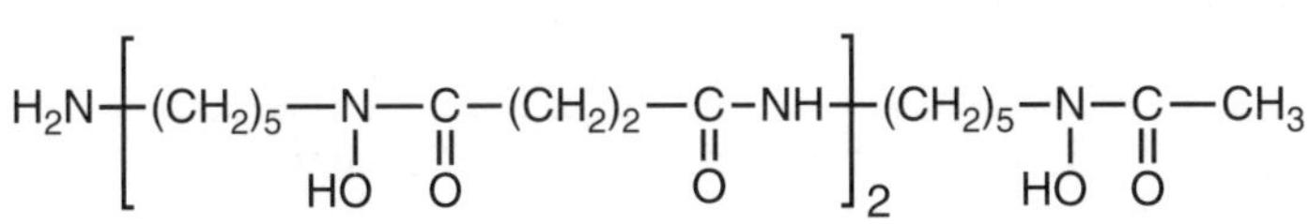 Deferoxamin (DF)	Eisen, Aluminium
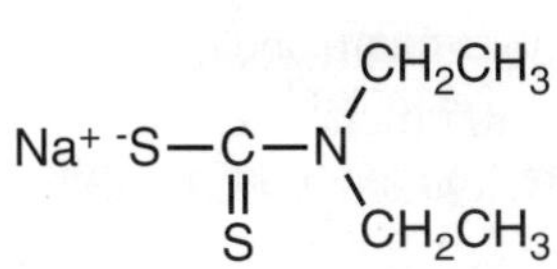 Diethyldithiocarbamat (Natriumsalz)	Nickel

* BAL ist in der Bundesrepublik Deutschland nicht mehr im Handel.

Exkurs 8.6: Kanzerogenität von Metallen

Mehrere Metalle sind in Tierversuchen oder durch epidemiologische Beobachtungen an beruflich Exponierten als krebserzeugend identifiziert worden (Tabelle 8.10). Eine Bewertung möglicher Risiken der wegen des ubiquitären Vorkommens von Metallen recht häufigen Exposition ist daher nötig. Sie wird jedoch durch zwei Fakten erschwert: a) Eine Tumorinduktion im Tier ist auch nach Gabe hoher Dosen essentieller Metalle (Fe, Cr) zu beobachten; b) die Mechanismen der Krebserzeugung durch Metalle sind nur in Ansätzen verstanden. Den derzeitigen Erkenntnissen zufolge sind für die Kanzerogenität einzelner Metalle unterschiedliche Mechanismen verantwortlich. Diese können von Metall zu Metall und sogar für unterschiedliche Zustandsformen desselben Metalls (elementares Metall als Pulver, Metallkation) verschieden sein.

Bei einer auf die chemische Reaktivität reduzierten Betrachtung sollte die DNA wegen ihrer vielen nucleophilen Gruppierungen für die meisten Metalle ein idealer Reaktionspartner sein. Stabile DNA-Addukte hat man aber nur mit wenigen Metallen charakterisiert; wegen der Reversibilität der Bindung sollte man allerdings nicht auf eine fehlende Bedeutung von DNA-Wechselwirkungen im Mechanismus der Metallkanzerogenese schließen. Die meisten Metalle sind jedoch in Gentoxizitätstests wie zum Beispiel dem Ames-Test nicht oder nur schwach mutagen, so daß Genmutationen nur eine geringe Bedeutung für den Mechanismus der Metallkanzerogenese zu haben scheinen. Veränderungen der DNA-Reparatur durch Wechselwirkungen kanzerogener Metalle mit den Reparaturenzymen sowie Veränderungen der DNA-Konformation und Beeinflussung der DNA-Replikation durch Bindung von Metallen an Chromatinproteine hat man ebenfalls beobachtet. Diese treten jedoch nur in isolierten Systemen und nur bei hohen, cytotoxischen Metallkonzentrationen auf. Daher können auch diese Mechanismen die Kanzerogeniät von Metallen nicht befriedigend erklären.

Neuere experimentelle Befunde zeigen einen möglicherweise allgemeingültigen Mechanismus der Kanzerogenese durch Metalle auf. In Säugerzellen erzeugen Übergangsmetalle Effekte an der DNA (Strangbrüche, oxidierte Basen), die auf die Bildung reaktiver Sauerstoffspezies zurückzuführen sind (siehe Kapitel 5). Reaktive Sauerstoffspezies können durch Redoxreaktionen von Sauerstoff mit allen bis jetzt als kanzerogen identifizierten Metallen (außer Beryllium) gebildet werden.

Tabelle 8.10: Krebs durch Metallexposition des Menschen am Arbeitsplatz

Metall	technischer Prozeß / Aufnahmeweg	Zielorgane
Nickel	metallurgische Prozesse / Inhalation	Lungen- und Nasenkrebs
Chrom	metallurgische Prozesse und Darstellung von Chromatpigmenten / Inhalation	Lungen- und Nasenkrebs
Arsen	Herstellung von Arsentrioxid / Inhalation und Hautkontakt	Lungen- und Hautkrebs, Tumoren des Magen-Darm-Trakts

Eine signifikante Erhöhung oxidativer Basenmodifikationen wurde auch in Ratten nach Gabe von Nickel(II)-, Eisen(III)- und Chrom(VII)salzen nachgewiesen. Oxidierte Basen sind promutagene DNA-Veränderungen. Zusätzlich schwächen mehrere kanzerogene Metalle die Abwehrmechanismen der Zelle gegen oxidativen Streß ab (siehe Kapitel 5). Reaktive Sauerstoffspezies sind scheinbar auch an der Kanzerogenität von Stäuben elementarer Metalle beteiligt. Der Organismus versucht die eingelagerten Partikel durch bestimmte Zellen des Immunsystems zu zerstören. Diese sogenannten polymorphokernigen Leukocyten produzieren reaktive Sauerstoffspezies. Oxidative DNA-Modifikationen treten auch ohne den Einfluß von Fremdstoffen in der Zelle häufig auf; die gemessenen Konzentrationen der Leitsubstanz für oxidative DNA-Schädigung, 8-Hydroxyguanosin, liegen bei $1/10^6$ Basen in Kern-DNA und $1/10^4$ in mitochondrialer DNA. Solche Modifikationen werden unter physiologischen Bedingungen sehr gut repariert. Diesen Kenntnissen zufolge können für kanzerogene Metalle nichtlineare Dosis-Wirkungs-Beziehungen existieren, die auf ein nur geringes Krebsrisiko des Menschen bei niedriger Metallexposition wie etwa aus der Umwelt hindeuten.

Therapeutische Einsatzgebiete spezifischer Chelatbildner. Voraussetzungen für eine wirksame Therapie sind eine geringe Toxizität des Chelatbildners und der gebildeten Metallchelate, eine hohe Stabilität der Chelate gegen metabolischen Abbau im Organismus sowie eine rasche Ausscheidung mit dem Urin oder dem Kot. Ein Problem bei dieser Therapie ist die Chelatisierung und Ausscheidung von essentiellen körpereigenen Metallen wie Calcium oder Zink, die zu schweren Nebenwirkungen führen kann. Bei therapeutisch anwendbaren Chelatbildnern sollte daher die Affinität zu essentiellen Biometallen möglichst gering und die Affinität zu toxischen Schwermetallen möglichst hoch sein. Wegen der unterschiedlichen Affinität einzelner Chelatbildner zu toxischen Schwermetallen, ihrer teilweise schwerwiegenden Nebenwirkungen und der charakteristischen Dynamik von Metallvergiftungen, ist vor ihrem Einsatz immer das die Vergiftung auslösende Metall zu identifizieren.

British Anti-Lewisite. British Anti-Lewisite (BAL, 2,3-Dimercaptopropanol) und andere Dimercaptoverbindungen wurden ursprünglich zur Behandlung von Vergiftungen mit α-Chlorvinylarsindichlorid, einem chemischen Kampfstoff (Lewisite), entwickelt. Über die beiden Sulfhydrylgruppen werden Metalle mit hoher Affinität für SH-Gruppen gebunden. BAL bildet unter physiologischen Bedingungen Chelatkomplexe mit Quecksilber, Cadmium, Chrom und einigen anderen Metallen. Sein Vorteil liegt in der Fähigkeit, Zellmembranen zu durchdringen und daher auch intrazellulär toxische Metalle zu chelatisieren. (Aufgrund der schweren Nebenwirkungen, des üblen Geruchs und der Verfügbarkeit ähnlich wirkender Chelatbildner wird BAL heute jedoch nicht mehr verwendet.) BAL muß in Öl gelöst intramuskulär injiziert werden, dabei können sich an der Einstichstelle Reizungen und schmerzhafte Abszesse bilden.

Anstieg von Blutdruck und Herzfrequenz, Übelkeit, Darmkoliken, mögliche Anreicherung toxischer Metalle im zentralen Nervensystem und Steigerung der Körpertemperatur sind weitere ernste Nebenwirkungen. Zur Erzielung eines therapeutischen Erfolgs muß durch einen Überschuß an BAL die Dissoziation der wenig stabilen BAL-Metallkomplexe zurückgedrängt werden. BAL ist bei Blei- und Cadmiumvergiftung kontraindiziert, weil durch die Dissoziation der Komplexe in der Niere Schäden entstehen können. Ein neuer Chelatbildner, welcher die funktionelle Gruppe des BAL trägt, ist das Natriumsalz der 2,3-Dimercapto-1-propansulfonsäure. Sie kann oral verabreicht werden, und zwar wegen geringer Nebenwirkungen und schneller Ausscheidung der Chelate in höheren Dosen als BAL. Ein weiteres Analogon von BAL, 2,3-Dimercaptobernsteinsäure, wird zur Behandlung akuter Quecksilbervergiftungen und zur Entfernung (Dekorporation) von Blei aus Depots im Organismus eingesetzt; die Verbindung ist auch zur Dekorporation von Nickel- und Cadmiumsalzen geeignet, falls man sie kurz nach Aufnahme dieser Metallsalze verabreicht.

Calcium-Dinatrium-Ethylendiamintetraacetat. Ethylendiamintetraacetat (EDTA) ist ein aus der analytischen Chemie bekannter Chelatbildner mit hoher Affinität für viele Metalle. Therapeutisch kann wegen der hohen Affinität für Calcium und der dadurch ausgelösten massiven Nebenwirkungen die freie Säure nicht eingesetzt werden. Das Calcium-Dinatrium-Salz wird vergleichweise gut vertragen; aufgrund der höheren Affinität von Ethylendiamintetraacetat zu Schwermetallen wird das Calcium gegen das toxische Metall ausgetauscht. Wegen der geringen Resorption aus dem Magen-Darm-Trakt und der kurzen Halbwertszeit muß man Calcium-Dinatrium-Ethylendiamintetraacetat langsam durch Infusion zuführen. Haupteinsatzgebiet ist die chronische Bleivergiftung. Die fehlende Membrangängigkeit bewirkt eine schnelle Elimination von extrazellulärem Blei; intrazelluläre Bleidepots werden dagegen nur langsam abgebaut. Wegen des drohenden Verlusts von essentiellen Metallen und möglicher Nierenschädigungen kann die Therapie nur in Intervallen durchgeführt werden. Das Natriumsalz der 2,3-Dimercaptopropan-1-Sulfonsäure und die Dimercaptobernsteinsäure ersetzen wegen ihrer geringeren Nebenwirkungen auch das Calcium-Dinatrium-Ethylendiamintetraacetat mehr und mehr.

D-Penicillamin. Diese Aminosäure in der nichtnatürlichen D-Konfiguration ist ein guter Chelatbildner und kann bei Blei-, Gold- und Kupfervergiftungen eingesetzt werden. D-Penicillamin wird nicht metabolisiert und nicht in Proteine eingebaut. Die Chelatisierung von Metallen findet über die freien Elektronenpaare des Stickstoff- und des Schwefelatoms statt; bei einigen Metallen kann auch die Carboxylatgruppe an der Bindung beteiligt sein. D-Penicillamin läßt sich oral verabreichen und gebildete Chelate werden schnell über die Niere ausgeschieden. Bei rascher Zufuhr können Nierenschäden auftreten und die beschleunigte Ausscheidung essentieller Biometalle zwingt auch hier zur

Therapie in Intervallen. D-Penicillamin wurde teilweise über Jahrzehnte hinweg zur Therapie der Kupferspeicherkrankheit (Morbus Wilson) und des chronischen Gelenkrheumatismus eingesetzt. Als Nebenwirkungen sind Blutbildveränderungen, allergische Reaktionen und Schädigungen des Nervensystems beschrieben.

Deferoxamin. Deferoxamin ist ein Chelatbildner, der von *Streptomyces pilosus* synthetisiert wird. Deferoxamin hat eine sehr hohe Affinität zu Eisen(III) und bildet gut wasserlösliche Chelate, die schnell mit dem Urin ausgeschieden werden. Außerdem besitzt Deferoxamin eine hohe Affinität zu Aluminium und wird deshalb auch zur Mobilisierung von Aluminium verwendet. Wegen des intensiven Abbaus im Magen-Darm-Trakt muß Deferoxamin intravenös oder subcutan verabreicht werden. Es ist im allgemeinen sehr gut verträglich und kann bei bestimmten Krankheiten mit pathologisch erhöhten Eisenspiegeln jahrelang ohne ausgeprägte Nebenwirkungen verabreicht werden.

8.5 Pestizide

8.5.1 Einleitung

Pestizide werden zum Schutz von Pflanzen und Pflanzenerzeugnissen (geernteten Produkten) vor Schädlingsorganismen und anderen nichtparasitären Beeinträchtigungen (zum Beispiel Unkraut) eingesetzt. Weiterhin dienen Pestizide der Bekämpfung von Mikroben, die als Vektoren Krankheiten (zum Beispiel Malaria) auf den Menschen übertragen. Nach dem Schwerpunkt ihrer Anwendung lassen sich die Pestizide in mehrere Gruppen einteilen (Tabelle 8.11), wobei häufig derselbe chemische Stoff zur Bekämpfung mehrerer Arten von Schädlingen eingesetzt wird.

Tabelle 8.11: Einteilung der Pestizide nach ihren Anwendungsgebieten

Pestizidgruppe	Einsatz zur Bekämpfung von
Insektizide	Insekten
Herbizide	Unkraut
Fungizide	Pilzen
Rodentizide	Nagern
Akarizide	Milben
Nematozide	Fadenwürmern
Molluskizide	Weichtieren, Schnecken

Der Einsatz von Pflanzenschutzmitteln in der Landwirtschaft zur Sicherung einer möglichst hohen Ausschöpfung des Ertragspotentials hat eine überaus lange Geschichte. Schwefel wurde von den Chinesen schon vor mehr als 1000 Jahren eingesetzt. Aufgrund seiner fungiziden Wirkung trug man elementaren Schwefel im 19. Jahrhundert gegen Schimmel auf Früchte auf; auch heute noch findet er in einigen Regionen der Erde breite Anwendung als Pestizid. Ebenfalls aus China stammen die ersten dokumentierten Berichte über den Einsatz von Arsen als Insektizid im 16. Jahrhundert. Zur gleichen Zeit mischte man in Japan Tran (Walfischöl) mit Essig und sprühte das Gemisch auf die Felder. Die Entwicklung von Insektenlarven wurde durch Beeinträchtigung der physiologischen Intaktheit ihrer Hautschicht gehemmt. 1577 empfahl Hieronymus Bosch in seinem Kräuterbuch den Extrakt der Chrysanthemenblüten (genannt Pyrethrum) als »Mittel gegen allerlei Ungeziefer«. Die ausgesprochen potente insektizide Wirkung des natürlichen Pyrethrum veranlaßte im 20. Jahrhundert zur Synthese von Verbindungen mit ähnlichen Eigenschaften, den Pyrethroiden, die heute in den westlichen Industrieländern die Insektizide mit dem breitesten Einsatz sind.

In der Geschichte der Pestizidentwicklung findet man im 17. Jahrhundert den Einsatz von Wasserextrakten aus Tabakblättern als Insektizid und die Entdeckung der potent rodentiziden Wirkung von Samen der Pflanze *Strychnos nux vomica* (Strychnin). Im 19. Jahrhundert wurde die pestizide Wirkung weiterer Pflanzenbestandteile entdeckt, zum Beispiel der pulverisierten Wurzel von *Denis eliptica*, welche Rotenon enthält; Rotenon hemmt bestimmte Enzyme der Elektronenübertragungskette in den Mitochondrien (Abbildung 3.7) und beeinträchtigt dadurch die Energieproduktion. Am Ende des 19. Jahrhunderts begann dann die Ära der metallhaltigen Schädlingsbekämpfungsmittel. Arsentrioxid, Kupfersulfat, Kupferarsenit, Calciumarsenat und Bleiarsenat wurden bis 1930 sehr viel benutzt. Die Toxizität dieser Verbindungen untersuchte man kaum; es gibt jedoch viele anekdotische Beispiele über Vergiftungsfälle in Mensch und Tier. Seit den dreißiger Jahren bestimmt die synthetische Chemie die Pestizidentwicklung. Auf keinem anderen Gebiet der organischen Chemie wurden so viele Stoffe auf der Basis der Verknüpfung von Prinzipien der Chemie und der Physiologie von Schädlingsorganismen, Pflanzen und Tieren entwickelt. Obwohl wir heute Pestizide der sogenannten zweiten und dritten Generation benutzen, bleiben die Probleme die gleichen wie vor 50 Jahren. Die Speziesselektivität der Pestizide läßt noch zu wünschen übrig und es gibt immer noch kein für den Menschen vollkommen „unbedenkliches" Pestizid. Der Grund liegt in den zahlreichen biochemischen und physiologischen Gemeinsamkeiten zwischen den Zielorganismen (besonders Insekten und Nagern) und dem Menschen. Hinzu kommen die Probleme der Umweltkontamination durch die zum Teil sehr beständigen Stoffe und der Selektion resistenter Schädlinge im Zuge der weltweiten Anwendung von Schädlingsbekämpfungsmitteln.

8.5.2 Organochlorverbindungen

Ein Blick in die Geschichte: DDT. Der bekannteste Vertreter der Organochlorinsektizide, DDT (*p,p'*-Dichlordiphenyltrichlorethan, systematische Bezeichnung 1,1,1-Trichlor-2,2-(4-Chlorphenyl)-Ethan), wurde 1874 von dem deutschen Chemiker Zeidler synthetisiert. Seine Eigenschaften als Schädlingsbekämpfungsmittel wurden aber erst 1939 entdeckt, als der Schweizer Chemiker Paul Müller ein Kontaktgift gegen Kleidermotten und Teppichkäfer suchte. Vor dem Ende des zweiten Weltkrieges stand DDT den Alliierten zur Verfügung und fand im Krieg weite Verwendung bei der Bekämpfung von Läusen. Die Entdeckung der ausgezeichneten insektiziden Wirkung von DDT hat Müller einen Nobelpreis eingebracht und die Forschung nach weiteren Organochlorverbindungen in den fünfziger und sechziger Jahren stark vorangetrieben. DDT erwies sich als außerordentlich wirksam bei der Vernichtung der Überträger der Malaria (Anophelesmücke), der Schlafkrankheit (Tsetsefliege) und des Fleckfiebers (Kleiderlaus). In Indien sank unter Anwendung von DDT die Zahl der jährlichen Malariatodesfälle von 750 000 auf 1500. Nach Schätzungen der Weltgesundheitsorganisation bewahrt allein das DDT jährlich ungefähr fünf Millionen Menschen in den Malariagebieten vor dem Tod.

Einteilung und Toxikokinetik. Die zahlreichen insektiziden Organochlorverbindungen, die im Laufe der letzten Jahrzehnte im Pflanzenschutz zur Anwendung kamen und zum Teil heute noch im Einsatz sind, lassen sich in drei große Gruppen einteilen (Tabelle 8.12):

- Diphenyltrichlorethane,
- chlorierte Cyclodiene,
- chlorierte Benzole und Cyclohexane.

DDT und verwandte Organochlorverbindungen werden sowohl im Magen-Darm-Trakt als auch über die Haut sehr gut resorbiert und überwiegend in Fettdepots gespeichert, aus denen sie nur langsam mobilisiert werden. Auch der durch Abspaltung von HCl entstehende Hauptmetabolit von DDT, das 1,1-Dichlor-2,2-(4-Chlorphenyl)-Ethen, ist schlecht abbaubar und reichert sich im Fett an. Die im Fett gespeicherten Organochlorverbindungen sind wirkungslos; bei Hunger oder bei zehrenden Krankheiten (Krebs) werden aber die Fettdepots rasch abgebaut, und so können die Konzentrationen im Organismus schnell ansteigen. Toxische Symptome durch eine solche Umverteilung sind aber beim Menschen nicht bekannt geworden.

Die Halbwertszeit von DDT beträgt im Menschen ungefähr ein Jahr; in der Umwelt dürfte sie bei etwa zehn Jahren liegen. Einerseits garantiert diese Stabilität eine anhaltende insektizide Wirkung, andererseits bedingt sie eine starke und nicht kontrollierbare Tendenz zur Anreicherung in der Umwelt, in der Nahrungskette und letztendlich im menschlichen Organismus.

Tabelle 8.12: Strukturelle Klassifikation der Organochlorinsektizide

Gruppe	Strukturformel	Beispiele: chemische Bezeichnung (Freiname)
Diphenyl-trichlorethane	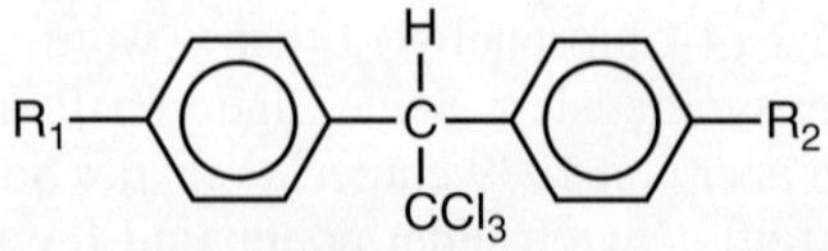	$R_1 = R_2$ = Cl: *p,p'*-Dichlor-diphenyltrichlorethan (DDT)*; $R_1 = R_2 = OCH_3$: *p,p'*-Dimethyloxydiphenyltrichlorethan (Methoxychlor)
Cyclodiene	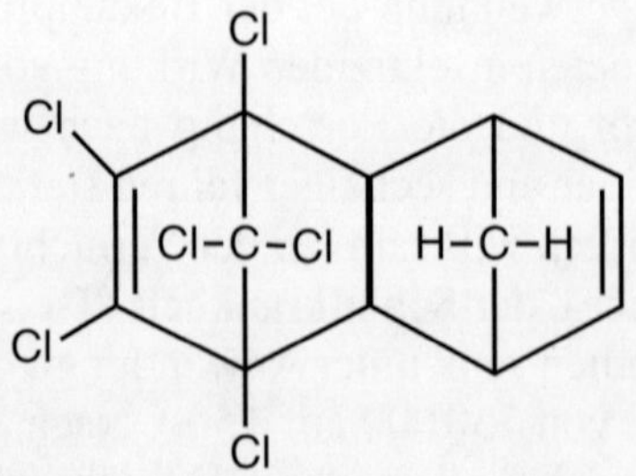	Hexachlor-hexahydro-endo-exo-dimethano-naphtalin (Aldrin)*
	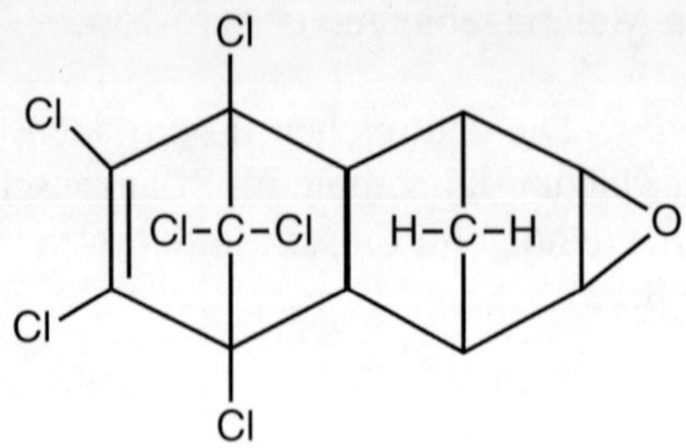	Hexachlor-epoxy-octa-hydro-endo-exo-di-methano-naphtalin (Dieldrin)*
	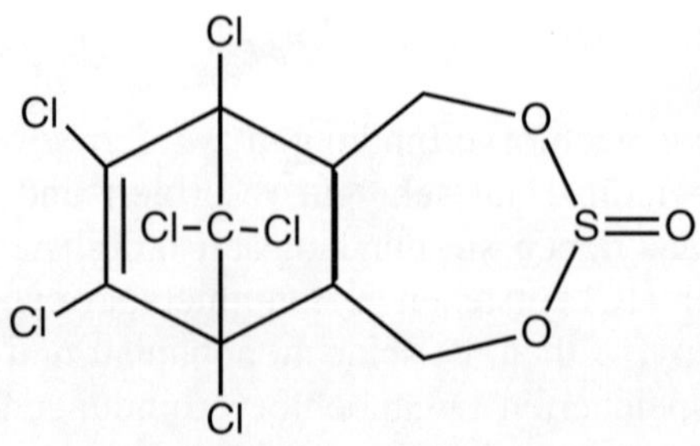	Hexachlor-endomethylen-bicyclohepten-bis(oxy-methylen-)sulfoxid (Endosulfan)*
Cyclohexane	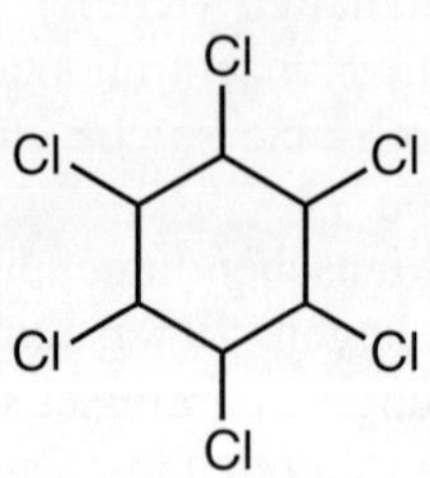	Hexachlorcyclohexan (Lindan)

* In der Bundesrepublik Deutschland nicht mehr zugelassen.

Wirkungsmechanismen und Toxizität. Alle insektiziden Organochlorverbindungen sind neurotoxisch. Während DDT und Methoxychlor hauptsächlich auf periphere sensorische Nerven einwirken, überwiegen bei den Cyclodienen und den Cyclohexanen zentralnervöse Wirkungen.

Zum Verständnis des zugrundeliegenden molekularen Wirkungsmechanismus ist ein Exkurs in die Physiologie der Reizleitung im Nervensystem sowie des Aktionspotentials notwendig, also jener kurzzeitigen Änderung des Membranpotentials, die der Signalfortleitung im Nervensystem dient. An der Plasmamembran erregbarer Zellen besteht aufgrund einer asymmetrischen Verteilung von Ladungsträgern auf beiden Seiten der Membran (intra- und extrazellulärer Raum) ein elektrisches Potential. Im nichterregten Zustand (Ruhemembranpotential) beträgt der Spannungsunterschied (innen gegenüber außen) −60 bis −90 Millivolt (Abbildung 8.11). Die erregbare Membran verfügt über selektiv für Natrium- und für Kaliumionen durchlässige Kanäle (Natrium- und Kaliumkanäle). Im Ruhezustand ist die Kaliumionendurchlässigkeit höher, so daß Kaliumionen verstärkt in den Extrazellulärraum transportiert werden. Bei Eintreffen eines Erregungssignals öffnen sich die Natriumkanäle; Natriumionen fließen verstärkt in die Zelle, und das Membranpotential wird kurzfristig positiv, bis ungefähr + 30 Millivolt (Depolarisation). Dann schließen sich die Natriumkanäle wieder und die Kaliumkanäle öffnen sich, was zum Wiederaufbau des innen negativen Ruhemembranpotentials führt (Repolarisation). In der Regel schließt sich noch eine Nachhyperpolarisation an, bevor sich das physiologische Ruhemembranpotential wieder stabilisiert.

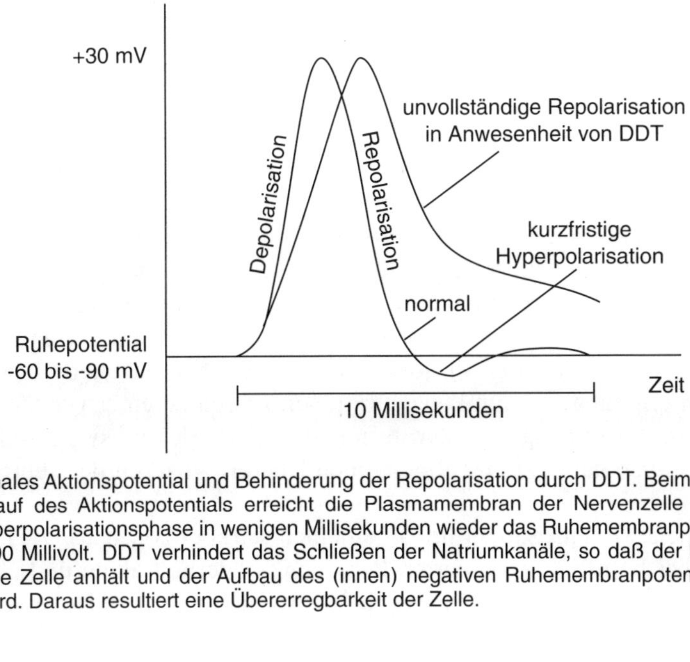

8.11 Normales Aktionspotential und Behinderung der Repolarisation durch DDT. Beim physiologischen Ablauf des Aktionspotentials erreicht die Plasmamembran der Nervenzelle nach einer kurzen Hyperpolarisationsphase in wenigen Millisekunden wieder das Ruhemembranpotential von −60 bis −90 Millivolt. DDT verhindert das Schließen der Natriumkanäle, so daß der Natriumeinstrom in die Zelle anhält und der Aufbau des (innen) negativen Ruhemembranpotentials beeinträchtigt wird. Daraus resultiert eine Übererregbarkeit der Zelle.

DDT und Methoxychlor lagern sich in die Plasmamembran ein und beeinträchtigen auf diese Weise den Wiederverschluß der Natriumkanäle. Dadurch wird die vollständige Repolarisation verhindert, und die Zelle kann nun bereits durch schwache, normalerweise unterschwellige Stimuli depolarisiert werden. Bei niedrigen Dosen äußert sich diese Übererregbarkeit in Mißempfindungen an Extremitäten und Rumpf, Tremor und Muskelzuckungen. Höhere Konzentrationen führen zu Krämpfen und spastischen Lähmungen. Als Spätfolgen können motorische und sensible Lähmungen zurückbleiben.

Die tödliche Dosis von DDT für Erwachsene beträgt zehn bis 30 Gramm. Aufgrund dieser sehr geringen Toxizität sind berufliche und unfallbedingte Vergiftungen mit DDT praktisch ausgeschlossen. Dies gilt jedoch keineswegs für alle insektiziden Organochlorverbindungen (siehe unten). Mit Ausnahme einer geringfügigen Induktion der Enzyme des oxidativen Stoffwechsels in der Leber hat man beim Menschen auch keine chronischen Vergiftungssymptome durch DDT registriert, obwohl im Fettgewebe von Arbeitern, welche in der Pestizidproduktion tätig waren, DDT und sein Hauptmetabolit 1,1-Dichlor-2,2-(4-Chlorphenyl)-Ethen in gegenüber der Allgemeinbevölkerung bis zu 500fach höheren Konzentrationen vorlagen; das im Fett gespeicherte DDT ist jedoch toxikologisch unbedeutsam. Vermutungen, daß DDT die Hydroxylierung von Steroiden beeinflussen und damit den Hormonhaushalt stören könnte, haben sich, zumindest beim Menschen, nicht bestätigt. In experimentellen Untersuchungen wurden freiwilligen Versuchspersonen täglich über 21 Monate hinweg DDT-Dosen von 35 Milligramm verabreicht, ohne daß während dieser Zeit oder in den folgenden fünf Jahren Krankheitszeichen auftraten. (Diese Menge ist ungefähr 1000 mal größer als die durch DDT-Rückstände in Lebensmitteln aufgenommene Dosis.)

Bei der akuten Vergiftung mit insektiziden Cyclodien- und Cyclohexanverbindungen überwiegt die zentralnervöse Symptomatik. Es kommt zu Schwindel, Kopfschmerzen, pathologisch erhöhter Reflextätigkeit (Hyperreflexie), motorischer Übererregbarkeit und Krämpfen. Die Übererregbarkeit des zentralen Nervensystems ist wahrscheinlich das Resultat der antagonistischen Wirkung dieser Organochlorverbindungen an den Rezeptoren der γ-Aminobuttersäure (GABA) im Gehirn. Die Stoffe unterbinden auf diese Weise den durch GABA vermittelten Chlorideinstrom in die Zelle (Abbildung 8.12), so daß das innen negative Ruhemembranpotential nicht aufrechterhalten werden kann. Außerdem hemmen die insektiziden Cyclodiene die calcium- und magnesiumabhängige ATPase an der Plasmamembran der Nervenzellen. Die dadurch bewirkten erhöhten Calciumkonzentrationen führen zu einer verstärkten Neurotransmitterfreisetzung aus dem terminalen Ende des präsynaptischen Neurons und tragen damit zu der allgemeinen Übererregbarkeit des zentralen Nervensystems bei.

Cyclodiene sind im Säuger im allgemeinen stärker toxisch als DDT. Folglich hat man bei beruflich exponierten Personen wiederholt akute und chronische Vergiftungen registriert. 1975 entwickelten in einer Fabrik in Hopewell im US-

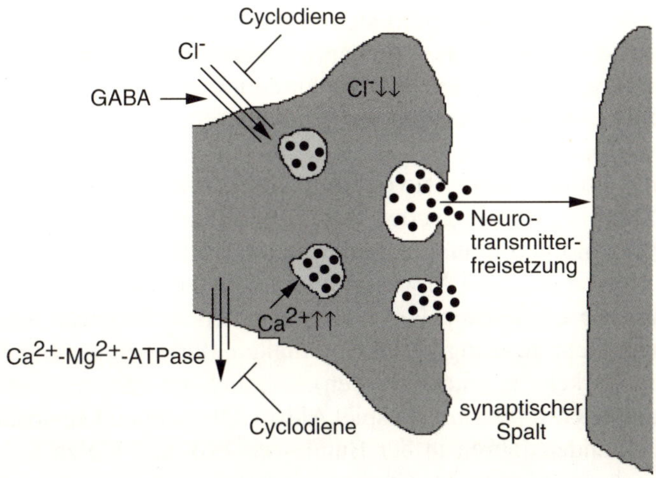

8.12 Wirkungsmechanismen der insektiziden Organochlorverbindungen vom Cyclodientyp: Hemmung des GABA-induzierten Einstroms von Chlorid in die Zelle führt zu niedrigen intrazellulären Chloridkonzentrationen (Cl^-↓↓) und dadurch zu einem gestörten (positiverem) Ruhemembranpotential. Hemmung der calcium- und magnesiumabhängigen ATPase verursacht erhöhte Calciumkonzentrationen (Ca^{2+}↑↑der Zelle und führt dadurch zu einer calciumioneninduzierten Freisetzung von Neurotransmittern. Beide Mechanismen tragen zu einer Übererregbarkeit der Nervenzellen bei.

Bundesstaat Virginia, in der Chlordecon (Kepone, ein Cyclodien mit komplizierter Struktur) hergestellt wurde, 76 der 148 in der Produktion beschäftigten Arbeiter ein schweres neurologisches Syndrom. Die klinischen Symptome waren Zittern (Tremor, als *Kepone shakes* bekannt geworden), veränderter Gang, Verhaltensstörungen, Gelenk- und Kopfschmerzen. Zusätzlich wurden eine pathologische Vergrößerung von Leber und Milz sowie Potenzstörungen und eine Beeinträchtigung der Spermienproduktion beobachtet. Pathologisch-anatomisch wiesen die betroffenen Personen eine ausgeprägte toxische Neuropathie auf. Die chronische Vergiftung wurde mit der erhöhten Exposition gegenüber dem Cyclodien am Arbeitsplatz in Verbindung gebracht. Die Erzeugung desselben Vergiftungsbildes im Tierversuch erhärtete diese Annahme.

Alle Organochlorverbindungen sind potente Induktoren der mikrosomalen Oxygenasen in der Leber. Bei der sehr empfindlichen Spezies Maus führte die lebenslange Verabreichung hoher Dosen zu Lebertumoren, die meist gutartig waren, zum Teil aber auch Malignitätszeichen zeigten. Dagegen wurden beim Menschen trotz der oft langjährigen Exposition gegenüber hohen Dosen von Organochlorverbindungen bisher keine Tumoren beobachtet. Im Gegenteil, in Ländern, in denen DDT großen Einsatz fand – zum Beispiel in den USA –, zeigt die Häufigkeit von Leberkrebs eine stark abfallende Tendenz. Somit dürfte die hepatokanzerogene Wirkung im Tier als ein speziesspezifischer, für den Menschen irrelevanter Effekt zu betrachten sein.

Therapie. Diazepam erleichtert den GABA-induzierten Chlorideinstrom und kontert damit direkt die Wirkung der Cyclodiene und Cyclohexane. Speziell Chlordecon zeigt einen ausgeprägten enterohepatischen Kreislauf, der mit Cholestyramin erheblich reduziert werden kann.

Ökologische Folgen der Anwendung insektizider Organochlorverbindungen. Die bisher vorliegenden Daten zur akuten und chronischen Toxizität der Organochlorverbindungen liefern keine Erklärung für das vollständige Verbot der Herstellung und Anwendung von DDT in der Bundesrepublik seit 1972 und für die Einführung von Höchstgehalten in Lebensmitteln (Lebensmittel, welche mehr als 1 mg/kg DDT enthalten, dürfen in der Bundesrepublik nicht in den Verkehr gebracht werden). Ähnlich ist mit mehreren weiteren Vertretern dieser Gruppe, zum Beispiel Aldrin, Dieldrin und Endosulfan, die in den darauffolgenden Jahren in der Bundesrepublik und vielen anderen Industrieländern ebenfalls vom Markt gezogen beziehungweise strengen Regulationen unterworfen wurden.

Ein kurzer Exkurs in die Ökotoxikologie dieser Pestizidgruppe erhellt den Hintergrund dieser Maßnahmen. DDT und andere insektizide Organochlorverbindungen sind in Mensch und Umwelt außerordentlich beständig. Der extrem langsame globale chemische Abbau der Organochlorinsektizide garantiert zwar eine langanhaltende (und kostengünstige) pestizide Wirkung, führt aber auch zu einer gefährlichen Anreicherung in Nahrungsketten bis hin zum menschlichen Organismus. Dies soll anhand des am besten untersuchten DDT kurz skizziert werden; die anderen Organochlorverbindungen dieser Gruppe unterliegen einem mehr oder weniger ähnlichen ökologischen Kreislauf. DDT, das meist als Staub großflächig – zum Beispiel mit Flugzeugen – auf Felder ausgebracht wird, gelangt trotz seiner geringen Wasserlöslichkeit mit den Oberflächengewässern in Seen und Meere. Über Mikroorganismen, vor allem Plankton, wird das Insektizid von Muscheln, Krebsen, Schnecken und Fischen aufgenommen und reichert sich aufgrund seiner hohen Lipidlöslichkeit im Fett stark an. Einige Fischarten sind besonders empfindlich, und mehrfach sind Schadensfälle wie das Sterben von Forellen und Lachsen in kanadischen Flüssen in ursächlichen Zusammenhang mit der DDT-Belastung des betroffenen Biotops gebracht worden. Fischjagende Vögel in stark mit DDT verunreinigten Regionen legen Eier mit zu dünnen Schalen, die nicht erfolgreich bebrütet werden können. Der Grund dafür liegt in der ausgeprägten steroidartigen Wirkung von DDT, welche die Mobilisierung des für den Aufbau der Eischale notwendigen Calciums stark beeinträchtigt. Ganze Populationen und Arten sind dadurch vom Aussterben bedroht. Schließlich gelangen Insektizidreste über mit Fischresten gefütterte Nutztiere in Form von Fleisch, Eiern und Milch zum Menschen. Der Anreicherungsfaktor ist außerordentlich hoch: Die DDT-Konzentrationen im Fett der am Ende der Nahrungskette stehenden Säuger sind millionenfach höher als die der Gewässer.

Die sehr breit eingesetzten Insektizide DDT und Dieldrin sind heute über die gesamte Erdoberfläche verteilt. Man findet sie auch dort, wo sie nie eingesetzt wurden, zum Beispiel im polaren Oberflächeneis. Dies liegt daran, daß die Organochlorverbindungen trotz ihrer geringen Flüchtigkeit von Pflanzenoberflächen und aus dem Boden verdampfen und dann in der Atmosphäre verschleppt werden; in Niederschlägen gelangen sie schließlich auch in entfernten Gegenden wieder zur Erdoberfläche. Ein besonderes Problem und Anlaß vieler Diskussionen ist das Vorkommen von DDT und anderen Pestiziden im Fett der Muttermilch und die dadurch mögliche Gefährdung des Säuglings. Aufgrund der hohen Lipophilie dieser Verbindungen stellt das Muttermilchfett eine pharmakokinetische Falle dar. Dank des Verbots beziehungsweise der strengen Regulationen zeigen die Muttermilchkonzentrationen in der Bundesrepublik jedoch seit ungefähr zwei Jahrzehnten eine abfallende Tendenz.

8.5.3 Organische Phosphorsäureester (Alkylphosphate)

Geschichtliches. Hochtoxische Organophosphatverbindungen wurden schon in den dreißiger Jahren als Nervengifte entwickelt (Tabun, Sarin, Soman, siehe Exkurs 8.3). Nach dem Zweiten Weltkrieg kamen Vertreter dieser Substanzklasse als Insektizide, zur Malariabekämpfung, als Fungizide und als Akarizide in der Veterinärmedizin zum Einsatz. Im Laufe der Jahre wurden weltweit mehr als 50 000 Organophosphatverbindungen chemisch dargestellt und auf pestizide Eigenschaften untersucht. Heute sind ungefähr 50 Stoffe im Einsatz.

Einteilung und Toxikokinetik. Chemisch handelt es sich bei den Verbindungen dieser Gruppe um Ester oder Amide der Phosphor-, Phosphin-, und Phosphonsäure (Tabelle 8.13). Aufgrund ihrer hohen Lipophilie diffundieren Organophosphate sehr gut durch alle Zellmembranen. Vergiftungen kommen nach oraler Einnahme durch Resorption aus dem Magen-Darm-Trakt, nach Einatmen und durch Kontamination der Haut vor. Vor allem die älteren Vertreter dieser Stoffgruppe, zum Beispiel Tetraethylpyrophosphat und Diethyl-(4-nitrophenyl)-thionophosphat (Parathion, E 605), gehören zu den stärksten synthetischen Säugergiften.

Im Laufe der Jahre hat man Organophosphate entwickelt, welche bei gleicher insektizider Wirkung eine schwächere Toxizität für Säugetiere aufweisen; ein Beispiel ist Malathion. Im Gegensatz zu Insekten und Pilzen können Warmblüter an der Seitenkette von Malathion effektiv Ethanol abspalten (Esterverseifung) (Abbildung 8.13). Die dadurch entstehende freie Carboxylgruppe trägt zur schnellen Ausscheidung bei und vermindert damit entscheidend die Toxizität. Bei höheren Dosen wird aber die Kapazität dieses Entgiftungsmechanismus ausgeschöpft, und Malathion wirkt dann auch auf Warmblüter hochtoxisch.

Tabelle 8.13: Beispiele organischer Phosphorsäureester: Strukturformel und akute Toxizität in der Ratte

chemische Bezeichnung (Freiname)	Strukturformel	LD_{50} (mg/kg) (Ratte, oral)
Tetraethylpyrophosphat (TEPP)	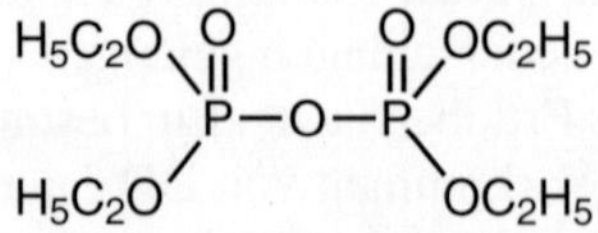	1,1
Dimethyl-2,5-dichlor-4-bromphenyl-thionophosphat (Bromophos)	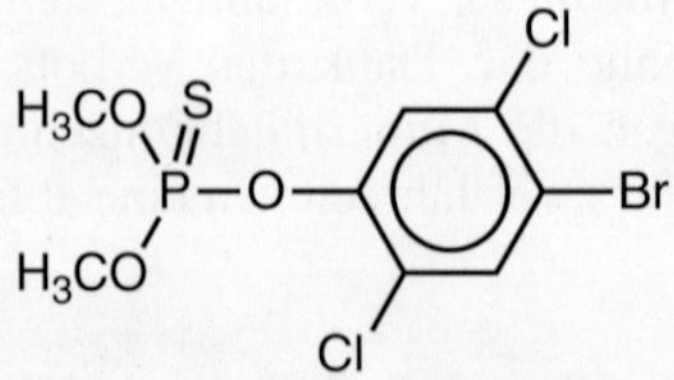	4
Diethyl-(4-nitrophenyl)-thionophosphat (Parathion, E 605)	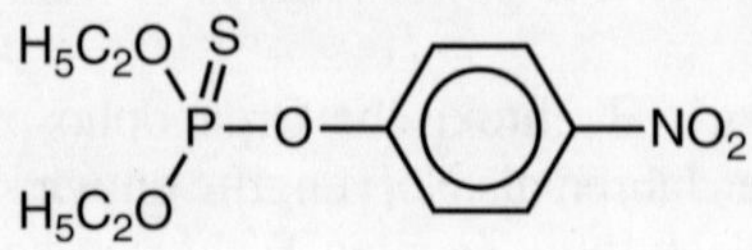	10
Dimethyl-2,2-dichlorvinyl-phosphat (Dichlorvos, DDVP)	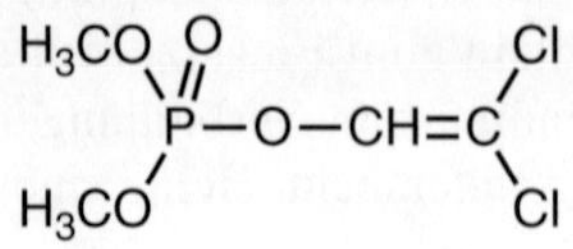	70
Dimethyl-*S*-methyl-carbamoylmethyldithio-phosphat (Dimethoat)	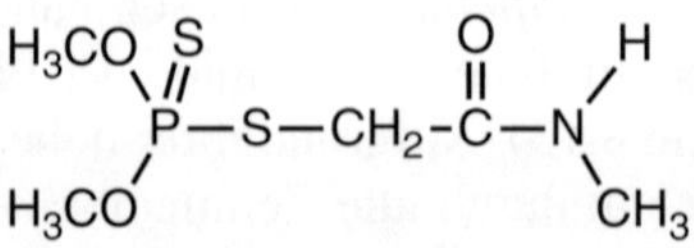	300
Malathion	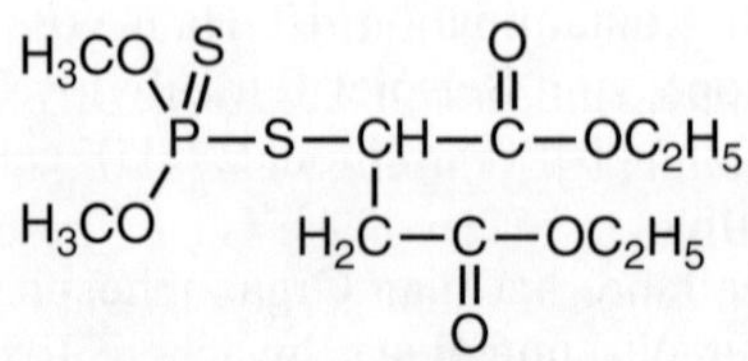	1 375

Wirkungsmechanismen und Toxizität. Das Verständnis des molekularen Wirkungsmechanismus der Organophosphate setzt Grundkenntnisse über Freisetzung und Abbau des Neurotransmitters Acetylcholin voraus. Er und seine Rezeptoren kommen sowohl im zentralen als auch im peripheren Nervensystem in verschiedenen Organen vor. Im präsynaptischen Neuron ist Acetylcholin in Vesikeln gespeichert. Wenn die entsprechenden Signale dieses Neuron

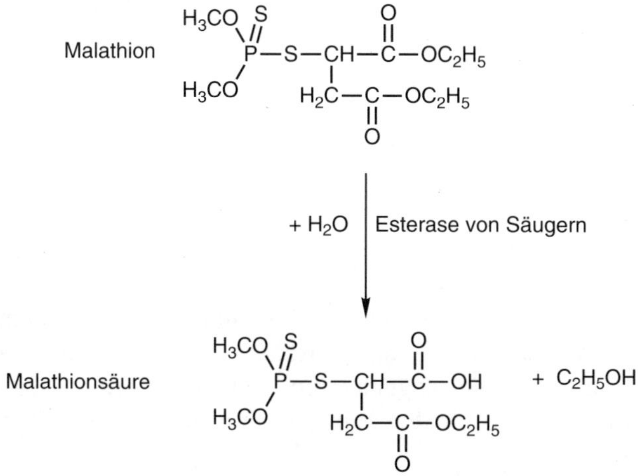

8.13 Malathionentgiftung durch Esterhydrolyse. Die Esterasen, welche diese Reaktion katalysieren finden sich nur in Säugerorganismen; daher zeichnet sich Malathion durch eine geringe Warmblütertoxizität bei gleichzeitig starker insektizider Wirkung aus.

erreichen, verschmelzen die Vesikel mit der präsynaptischen Membran und setzen ihren Inhalt in den synaptischen Spalt frei. Acetylcholin diffundiert rasch über diesen Spalt hinweg und reagiert mit seinen Rezeptoren an der postsynaptischen Membran.

Im Organismus gibt es zwei Typen von Acetylcholinrezeptoren: Muscarinrezeptoren sind auch durch das Alkaloid Muscarin erregbar, während an den Nicotinrezeptoren die Wirkung des Acetylcholins durch Nicotin imitiert werden kann. Die zwei Rezeptortypen unterscheiden sich außer in ihrer anatomischen Lokalisation auch in ihrer physiologischen Funktion, das heißt, sie vermitteln unterschiedliche Vorgänge. Zu den durch Acetylcholin vermittelten Prozessen an Muscarinrezeptoren gehören die Verdauung und der Transport der Nahrung im Magen-Darm-Trakt sowie die Entleerung der Harnblase. Außerdem führt die Reaktion von Acetylcholin mit Rezeptoren vom Muscarintyp zu einer Engstellung der Pupillen und einer stärkeren Krümmung der Augenlinse, so daß Objekte in der Nähe scharf gesehen werden können. Speichel- und Tränenproduktion werden gefördert, die Bronchien enggestellt, die Sekretion von Bronchialschleim wird gesteigert und die Herzfrequenz gesenkt. Acetylcholinrezeptoren vom Nicotintyp sind unter anderem wichtig für die Kontraktion der Skelettmuskulatur. Beide Rezeptortypen finden sich auch im Gehirn und wirken dort an der Regulation lebenswichtiger Prozesse wie Atmung und Kreislauf mit.

Die außerordentliche Vielfalt und Bedeutsamkeit der acetylcholinabhängigen Prozesse macht eine effiziente Kontrolle der Dauer und Intensität der ausgelösten Reaktionen erforderlich. Diese Aufgabe übernimmt die Acetylcholinesterase, welche die Hydrolyse von Acetylcholin zu Cholin und Essigsäure katalysiert. Neben der spezifischen Acetylcholinesterase, die in Erythrocyten und Nervenzellen vorkommt, findet man im Serum, in der Leber und in anderen Organen eine Reihe unspezifischer Cholinesterasen, die auch Pseudocholinesterasen genannt werden.

Organophosphate sind starke Inhibitoren der Acetylcholinesterase und rufen dadurch eine innere Acetylcholinvergiftung hervor. In Versuchstieren, die mit Organophosphaten behandelt wurden, konnte man erhöhte Konzentrationen von Acetylcholin im Gehirn nachweisen. Ausgehend von diesen Kenntnissen und von der Chemie neurotoxischer Organophophate ist ein molekularer Wirkungsmechanismus abgeleitet und im Experiment bewiesen worden.

Alle pestizid wirksamen Organophosphate besitzen eine gemeinsame Grundstruktur, die sich in der sogenannten „Schrader-Formel" darstellen läßt (Abbildung 8.14). Wichtig für den Wirkmechanismus ist die Abgangsgruppe

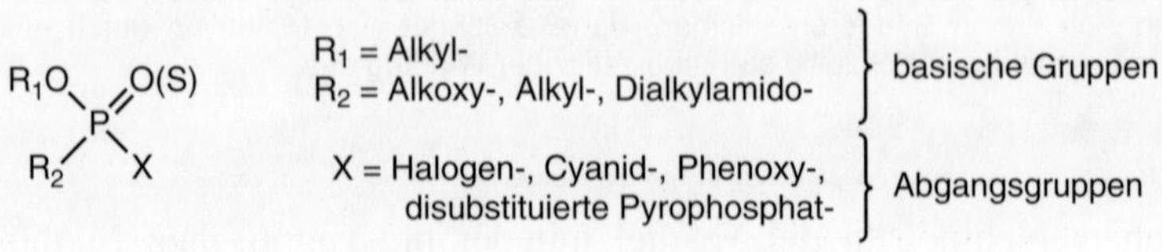

8.14 Grundstruktur insektizid wirksamer Organophosphate (Schrader-Formel).

X. Als Reaktionspartner von Organophosphaten, die Abgangsgruppen enthalten, bieten sich in biologischen Systemen neben Wasser auch die Hydroxylgruppen des Serins im katalytischen Zentrum der Acetylcholinesterase an. Die physiologische Funktion dieser Hydroxylgruppen besteht in der hydrolytischen Spaltung von Acetylcholin (Abbildung 8.15). Zunächst lagert sich der positiv geladene Stickstoff von Acetylcholin an das anionische Zentrum des Enzyms δ^- an. Dann unterliegt die Acetoxygruppe einer Umesterung mit der Hydroxylgruppe der Aminosäure Serin im aktiven Zentrum des Enzyms. Nach der Abspaltung von Cholin wird der entstande Serinester in Millisekunden hydrolysiert, und das Enzym kann erneut eine hydrolytische Spaltung katalysieren. Organophosphate, die eine Abgangsgruppe besitzen, bilden durch Re-

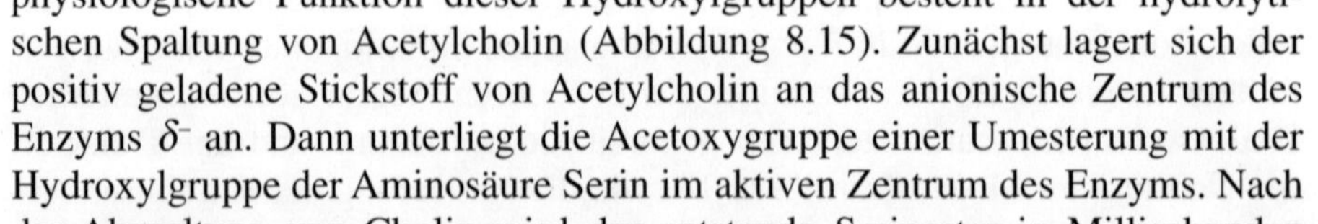

8.15 Mechanismus der durch die Acetylcholinesterase katalysierten Spaltung von Acetylcholin. Das aktive Zentrum der Cholinesterase mit der Aminosäure Serin wird durch Hydrolyse innerhalb von Millisekunden wieder regeneriert.

aktion mit dem Serin im katalytischen Zentrum der Cholinesterase einen gegen Hydrolyse stabilen Ester, der nur langsam im Laufe von Wochen wieder gespalten wird (Abbildung 8.16). Da die Phosphorylierung des Enzyms praktisch irreversibel ist, kann eine Cholinesteraseaktivität nur durch Neubildung des Enzyms wiederhergestellt werden.

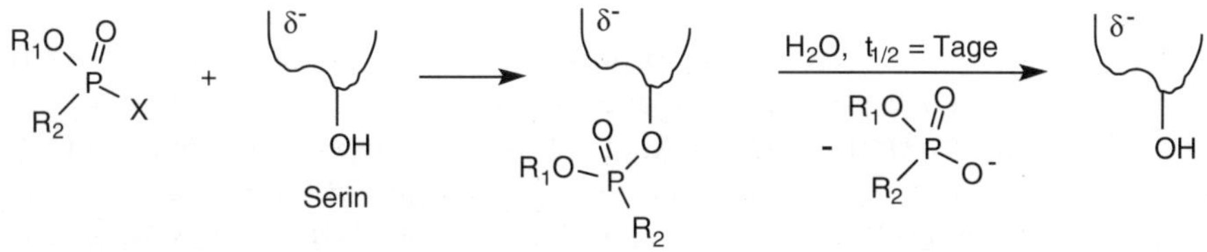

8.16 Bindung neurotoxischer Organophosphate an die Cholinesterase und Blockade des aktiven Zentrums. Eine Regulation des aktiven Zentrums durch Hydrolyse ist praktisch unmöglich.

Die klinische Symptomatik der Organophosphatvergiftung hängt einerseits vom Expositionsweg, andererseits vom Ausmaß der Enzymhemmung ab. Bei Aufnahme über die Atemwege oder den Magen-Darm-Trakt ist der Verlauf fulminant. Nach Hautresorption stellen sich die toxischen Symptome schleichend ein. Massive Vergiftungserscheinungen treten erst ein, wenn mindestens 50 Prozent der Cholinesteraseaktivität im Organismus gehemmt sind. Bei zehn bis 20prozentiger Hemmung ist die Vergiftungssymptomatik eher mild, bei 20 bis 50 Prozent kommt es zu einer Vergiftung mittleren Grades. Wenn die Acetylcholinesteraseaktivität unter zehn Prozent des Normalwertes fällt, wird die Situation für den Patienten lebensbedrohlich. Die Cholinesteraseaktivität im Serum läßt sich mit kommerziell erhältlichen Testpapieren bestimmen und liefert eine grobe Orientierung über den Schweregrad der Vergiftung. Allerdings wird mit dieser Methode die unspezifische Esteraseaktivität mitgemessen, und manche Organophosphate hemmen die unspezifischen Esterasen stärker als die Acetylcholinesterase. Da die Hemmung der unspezifischen Enzyme für die klinische Symptomatik nicht bedeutsam ist, kann dies zu einer falschen Beurteilung führen. Ohnehin sind für den Verlauf und die Prognose die Enzymaktivitäten im zentralen Nervensystem entscheidend, nicht die im Serum. Daher ist die klinische Symptomatik ein verläßlicheres Kriterium zur Beurteilung des Schweregrades der Vergiftung als die Messung von Esteraseaktivitäten im Blut.

Die frühen Zeichen der Vergiftung sind Folge einer Überstimulation der Muscarinrezeptoren an der glatten Muskulatur und verschiedenen Drüsen: starke Verengung der Pupillen (Miosis) und Sehstörungen (Akkomodationsstarre); Tränen- und Speichelfluß; Koliken, Durchfälle und Erbrechen aufgrund erhöhter Aktivität des Magen-Darm-Traktes; Engstellung der Bronchien und erhöhte Sekretion von Bronchialschleim. Mit zunehmender Dosis treten

Herzfrequenz- und Blutdrucksenkung sowie Muskelsteife, Tremor, Sprachstörungen und Mißempfindungen als Ausdruck einer Überstimulation der Nicotinrezeptoren hinzu. Schließlich können Organophosphate ausgeprägte Lungenödeme, Atem- und Herzstillstand sowie tiefe Bewußtlosigkeit induzieren und zum Tod führen.

Therapie. Die unspezifische Therapie der akuten Organophosphatvergiftung konzentriert sich auf die Erhaltung der Atmung und bei oraler Aufnahme auf die Verhinderung der weiteren Resorption durch Verabreicherung von Aktivkohle, eventuell nach vorausgegangener Magenspülung. Die spezifische Therapie besteht in der Hemmung der Acetylcholinwirkungen durch Blockade der Muscarinrezeptoren mit Atropin sowie die Dephosphorylierung und damit Reaktivierung der Acetylcholinesterase durch Gabe von Oximen (Tabelle 8.14).

Tabelle 8.14: Therapie der Organophosphatvergiftung

Stoff	Dosierung
Atropin	2–5 mg Atropinsulfat, i.v., alle 10 min (klinische Symptomatik bestimmt die Gesamtdosis, die unter Umständen 200 mg betragen kann)
Obidoxim	250 mg, i.v., eventuell nach 10–20 min 1 × wiederholen

Oxime wie Pralidoxim oder Obidoxim greifen die Phosphoryl-Seryl-Bindung nukleophil an und dephosphorylieren das Enzym (Abbildung 8.17). Damit stellt die Oximverabreichung eine kausale Therapie dar – im Gegensatz zur Atropingabe, die lediglich eine symptomatische Besserung bewirken kann. Entscheidend für den Erfolg der Oximtherapie ist der Zeitpunkt des Einsatzes. Das an die Cholinesterase gebundene Organophosphat wird nähmlich im Laufe von Stunden hydrolysiert, und diese Hydrolyse stabilisiert die phosphorylierte Cholinesterase noch weiter. Auch durch Oximtherapie kann das aktive Zentrum des Enzyms dann nicht mehr regeneriert werden. Der Prozeß wird Enzymalterung genannt (Abbildung 8.18).

Verzögerte Neurotoxizität. Phosphorsäureester von Alkylaromaten (zum Beispiel Trikresylphosphat), aber auch Alkylphosphate wie Diisopropylfluorphosphat, verursachen beim Menschen und bei bestimmten Tierarten eine verzögerte Neurotoxizität (*delayed neuropathy*). Während die für die „innere Acetylcholinvergiftung" charakteristische akute Symptomatik bei diesen Substanzen in der Regel nicht oder nur sehr schwach auftritt, kommt es sieben bis 20 Tage nach der Aufnahme zunächst an den unteren, später auch an den oberen Extremitäten zu Lähmungserscheinungen. Der Prozeß entwickelt sich über Wochen und Monate, und in einigen Fällen gehen die anfänglich schlaffen Lähmungen

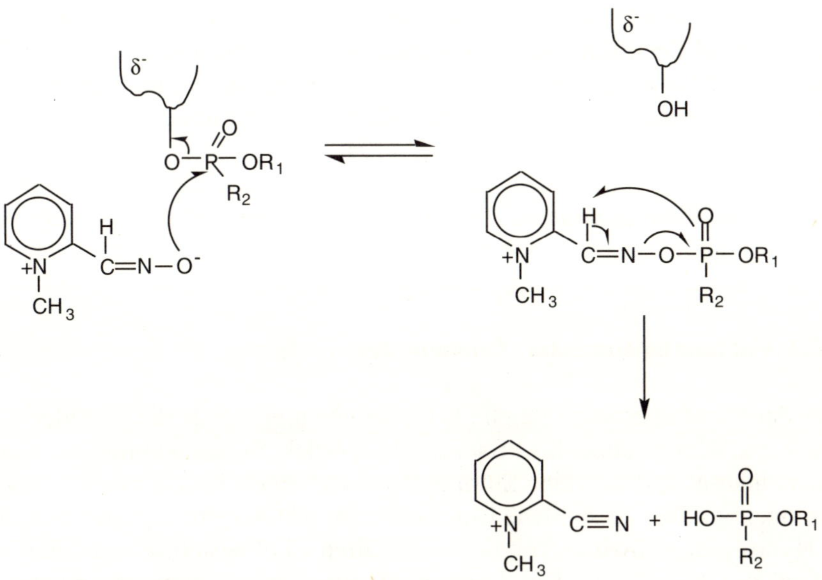

8.17 Dephosphorylierung der Acetylcholinesterase durch nucleophilen Angriff von Obidoxim auf die Phosphoryl-Seryl-Bindung. Das entstehende phosphorylierte Oxim zerfällt in Nitril und Dialkylphosphorsäure. Letztere kann nicht mehr mit der Acetylcholinesterase reagieren, da ihr die Abgangsgruppe fehlt.

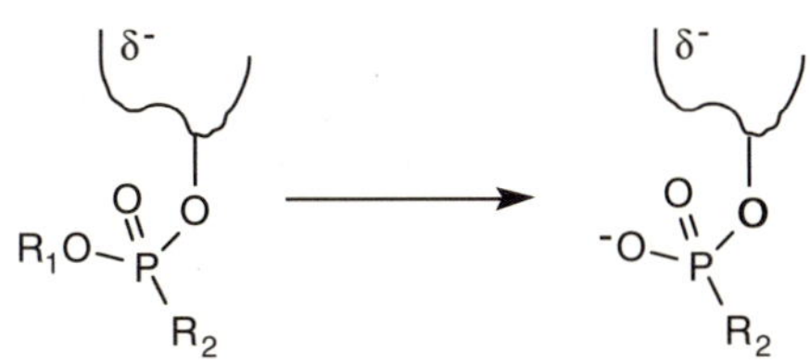

8.18 Alterung der phosphorylierten Cholinesterase durch Abspaltung einer Alkylgruppe vom Phosphatrest. Dadurch wird die Bindung stabilisiert und ist nicht mehr durch Oxime angreifbar.

in ein spastisches Bild mit pathologisch erhöhtem Muskeltonus über. Die ursächliche biochemische Störung ist nicht endgültig aufgeklärt: Vielfach wird eine irreversible Hemmung einer unspezifischen Esterase diskutiert, die hohe Aktivitäten im Zentralnervensystem und in den Nerven der unteren Extremitäten aufweist. Im Unterschied zu Organophosphaten, die akut die Cholinesterase hemmen, üben Trikresylphosphate keine direkte Aktivität auf Serinhydrolasen aus; durch metabolische Reaktionen entstehen im Sinne einer Bioaktivierung potente Esterasehemmstoffe.

Da Trikresylphosphate noch als Weichmacher in Kunststoffen, als Schmierzusätze in Motorölen, als Hydraulikflüssigkeiten und als Lackzusätze Anwendung finden, sind die Expositionsmöglichkeiten für den Menschen vielfältig. Im internationalen Schrifttum sind zahlreiche Vergiftungen dokumentiert, darunter einige spektakuläre Massenvergiftungen. In den USA wurde zum Beispiel während der Prohibition 1929/1930 Ingwerschnaps mit Trikresylphosphat verfälscht, und ungefähr 20 000 Menschen zeigten Symptome der verzögerten Neuropathie (*ginger paralysis*). Weitere Vergiftungen mit zahlreichen Opfern ereigneten sich in der Schweiz (1940) und in Marokko (1960) durch mißbräuchliche Verwendung von trikresylphosphathaltigen Motorölen in Speisen statt. Eine ursächliche Therapie der Vergiftung ist derzeit nicht möglich.

8.5.4 Carbaminsäureester (Carbamate)

Ester der Carbaminsäure (Tabelle 8.15) hemmen ebenfalls die Acetylcholinesterase und werden außer als Pflanzenschutz- auch als Arzneimittel bei Krankheiten eingesetzt, denen eine Störung der cholinergen Transmitterübertragung zugrundeliegt. Der wesentliche Unterschied zu den Alkylphosphaten besteht in der Hydrolysegeschwindigkeit der veränderten Cholinesterase und damit dem Verlauf der Vergiftung: Die Carbamoylierung des Enzyms ist wegen der schnellen Hydrolyse des gebildeten Serinesters innerhalb von Minuten vollständig reversibel (Abbildung 8.19).

Tabelle 8.15: Beispiele insektizider Carbaminsäureester: Strukturformeln und Toxizität in Säugern

chemische Bezeichnung (Freiname)	Strukturformel	LD_{50} (mg/kg) (Ratte, oral)
1-Naphtyl-*N*-methylcarbamat (Carbaryl)	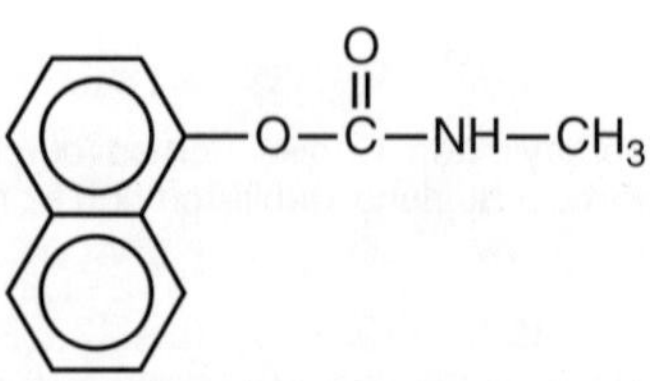	700
1-Isopropyl-3-methyl-5-pyrazolyl-*N,N*-dimethylcarbamat (Isolan)	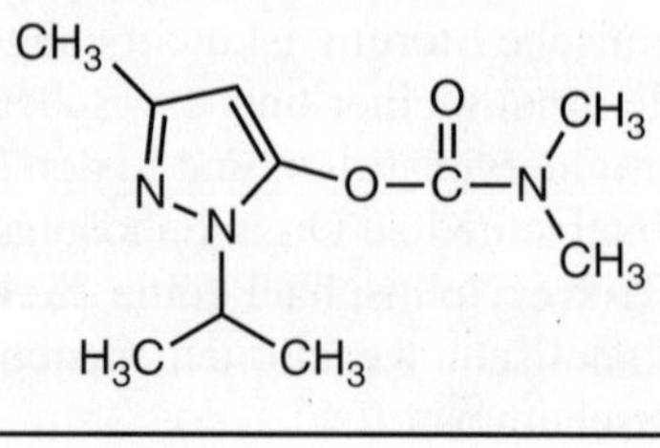	20

Die Vergiftungssymptomatik entspricht wegen des identischen Wirkmechanismus der akuten Organophosphatvergiftung, die Symptome klingen aber viel

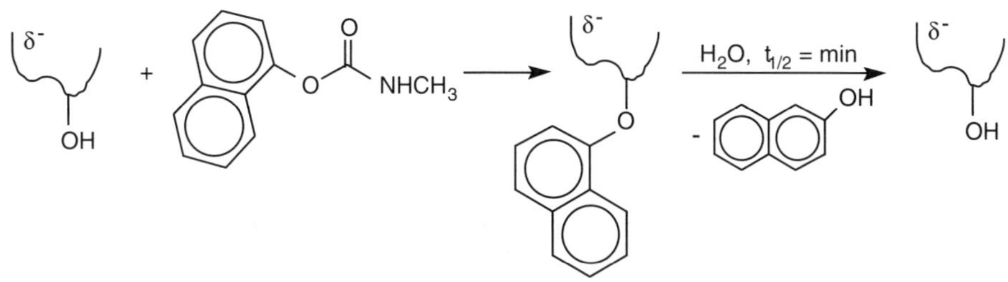

8.19 Wirkungsmechanismus von insektiziden Carbamaten: reversible Hemmung der Cholinesterase.

schneller ab. Schwerwiegende Störungen des zentralen Nervensystems und Todesfälle sind selten.

Zur Therapie wird Atropin in ähnlichen Dosierungen wie bei den Organophosphaten eingesetzt. Oxime sind aufgrund der schnellen spontanen Reaktivierung des Enzyms und ihrer schwachen reaktivierenden Wirkung am carbamoylierten Enzym nicht indiziert.

8.5.5 Pyrethroide

Geschichtliches. Die synthetischen Pyrethroide bilden die neueste große Gruppe von Insektiziden. Sie haben sehr schnell einen wesentlichen Teil des Weltmarktes erobert und sind heute in den westlichen Industrienationen die am häufigsten eingesetzten Insektizide. Im 19. Jahrhundert waren ihre Vorläufer, die natürlichen Pyrethroide, kommerziell verfügbar und fanden rasch breite Anwendung im Pflanzenschutz. 1965 betrug die weltweite Produktion an natürlichen Pyrethroiden ungefähr 20 000 Tonnen. Die Hälfte davon kam aus Kenya, weil die dort wachsenden Chrysanthemen einen besonders hohen Pyrethroidgehalt aufweisen. Die hervorragende Wirksamkeit der Pyrethroide – sie wirken akut lähmend auf Insekten bei sehr geringer Toxizität für den Menschen – hat die Nachfrage in den letzten Jahrzehnten ständig erhöht und die Industrie veranlaßt, nach synthetischen Analoga zu suchen.

Toxikokinetik. Die aktiven Prinzipien im Chrysanthemenextrakt sind Ester der Chrysanthemsäure – Pyrethrin I – und Ester der Pyrethrinsäure – Pyrethrin II (Abbildung 8.20). Den natürlichen Extrakt bezeichnet man als *Pyrethrum.* Natürliches Pyrethrum zerfällt schnell unter Einwirkung von Licht und Luftzutritt. Außerdem ist der Naturstoff für den Großeinsatz kaum zu einem bezahlbaren Preis zu erzeugen: Für zwei Kilogramm Extrakt müssen ungefähr 100 Kilogramm Blüten eingesetzt werden.

Die synthetischen Produkte sind den natürlichen Pyrethrinen nachgebaut (Abbildung 8.21), übertreffen diese aber in Wirkungsstärke und -dauer. Verglichen mit den Organochlorverbindungen ist die Beständigkeit der meisten syn-

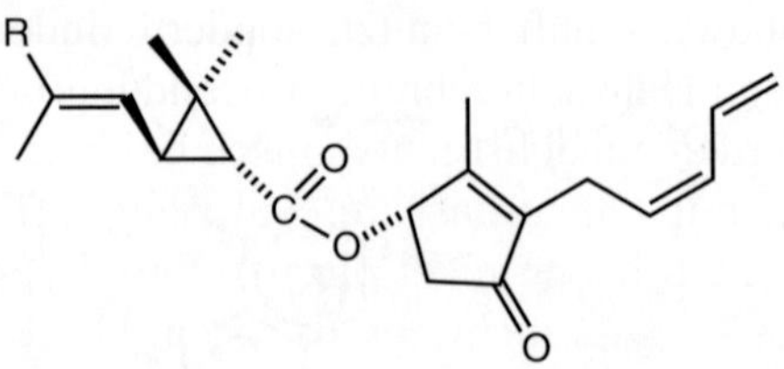

Pyrethrin I R = CH_3

Pyrethrin II R = CO_2CH_3

8.20 Grundstruktur der im Extrakt der Chrysanthemenblüten natürlich vorkommenden Ester Pyrethrin I (Chrysanthemsäureester) und Pyrethrin II (Pyrethrinsäureester).

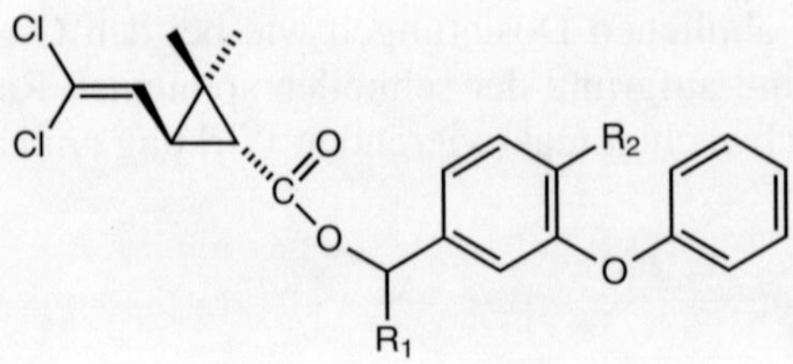

Permethrin R_1 = H, R_2 = H

Cypermethrin R_1 = CN, R_2 = H

Cyfluthrin R_1 = CN, R_2 = F

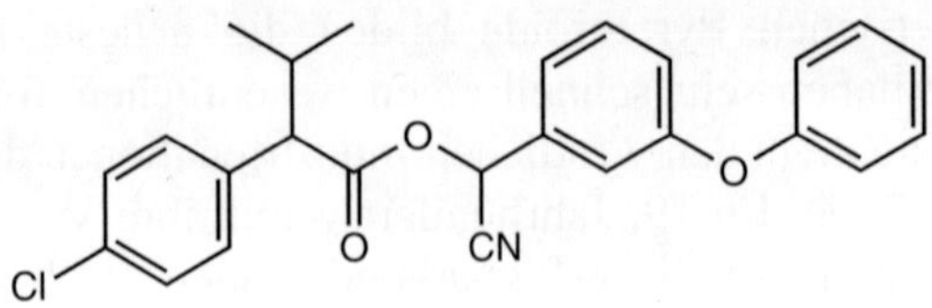

Fenvalerat

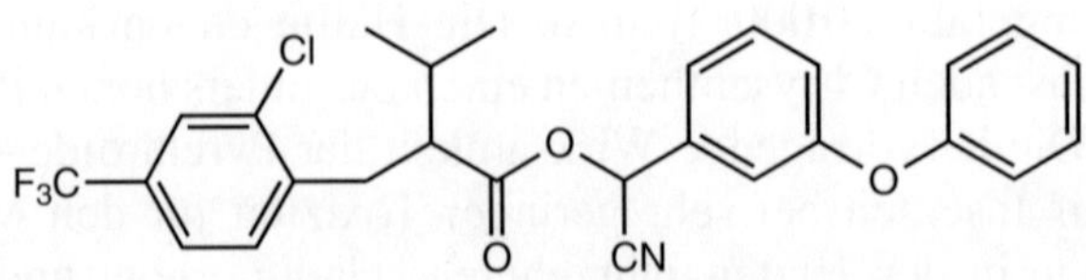

Fluvalinat

8.21 Beispiele synthetischer insektizider Pyrethroide. Die synthetischen Produkte sind den natürlichen Chrysanthem- und Pyrethrinsäureestern nachgebaut, übertreffen diese aber in Wirkungsstärke und -dauer.

thetischen Pyrethroide in der Umwelt gering, so daß höchstwahrscheinlich keine Gefahr einer globalen Umweltkontamination besteht. Für einige neuere Verbindungen der sogenannten zweiten photostabilen Generation wie zum Beispiel Permethrin und Cypermethrin wird eine Anreicherung in der Nahrungskette zur Zeit kontrovers diskutiert; ein den Organochlorinsektiziden analoger ökologischer Kreislauf ist jedoch bisher für keines der synthetischen Pyrethroide durch verläßliche Meßdaten belegt. Die Pyrethroidester werden nicht nur in der Landwirtschaft benutzt, sondern finden auch als Pflanzenschutzmittel in privaten Haushalten breite Anwendung.

Pyrethroidester werden zunächst metabolisch oxidiert, die gebildeten Metaboliten anschließend mit Glucuronsäure, Sulfat und Glycin konjugiert. Die entstehenden Metaboliten haben nicht die pyrethroidtypischen Wirkungen an der Nervenmembran; sie sind nicht neurotoxisch. Die Erkenntnis, daß in der Entgiftung der insektiziden Pyrethroidester die mikrosomalen Monooxygenasen eine Schlüsselrolle spielen, wurde in die Praxis umgesetzt: Viele der kommerziell erhältlichen Produkte enthalten neben den Pyrethroidestern Piperonylbutoxid, einen Inhibitor der mikrosomalen Monooxygenasen. Dadurch werden in den Schädlingsorganismen die Entgiftungsreaktionen gehemmt und die insektizide Wirkung mehrfach erhöht.

Die Eliminationskurve der Pyrethroidester in Nagern zeigt einen für lipophile Verbindungen typischen biphasischen Verlauf mit Eliminationshalbwertszeiten in der ersten Phase im Stundenbereich und in der zweiten Phase im Bereich von Tagen oder wenigen Wochen. Dies entspricht auch der Organverteilung mit hohen Konzentrationen in Leber und Niere in der ersten Phase und relativ langer Nachweisbarkeit im Fettgewebe in der zweiten Phase. Die Pyrethroidkonzentrationen in anderen Organen einschließlich des Gehirns liegen in der zweiten Phase unter der Nachweisgrenze.

Im Plasma findet man für die verschiedenen Verbindungen Eliminationshalbwertszeiten zwischen sieben und 55 Stunden, im Fett zwischen 17 Stunden und 30 Tagen. Obwohl die Halbwertszeiten eindeutig kürzer sind als zum Beispiel die von DDT (ein Jahr), bringen die Pyrethroide – wie auch andere lipophilen Verbindungen – die Gefahr der Anreicherung mit sich, wenn sie dem Organismus rascher zugeführt werden, als er sie eliminieren kann. Toxikokinetische Untersuchungen an freiwilligen Probanden zeigen, daß sich der menschliche Organismus ähnlich verhält wie die Labortiere. Die Plasmahalbwertszeiten betragen im Menschen zehn bis 20 Stunden. Innerhalb der ersten 24 Stunden wird ein großer Teil (43 bis 72 Prozent) der verabreichten Dosis ausgeschieden; die Ausscheidung erreicht binnen weniger Tage 80 bis 100 Prozent.

Wirkungsmechanismen und Toxizität. Die Toxizität der natürlichen und der chemisch dargestellten Pyrethroidester in Säugern ist vergleichsweise gering. Die LD_{50}-Werte der verschiedenen Verbindungen in der Ratte bewegen sich zwischen 100 und mehr als 5 000 mg/kg Körpergewicht. Bei allen untersuchten Arten üben Pyrethroide eine stark erregende Wirkung auf das Nervensystem aus. Alle Verbindungen verursachen eine Überempfindlichkeit gegenüber sensorischen Reizen. In Versuchstieren lassen sich bei Einwirkung von Pyrethroiden zwei unterschiedliche Syndrome beobachten (Tabelle 8.16).

Das T-Syndrom wird bei Typ-I-Pyrethroiden ohne Cyanogruppe (zum Beispiel Permethrin) beobachtet. Die vorherrschenden Symptome sind Ganzkörper-Tremor und Mißempfindungen. Das CS-Syndrom wird durch Typ-II-Cya-

Tabelle 8.16: Einteilung der insektiziden Pyrethroidester auf der Basis ihrer neurotoxischen Wirkungen in der Ratte

Struktur		neurotoxisches Syndrom	Beispiele
Typ I	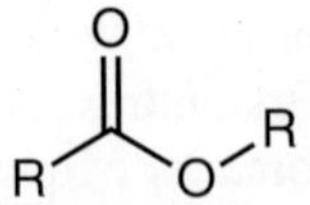	T-Syndrom: Ganzkörper-Tremor	Permethrin Allerthrin
Typ II	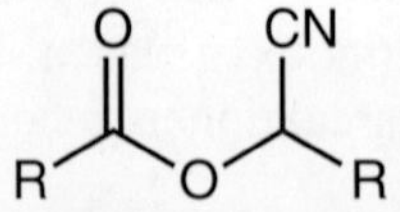	CS-Syndrom: Choreoathetose (bizarr erhöhter Muskeltonus), erhöhte Speichelproduktion	Cypermethrin Fenvalerat Fluvalinat

nopyrethroide (zum Beispiel Cypermethrin und Fenvalerat) verursacht. Die Tiere zeigen ein neurotoxisches Bild, das der beim Menschen vorkommenden Choreoathetose sehr ähnelt: Hyperkinese in Form serienweise auftretender Zuckungen und bizarr geschraubter Bewegungen bei gleichzeitig erhöhtem Tonus der Muskulatur. Hinzu kommt eine Überproduktion von Speichel.

Ähnlich wie die Organochlorverbindungen verzögern die Pyrethroide das Schließen des Natriumkanals an der Plasmamembran der Nervenzelle (siehe Abbildung 8.11). Damit wird der physiologische Ablauf der Repolarisation und der Aufbau eines ausreichend negativen Ruhemembranpotentials behindert. Es kommt zu ausgeprägten repetitiven Entladungen in Abwesenheit von Erregungssignalen oder bei normalerweise unterschwelligen Signalen. Am stärksten betroffen sind sensorische Nervenfasern, doch eine Übererregbarkeit wird auch in motorischen Nervenfasern und Fasern der Skelettmuskulatur beobachtet. Die Typ-II-Pyrethroide haben eine länger anhaltende Wirkung auf den Natriumkanal. Sie führen dadurch zu einer Dauererregung (Dauerdepolarisation) und zum Zusammenbruch der Signalfortleitung. Beide Typen verursachen außerdem eine Erhöhung der Calciumkonzentrationen im präsynaptischen Neuron durch Hemmung der calcium- und magnesiumabhängigen ATPase und des calciumbindenden Proteins Calmodulin. Dies bewirkt eine erhöhte Freisetzung von Neurotransmittern und eine verstärkte Depolarisation der postsynaptischen Membran. Schließlich verhindern die Pyrethroide den GABA-induzierten Chlorideinstrom. Damit kombinieren die Pyrethroide die Wirkungsmechanismen der insektiziden Organochlorverbindungen sowohl vom DDT-Typ als auch vom Cyclodien- und Cyclohexantyp.

Die Pyrethroide sind für den Menschen nur wenig toxisch. Wenn allerdings die Schutzbestimmungen – zum Beispiel Anwendung nur in Räumen mit ausreichender Belüftung – nicht eingehalten werden, kann es zu Vergiftungserscheinungen kommen.

Den Berichten zufolge lösen Pyrethroide auch beim Menschen Symptome aus, die für eine Übererregbarkeit des Nervensystems charakteristisch sind:

Brennen, Juckreiz, Spannungs- und Taubheitsgefühl sowie andere Mißempfindungen, welche vor allem im Gesichtsbereich besonders ausgeprägt sind. Nach oraler Aufnahme treten Schmerzen im Magen-Darm-Trakt und Erbrechen auf. Bei schweren Vergiftungen werden Zuckungen der Extremitätenmuskulatur und in Einzelfällen krampfartige Anfälle beobachtet.

Die Induktion von allergischen Symptomen in der Haut oder den Bronchien (asthmatische Anfälle) durch das natürliche Pyrethrumextrakt ist seit Jahrzehnten bekannt. Auch die synthetischen Verbindungen können beim Menschen verschiedene allergische Reaktionen hervorrufen, zum Beispiel Niesen, Bronchokonstriktion und Atemnot. In bisher allen wissenschaftlich dokumentierten Vergiftungsfällen klangen die Symptome nach einigen Tagen oder spätestens nach wenigen Wochen ab. Trotzdem haben sich in der letzten Zeit Berichte gehäuft, wonach Pyrethroide irreversible Schäden des Nervensystems beim Menschen verursachen können. Demnach wäre es möglich, daß sich bei kleinen aufeinanderfolgenden Dosen die toxischen Wirkungen kumulieren könnten. Aus dem molekularen Wirkungsmechanismus – stereoselektive Interaktion mit Rezeptormolekülen der Axonmembran – läßt sich eine Irreversibilität der Neurotoxizität von Pyrethroiden nicht ableiten. Auch epidemiologische Daten zeigen, daß sich die Symptome nach Vergiftungen stets spätestens nach wenigen Wochen zurückbilden. Bei sehr hohen, im letalen Bereich liegenden Dosierungen verursachen die Pyrethroide bei Ratten morphologische Veränderungen im Nervensystem, zum Beispiel axonale Schwellungen und Brüche, sowie eine Degeneration der Myelinscheide von peripheren Nerven. Auch diese pathologisch-anatomischen Veränderungen bilden sich nach mehreren Wochen zurück.

8.5.6 Herbizide

Unter den Pestiziden zeigen die Herbizide die höchste Zuwachsrate. Ein Grund dafür ist der intensive Monokulturanbau in der modernen Landwirtschaft, denn Monokulturen sowie auch die extensive Nutzung des Bodens fördern das Unkrautwachstum.

In der Praxis teilt man die Herbizide häufig nach dem Zeitpunkt des Einsatzes ein:

- *preplanting* Auftragen vor dem Säen
- *preemergent* Auftragen vor einem erwarteten Unkrautwachstum
- *postemergent* Auftragen nach dem Unkrautwachstum

Eine außerordentliche Vielzahl von Verbindungen wird zur Unkrautbekämpfung eingesetzt: Anilide, Benzonitrile, Bispyridiniumverbindungen, Carbamate, Thiocarbamate, Dithiocarbamate, Diazine, Triazine, Nitroverbindungen, Phenoxycarbonsäuren, Toluidine, Harnstoffderivate. Die Einteilung nach der chemischen Struktur ist wenig aussagefähig, weil Verbindungen mit grundsätzlich unterschiedlichen Strukturen den gleichen biologischen Effekt haben können. Ausschlaggebend sowohl für die Wirksamkeit in der Unkrautbekämpfung als auch für toxische Effekte im Menschen sind die Wirkungsmechanismen der Herbizide; einige wichtige sind in Tabelle 8.17 zusammengestellt.

Tabelle 8.17: Einteilung der Herbizide nach Wirkungsmechanismen

Mechanismus	Beispiele
Hemmung der Photosynthese	Harnstoffderivate Triazine Bispyridiniumverbindungen
Hemmung der Zellatmung durch Blockade des Elektronentransports	Dinitrophenole Halophenole
Hemmung der Wirkung des pflanzlichen Wachstumshormons Auxin	chlorierte Phenoxycarbonsäuren
Hemmung der Carotinoidsynthese	Hydrazine
Hemmung der Lipidsynthese	aliphatische Chlorcarbonsäuren
oxidativer Schaden	Natriumchlorat
unbekannter Mechanismus	Kupfersulfat Natriumborat Chlorthiamid

Mit Ausnahme der Bispyridiniumverbindungen (Paraquat und Diquat) ist die akute Toxizität der Herbizide auf den Menschen gering, weil die meisten über pflanzenspezifische Mechanismen wirken. Die Hauptproblematik liegt in der zunehmenden Umweltverschmutzung – vor allem des Trinkwassers – durch die langfristige Anwendung der zum Teil sehr persistenten Verbindungen.

Beispielhaft sollen hier für die herbiziden Acetanilide Alachlor und Metolachlor (Abbildung 8.22) die Befunde zum Risiko für den Menschen vorgestellt werden. Beide Verbindungen zeigen eine ausgesprochen geringe Toxizität in der Ratte. Nach oraler Verabreichung betragen die LD_{50}-Werte für Alachlor 1200 mg/kg und für Metolachlor 2780 mg/kg. Die herbiziden Acetanilide wurden Ende der sechziger Jahre in den amerikanischen und kanadischen Markt eingeführt. Nachträglich beurteilten die zuständigen Behörden die für die Registrierung durchgeführten Toxizitätsuntersuchungen im Tier als inadäquat. Die Verbindungen wurden aus diesem Grund erneut im Langzeittierversuch geprüft, und sowohl Alachlor als auch Metolachlor stellten sich als kanzerogen in Ratte und Maus heraus. Dies gab Anlaß zu einer genauen Prüfung der Umweltbelastung mit diesen Verbindungen. Im Brunnenwasser von Gebieten,

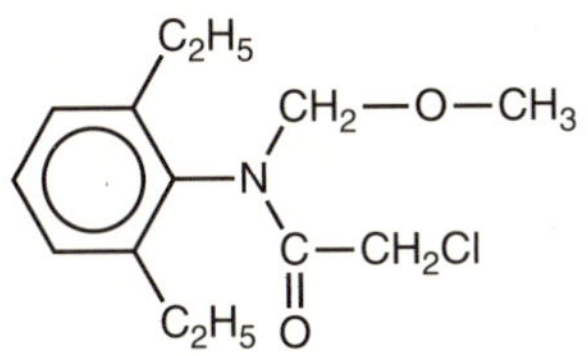

Alachlor

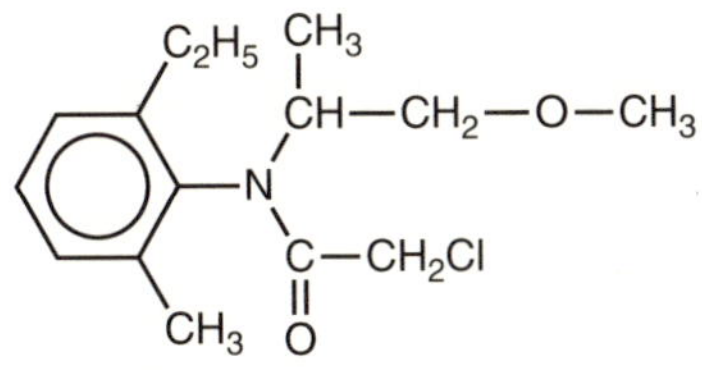

Metolachlor

8.22 Strukturformeln von Alachlor [2-Chlor-2′,6′-diethyl-*N*-(methoxymethyl)acetanilid] und Metolachlor [2-Chlor-6′-ethyl-*N*-(2-methoxy-1-methylethyl)-acet-*o*-toluidid].

in denen Alachlor und Metolachlor als Pflanzenschutzmittel im Einsatz waren, fanden sich Konzentrationen im Mikrogrammbereich (pro Liter). Das dadurch möglicherweise gegebene Krebsrisiko für die Allgemeinbevölkerung aufgrund der – unfreiwilligen – Dauerbelastung mit zwei kanzerogenen Stoffen führte zum Anwendungsverbot für Alachlor und Metolachlor.

Toxikologisch verdienen unter den gängigen Herbiziden die im folgenden behandelten chlorierten Phenoxycarbonsäuren sowie die Bispyridiniumverbindungen Paraquat und Diquat besondere Aufmerksamkeit.

Chlorierte Phenoxycarbonsäuren: 2,4-Di- und 2,4,5-Trichlorphenoxyessigsäure. 2,4-Di- und 2,4,5-Trichlorphenoxyessigsäure (Abbildung 8.23) wurden in den vierziger Jahren als Unkrautbekämpfungsmittel entwickelt. Sie hemmen die wachstumsstimulierende Wirkung des pflanzlichen Hormons Auxin (Indolyl-3-Essigsäure). Breitblättrige Pflanzen sind besonders empfindlich gegenüber den chlorierten Phenoxycarbonsäuren. Dies veranlaßte den Einsatz der Verbindungen zur Entlaubung größerer Baumbestände zu kriegerischen Zwecken. Das im Vietnamkrieg eingesetzte *Agent Orange* war ein 1:1-Gemisch aus den Butylestern der 2,4-Di- und 2,4,5-Trichlorphenoxyessigsäure.

Die Toxizität für den Menschen ist vergleichsweise gering. Bei oraler Aufnahme treten ab 50 mg/kg Müdigkeit, Kopf- und Muskelschmerzen und Diarrhö auf. Ab 300 mg/kg können Schäden in Niere, Leber, Lunge und Nervensystem induziert werden. Bei beruflich gegenüber diesen Verbindungen exponierten Personen sind in früheren Jahrzehnten mehrfach Fälle von Kontaktdermatitis – *chemical worker chloracne* – beobachtet worden. Nach einem größeren Unfall 1949 in einer Produktionsstätte für 2,4,5-Trichlorphenoxyessigsäure in West Virginia trat die Chlorakne zum Beispiel bei ungefähr 50 Prozent der exponierten Arbeiter auf. Die tatsächliche Ursache der Kontaktdermatitis wie auch der Teratogenität (Nierenmißbildungen, Gaumenspalten), die sich im Tierversuch bei der Exposition gegenüber 2,4,5-Trichlorphenoxyessigsäure zeigte, liegt nicht in der Substanz selbst, sondern im Synthesebeiprodukt 2,3,7,8-Tetrachlordibenzodioxin (TCDD). Das 2,4,5-Trichlorphenoxyessigsäure-Präparat, das in den Teratogenitätsstudien zu Mißbildungen führte, ent-

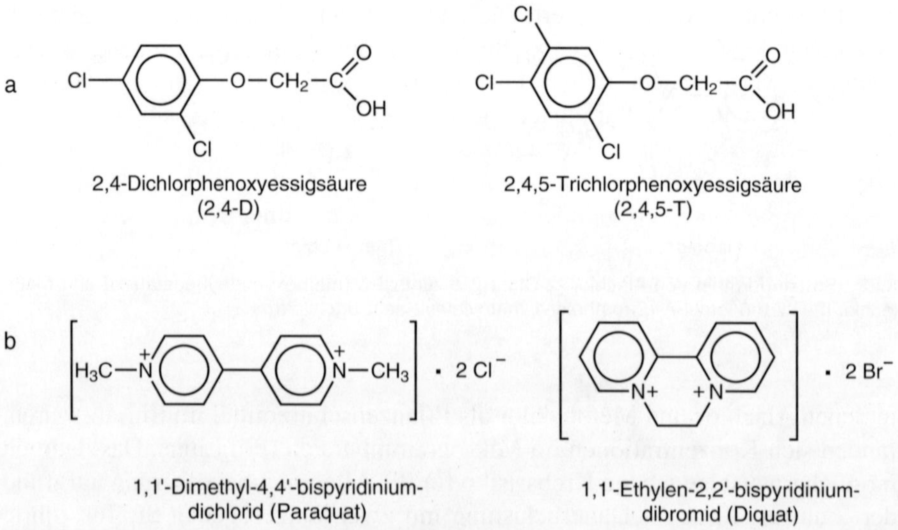

8.23 Als Herbizide genutzte chlorierte Phenoxycarbonsäuren (a) und Bispyridiniumverbindungen (b).

hielt zum Beispiel 30 μg/g TCDD (siehe Abschnitt 8.3.1). Auch das im Vietnamkrieg eingesetzte *Agent Orange* (bis 1971 insgesamt ungefähr 45×10^6 Liter) war stark mit TCDD kontaminiert (Konzentrationen bis zu 47 μg/kg). Trotz der Exposition größerer Kollektive sind schwerwiegende Gesundheitsschäden bisher nicht nachgewiesen worden. Polychlorierte Dibenzodioxine und Dibenzofurane (vor allem die hexa-, hepta- und octachlorierten Verbindungen) wurden mehrfach als Verunreinigungen in dem früher sehr breit angewendeten Holzschutzmittel Pentachlorphenol gefunden (siehe weiter unten). Für 2,4-Di- und 2,4,5-Trichlorphenoxyessigsäure besteht heute in der Bundesrepublik Deutschland ein vollständiges Anwendungsverbot.

Bispyridiniumverbindungen: Paraquat und Diquat. Paraquat und Diquat (Abbildung 8.23) sind sehr wirksame Kontaktherbizide. Die stark basischen Verbindungen bilden radikalische Zwischenstufen und hemmen dadurch die Photosynthese. Paraquat wurde schon 1882 synthetisiert, seine potente herbizide Wirkung jedoch erst 1959 entdeckt. Mit seinem Einsatz gewann man auch Erkenntnisse über die akuten toxischen Wirkungen von Paraquat und dem strukturverwandten Diquat im Menschen. Bei Kontamination der Haut entstehen mit einer Latenzzeit von mehreren Stunden schmerzfreie Blasen. Bei oraler Aufnahme sind eine schwere Gastroenteritis und Durchfall die ersten Symptome. Nach drei bis acht Tagen kommen Leber- und Nierenschäden hinzu. Der Hauptangriffsort der Bispyridiniumverbindungen ist jedoch die Lunge. Mit einer Latenzzeit von zehn bis 14 Tagen nach oraler Aufnahme treten Lungenschäden auf; die Bronchiolen und Alveolen werden zunehmend von fibrösem Gewebe blockiert. Diese als *Bronchiolitis obliterans* bezeichnete Krankheit kann durch massive Beeinträchtigung der Atmung den Tod des Patienten verursachen. In der Fachliteratur existieren mittlerweile mehrere hundert Berichte über Paraquatvergiftungen mit tödlichem Ausgang. Die lungentoxische Wirkung von Paraquat beruht auf einer durch aktive Transportmechanismen vermittelten Anreicherung in der Lunge.

Als kationische Verbindungen werden Paraquat und Diquat an Bodenbestandteile adsorbiert. In dieser Form sind sie sehr persistent in der Umwelt; die Halbwertszeiten dürften sechs bis sieben Jahre betragen. Im Gegensatz zu den Organochlorverbindungen sind die Bispyridiniumverbindungen nicht flüchtig und können aus diesem Grund nicht über die Atmosphäre auf der Erdoberfläche verteilt werden. Außerdem ist die Bindung an die Bodenbestandteile so stabil, daß kaum eine Gefahr der Gewässerkontamination besteht.

8.5.7 Fungizide

Eine außerordentlich breite Palette von Stoffen fand im Laufe der letzten Jahrzehnte Verwendung als Fungizide in der Landwirtschaft und im Haushalt: Schwefel und Kupfersulfat, Pentachlorphenol und Hexachlorbenzol, Chloralkylthiodicarboximide, Thiabendazol und Derivate der Dithiocarbamidsäure (Abbildung 8.24). Die meisten dieser Verbindungen zeigen eine geringe akute Toxizität auf den Säugerorganismus; die LD_{50}-Werte in der Ratte liegen zwischen 800 und 10 000 mg/kg. Da Fungizide zur Mikrobenbekämpfung entwickelt wurden, sind sie erwartungsgemäß in mikrobiellen Tests auf Gentoxizität häufig positiv. Langzeittierversuche auf krebserzeugende Wirkungen hat man bei vielen Fungiziden zum Zeitpunkt der Markteinführung vor 30 oder 40 Jahren nicht durchgeführt. In nachträglich vorgenommenen Untersuchungen nach den aktuellen Richtlinien stellen sich die meisten dieser Verbindungen als kanzerogen im Tier heraus. Viele Studien laufen noch oder sind gerade abgeschlossen; manche Verbindungen werden aus dem Verkehr gezogen oder es gibt intensive Diskussionen darüber. Als Beispiel sollen hier kurz die neuen Ergebnisse der Langzeittierversuche mit Chloralkylthiodicarboximiden dargestellt werden, die breiten Einsatz im Pflanzen- und Ernteschutz finden. Alle drei untersuchten Verbindungen Captan, Folpet und Captafol (Abbildung 8.24) erwiesen sich sowohl in der Ratte als auch in der Maus als kanzerogen. Sie erhöhten die Häufigkeit von Tumoren des Magen-Darm-Traktes, des lymphatischen Systems, des Gefäßsystems, der Niere, der Leber und der Gebärmutter. Diese neuen Erkenntnisse werden sich vermutlich auf die zukünftige Anwendung der Verbindungen auswirken.

Pentachlorphenol. Pentachlorphenol (Abbildung 8.24) war bis vor ungefähr 15 Jahren das am meisten verwendete Fungizid. Zu den wichtigsten Anwendungsbereichen zählten der Holz- und Bautenschutz und die Schnittholzbe-

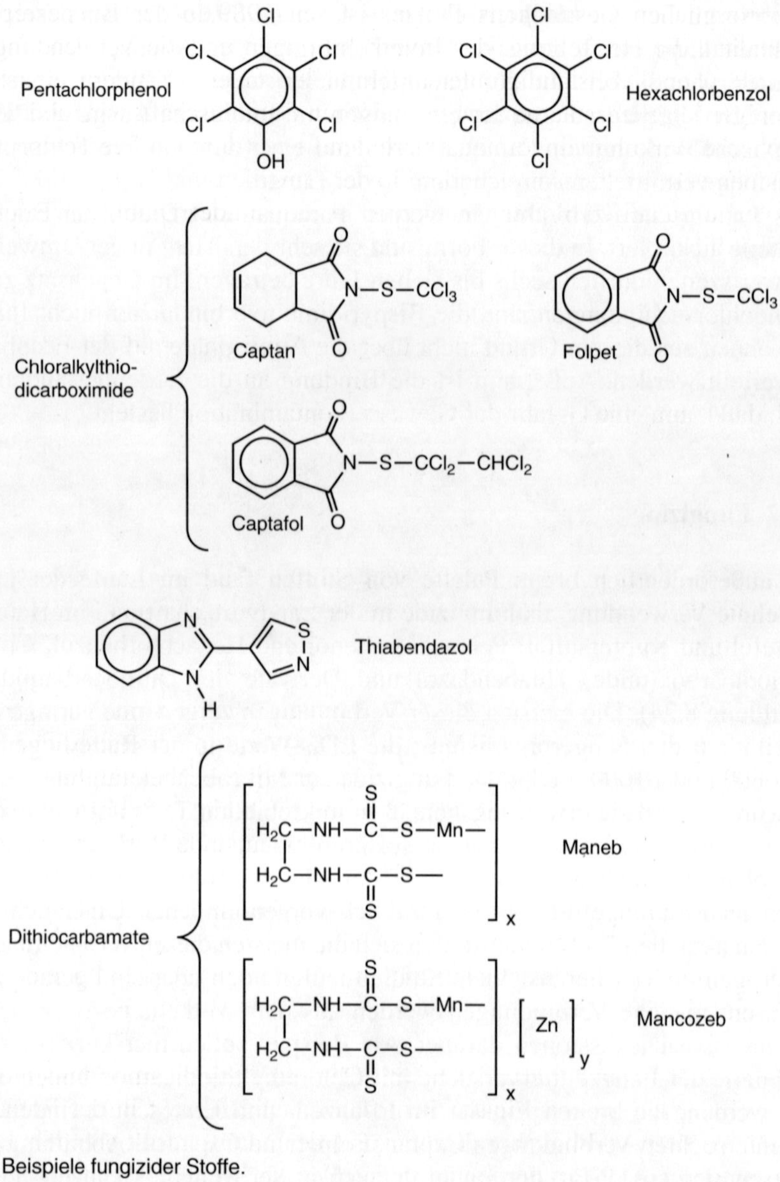

8.24 Beispiele fungizider Stoffe.

handlung. Pentachlorphenol wurde aber auch bei der Textil- und Lederimprägnierung sowie in der Zellstoff-, Papier- und Pappeindustrie eingesetzt. Die toxischen Wirkungen bei unsachgemäßem Gebrauch am Arbeitsplatz waren zwar seit langem bekannt, doch man nahm an, daß bei der Anwendung im Holzschutz keine Gesundheitsgefährdung auftritt; eine nennenswerte Freisetzung von Pentachlorphenol oder den in technischem Pentachlorphenol enthaltenen Dioxinverunreinigungen hielt man für unwahrscheinlich. Aus Gründen des vorsorglichen Gesundheitsschutzes ist seit 1989 in der Bundesrepublik Deutschland die Herstellung, das Inverkehrbringen und die Verwendung von Pentachlorphenol vollständig untersagt. In vielen anderen Ländern, einschließlich einiger Mitgliedsstaaten der Europäischen Gemeinschaft, wird aber Pentachlorphenol weiterhin eingesetzt. Durch den Import von mit Pentachlorphenol behandelten Produkten, insbesondere Leder, Textilien und Holz, ist damit ein nicht genau quantifizierbarer Neueintrag in die Bundesrepublik Deutschland unvermeidlich.

Herstellung und Verunreinigungen. Industriell wird Pentachlorphenol entweder durch direkte Chlorierung von Phenolen in flüssiger Phase oder durch alkalische Hydrolyse von Hexachlorbenzol hergestellt. Technisches, aber auch gereinigtes Pentachlorphenol enthält eine Reihe von Verunreinigungen, darunter nicht vollständig chlorierte Phenole, Phenoxybenzole und Chlorbenzole. Toxikologisch am wichtigsten sind die polychlorierten Dioxine und Furane. In Pentachlorphenol finden sich vor allem die Hexa-, Hepta- und Octa-Kongeneren. Art und Menge der Verunreinigungen schwanken stark. Ein wesentlicher Teil der heute allgegenwärtigen Umweltbelastung mit Dioxinen und Furanen ist auf die breite Anwendung von pentachlorphenolhaltigen Fungiziden zurückzuführen.

Toxikokinetik. Pentachlorphenol wird oral, pulmonal und percutan sehr gut resorbiert, die Plasmaeiweißbindung beträgt 90 bis 96 Prozent. In der Leber wird der überwiegende Teil (bei chronischer Exposition ungefähr 60 Prozent) glucuronidiert. Weitere oxidativ entstehende Metaboliten sind Tri- und Tetrachlorhydrochinon. Im Fettgewebe findet man auch den Ester Palmitoyl-Pentachlorphenol, der zur Retention der Ausgangssubstanz im Körper beiträgt. Die in der Literatur veröffentlichten Eliminationshalbwertszeiten überdecken einen Bereich von 30 Stunden bis 20 Tagen, bei der chronischen Exposition dürften beim Menschen Halbwertszeiten zwischen zehn und 20 Tagen realistisch sein.

Wirkungsmechanismus und Toxizität. Der Wirkungungsmechanismus der akuten Toxizität von gereinigtem Pentachlorphenol besteht in der Entkoppelung der oxidativen Phosphorylierung und der daraus resultierenden Beeinträchtigung der ATP-Produktion in der Zelle. Als weitere Mechanismen der akuten Toxizität werden eine membranschädigende Wirkung sowie die Hemmung der Proteinbiosynthese diskutiert.

Bei oraler Verabreichung liegt der LD_{50}-Wert bei den verschiedenen Tierarten zwischen 20 und 200 mg/kg. Bei chronischer Verabreichung erwies sich technisches Pentachlorphenol als ungefähr drei- bis fünfmal toxischer als die reine Substanz, höchstwahrscheinlich wegen des höheren Gehalts an hochtoxischen Verunreinigungen. Im Tierversuch führte die chronische Exposition zu Anämie und Leberschäden sowie zu einer Enzyminduktion. Zusätzlich war eine dosisabhängige, signifikante Zunahme von Lebertumoren und Hämangiosarkomen (Gefäßtumoren) zu verzeichnen. Da diese Langzeittierversuche nur mit technischem Pentachlorphenol durchgeführt wurden, läßt sich die Frage nach dem tatsächlichen Kanzerogen (Pentachlorphenol oder Verunreinigungen oder beides) nicht beantworten. Die Beobachtungen zur akuten und chronischen Toxizität beim Menschen beruhen ebenfalls auf Expositionen gegenüber technischem Pentachlorphenol. Häufig treten auch Mischexpositionen mit anderen Pestiziden auf; im Holzschutz wurde zum Beispiel Pentachlorphenol vielfach in Kombination mit 2,4,5-Trichlorphenoxyessigsäure eingesetzt. Daher ist in den meisten Fällen eine eindeutige Zuordnung der Gesundheitsschäden bei Pentachlorphenolexpositionen nicht möglich.

Bei der akuten Vergiftung kommt es zu Kreislauf- und Stoffwechselstörungen, sowie zu Schleimhaut- und Hautschäden einschließlich Chlorakne. Zahlreiche akute gewerbliche Vergiftungen sind im internationalen Schrifttum registriert, darunter einige mit letalem Ausgang. Chronische Exposition gegenüber Pentachlorphenolstäuben und -dämpfen am Arbeitsplatz führte zu schmerzhaften Schleimhautschädigungen, Hautausschlägen und Chlorakne, Leber- und Nierenfunktionsstörungen, Blutbildveränderungen und möglicherweise zu einer Beeinträchtigung des Immunsystems. Eine Erhöhung der Krebsinzidenz beim Menschen durch Pentachlorphenolexposition ist zwar wiederholt diskutiert, jedoch bisher nicht eindeutig durch Daten belegt worden.

In den letzten 15 Jahren häuften sich Berichte, insbesondere in der Tagespresse, über „chronische Holzschutzmittelvergiftungen" bei Pentachlorphenolexposition im häuslichen Bereich. Die häufig als „Holzschutzmittelsyndrom" bezeichneten Beschwerden lassen sich als unspezifisches „Erschöpfungs- und Ermüdungssyndrom" zusammenfassen: Müdigkeit, Appetitlosigkeit, Leistungs- und Konzentrationsschwäche, Muskelschwäche, Nerven- und Kopfschmerzen, Hautausschläge und Haarausfall. Ein Zusammenhang zwischen den Gesundheitsstörungen und der inneren Pentachlorphenolbelastung (zum Beispiel Konzentrationen im Urin) war nicht nachweisbar, so daß sich die Möglichkeit nicht ausschließen läßt, daß zumindest ein Teil der Beschwerden durch die Dioxin- und sonstigen Verunreinigungen verursacht wurde. Damit kann das „Holzschutzmittelsyndrom" als nicht wissenschaftlich belegt angesehen werden. Andererseits ließ sich in einigen Fällen durch eine Unterbrechung der Exposition über mehrere Wochen eine Besserung erkennen, die nach Wiederaufnahme der Exposition rückläufig war.

Die mittleren Konzentrationen von Pentachlorphenol in der Innenraumluft nach Aufbringung von Holzschutzmitteln lagen bei ungefähr 5 $\mu g/m^3$, während in unbelasteten Räumen meistens Konzentrationen unter 0,1 $\mu g/m^3$ gemessen wurden. Direkt im Anschluß an die Holzschutzbehandlung war der Luftgehalt von Pentachlorphenol zum Teil höher als 25 $\mu g/m^3$ und damit vergleichbar der Exposition am Arbeitsplatz. Auch im Hausstaub sowie in Textilien und Lebensmitteln aus Häusern mit pentachlorphenolbehandeltem Holz wurden eindeutig erhöhte Konzentrationen nachgewiesen.

8.5.8 Rodentizide

Viele Wirbeltierarten, zum Beispiel Ratten, Mäuse, Fledermäuse oder auch Stinktiere, können in bestimmten Situationen zu Schädlingen in Landwirtschaft und Haushalt werden. Ratten und Mäuse können zusätzlich als Überträger menschlicher Erkrankungen eine besondere Gefährdung darstellen. In der Vergangenheit wurden neben dem klassischen Rodentizid Strychnin eine Vielzahl anorganischer Verbindungen als Rodentizide eingesetzt; von diesen haben nur noch das Thalliumsulfat und das Zinkphosphid eine praktische Bedeutung. Aufgrund ihrer geringeren Toxizität und ihrer Wirksamkeit in Nagern verwendet man heutzutage meist gerinnungshemmende Hydroxycumarin- und Indandionderivate zur Bekämpfung von Nagern.

Zinkphosphid. Zinkphosphid (Abbildung 8.25) hat einen unangenehmen Fischgeruch und entwickelt unter Einwirkung von Feuchtigkeit Phosphorwasserstoff, den für die toxischen Wirkungen verantwortlichen Metaboliten. Es ist in verschiedenen Produkten zur Nagetier- und Kornkäferbekämpfung (Phosphid-Getreide, Phosphid-Kornkäfer-Begasungspräparate, Phosphid-Pa-

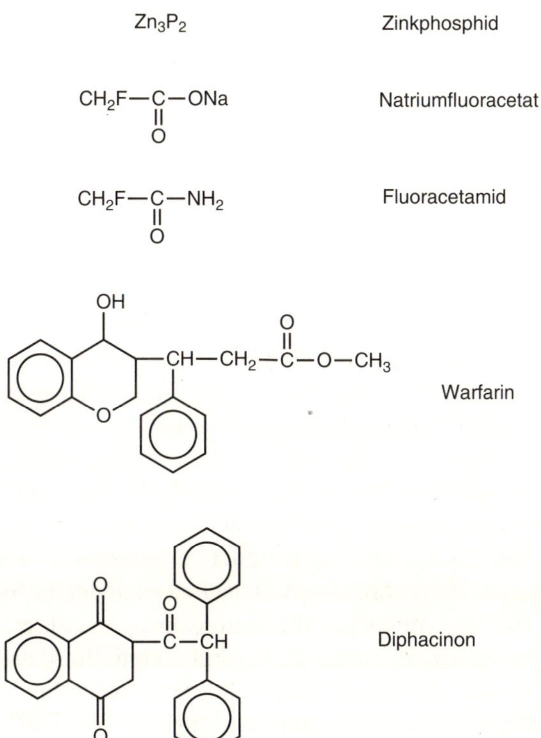

8.25 Strukturformeln verschiedener anorganischer und organischer Rodentizide.

ste, Phosphid-Pulver) enthalten. Unfallbedingte Vergiftungen sind im Erwachsenenalter relativ selten, sie stellen jedoch ein Problem im Kindesalter dar, vor allem in Entwicklungsländern, wo Zinkphosphid als kostengünstiges und sehr wirksames Rodentizid breite Anwendung findet.

Nach oraler Aufnahme überwiegen zunächst toxische Symptome des Magen-Darm-Traktes (Schmerzen, Erbrechen und Durchfälle). Der Patient hat einen charakteristischen Knoblauchmundgeruch. Nach Durchlauf eines symptomarmen Intervalls kommt es nach mehreren Stunden bis Tagen zu inneren Blutungen, Vergrößerung der Leber mit zunehmender Gelbsucht, Krämpfen und Bewußtseinsstörungen. Der Tod kann beim Erwachsenen nach Aufnahme von 4 000 bis 5 000 mg Zinkphosphid in den ersten Tagen durch Herz-Kreislauf-Versagen, später aufgrund des ausgeprägten Leberschadens im Leberkoma auftreten.

Natriumfluoracetat und Fluoracetamid. Der Wirkungsmechanismus von Natriumfluoracetat und Fluoracetamid (Abbildung 8.25) beruht auf der Hemmung der Aconitase, eines wichtigen Enzyms des Krebszyklus. Fluoracetat kann anstelle von Acetat in diesen Zyklus eintreten und wird dabei zu Fluorcitrat metabolisiert (siehe Exkurs 3.3). Dadurch werden der energieliefernde oxidative Abbau von Kohlenhydraten, Fetten und Proteinen sowie die Zellatmung gehemmt.

Die letale Dosis für den Menschen schätzt man auf ungefähr zwei bis 20 mg/kg Körpergewicht. Die vorherrschenden Symptome der Vergiftung bestehen in Störungen des Herz-Kreislauf-Systems (Herzrhythmusstörungen, Blutdruckabfall mit nachfolgendem Nierenversagen) sowie des zentralen Nervensystems (Krämpfe, Bewußtseinsstörung und Koma).

Warfarin und andere gerinnungshemmende Substanzen (Antikoagulantien). Antikoagulantien sind heute aufgrund ihrer geringen Toxizität im Menschen und ihrer Wirksamkeit in Nagern die am häufigsten angewandten Rodentizide. Eingesetzt werden 4-Hydroxycumarinderivate (Warfarin) sowie Brodifacoum- und Indandionderivate (Chlophacinon, Diphacinon, Abbildung 8.25). Die kommerziell erhältlichen Köder enthalten zum Beispiel Warfarin in Konzentrationen zwischen 0,025 und 0,5 Prozent. Die Antikoagulantien hemmen die Synthese der Vitamin-K-abhängigen Gerinnungsfaktoren im Plasma und in der Leber und beeinträchtigen dadurch die Bildung von Thrombin und sekundär auch von Fibrin. Die verschiedenen Vitamin-K-abhängigen Gerinnungsfaktoren haben Halbwertszeiten zwischen sechs und 60 Stunden. Da die rodentiziden Antikoagulantien nur die Neusynthese beeinträchtigen und nicht die im Blut vorhandenen Gerinnungsfaktoren zerstören, dauert es im Schnitt ein bis drei Tage bis zum Auftreten einer Hypothrombinämie und innerer Blutungen. Eine einmalige Aufnahme von Warfarin bleibt meist ohne Folgen; sowohl für die rodentizide Wirkung als auch für die Giftwirkung im Menschen ist eine mehrmalige Aufnahme erforderlich. Eine Ausnahme stellt das langwirksame Antikoagulans Brodifacoum dar. Während die Eliminationshalbwertszeit von Warfarin im Menschen 37 bis 42 Stunden beträgt, halten die Effekte von Brodifacoum auf die Blutgerinnung bis zu 50 Tage lang an. Hinzu kommt, daß Brodifacoum auf molekularer Basis 100mal stärker wirksam ist als Warfarin, so daß wiederholt Vergiftungen beim Menschen nach einmaliger Einnahme von Brodifacoum registriert wurden. Die Vergiftung ist gekennzeichnet durch Blutungen in den Schleimhäuten der Atemwege, des Magen-Darm-Traktes und des Urogenitaltraktes sowie in Gelenken und im Gehirn. Bei Vergiftungen mit Warfarin klingen die Symptome vier bis fünf Tage nach der letzten Einnahme ab, während die Blutungen durch die langwirksamen Antikoagulantien mehrere Wochen bis Monate andauern können.

Neben den allgemeinen intensivmedizinischen Maßnahmen zur Verhinderung einer weiteren Resorption beinhaltet die spezifische Therapie (Tabelle 8.18) je nach Schweregrad der Vergiftung die Gabe von Vitamin K (Phytomenadion) oder von hitzeinaktivierten Gerinnungsfaktoren (zum Beispiel Prothrombinkomplexkonzentrat).

Tabelle 8.18: Therapie der Vergiftung mit Warfarin und anderen rodentiziden Antikoagulantien

Allgemeinmaßnahmen (wenn letzte Einnahme weniger als drei Stunden zurückliegt)	spezifische Maßnahmen
Aktivkohle, Abführmittel bei Einnahme größerer Mengen: Induktion von Erbrechen und Magenspülung	Applikation von Vitamin K: Phytomenadion oral oder subcutan, in schweren Fällen intravenös. Wirkung setzt frühestens nach 12 Stunden ein, daher bei schweren Blutungen Verabreichung von Vitamin-K-abhängigen Gerinnungsfaktoren: Prothrombinkonzentrat zur intravenösen Injektion

Weiterführende Literatur

Andrews, L. S.; Snyder, R. *Toxic Effects of Solvent and Vapors*. In: Amdur, M. O.; Doull, J.; Klaassen, C. D. (Hrsg.) *Casarett and Doull's Toxicology. The Basic Science of Poisons*. New York (Pergamon Press) 1991. S. 681–722.

Appel, K. E. *Polybromierte Dibenzodioxine und Dibenzofurane – Toxikologische Beurteilung*. In: *Bundesgesundheitsbl.* 10 (1991) S. 460–469.

Appel, K. E.; Gericke, S. *Zur Neurotoxizität und Toxikokinetik von Pyrethroiden*. In: *Bundesgesundheitsbl.* 6 (1993) S. 219–228.

BGA-Dioxin *Dioxine und Furane – ihr Einfluß auf Umwelt und Gesundheit.* In: *Bundesgesundheitsbl.* Sonderheft (1993) S. 3–14.

Bruckner, J. V.; Davis, B. D.; Blancato, J. N. *Metabolism, Toxicity, and Carcinogenicity of Trichloroethylene*. In: *Crit. Rev. Toxicol.* 20 (1989) S. 31–50.

Cikryt, P. *Dioxine: Wirkungsmechanismen und Risiken*. In: *Nachr. Chem. Tech. Lab.* 39 (1991) S. 1405–1406.

Clarkson, T. W. *Molecular and Ionic Mimicry of Toxic Metals*. In: *Ann. Rev. Pharmacol. Toxicol.* 33 (1993) S. 545–571.

Clausen, N. E. *Anwendung von Pflanzenschutzmitteln. Teil I: Ökonomische Begründung*. In: *UWSF-Z. Umweltchem. Ökotox.* 3 (1991) S. 155–166.

Ecobichon, D. J. *Toxic Effects of Pesticides*. In: Amdur, M. O.; Doull, J.; Klaassen, C. D. (Hrsg.) *Casarett and Doull's Toxicology. The Basic Science of Poisons*. New York (Pergamon Press) (1991) S. 565–622.

Forget, G. *Pesticides and the Third World*. In: *J. Toxicol. Environ. Hlth* 32 (1991) S. 11–31.

Fowler, B. A. *Mechanisms of Kidney Cell Injury from Metals*. In: *Environ. Hlth Perspect.* 100 (1992) S. 57–63.

Gossel, T. A.; Bricker, O. J. (Hrsg.) *Principles of Clinical Toxicology*. New York (Raven Press) 1989.

Haus, R.; Hubner, H. *Festsetzung von Höchstmengen für Pflanzenschutzmittelrückstände in/auf Lebensmitteln*. In: *Bundesgesundheitsbl.* 5 (1992) S. 246–250.

Heinzow, B. *Organische Verbindungen/Pentachlorphenol*. In: Wichmann, H. E.; Schlipköter, H. W.; Fülgraff, G. (Hrsg.) *Handbuch der Umweltmedizin*. Landsberg (ecomed) 1992 S. 1–19.

Henschler, D. *Wichtige Gifte und Vergiftungen*. In: Forth, W.; Henschler, D.; Rummel, W.; Starke, K. (Hrsg.) *Allgemeine und spezielle Pharmakologie und Toxikologie*. Mannheim (B.I. Wissenschaftsverlag) 1992 S. 747–815.

Kalf, G. F.; Post, G. B.; Snyder, R. *Solvent Toxicology: Recent Advances in the Toxicology of Benzene, the Glycol Ether, and Carbon Tetrachloride*. In: *Ann. Rev. Pharmacol. Toxicol.* 27 (1987) S. 399–427.

Quest, J. A.; Fenner-Crisp, P. A.; Burnam, W.; Copley, M.; Dearfield, K. L.; Hamernik, K. L.; Saunders, D. S.; Whiting, R. J.; Engler, R. *Evaluation of the Carcinogenic Potential of Pesticides. 4. Chloralkylthiodicarboximide Compounds with Fungicidal Activity*. In: *Reg. Toxicol. Pharmacol.* 17 (1993) S. 19–34.

Sax, N. I.; Lewis, R. J. (Hrsg.) *Dangerous Properties of Industrial Materials*. New York (Van Nostrand Reinhold) 1988.

Skerfving, S.; Nilsson, U. *Assessment of Accumulated Body Burden of Metals*. In: *Tox. Lett.* 64/65 (1992) S. 17–24.

Strubelt, O. (Hrsg.) *Gifte in unserer Umwelt. Toxische Gefahren von Arsen bis Zyankali*. Stuttgart (Deutsche Verlags-Anstalt) 1989.

Vijverberg, H. P. M.; Van den Berchen, J. *Neurotoxicological Effects and the Mode of Action of Pyrethroid Insecticides*. In: *Crit. Rev. Toxicol.* 21 (1990) S. 105–126.

Waalkes, M. P.; Coogan, T. P.; Barter, R. A. *Toxicological Principles of Metal Carcinogenesis with Special Emphasis on Cadmium*. In: *Crit. Rev. Toxicol.* 22 (1992) S. 175–201.

Wagner, H. M. *Winter- und Sommersmog – gesundheitliche Risiken*? In: *Bundesgesundheitsbl.* 4 (1991) S. 161–165.

Wedeen, R. P. *Heavy Metals*. In: Schrier, R. W.; Gottschalk, C. W. (Hrsg.) *Diseases of the Kidney*. Boston (Little, Brown & Co.) 1988. S. 1359–1376.

Witschi, H. *Responses of the Lung to Toxic Injury*. In: *Environ. Hlth Perspect.* 85 (1990) S. 5–13.

Zilberman, D.; Schmitz, A.; Casterline, G.; Lichtenberg, E.; Siebert, J. *The Economics of Pesticide Use and Regulation*. In: *Science* 253 (1991) S. 528–522.

9

Natürliche Gifte in Pflanzen und Tieren

Alkaloide • Pilzgifte • Botulinus-Toxin • Schlangengifte • Allergische Reaktionen • Krebserzeugende Naturstoffe in der Nahrung

Tiere und Pflanzen bestehen aus chemischen Stoffen, und ihre Stoffwechselvorgänge stellen chemische Reaktionen dar. Sie beherbergen eine Fülle natürlicher Giftstoffe, die in ihrer Toxizität an synthetische Gifte heranreichen und sie zum Teil sogar eindeutig übertreffen (siehe Tabelle 1.1). Einige wichtige Beispiele natürlicher Gifte werden im folgenden näher vorgestellt. Bei der Auswahl spielten die Häufigkeit der entsprechenden Vergiftungen in unseren Breitengraden, der Schweregrad der klinischen Symptomatik und/oder der besondere Wirkungsmechanismus der Giftstoffe eine Rolle.

9.1 Pflanzengifte

Giftwirkungen von Pflanzen sind schon sehr lange bekannt und Giftpflanzen wurden in der Vergangenheit für Mord, Selbstmord und kriegerische Zwecke eingesetzt. Ungewollte pflanzliche Vergiftungen sind heute in Zentraleuropa seltener als früher, denn die modernen Lebens- und Ernährungsgewohnheiten haben den Verzehr von wilden Früchten und Gemüse weitgehend überflüssig gemacht. Nach den Statistiken der Giftinformationszentren machen sie noch ungefähr zehn Prozent aller Vergiftungsfälle aus. Sie kommen besonders häufig bei Kindern vor, die aus Neugier Gartengewächse oder Zierpflanzen in Wohnungen verzehren.

9.1.1 Alkaloide

Alkaloide sind in Pflanzen sehr verbreitete Verbindungen mit heterozyklisch gebundenem Stickstoff, die normalerweise als Salze vorliegen. Aufgrund ihrer hochspezifischen Wirkungsmechanismen haben einige Vertreter dieser Gruppe im Laufe der Jahre experimentelle Verwendung in der Physiologie und in der Pharmakologie/Toxikologie gefunden.

Aconitin: Eisenhut. Die Giftigkeit des blauen Eisenhutes (*Aconitum napellus*) war schon in der Antike bekannt, und Extrakte der Pflanze wurden in der Vergangenheit nicht selten bei Giftmorden verwendet. Der blaue Eisenhut, der in vielen Gärten als Zierpflanze kultiviert wird, dürfte eine der giftigsten Pflanzen Europas sein. Der Hauptwirkstoff, das Terpen-Alkaloid Aconitin (Abbildung 9.1), ist für den Menschen in einer Dosis von drei bis sechs Milligramm (entspricht zwei bis 15 Gramm Eisenhutwurzel) tödlich. Früher setzte man Aconitin als homöopathisches Arzneimittel ein; weil dabei viele Vergiftungen auftraten, ist diese Anwendung heute verboten. Da die Pflanze brennend scharf schmeckt, sind Vergiftungen durch zufälligen Verzehr selten. In jüngster Zeit hat man Eisenhutwurzeln, wie zahlreiche andere Pflanzen und Kräuter auch, als Aufputschmittel ausprobiert; dadurch kam es zu Vergiftungen mit teilweise tödlichem Ausgang.

Aconitin wird sehr gut über die Schleimhäute resorbiert, und die Vergiftungserscheinungen beginnen bei Einnahme hoher Dosen schon nach wenigen Minuten. Die Symptome sind Taubheits- und Kältegefühle über den ganzen Körper, starke Schmerzen sowie Erbrechen, Magen-Darm-Koliken und Durchfall. Hohe Dosen können durch schwere Herzrhythmusstörungen oder Atemlähmung zum Tod führen. Der Wirkungsmechanismus beruht auf einer Veränderung der Natriumkanäle erregbarer Membranen und einer Verzögerung der Repolarisation und ähnelt damit dem der Organochlorpestizide (siehe Abschnitt 8.5). Ein spezifisches Antidot ist nicht verfügbar; die Therapie besteht in möglichst rascher Giftentfernung zur Verhinderung weiterer Resorption.

Tropan-Alkaloide: Tollkirsche, Stechapfel, Bilsenkraut. Die Blüten und/oder die Beeren einer Reihe von Pflanzen wie der Tollkirsche (*Atropa belladonna*), des Stechapfels (*Datura strammonium*) und des Bilsenkrautes (*Hyoscyamus niger*) enthalten ein Gemisch aus L-Hyoscyamin (das beim Trocknen der Pflanzen zu Atropin racemisiert) und L-Hyoscin (Scopolamin; Abbildung 9.1). Der Verzehr von drei bis vier Tollkirschen im Kindesalter beziehungsweise von zehn bis zwölf im Erwachsenenalter kann eine tödliche Vergiftung verursachen. Beide Alkaloide wirken als kompetitive Antagonisten von Acetylcholin an den Muskarinrezeptoren (siehe Abschnitt 3.2.2). Dieser Effekt wird bei Verwendung von Atropin als Arzneimittel ausgenutzt, zum Beispiel bei der Behandlung der durch Organophosphatinsektizide verursachten „inneren" Acetylcholinvergiftung (siehe Abschnitt 8.5.3). Pflanzen mit Atropin und

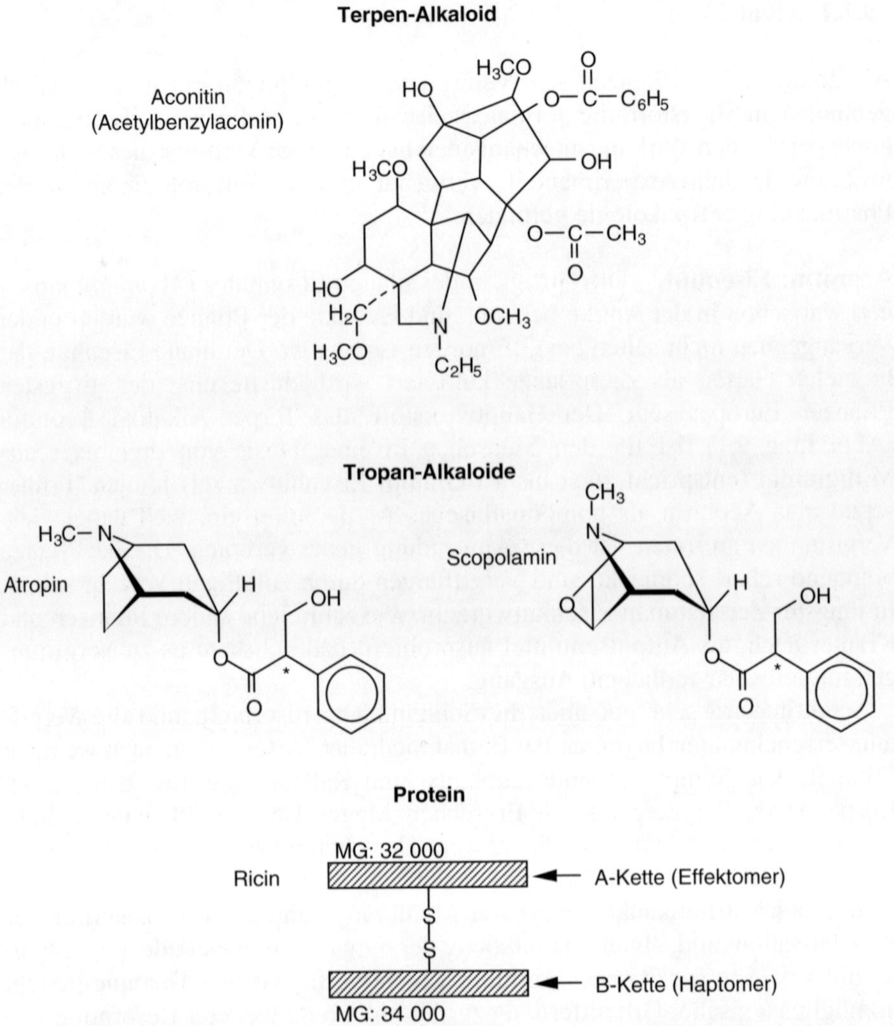

9.1 Strukturen einiger pflanzlicher Giftstoffe. Das Terpen-Alkaloid Aconitin ist der Hauptgiftstoff des blauen Eisenhutes. Die Tropan-Alkaloide Atropin und Scopolamin vermitteln die Giftigkeit der Tollkirsche, des Stechapfels und des Bilsenkrautes; * kennzeichnet das asymmetrische C-Atom der Tropansäure. Das im Ricinussamen vorkommende Ricin ist ein sehr potenter Inhibitor der zellulären Proteinsynthese.

ähnlichen Tropan-Alkaloiden wurden wegen ihrer halluzinogenen Wirkungen schon vor Jahrtausenden als Rauschgifte gebraucht, wie auch der Name Tollkirsche zum Ausdruck bringt. Tollkirsch- und Bilsenkrautextrakte verliehen zum Beispiel den Hexensalben halluzinogene Wirkungen, und Bilsenkrautsamen wurden dem Bier zugesetzt, um seine Wirkung zu verstärken.

Während sich die Effekte der beiden Alkaloide auf das **zentrale Nervensystem** grundsätzlich unterscheiden – Atropin hat eine zentral erregende, Scopolamin eine dämpfende Wirkung –, sind die Wirkungen auf das **periphere Nervensystem** mehr oder weniger gleich. Neben der extremen Mundtrockenheit, die ein frühes, zentrales Symptom dieser Vergiftung darstellt, kommt es zu Wärmestauung (Atropinfieber), Weitstellung der Pupillen (Mydriasis), Sehstörungen (verwaschenes Sehen, Blendungsgefühl), schnellem Puls und Harndrang sowie zu psychischen Veränderungen verschiedenster Art: lebhaften optischen Halluzinationen, Verwirrtheit, Desorientiertheit und bizarrem Verhalten wie Ansprechen von fiktiven Personen oder Benutzen von fiktiven Objekten.

Neben den allgemeinen intensivmedizinischen Maßnahmen umfaßt die Therapie die intravenöse Verabreichung eines spezifischen Antidots, nämlich des Acetylcholinesteraseinhibitors Physostigmin, der zu einer Erhöhung der Acetylcholinkonzentration im synaptischen Spalt führt und dadurch die Wirkung der Tropan-Alkaloide kompetitiv antagonisiert. Bei schweren Vergiftungen muß die Gabe mehrfach wiederholt werden.

9.1.2 Toxische Proteine

Ricin: Ricinussamen. Ricin, ein in den Samen der Ricinusstaude (*Ricinus communis*) enthaltenes Protein, kam vor einigen Jahren in die Schlagzeilen: 1978 wurde es vermutlich von der bulgarischen Geheimpolizei zur Ermordung eines Journalisten in London eingesetzt. Ricin besteht aus zwei Polypeptidketten, die über eine Disulfidbrücke miteinander verbunden sind (Abbildung 9.1). Die B-Kette (das sogenannte Haptomer) verankert das Protein an der Zelloberfläche und ermöglicht sein Einschleusen in die Zelle. Im weiteren Verlauf trennen sich die Ketten an der Disulfidbrücke voneinander, und die A-Kette (das Effektomer), eine hochspezifische *N*-Glucosidase, inaktiviert die Ribosomen und führt dadurch zur Unterbrechung der Proteinsynthese. Ein einziges Ricinmolekül soll ausreichen, um eine Zelle zu zerstören. Bei Kindern können etwa fünf, bei Erwachsenen 20 Samen eine Vergiftung mit tödlichem Ausgang verursachen. *Ricinus communis* wird in tropischen Regionen zur Gewinnung von Ricinusöl angepflanzt. Das Öl ist nicht giftig, da das Ricin in den Preßrückständen bleibt. Ricinusöl findet als Abführmittel Gebrauch, weil die darin enthaltene Ricinolsäure (12-Hydroxyölsäure) die Darmtätigkeit und den Gallefluß anregt.

Die Symptome der Ricinvergiftung stellen sich mit einer Latenz von mehreren Stunden bis zu zwei Tagen ein. Es kommt zu ausgedehnten Nekrosen in den Wänden des Magen-Darm-Traktes und dadurch zu massiven Blutungen; diese führen meistens nach drei bis vier Tagen zum Tode. Spezifische Antidote sind nicht verfügbar. Die wichtigste therapeutische Maßnahme besteht in der Entfernung des Giftes durch Auslösen von Erbrechen und Magenspülung.

9.1.3 Pilzgifte

Die häufigste Ursache von Pilzvergiftungen ist die Verwechslung von Giftpilzen mit ähnlich aussehenden Speisepilzen. Vergiftungen können auch auftreten, wenn Pilze absichtlich wegen rauscherzeugender Inhaltsstoffe verzehrt werden. Zahlreiche Pilzgifte sind bisher identifiziert und charakterisiert worden. In der Bundesrepublik werden jährlich ungefähr 50 Pilzvergiftungen mit tödlichem Ausgang registriert; mehr als 90 Prozent davon sind auf den Genuß von Knollenblätterpilzen zurückzuführen. Aus diesem Grund werden hier nur die Amanitine, die Hauptgifte der Knollenblätterpilze, näher vorgestellt. Eine Übersicht über andere Pilzgifte, aufgegliedert nach Wirkungsort und Wirkungsweise, findet sich in Tabelle 9.1; Abbildung 9.2 zeigt einige Strukturformeln.

Tabelle 9.1: Pilzgifte: Vorkommen, Wirkungsort und Wirkungsarten

Giftstoffe	Vorkommen	Wirkungsort / Wirkungsarten
Amanitine	Grüner Knollenblätterpilz (*Amanita phalloides*)	massive Brechdurchfälle, Leberversagen und Blutungen durch Mangel an Gerinnungsfaktoren aufgrund des Leberversagens, Leberkoma
Phenole Anthrachinone Terpene	Riesenrötling (*Rhodophyllus sinuatus*), Tigerritterling (*Tricholoma pardinum*), Weißer Giftchampignon (*Agaricus xanthoderma*)	lokale Reizwirkung auf den Magen-Darm-Trakt: Erbrechen, Koliken, Durchfall, Wasser- und Elektrolytverlust
Isoxazole (atypische Aminosäuren, Abbildung 9.2): Ibotensäure, Muscimol, Muscazon	Fliegenpilz (*Amanita muscaria*), Pantherpilz (*Amanita pantherina*)	zentralnervöse Wirkungen: Euphorie und Gangunsicherheit, (ähnlich wie beim Alkoholrausch), Halluzinationen, Schläfrigkeit, Koma
Muskarin (Abbildung 9.2)	Rißpilze (*Inocybe*-Arten), giftige Trichterlinge (*Clitocybe-Arten*)	acetylcholinartige Wirkungen: Schweißausbruch, Tränensekretion, Pupillenverengung, Bradykardie und Blutdruckabfall, Bronchospasmus, Magen-Darm-Koliken, Brechdurchfall

Amanitine: Knollenblätterpilz. Der hochgiftige Grüne Knollenblätterpilz (*Amanita phalloides*) wird häufig mit eßbaren Champignons, Täublingen oder Ritterlingen verwechselt. Charakteristisch für den Knollenblätterpilz sind die knollig verdickte Stielbasis, die oft tief im Boden steckt, und der manschettenartige Ring am oberen Ende des Stieles. Der Grüne Knollenblätterpilz enthällt eine Vielzahl von Toxinen. Für die starken Giftwirkungen auf den Menschen

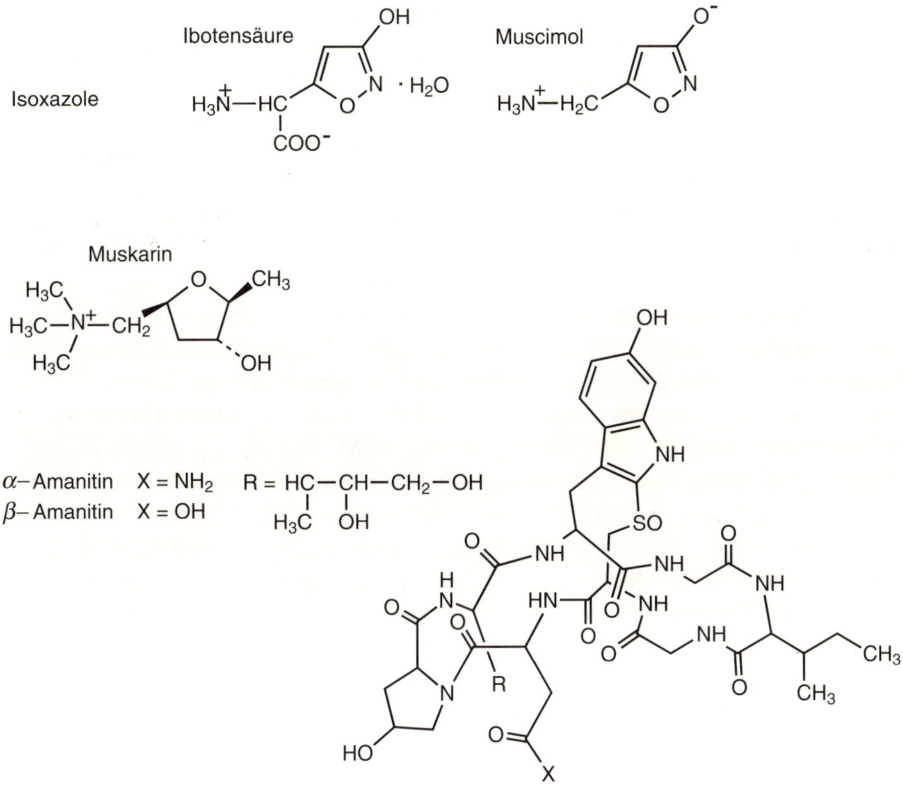

9.2 Strukturen einiger wichtiger Pilzgifte: Die Isoxazole (Ibotensäure und Muscimol) finden sich im Fliegen- und im Pantherpilz, Muskarin kommt in Rißpilzen und giftigen Trichterlingen vor. Die Amanitine sind die Hauptwirkstoffe des hochgiftigen grünen Knollenblätterpilzes, dessen Verzehr die häufigste Ursache von Pilzvergiftungen in der Bundesrepublik Deutschland ist.

sind hauptsächlich zwei Amatoxine verantwortlich, die hitzestabilen zyklischen Oktapeptide α- und β-Amanitin (Abbildung 9.2). Neben den Amanitinen finden sich im Grünen Knollenblätterpilz noch Phallotoxine (Hauptvertreter Phalloidin). Es ist jedoch nicht erwiesen, daß Phallotoxine resorbiert werden und zu dem schweren Vergiftungsbild beitragen.

Der molekulare Mechanismus der durch Amanitin induzierten Toxizität besteht in der Hemmung der RNA-Polymerase im Zellkern; es kommt zum Zusammenbruch der mRNA- und Proteinsynthese (siehe Abschnitt 3.1.8). Acht bis 24 Stunden nach dem Verzehr der giftigen Pilze stellen sich massive Brechdurchfälle ein, die ungefähr zwei Tage dauern. Im weiteren Verlauf wird häufig eine scheinbare Besserung für etwa einen Tag beobachtet; danach jedoch kommt es zu ausgedehnten Nekrosen in der Leber und in den Nierentubuli. In den meisten Fällen sind Leberversagen und Leberkoma sowie die daraus resultierenden Blutgerinnungsstörungen (vier wichtige Gerinnungsfaktoren werden in der Leber produziert) die Todesursache. Trotz der modernen intensivmedizinischen Maßnahmen beträgt die Mortalität bei Erwachsenen heute noch zehn bis 15 Prozent und bei kleinen Kindern bis zu 50 Prozent. Die durchschnittliche tödliche Amanitinmenge für den Menschen schätzt man auf 0,1 mg/kg Körpergewicht; das entspricht 50 Gramm Frischpilz für einen Erwachsenen mit 70 Kilogramm Körpergewicht beziehungsweise zehn Gramm für ein Kind von etwa 14 Kilogramm.

Aufgrund der langen Latenzzeit zwischen dem Pilzverzehr und dem Auftreten der ersten Symptome sind zum Zeitpunkt der Einweisung des Patienten in die Klinik die Zellschädigungen in vielen Fällen schon weit fortgeschritten und irreversibel; dies erschwert die Therapie und verschlechtert die Prognose. Hinzu kommt, daß der Giftgehalt der verschiedenen Knollenblätterpilze stark schwankt und kein direkter Zusammenhang zwischen den im Serum des Vergifteten bestimmten Amanitinspiegeln und dem klinischen Verlauf besteht.

Neben dem Auslösen von Erbrechen und der Magenspülung mit nachfolgender Verabreichung von Aktivkohle eignen sich zur Eliminationsbeschleunigung vor allem die forcierte Diurese und die provozierte Diarrhö mit Laxantien (Abführmitteln). Der Stellenwert der vielfach durchgeführten Hämoperfusion ist umstritten. Als Antidot wird in der Roten Liste (dem Arzneimittelverzeichnis des Bundesverbandes der Pharmazeutischen Industrie) Silibinin aufgeführt, ein Inhaltsstoff der Mariendistel (*Silybum marianum*). Silibinin bindet unspezifisch an Proteine der Plasmamembran und verhindert dadurch die Aufnahme der Amanitine in die Leberzelle; aus diesem Grund ist es nur wirksam wenn die Verabreichung innerhalb weniger Stunden nach Verzehr der Pilze erfolgen kann.

9.2 Bakterielle Toxine in Nahrungsmitteln

Viele Bakterien produzieren Toxine, die in die Umgebung abgegeben werden und Krankheitssymptome verursachen können. Wenn die Produktion dieser Stoffwechselgifte im Organismus stattfindet, spricht man von einer Infektionskrankheit. Die Therapie besteht in der Wachstumshemmung oder Abtötung der Erreger durch Antibiotika. Toxine können von Bakterien auch außerhalb des Organismus in Nahrungsmitteln produziert werden. Bei Verzehr solcher Nahrungsmittel kann es zu Vergiftungen kommen. Die häufigsten Nahrungsmittelvergiftungen werden durch Staphylokokken verursacht und sind auf unsachgemäße Herstellung und Lagerung von Nahrungsmitteln zurückzuführen. Daneben kommen auch Salmonellen als Ursache von Lebensmittelvergiftungen in Frage, wenn das Schlachtvieh infiziert ist oder Lebensmittel durch menschliche Salmonellenausscheider sekundär kontaminiert worden sind. Die Toxine der Staphylokokken und der Salmonellen verursachen gastroenteritische Symptome (Erbrechen und Durchfall), die durch erheblichen Wasser- und Elektrolytverlust zum Kreislaufkollaps führen können. Gelegentlich kommt es zu

Massenvergiftungen in Kantinen von Arbeitsstätten und Schulen, doch ein lebensbedrohlicher oder gar tödlicher Verlauf einer Staphylokokken- oder Salmonellenintoxikation ist die absolute Ausnahme – anders als bei dem ebenfalls in Lebensmitteln vorkommenden Botulinus-Toxin.

Botulinus-Toxin und Botulismus. Das Botulinus-Toxin ist eines der potentesten Gifte überhaupt. Sein LD_{50}-Wert beträgt ungefähr 0,01 μg/kg, weniger als 1 μg kann damit für den Menschen tödlich sein. Die Bakterien (*Clostridium botulinum*), die das Botulinus-Toxin produzieren, sind allgegenwärtige gasbildende Stäbchen. Günstige Bedingungen für ihr Wachstum und die Toxinproduktion sind Luftabschluß (anaerobe Bakterien) und ein eiweißhaltiges Milieu. Daher ist die Gefahr einer Vergiftung mit diesem Toxin beim Verzehr verdorbener eiweißhaltiger Konserven, die nicht sachgemäß sterilisiert wurden, besonders hoch. Ein aufgrund der bakteriellen Gasbildung gewölbter Deckel kann ein Warnhinweis sein, doch oft sind die kontaminierten Konserven und Nahrungsmittel unauffällig. In der Vergangenheit traten besonders häufig Vergiftungen durch hausgemachte Fleisch- und Bohnenkonserven auf. Weitere Vergiftungsquellen sind eingemachtes Gemüse und Obst und unzureichend geräucherte Fleischwaren. Da das Toxin hitzelabil ist, läßt sich die Intoxikation durch Erhitzen der Nahrungsmittel (zum Beispiel 15 Minuten auf 100°C) vermeiden.

Der molekulare Wirkungsmechanismus des Botulinus-Toxins besteht in der Hemmung der Acetylcholinfreisetzung aus der präsynaptischen Zelle (siehe Abschnitt 3.2.2) durch den in die Zelle eingeschleusten Giftstoff. Nach Verzehr des vergifteten Nahrungsmittels entwickeln sich mit einer Latenzzeit von durchschnittlich zwölf Stunden bis zwei Tagen Symptome, die an eine Atropinvergiftung errinnern: Mundtrockenheit, Seh-, Sprach- und Schluckstörungen, Ptose (schlaffes Herabhängen) der Augenlider, Muskelschwäche vor allem im Hals- und Extremitätenbereich. In schweren Fällen stirbt der Patient zwischen dem zweiten und dem zehnten Tag infolge von Atemlähmung oder Herzstillstand.

Bei klinisch begründetem Verdacht einer Botulinus-Intoxikation muß – nach vorheriger Entnahme von 20 Millilitern Blut zum Toxinnachweis – sobald wie möglich Botulismus-Antiserum verabreicht werden. Das verfügbare Präparat enthält Antikörper, die das Toxin neutralisieren; sie wurden durch Verabreichung von Botulinus-Toxin an Pferde gewonnen. Die frühzeitige Gabe des Antiserums ist von entscheidender Bedeutung für das Schicksal des Patienten, da sich nur das noch im Blut zirkulierende, nicht jedoch das bereits an Synapsen gebundene Toxin neutralisieren läßt. Im übrigen werden bei der Therapie dieser häufig lebensbedrohlichen Vergiftung Maßnahmen zur Verhinderung weiterer Resorption und zur Beschleunigung der Giftelimination eingesetzt. Dank der frühzeitigen Diagnose und der verbesserten Therapiemöglichkeiten ist die Mortalitätsrate der Botulinus-Intoxikationen im Lauf der letzten 20 Jahre von über 50 auf weniger als 20 Prozent gefallen.

9.3 Tierische Gifte

Viele tierische Organismen produzieren toxische Stoffe, die teils der Abschreckung und Verteidigung dienen (wie die Bienengifte), teils zum Beutefang eingesetzt werden (wie Schlangengifte). Tierische Gifte lassen sich eher nach ihrer Herkunft einteilen (Tabelle 9.2) als nach ihrer chemischen Struktur oder ihren Wirkungsmechanismen. Im Laufe der Evolution entstand durch den hohen Selektionsdruck eine enorme Vielzahl von unterschiedlichen Wirkstoffen.

Tabelle 9.2: Vorkommen von Giften in verschiedenen Tiergruppen

Tiergruppe	Beispiele
Reptilien	Schlangen
Amphibien	Frösche, Kröten, Salamander
Fische	*Trachinus*-Arten (Giftdrüsen verbunden mit Giftstacheln) Kugelfische (Gift in Ovarien, Rogen, Leber enthalten)
Arthropoden	Bienen, Wespen, Skorpione, Spinnen
Coelenteraten	Nesselquallen
Protozoen	Dinoflagellaten (Toxine erreichen den Menschen über die Anreicherung in giftigen Muscheln)

9.3.1 Schlangengifte

Unter den Vergiftungsfällen durch Gifttiere spielen weltweit Schlangenbisse sowohl zahlenmäßig als auch wegen des häufig tödlichen Ausgangs die wichtigste Rolle. Die jährliche Anzahl der tatsächlich vorkommenden Schlangenbisse und der dadurch verursachten Todesfälle läßt sich nicht genau erfassen. Eine Statistik der Weltgesundheitsorganisation, die nur die hospitalisierten Fälle erfaßte und Rußland, China und Zentralasien nicht berücksichtigte, kam auf 40 000 Todesfälle pro Jahr. Die tatsächliche Anzahl dürfte um ein Vielfaches höher sein, wobei besonders bestimmte Regionen in Asien, Afrika und Südamerika betroffen sind, während in Europa Schlangenbißvergiftungen mit tödlichem Verlauf ausgesprochen selten vorkommen.

Zoologisch kann man die über 400 Giftschlangenarten der Welt in zwei große Familien einteilen: die Elapiden (Giftnattern), zu denen unter anderem die *Cobra*-Arten zählen, und die Viperiden, die aus zwei Unterfamilien bestehen (Viperinen und Crotalinen). Die einheimische Kreuzotter, die Sandotter sowie die Grubenviper und verschiedene Klapperschlangen sind wichtige Vertreter der Viperiden. Das von einer bestimmten Schlange produzierte Gift enthält nicht einen einzelnen Giftstoff, es stellt vielmehr ein Gemisch von verschiedenen, zum Teil miteinander interagierenden Peptiden und Enzymen dar. Aus diesem Grund ist in Tabelle 9.3 der Versuch unternommen worden, anhand der wichtigsten Komponenten der Schlangengifte die Leitsymptome der Intoxikation mechanistisch zu erklären.

Tabelle 9.3: Hauptkomponenten der Schlangengifte: Vorkommen, Wirkungsmechanismen, Toxizität

Giftstofftyp	Vorkommen	Wirkungsmechanismen und Vergiftungssymptome
Hyaluronidasen	in allen Schlangengiften	Spaltung von glykosidischen Bindungen und Depolymerisation von Mucopolysacchariden; dadurch Verringerung der Gewebeviskosität und Erleichterung der Giftausbreitung im Organismus
Phospholipase A_2	in allen Schlangengiften	Durch hydrolytische Abspaltung einer Fettsäure von Membranphospholipiden entsteht Lysolecithin (Abbildung 9.3). Lysolecithin wirkt als Detergens und kann Zellmembranen durchlässig machen. Die Fettsäure kann zu entzündungsfördernden und schmerzvermittelnden Prostaglandinen und Leukotrienen umgewandelt werden. Für die Toxizität ist die Giftausbreitung im Organismus und die Zugänglichkeit der Phospholipide in einzelnen Organen wichtig. So schädigen manche Phospholipasen überwiegend das Nerven- oder das Muskelgewebe, andere führen zur Hämolyse (zum Platzen von roten Blutkörperchen).
Proteasen	vor allem in Giften von Viperiden	1) Durch lokale Gewebeschädigung kann es zu heftigen Schmerzen, Blutungen, Schwellungen und Nekrosen im Bereich der Bißstelle kommen. 2) Eine Zerstörung des Halteapparates (Basalmembran und umgebendes kollagenes Gewebe) der Gefäße und die Beeinträchtigung der Blutgerinnung führt zu Blutungen. 3) Die vermehrte Bildung von Bradykinin trägt zu Blutdruckabfall und in schweren Fällen zu Schockzuständen bei.
neurotoxische Peptide wie zum Beispiel das α-Bungarotoxin	in Giften von Elapiden	Reaktion mit den Acetylcholinrezeptoren an der neuromuskulären Synapse; dadurch Verhinderung der Acetylcholinbindung und der Depolarisation. Aufgrund der sehr niedrigen Dissoziationskonstanten der neurotoxischen Schlangenpeptide halten die Lähmungen lang an.

In Deutschland kommt praktisch nur die Kreuzotter (*Vipera berus*) vor, die zu den am wenigsten gefährlichen Giftschlangen zählt. Sie beißt nur im Verteidigungsfall und produziert so wenig Gift, daß der Biß in der Regel beim gesunden Erwachsenen keine schwerwiegenden Intoxikationserscheinungen verursacht. In diesem Jahrhundert sind in Deutschland keine Kreuzotterbisse mit tödlichem Verlauf bekannt geworden. In Schweden und in Dänemark hat

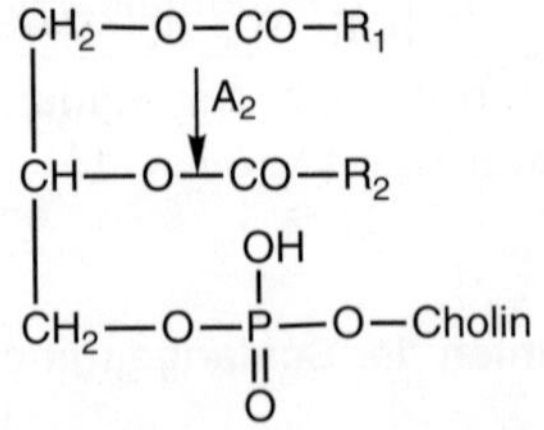

9.3 Angriffsort der Phospholipase A_2 am Lecithinmolekül (Pfeil). Durch die hydrolytische Abspaltung einer Fettsäure bildet sich Lysolecithin.

Exkurs 9.1: Therapeutische Anwendung von Schlangengiften

Die proteolytische Aktivität der Schlangengifte findet auch Anwendung in der Arzneimitteltherapie. Die Schlangengift-Enzyme Ancrod und Batroxobin spalten zum Beispiel proteolytisch Fibrinogen, das als Vorstufe von Fibrin eine Schlüsselfunktion bei der Blutgerinnung hat. Man setzt diese Stoffe bei schweren chronischen Durchblutungsstörungen ein – insbesondere bei Verschlüssen von Finger- und Zehenarterien –, um die Durchblutung durch Senkung der Blutviskosität wiederherzustellen.

man in den letzten 50 Jahren ungefähr 8 000 Kreuzotterbisse registriert; 25 der 27 dadurch verursachten Todesfälle betrafen Kinder unter zwölf Jahren. Demgegenüber gibt es unter den tropischen Schlangen einige, deren Biß trotz ärztlicher Behandlung mit hoher Wahrscheinlichkeit tödlich endet (Tabelle 9.4).

Die wichtigsten therapeutischen Maßnahmen bei Schlangenbissen sind 1) die Verhinderung weiterer Resorption und 2) die Gabe von Antiserum:

1. Anzustreben ist die sofortige absolute Ruhigstellung und das Abbinden der betroffenen Extremität oberhalb der Bißstelle, um den Venenfluß zu unterbrechen (maximal eine Stunde; der Puls muß fühlbar sein, und die Stauung sollte alle 15 Minuten für eine Minute freigegeben werden). Schneiden und Absaugen der Bißstelle sind allenfalls in der ersten Stunde nach dem Biß nützlich.
2. Die meisten kommerziell erhältlichen Antiseren sind Mischseren, mit denen die Gifte der in einer bestimmten Region vorkommenden Schlangen zum großen Teil abgedeckt werden. In zoologischen Gärten und in Ländern, in denen besonders giftige Schlangen leben, stehen auch spezifische Antiseren für bestimmte Schlangenbisse zur Verfügung. Da es sich immer

Tabelle 9.4: Vergleich des toxischen Potentials einiger Schlangengifte

Spezies	pro Biß abgegebene Giftmenge	tödliche Dosis für einen Menschen mit 75 kg Körpergewicht	Mortalitätsrate
Kreuzotter (*Vipera berus berus*)	10 mg	75 mg	<< 1 %
Kobra (*Naja naja*)	210 mg	15 mg	32 %
Schwarze Mamba (*Dendroaspis polylepsis*)	1 000 mg	120 mg	100 %

Exkurs 9.2: Allergische Reaktionen

Mit dem griechischen Wort Allergie („Andersempfindlichkeit") beschreibt man die veränderte, das heißt gesteigerte oder verminderte Reaktionsweise des Organismus gegenüber bestimmten körperfremden Stoffen. Meist benutzt man die Bezeichnung Allergie jedoch nur im Sinne einer Überempfindlichkeit. Allergische Reaktionen können einerseits durch Proteine des Immunsystems (Antikörper; Typ I bis III) andererseits durch Zellen des Immunsystems (T-Lymphocyten; Typ IV) vermittelt werden. Anders als bei den toxischen Wirkungen lassen sich für allergische Reaktionen keine Dosis-Wirkungs-Beziehungen und keine Dosis-Häufigkeits-Beziehungen erstellen. Allergische Reaktionen sind daher nicht vorhersehbar und im allgemeinen im Tierversuch schwer nachvollziehbar.

Antikörpervermittelte Überempfindlichkeitsreaktionen

Antigen-Antikörper-Reaktionen verlaufen gewöhnlich stumm, das heißt ohne erkennbare Krankheitssymptome. In einigen Fällen können aber bei wiederholtem Antigenkontakt Reaktionen ausgelöst werden, die den Organismus schädigen. Voraussetzung hierfür ist eine vorhergegangene **Sensibilisierung** des Organismus durch einen früheren Kontakt mit dem gleichen antigenen Fremdstoff. Die antikörpervermittelten Überempfindlichkeitsreaktionen werden in drei Gruppen eingeteilt.

Allergische Sofortreaktionen vom *Typ I* werden durch IgE-Antikörper vermittelt. Beim Kontakt mit bestimmten Allergenen (Antigenen) reagieren einige Menschen mit besonders starker Bildung von Immunglobulinen des Typs IgE. Allergene können körperfremde Proteine (Pollen, Fischeiweiß, Bienengifte) oder durch Fremdstoffe veränderte körpereigene Proteine sein (siehe Abschnitt 5.2.2). Zu den recht häufig allergen wirksamen Fremdstoffen zählen zum Beispiel Medikamente wie Penicillin, Chemikalien wie Formaldehyd, Ethylenoxid, Toluol, Diphenylmethan sowie Metallionen wie Chromat- und Nickelsalze. Die Antikörper lagern sich an Rezeptoren von bestimmten Gewebe- und Blutzellen (Mastzellen und basophilen Granulocyten) an. Wenn bei erneutem Kontakt mit dem gleichen Fremdstoff die zellständigen IgE-Antikörper durch die Allergenmoleküle miteinander vernetzt werden, kommt es zur Freisetzung von Mediatoren der allergischen Reaktion wie zum Beispiel Leukotrienen, Histamin, Serotonin und Bradykinin (Abbildung 9.4). Ihre Freisetzung führt innerhalb weniger Minuten zu Ödemen (durch Steigerung der Gefäßpermeabilität), zu Krämpfen der Bronchialmuskulatur (allergischen Asthmaanfällen) und in besonders schweren Fällen zu einem massiven Blutdruckabfall bis hin zum anaphylaktischen Schock (Abbildung 9.5).

Bei den allergischen Reaktionen vom *Typ II* reagieren zirkulierende Immunglobuline vom Typ IgG oder IgM mit zellständigen Antigenen. Dadurch wird das Komplementsystem, ein Komplex aus mehreren Proteinen, aktiviert, das normalerweise dazu dient, vom Organismus als fremd eingestufte Zellen zu zerstören (zu lysieren). Bei den Typ-II-Reaktionen kommt es statt dessen zur Phagocytose und Elimination von körpereigenen Zellen durch die Freßzellen des Abwehrsystems. Typ-II-Reaktionen kommen zum Beispiel bei der Transfusion gruppenungleichen Blutes vor (Transfusionszwischenfälle) und werden auch durch verschiedene Azneistoffe induziert.

Bei den allergischen Reaktionen vom *Typ III* schlagen sich Antigen-Antikörper-Komplexe an Gefäßwänden nieder, aktivieren das Komplementsy-

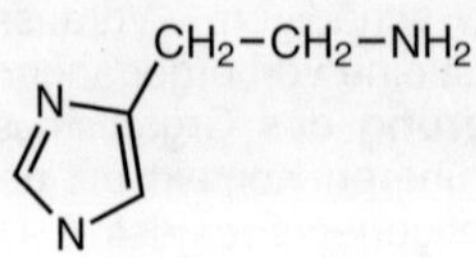

Histamin
(4-[2-Aminoethyl]imidazol)

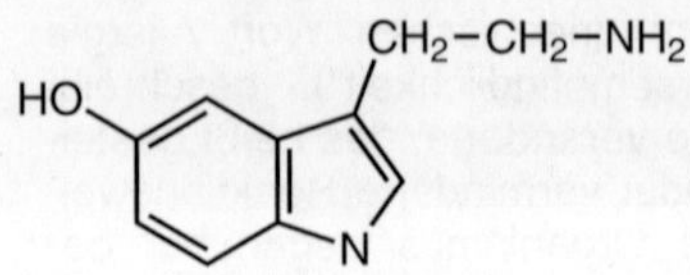

Serotonin
(5-Hydroxytryptamin)

Arg—Pro—Pro—Gly—Phe—Ser—Pro—Phe—Arg

Bradykinin

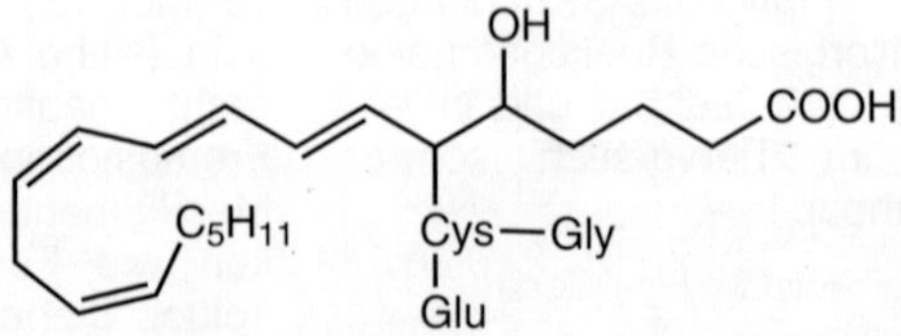

Leukotrien C_4 (LTC_4)

9.4 Wichtige Mediatoren der allergischen Sofortreaktion vom Typ I: Histamin und Serotonin sind biogene Amine, die aus den Aminosäuren Histidin und Tryptophan abgeleitet werden, Bradykinin ist ein Nonapeptid. Die als Leukotriene bezeichneten Eicosanoide entstehen unter katalytischer Wirkung der Lipoxygenase aus der Arachidonsäure, die neben anderen Fettsäuren Bestandteil der Plasmamembran ist. Eine wichtige Rolle bei allergischen Reaktionen spielt das mit Tripeptidglutathion (Cys-Glu-Gly) substituierte Leukotrien C_4 (LTC_4).

stem und rufen Gefäßwandschäden hervor (Immunkomplexvaskulitis). Dadurch kommt es häufig zu ausgeprägten entzündlichen Prozessen in verschiedenen Organen und Geweben wie Niere, Lungen, Nerven oder Gelenken. Eine Typ-III-Reaktion kann zum Beispiel auftreten, wenn einem gegen ein heterologes Serum (etwa Pferdeserum) sensibilisierten Indviduum dieses Serum erneut intravenös injiziert wird.

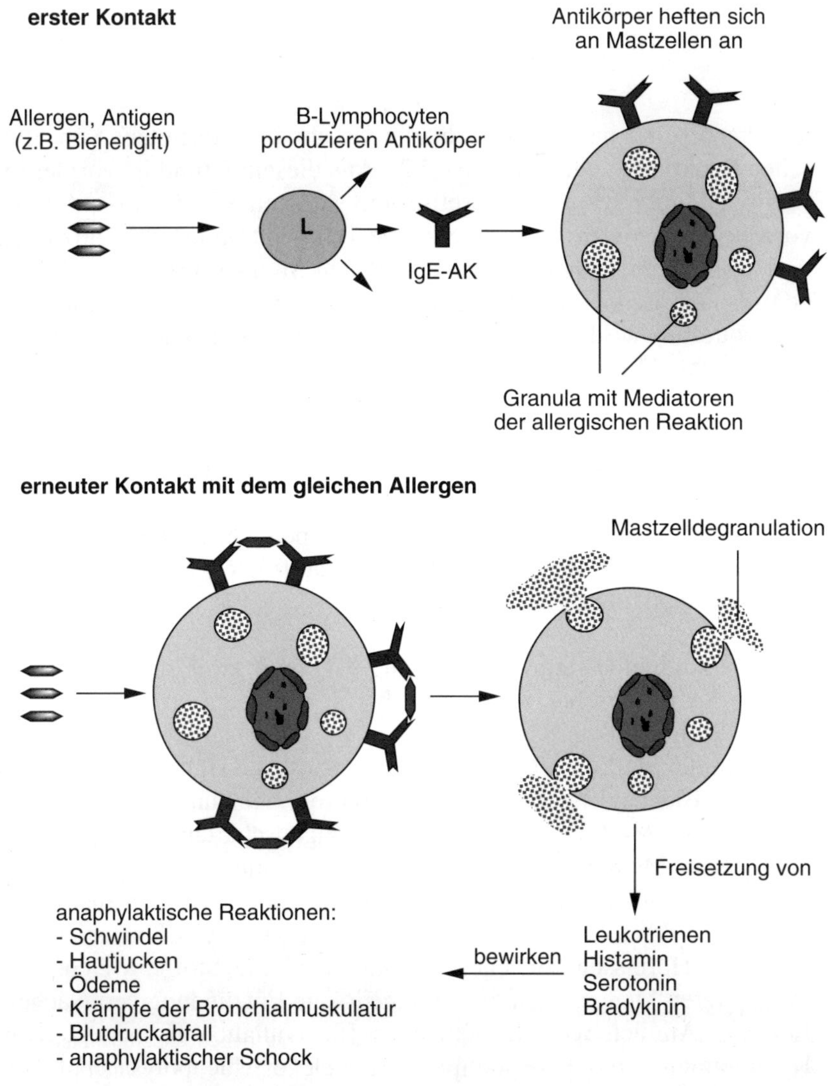

9.5 Pathophysiologischer Entstehungsmechanismus der allergischen Sofortreaktion vom Typ I, die in seltenen Fällen nach Bienenstichen zu schweren allergischen Reaktionen führt.

Zellvermittelte Überempfindlichkeitsreaktionen

Allergische Überempfindlichkeitsreaktionen vom *Typ IV* werden durch sensibilisierte T-Lymphocyten vermittelt und erreichen frühestens nach einem Tag ihren Höhepunkt (Spätreaktionen). Sie sind verantwortlich für Kontaktallergien der Haut (Ekzeme bei wiederholten Kontakten mit Chromaten, Nickelsalzen oder bestimmten Haarfärbemitteln) sowie für die Abstoßung von transplantierten Organen durch den Empfängerorganismus.

um Pferdeseren handelt, besteht die Gefahr des Auftretens von allergischen Reaktionen (siehe Exkurs 9.2). Aus diesem Grund ist vor der intravenösen Verabreichung des Antiserums stets eine Vorprobe auf Allergie vorzunehmen, indem man eine kleine Dosis intramuskulär injiziert. Die Applikation muß innerhalb der ersten acht Stunden nach dem Biß erfolgen; danach ist kaum noch ein nennenswerter Effekt zu erwarten. Beim Kreuzotterbiß wird die Gabe von Antiserum nur bei Kindern und sehr geschwächten Erwachsenen empfohlen.

9.3.2 Hymenopterengifte: Bienen, Wespen und Hornissen

In Mittel- und Südeuropa sind Bienen und Wespen zahlenmäßig die wichtigsten Gifttiere. Das Gift der Hymenopteren (Hautflügler) besteht aus den folgenden drei Hauptkomponenten:

1. Biogene Amine: Histamin (Abbildung 9.4) trägt zwar zur Erzeugung der lokalen Schmerzen bei, verursacht aber in der freigesetzten Menge keine allgemeinen Krankheitssymptome.
2. Polypeptide: Mellitin (26 Aminosäuren) macht die Hälfte der Trockensubstanz des Bienengiftes aus. Durch die hydrophoben und hydrophilen Aminosäuren hat Mellitin invertseifenartige Eigenschaften und lagert sich in biologische Membranen ein. Die daraus resultierende Membranschädigung führt zur Freisetzung von Ionen und Entzündungsmediatoren und dadurch zu den lokalen entzündlichen Reaktionen der Bienenstiche. Wespen- und Hornissengifte enthalten kininähnliche Stoffe, welche in der freigesetzten Menge ebenfalls nur eine lokale Entzündung verursachen.
3. Enzyme: Ähnlich wie die Schlangengifte enthalten Hymenopterengifte Hyaluronidase und Phospholipase A, welche Mucopolysaccharide und Membranphospholipide abbauen. Die bei einem Insektenstich freigegebenen Mengen verursachen jedoch nur lokal eine leichte Zell- und Gewebezerstörung.

Beim gesunden Erwachsenen verursachen einzelne oder auch mehrere Stiche von Bienen, Wespen oder Hornissen gewöhnlich keine systemische Vergiftung. Erst mehrere hundert Stiche können zur Zerstörung der roten Blutkörperchen, zum Kreislaufkollaps und ausgesprochen selten zum Tod führen. Gleichwohl kommen Todesfälle nach einzelnen Bienen- oder Wespenstichen, vor allem im Mund- und Rachenraum, vor; sie sind aber immer auf allergische Reaktionen wie Schwellungen und Spasmen zurückzuführen. Aufgrund des häufigen Auftretens kommt praktisch jeder Mittel- oder Südeuropäer im Laufe seines Lebens mit Bienengiften und anderen Insektenproteinen in Kontakt und kann bei entsprechender Veranlagung Antikörper bilden. Bei erneutem Kontakt besteht die Möglichkeit einer allergischen Reaktion, meistens vom Soforttyp oder Typ I (siehe Exkurs 9.2). Je nach Schweregrad der allergischen Reaktion reichen die Symptome von leichtem Schwindel und Hautjucken bis (in seltenen Fällen) zum anaphylaktischen Schock mit massivem Blutdruckabfall und Bronchospasmen. Die lokale Reaktion auf Hymenopterenstiche bedarf grundsätzlich keiner Behandlung. Bei ausgebreiteten Schwellungen kann man kühlende Umschläge machen sowie lokal Glukocorticoide oder Antihistaminika zur Abschwächung der allergischen Reaktion applizieren.

9.3.3 Gifte von Meerestieren: Tetrodotoxin in Kugelfischen und Saxitoxine in Muscheln

Kugelfische, die in Ostasien als besondere Leckerbissen gelten, enthalten in ihren Ovarien und der Leber das hochtoxische Nervengift Tetrodotoxin (Abbildung 9.6). Tetrodotoxin blockiert selektiv den spannungsabhängigen Natriumkanal und damit den Natriumeinstrom während der ersten Phase der Depolarisation (siehe Abschnitt 8.5.2). Tetrodotoxin weist eine außerordentlich steile Dosis-Wirkungs-Beziehung auf. Bei Mäusen beträgt die minimale tödliche Dosis nach intraperitonealer Gabe 8 μg/kg Körpergewicht, die LD_{50} ungefähr

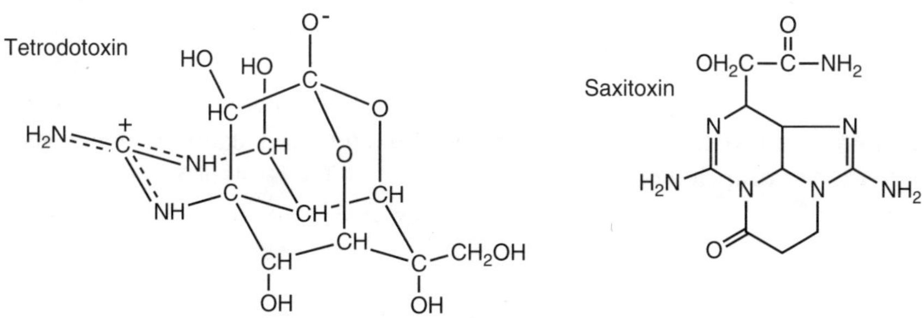

9.6 Giftstoffe in marinen Tieren: Tetrodotoxin kommt in den Ovarien und in der Leber ostasiatischer Kugelfische vor, Saxitoxin wird durch Dinoflagellaten (Protozoen) produziert und in Muscheln angereichert.

10 μg/kg Körpergewicht und die LD_{99} 12 μg/kg Körpergewicht. In Japan dürfen nur speziell ausgebildete Personen Kugelfischgerichte (dort Fugu genannt) zubereiten. Trotz dieser Maßnahme kommen jährlich mehrere hundert Vergiftungen vor, davon verlaufen heute immer noch 30 bis 40 Prozent tödlich. Die Symptome machen sich sehr rasch (fünf bis 30 Minuten) nach Aufnahme des Giftes bemerkbar. Am Anfang treten Muskelschwäche, Schwindel sowie Mißempfindungen vor allem im Mund-Rachen-Bereich auf. Im weiteren Verlauf kommt es zu Blutdruckabfall, **Bradykardie**, Atemstörungen und generalisierter schlaffer Lähmung der Muskulatur.

Saxitoxin (Abbildung 9.6) kommt in zahlreichen Arten von Meeresschnecken vor und weist toxikologisch viele Ähnlichkeiten mit Tetrodotoxin auf. Es wird von Dinoflagellaten produziert, reichert sich in Muscheln an und gelangt auf diese Weise in die menschliche Nahrungskette. Das in den USA benutzte Synonym für Saxitoxin, *paralytic shellfish poison,* beschreibt auch die Hauptwirkung im Menschen. Durch die Blockade der Natriumkanäle treten, abhängig von der aufgenommenen Dosis, Muskelschwäche bis hin zu generalisierter Lähmung und Tod auf. Weder für Tetrodotoxin- noch für Saxitoxinvergiftungen sind Antidote verfügbar.

9.3.4 Aktiv giftige Fischarten

Über 200 verschiedene Fischarten (vor allem *Trachinus*- und *Scorpaena*-Arten) besitzen einen voll entwickelten Giftapparat, der gewöhnlich zur Verteidigung dient. Die dornartigen Abwandlungen der Brust- und Rückenflossen stehen mit Giftdrüsen in Verbindung, die überaus labile und aus diesem Grund bisher kaum charakterisierte Giftstoffe produzieren. Das in der Nordsee vorkommende Petermännchen (*Trachinus draco*) verursacht nicht selten Verletzungen beim Entleeren der Netze oder Sortieren der Fische. Diese führen häufig zu starken und langwierigen Schmerzen an der Einstichstelle, während toxische Allgemeinsymptome vergleichsweise selten auftreten. Verletzungen entstehen auch durch aktiv giftige Fischarten, die sich im Sand am Meeresboden vergraben. Im Gegensatz zu den kaum lebensbedrohlichen giftigen Fischarten der europäischen Gewässer führen die Stiche einiger in tropischen Regionen vorkommender Fischarten nicht selten zum Tod. In tropischen Gewässern kommen auch verschiedene Arten von Seeschlangen vor, die wie die Elapiden neurotoxische Polypeptide produzieren und dadurch generalisierte Lähmungen verursachen.

9.4 Kanzerogene Naturstoffe

Während die ersten Berichte über akut toxische Effekte von natürlichen Stoffen mehrere Jahrtausende zurückliegen, wurden die zum Teil sehr potenten krebserzeugenden Wirkungen einiger Naturstoffe erst in den letzten Jahrzehnten aufgedeckt. Wichtige Vertreter der kanzerogenen Naturstoffe sind die von Schimmelpilzen produzierten Aflatoxine, das in den Nüssen von *Cycas*-Arten (Palmfarne) enthaltene Cycasin, die aus der Osterluzei gewonnene und früher als Arzneimittel verwendete Aristolochiasäure sowie verschiedene Alkaloide mit Pyrrolizidinkern und Safrol, der Hauptbestandteil des in der Vergangenheit zum Färben von Getränken verwendeten Sassafraöls.

9.4.1 Aflatoxine

Aflatoxine sind Stoffwechselprodukte des Schimmelpilzes *Aspergillus flavus.* Chemisch handelt es sich um eine Gruppe von Difurocumarinen mit einem heterozyklischen Grundgerüst aus fünf Ringen (Aflatoxin$_{B1}$, -$_{B2}$, -$_{G1}$, -$_{G2}$). Der Hauptvertreter, das Aflatoxin$_{B1}$ (Abbildung 9.7), ist eines der stärksten bisher identifizierten chemischen Kanzerogene. Aflatoxine machten erstmals im Jahr 1960 auf sich aufmerksam, als in England 100 000 Truthühner, die verschimmeltes Futter erhalten hatten, an Leberschäden starben. Aflatoxinbildende Schimmelpilze sind in der Umwelt weit verbreitet und können insbesondere bei feuchtwarmer Lagerung verschiedene Nahrungsmittel befallen, vor allem Nüsse, Getreide und Mohn. Die toxischen und krebserzeugenden Wirkungen von Aflatoxin$_{B1}$ betreffen vor allem die Leber. In der Ratte erhöht Aflatoxin$_{B1}$ schon ab einer Konzentration von 1 μg/kg Nahrung die Inzidenz von Lebertumoren signifikant (siehe Abschnitt 2.3.2). Die hepatokanzerogene Wirkung von Aflatoxin$_{B1}$ wurde in vielen Tierarten demonstriert, wie zum Beispiel in Forellen, Enten, Frettchen und verschiedenen Primaten; lediglich die Maus scheint relativ unempfindlich zu sein. Der molekulare Mechanismus der krebserzeugenden Wirkung von Aflatoxin$_{B1}$ ist aufgeklärt: Aflatoxin$_{B1}$ wird zu einem Epoxid aktiviert, das sowohl mit Proteinen als auch mit DNA (überwiegend mit N-7 von Guanin) reagiert (siehe Abschnitt 5.2.2). Die relative Resistenz der Maus ist durch die selektive Expression eines bestimmten Glutathion-*S*-Transferase-Isoenzyms begründet; nur dieses Isoenzym, das in anderen Tierarten nicht vorkommt, kann das Aflatoxin$_{B1}$-Epoxid effizient unter Bildung eines Glutathionkonjugats entgiften.

Die Bedeutung und die möglichen Auswirkungen der Aflatoxine auf die menschliche Gesundheit unterscheiden sich in den verschiedenen Regionen der Erdoberfläche stark, weil das Ausmaß der Aflatoxinkontamination einerseits vom Klima und andererseits von der Lebensmittelqualität und damit indirekt von der wirtschaftlichen Situation eines Landes abhängt. In Industriestaaten mit hoher Lebensmittelhygiene und gemäßigtem Klima ist der Aflato-

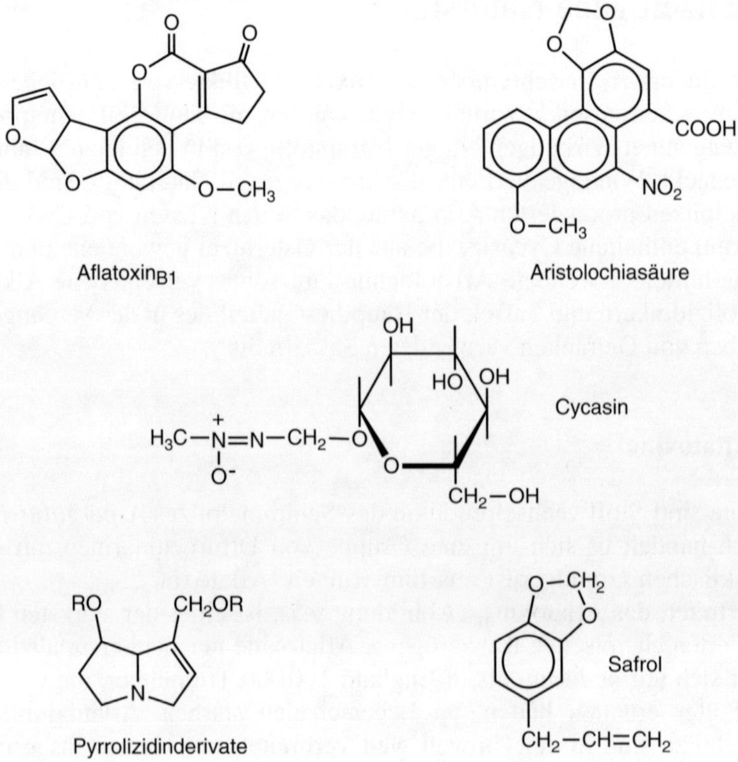

9.7 Chemische Struktur einiger bekannter Naturstoffe mit krebserzeugender Wirkung.

xinbefall der Lebensmittel so niedrig, daß dadurch sehr wahrscheinlich kein zusätzliches Krebsrisiko für die Bevölkerung entsteht. Außerdem ist der Aflatoxingehalt der Nahrungsmittel in den meisten Industriestaaten strikt reguliert: In Deutschland zum Beispiel darf nach der Aflatoxinverordnung von 1977, die für Nüsse, Mandeln, Getreide und Mohn gilt, die Gesamtmenge an Aflatoxinen 10 μg/kg, die Konzentration von Aflatoxin$_{B1}$ 5 μg/kg nicht überschreiten. Dies gilt jedoch keineswegs für Entwicklungsländer in tropischen Regionen, wo manche Bevölkerungsgruppen regelmäßig Nahrungsmittel mit Aflatoxinmengen im mg/kg-Bereich verzehren. Epidemiologische Studien haben dort einen eindeutigen Zusammenhang zwischen der Aflatoxinaufnahme und der extrem hohen Inzidenz von Leberkrebs aufgezeigt. Aflatoxin$_{B1}$ ist nach der International Agency for Research on Cancer (IARC) ein erwiesenes Kanzerogen für den Menschen und zusammen mit der hohen Rate von Hepatitis-B-Virus-Infektionen für die hohe Leberkrebsinzidenz in verschiedenen Regionen der Erde verantwortlich.

9.4.2 Cycasin

Cycasin (Abbildung 9.7) ist in den Wurzeln, Blättern und Nüssen von *Cycas*-Palmen enthalten. Cycadennüsse waren in der Vergangenheit in einigen tropischen und subtropischen Regionen ein wichtiger Bestandteil der menschlichen Nahrung, besonders in Jahren mit schlechten Ernten. Auch heute noch gehören sie dort roh oder mit Bohnen zubereitet zu den gängigen Nahrungsmitteln. Ursprünglich hatte man in den fünfziger Jahren den Verzehr von Cycadennüssen mit der hohen Inzidenz einer seltenen neurologischen Krankheit auf der asiatischen Insel Guam in Zusammenhang gebracht. Tierexperimentelle Untersuchungen zur Aufdeckung des verantwortlichen Neurotoxins belegten dann eine eindeutige krebserzeugende Wirkung von Cycasin auf die Leber, die Niere und den Darm von Nagetieren. Der für die Kanzerogenität verantwortliche Cycasinmetabolit ist das Aglykon Methylazoxymethanol, das nach Abspaltung des Zuckers durch bakterielle Hydrolasen im Darm entsteht. Methylazoxymethanol ist in *in vitro*-Testsystemen mutagen und führt *in vitro* und *in vivo* zur DNA-Methylierung am N-7 des Guanins. Bisher existieren keine epidemiologischen Hinweise, daß der Verzehr von Cycadennüssen ein krebserzeugender Faktor im Menschen ist.

9.4.3 Pyrrolizidinalkaloide

Alkaloide mit Pyrrolizidinkern (Abbildung 9.7) kommen in zahlreichen Pflanzen der Gattungen *Senecio*, *Crotalaria*, *Heliotropium* und *Echium* vor. Die toxische Wirkung dieser Verbindungen auf die menschliche Leber wurde wiederholt in Gegenden festgestellt, wo Pyrrolizidinalkaloide vor allem in Form von Tees genossen werden. Mehrere der bisher im Tierversuch untersuchten Vertreter dieser Gruppe (wie Isatidin, Lasiocarpin, Monocrotalin und Retrorsin) zeigten eine krebserzeugende Wirkung, die vorwiegend die Leber betraf. Die übereinstimmende Organspezifität der Pyrrolizidinalkaloide bei Mensch und Ratte (Leber), legt die Vermutung nahe, daß diese Verbindungen möglicherweise auch im Menschen die Inzidenz von Lebertumoren erhöhen. Dies ließ sich jedoch bisher anhand von epidemiologischen Studien nicht beweisen.

Die für die toxischen Wirkungen von Monocrotalin verantwortlichen metabolischen Reaktionen sind mittlerweile aufgeklärt (Abbildung 9.8). Im ersten Schritt der Reaktionssequenz wird Monocrotalin durch Cytochrom-P-450 oxidiert; durch Hydrolyse der Zwischenstufe entsteht Dehydroretronecin. Dieses reagiert mit Glutathion zu einem labilen Konjugat, das schließlich zu einem reaktiven Elektrophil zerfällt.

Auch in Deutschland sind Pyrrolizidinalkaloide in jüngster Zeit vielfach ins Gespräch gekommen, weil man sie in verschiedenen Heilpflanzen nachgewiesen hat, zum Beispiel in Huflattichblättern, die in Hustentees enthalten sind.

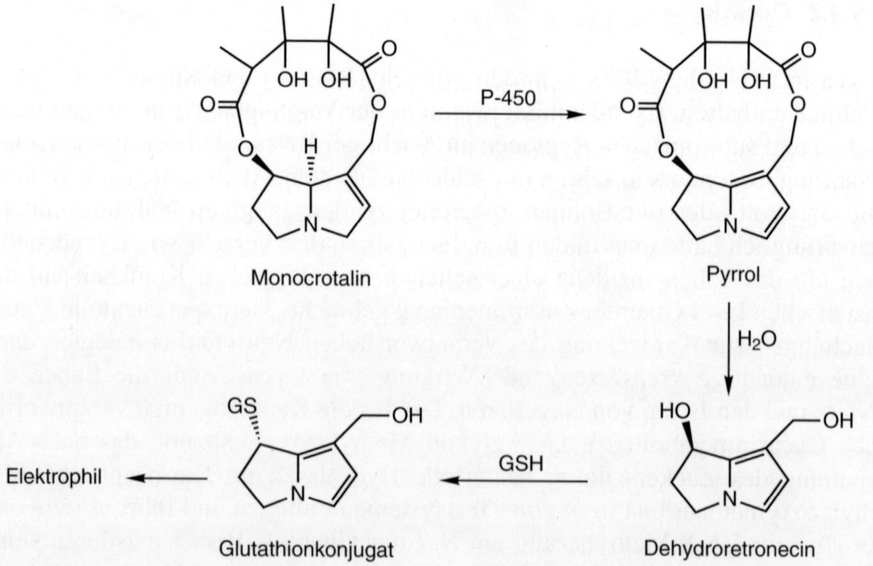

9.8 Bioaktivierung von Monocrotalin durch Cytochrom-P-450 und Glutathionkonjugation. Das gebildete labile Glutathionkonjugat zerfällt zu einem reaktiven Elektrophil.

Obwohl der Gehalt von Pyrrolizidinalkaloiden in diesen Phytopharmaka sehr gering ist, sollte man auf den Gebrauch vorsichtshalber verzichten, zumal in diesem spezifischen Fall in Form von Malven- oder Spitzwegerichblättern gute Alternativen zur Verfügung stehen.

9.4.4 Safrol

Safrol (4-Allyl-1,2-methylendioxybenzol, Abbildung 9.7) ist der Hauptbestandteil des Sassafraöls, das in der Vergangenheit als Geschmackszusatzstoff verwendet wurde. In geringeren Konzentrationen findet sich Safrol in Anisöl, Kampferöl, Zimtöl und Muskatnußöl, in Spuren auch in Ingwer, Kakao, schwarzem Pfeffer und anderen Gewürzen. Die Anwendung von Safrol als Lebensmittelzusatzstoff ist verboten worden, nachdem man seine hepatokanzerogene Wirkung in der Ratte bewiesen hatte. Safrol ist gentoxisch und bildet DNA-Addukte, die auch im Menschen nachgewiesen wurden.

9.4.5 Aristolochiasäure

Aristolochiasäure, eine Nitrophenanthrencarbonsäure (Abbildung 9.7), ist in Osterluzeigewächsen (Familie Aristolochiaceae) enthalten. In der homöopathischen Arzneimitteltherapie wurde sie früher als Immunstimulans bei chronischen Eiterungen verwendet; die zugrundeliegende pharmakodynamische Wirkung besteht in einer Erhöhung der Aktivität der Freßzellen des Blutes, die bei der Abwehr des Organismus (zum Beispiel gegen Bakterien) eine wichtige Rolle spielen. Das Präparat wurde aber vom Markt genommen, als im Tierversuch die sehr starke krebserzeugende Wirkung der Aristolochiasäure in Ratten demonstriert wurde: Die Verabreichung führte zum Teil binnen weniger Wochen zu einer erhöhten Inzidenz von Magen-, Dünndarm-, Leber-, Nieren- und Hauttumoren. Aristolochiasäure ist gentoxisch, nephrotoxisch und bildet DNA-Addukte in hohen Ausbeuten.

9.4.6 Kanzerogene Inhaltsstoffe im Adlerfarn

Die toxischen Wirkungen von Adlerfarn (*Pteridium aquilinum*) auf das Vieh haben schon am Ende des 19. Jahrhunderts die Aufmerksamkeit der Veterinärmediziner geweckt. Wiederholt wurde an Rindern, die auf adlerfarntragenden Weiden lebten oder getrockneten Farn im Futter erhielten, eine verstärkte Blutungsneigung, Hämaturie und in den Folgejahren eine erhöhte Inzidenz von Blasentumoren festgestellt. Kanzerogenitätsversuche in Laborratten führten zur Aufdeckung eines weiteren organspezifischen Effekts von Adlerfarn, der krebserzeugenden Wirkung im Dünndarm; die dafür verantwortlichen Wirkstoffe sind bisher noch nicht identifiziert. Der Adlerfarn ist in der ganzen Welt weit verbreitet und wird in manchen Regionen in Amerika, Japan und Neuseeland als Salat verzehrt. Ein ursächlicher Zusammenhang zwischen dem Verzehr von Adlerfarn und dem Auftreten bestimmter Tumoren im Menschen (zum Beispiel den häufigen Karzinomen der Speiseröhre und des Magens in Japan) wurde häufig in Erwägung gezogen, jedoch bisher epidemiologisch nicht nachgewiesen. Für das Risiko beim Menschen ist wahrscheinlich bedeutsam, daß Adlerfarn praktisch nie roh verzehrt wird. Wie experimentelle Untersuchungen gezeigt haben wird nämlich die krebserzeugende Wirkung von Adlerfarn durch Erhitzen oder Pökeln stark abgeschwächt, wenngleich nicht ganz eliminiert. Ein Restrisiko ist mit dem heutigen Kenntnisstand nicht völlig auszuschließen. Da die Milch von Kühen, die adlerfarnhaltiges Futter erhalten hatten, bei Ratten zu Tumorbildung führte, könnte der regelmäßige Verzehr der Milch adlerfarnfressender Tiere auch für den Menschen einen krebserzeugenden Faktor darstellen.

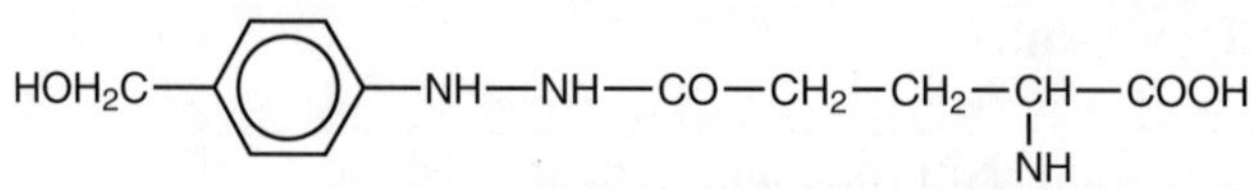

Agaritin
(β-*N*-[γ-L(+)-glutamyl]-4-hydroxymethylphenylhydrazin)

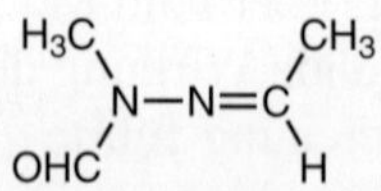

Gyromitrin
(Acetaldehydformylmethylhydrazon)

9.9 Krebserzeugende Hydrazine in Pilzen.

9.4.7 Hydrazine

Viele eßbare Pilze enthalten mehr oder weniger stark kanzerogen wirkende Hydrazine (Abbildung 9.9). In den Frühjahrslorcheln (*Gyromitra esculenta*) kommen zum Beispiel elf Hydrazinderivate vor, darunter auch das hepatotoxische und hepatokanzerogene Gyromitrin. In dem in großem Umfang gezüchteten Wiesenchampignon (*Agaricus campestris*) ist das Hydrazin Agaritin enthalten. Im sauren pH-Bereich, wie er zum Beispiel im Magen vorliegt, wird Agaritin in L-Glutaminsäure und 4-Hydroxymethylphenylhydrazin gespalten. Letzteres erzeugt in Mäusen Lungen- und Gefäßtumoren. Diese Kanzerogenitätsbefunde dürften jedoch für den gelegentlichen Verzehr von vergleichsweise kleinen Mengen eßbarer Pilze keine Bedeutung haben.

9.4.8 Heterozyklische aromatische Amine in hitzebehandeltem Fleisch und Fisch

In den siebziger und achtziger Jahren häuften sich epidemiologische Hinweise auf den Zusammenhang zwischen hoher Fettaufnahme mit der Nahrung und den Sterberaten infolge Brust- (Abbildung 9.11), Prostata-, Gebärmutter- und Dickdarmkrebs. Ebenso ist die Häufigkeit von Dickdarmkrebs mit dem Pro-Kopf-Verbrauch an Fleisch positiv korreliert (Abbildung 9.12). Trotz der vielen epidemiologischen Indizien sind die Mechanismen der tumorfördernden Wirkung der fettreichen Nahrung nicht endgültig aufgeklärt. Sehr wahrscheinlich spielt dabei die hohe Aufnahme von sogenannten versteckten Fetten mit

Exkurs 9.3: Krebshemmende Wirkung von pflanzlichen Inhaltsstoffen

Der Nachweis von kanzerogenen Verbindungen in Pflanzen darf nicht zu dem falschen Schluß führen, eine pflanzenreiche Ernährung stelle ein erhöhtes Krebsrisiko für den Menschen dar. Das Gegenteil trifft zu: Epidemiologische Studien und Tierversuche haben eindeutig demonstriert, daß Gemüse und Obst eine krebshemmende Wirkung in Mensch und Tier haben. Eine pflanzenreiche Ernährung schützt vor Tumoren des Magen-Darm-Traktes, der Lunge, der Brustdrüse und der Prostata, um nur die wichtigsten zu nennen. Die Mechanismen dieser krebshemmenden Wirkung wurden in den letzten Jahren zum Teil aufgeklärt.

Die „Modernisierung" der Ernährung hat zu einer drastischen Reduktion der Ballaststoffaufnahme geführt – von ungefähr 40 Gramm bei den Naturvölkern zu weniger als 20 Gramm bei der Bevölkerung der Industriestaaten. Ballaststoffe, wie zum Beispiel Cellulose, Pektin und Lignin, sind unverdauliche Zellwandbestandteile pflanzlicher Zellen; sie kommen reichlich in Vollkorngetreide, Gemüse und Obst vor. Eine pflanzen- und damit ballaststoffreiche Nahrung führt zur Steigerung des Stuhlvolumens und zur Beschleunigung der Darmpassage. Dadurch werden kanzerogene Fremdstoffe im Darm verdünnt und ihre Kontaktzeit mit dem Darmepithel reduziert. Eine verminderte Resorption und Exposition des Menschen gegenüber synthetischen und natürlichen kanzerogenen Stoffen ist die Folge. Weiterhin sind viele Obst- und Gemüsesorten reich an Vitamin C und β-Karotin, dem Vorläufer von Vitamin A. Für beide wird ein Schutzeffekt gegenüber kanzerogenen Fremdstoffen diskutiert, vor allem im Zusammenhang mit ihrer Wirkung als Antioxidantien und Radikalfänger. Schließlich kommen in Gemüse und Obst etliche Verbindungen vor, die zwar keinen Nährwert haben, dafür aber in Form der in der pflanzlichen Nahrung vorliegenden Gemische tumorinhibierend wirken. Dazu zählen Isothiocyanate, Flavonoide, Indole und Glycosinolate in Kraut und Broccoli, Organosulfide in Knoblauch, Zwiebeln und Lauch, D-Limonen in Zitrusfrüchten, Proteaseinhibitoren in Bohnen und verschiedenen Pflanzensamen sowie viele andere. Im Laufe der Evolution hat sich der menschliche Organismus an bestimmte essentielle Nahrungsbestandteile angepaßt. Dazu gehören nicht nur Eiweiße, Kohlenhydrate, Fette, Vitamine und Spurenelemente, sondern auch diese Pflanzenstoffe. Sie sind besonders wichtig für die Abwehr gegenüber kanzerogenen Verbindungen, indem sie die Bioaktivierung von Fremdstoffen hemmen oder deren Entgiftung verbessern. Aus Broccoli hat man zum Beispiel ein Isothiocyanat isoliert (Abbildung 9.10), das sehr stark Phase-II-Entgiftungsenzyme wie die Quinon-Reduktase und Glutathiontransferasen induziert; auf die Aktivität von Phase-I-Enzymen dagegen hat dieses Isothiocyanat keinen Einfluß. Schließlich hemmen einige dieser Pflanzenstoffe die Proliferation von Krebszellen, andere verhindern das Eindringen eines Tumors in das benachbarte Gewebe und damit die zerstörerische und metastasierende Wirkung. Viele Pflanzen enthalten also ein antikanzerogen wirksames Substanzgemisch, das für den Menschen essentiell ist.

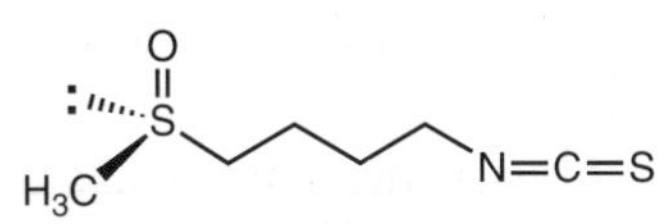

Sulforaphan

9.10 Das im Broccoli vorkommende 1-Iso-thiocyanato-(4R)-(methylsulfinyl)butan, auch bekannt als Sulforaphan, ist ein starker Induktor von Phase-II-Entgiftungsenzymen.

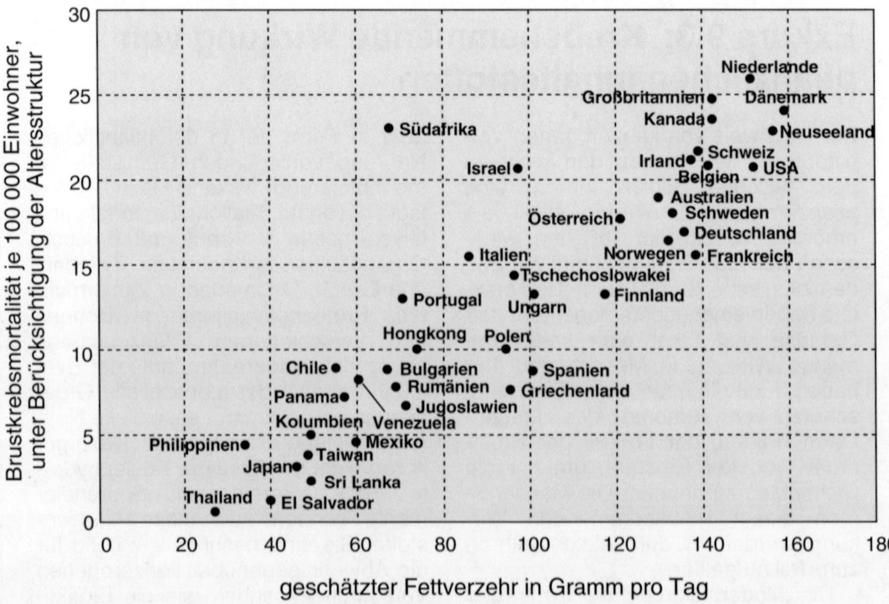

9.11 Lineare Korrelation zwischen Fettverzehr pro Kopf und der Sterblichkeit durch Brustkrebs. Der Fettverzehr wurde ermittelt, indem der gesamte Fettverbrauch des jeweiligen Landes durch die Anzahl der Bewohner geteilt wurde. (Modifiziert nach Cohen 1988.)

dem Fleisch eine wesentliche Rolle. In jüngster Zeit hat man jedoch zusätzliche Faktoren aufgedeckt, die möglicherweise zu der tumorfördernden Wirkung einer fleischreichen Ernährung beitragen. Japanische Wissenschaftler isolierten 1980 ein aromatisches Amin mit heterozyklischem Ringsystem aus normal hitzebehandeltem Fleisch und gebratenen Sardinen. Das 2-Amino-3-methylimidazo[4,5-*f*]chinolin (Kurzbezeichnung IQ nach dem englischen *imidazoquinoline*; Abbildung, 9.13) fiel durch seine starke Mutagenität in Bakterien und Säugerzellen auf. In den nachfolgenden Jahren isolierte und identifizierte man weitere zehn nahe verwandte heterozyklische Amine, die sich beim Braten und Grillen von Fleisch bilden. Diesen Verbindungen ist eine Aminoimidazo-Struktur gemeinsam; sie werden nach dem übrigen aromatischen Ring in Chinolin-, Chinoxalin- und Pyridin-Derivate eingeteilt (Abbildung 9.13). Sie entstehen durch die Hitzebehandlung aus Kreatin/Kreatinin (als Lieferanten des Imidazolrings), Zuckern und Aminosäuren.

Die in der Abbildung dargestellten Verbindungen sowie andere Vertreter dieser Gruppe wurden in Fütterungsversuchen in Ratten und Mäusen auf ihre Kanzerogenität untersucht. Alle erzeugten Tumoren in hoher Ausbeute, nicht nur im Magen-Darm-Bereich, sondern auch in mehreren anderen Organen, zum Beispiel in Leber, Lunge, Brustdrüse und Haut. Die Verbindungen durchlaufen dieselben Bioaktivierungsreaktionen wie andere aromatische Amine,

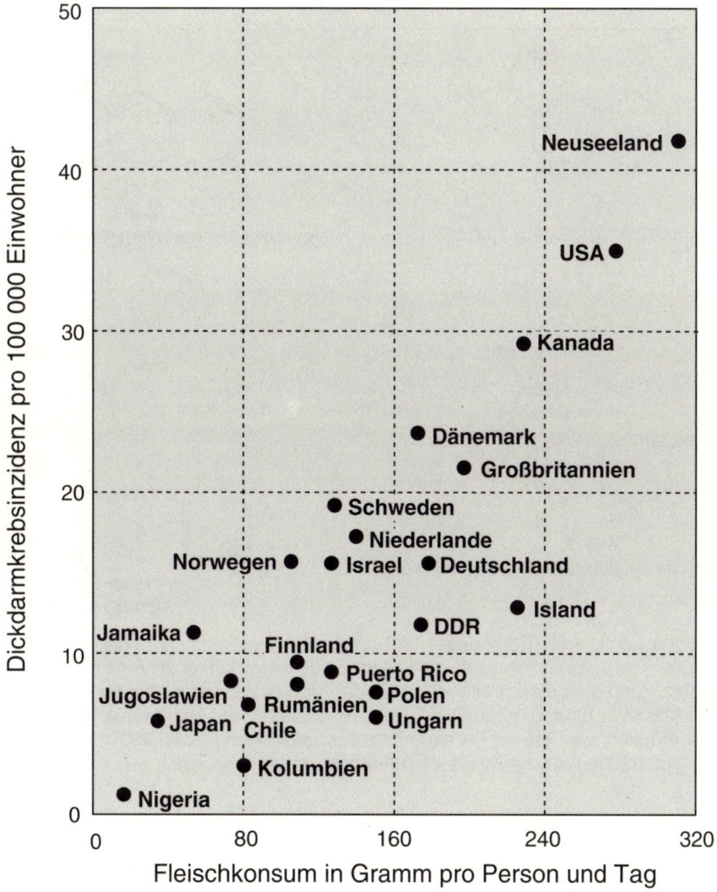

9.12 Lineare Korrelation zwischen Fleischverzehr pro Kopf und der Häufigkeit von Dickdarmkrebs. Der Fleischverzehr wurde ermittelt, indem der gesamte Fleischverbrauch des jeweiligen Landes durch die Anzahl der Bewohner geteilt wurde. (Modifiziert nach Cohen 1988.)

wobei Nitreniumionen entstehen, die mit DNA reagieren (siehe Abschnitt 5.2.2). Damit stellen diese heterozyklischen Amine ein mögliches Bindeglied zwischen der modernen fleischreichen Ernährung und Krebs dar. Bei der Extrapolation der Ergebnisse auf den Menschen ist allerdings zu berücksichtigen, daß die Tierversuche in der Regel mit nur einer einzigen extrem hohen Dosis durchgeführt wurden. Die geschätzte tägliche Pro-Kopf-Aufnahme aller heterozyklischen Amine für den Menschen schwankt zwischen 3,5 und 100 Mikrogramm und liegt damit mehr als 1000fach niedriger als die im Tierexperiment eingesetzten Dosen, so daß sich (angesichts der geringen Mengen dieser Verbindungen in der menschlichen Nahrung) das Krebsrisiko derzeit nicht quantifizieren läßt.

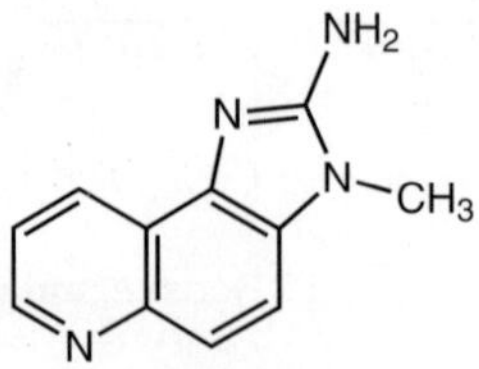

IQ
2-Amino-3-methylimidazol[4,5-*f*]chinolin

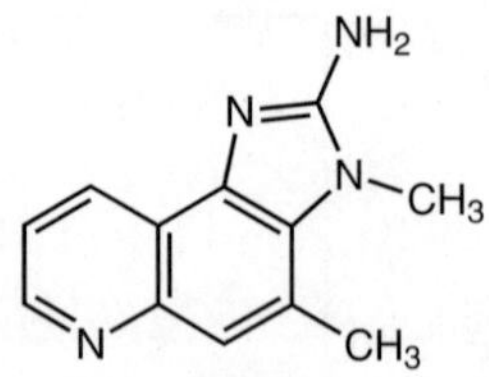

MeIQ
2-Amino-3,4-dimethylimidazol[4,5-*f*]chinolin

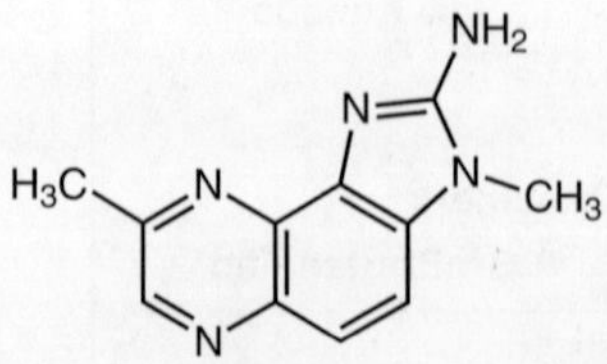

MeIQx
2-Amino-3,8-dimethylimidazol[4,5-*f*]chinoxalin

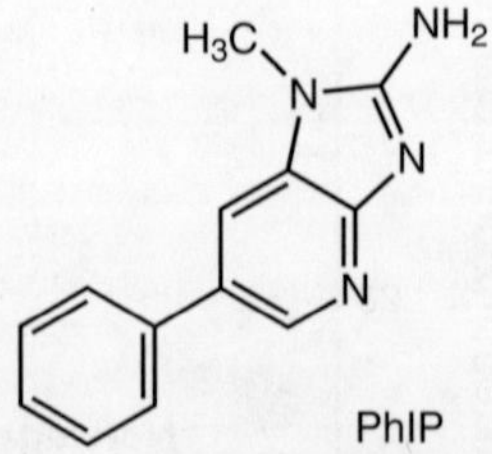

PhIP
2-Amino-1-methyl-6-phenyl-imidazo[4,5-*b*]pyridin

9.13 Chemische Strukturen, Kurznamen und systematische Bezeichnungen einiger in gebratenem Fleisch und Fisch vorkommenden heterozyklischen aromatischen Amine. Die bisher untersuchten Verbindungen sind stark mutagen in Bakterien und Säugerzellen; sie erzeugen Tumoren in Ratten und Mäusen. Eine Extrapolation dieser Ergebnisse auf den Menschen ist jedoch nicht ohne weiteres möglich, weil die im Tierexperiment eingesetzten Dosen mehr als 1000fach höher waren als die geschätzte tägliche Pro-Kopf-Aufnahme des Menschen.

Weiterführende Literatur

Chu, F. S. *Mycotoxins: Food Contamination, Mechanism, Carcinogenic Potential and Preventive Measures.* In: *Mutat.Res.* 259 (1991) S. 291–306.

Cohen, L. A. *Ernährung und Krebs.* In: *Spektrum der Wissenschaft.* Januar (1988) S. 108–117

Dragsted, L. O.; Strube, M.; Larsen, J. C. *Cancer-Protective Factors in Fruits and Vegetables: Biochemical and Biological Background.* In: *Pharmacol. Toxicol.* 72 (1993) S. S116–S135.

Forth, W.; Henschler, D.; Rummel, W.; Starke, K. (Hrsg.) *Allgemeine und spezielle Pharmakologie und Toxikologie.* Mannheim (B.I. Wissenschaftsverlag) 1992.

Frohne, D.; Pfänder, H. J. (Hrsg.) *Giftpflanzen. Ein Handbuch für Apotheker, Ärzte, Toxikologen und Biologen.* Stuttgart (Wissenschaftliche Verlagsgesellschaft) 1987.

Hänsel, R. (Hrsg.) *Phytopharmaka. Grundlagen und Praxis.* Berlin/Heidelberg/New York (Springer) 1991.

Hirono, I. *Natural Carcinogenic Products of Plant Origin*. In: *Crit. Revi. Toxicol.* 8 (1981) S. 235–277.
Strubelt, O. (Hrsg.) *Gifte in unserer Umwelt. Toxische Gefahren von Arsen bis Zyankali*. Stuttgart (Deutsche Verlags-Anstalt) 1989.
Timbrell, J. A. *Toxikologie für Einsteiger*. Heidelberg (Spektrum Akademischer Verlag) 1993.
Wakabayashi, K.; Nagao, M.; Esumi, H.; Sugimura, T. *Food-Derived Mutagens and Carcinogens*. In: *Cancer Res.* 52 (1992) S. 2092s–2098s.
Zhang, Y.; Talalay, P.; Cho, S. G.; Posner, G. H. *A Major Inducer of Anticarcinogenic Protective Enzymes from Broccoli: Isolation and Elucidation of Structure*. In: *Proc. Natl. Acad. Sci. USA* 89 (1992) S. 2399–2403.

10

Grundlagen der toxikologischen Risikocharakterisierung

Bestimmung von Gefährlichkeit und Exposition • Vorgehen bei der Risikocharakterisierung für toxische und für kanzerogene Stoffe • Krebsrisiken durch Dioxine • Nutzen-Risiko-Überlegungen

10.1 Einführung

Der Kontakt des Menschen mit einem bestimmten Stoff kann ein Gesundheitsrisiko bedeuten. Die wissenschaftlich begründbare Charakterisierung dieses Risikos ist das wichtigste Ziel der toxikologischen Forschung. In der toxikologischen Risikocharakterisierung wird durch Berücksichtigung von Dosis-Wirkungs-Beziehungen, Wirkungsmechanismen und gemessener oder abgeschätzter Exposition versucht, die Schadwirkungen aus der Exposition des Menschen gegenüber einem Stoff oder Stoffgemisch vorherzusagen.

Zum Verständnis der Grundlagen der toxikologischen Risikocharakterisierung ist eine Unterscheidung von Gefahr (Gefährlichkeit) und Risiko grundlegend. Die Begriffe Risiko und Gefahr haben trotz häufig synonymer Verwendung in der Umgangssprache unterschiedliche Bedeutungen. Gefahr beschreibt einen drohenden Schaden, der eintreten kann oder nicht. Mit der Einführung des Begriffs Risiko verfolgt man das Ziel, Gefahren berechenbar zu machen. Das Konzept stammt aus der Versicherungswirtschaft und bezieht sich auf die Wahrscheinlichkeit, mit der ein bestimmter Schadensfall eintritt. In der Toxikologie beschreibt Risiko die Wahrscheinlichkeit, mit der in einer schadstoffexponierten Population eine Gesundheitsbeeinträchtigung auftritt. Das Ausmaß oder die Häufigkeit einer solchen Beeinträchtigung ist, wie alle toxischen Wirkungen, abhängig von der aufgenommen Dosis des Schadstoffes; daher ist Risiko das Produkt aus der Gefährlichkeit (Toxizität) des Stoffes und der tatsächlichen Exposition. Bei fehlender Exposition stellen auch sehr toxische Stoffe kein Risiko dar, nach dauernder Aufnahme hoher Dosen kann auch das Risiko eines gering toxischen Stoffes groß sein.

Die Bedeutung des Konzepts Risiko im Zusammenhang mit der Exposition gegenüber gesundheitsschädlichen Chemikalien hat sich in neuerer Zeit gewandelt. Die intensive Auseinandersetzung mit möglichen Risiken in der Industriegesellschaft hat in weiten Teilen der Bevölkerung das Gefühl einer Gefährdung und Bedrohung ausgelöst. Parallel dazu nahm der Wunsch der Gesellschaft nach einer möglichst risikofreien Welt stetig zu. Er gipfelte in der Forderung, jegliche Exposition gegenüber toxischen Stoffen sei zu vermeiden; nur dann wären toxische Wirkungen und damit ein Gesundheitsrisiko sicher auszuschließen. Diese Forderung beruhte auf der (falschen) Ansicht, daß nur wenige Chemikalien toxisch sind und daß diese wenigen überdies noch allesamt einen synthetischen Ursprung haben. Unter dieser Annahme ließen sich nämlich durch die Beendigung der Nutzung jener wenigen Substanzen Risiken weitestgehend eliminieren. Bei dieser Philosophie blieb jedoch ein elementares Prinzip der Toxikologie, die Dosis-Wirkungs-Beziehung, unberücksichtigt. Alle chemischen Stoffe, gleich ob synthetisch oder natürlich, sind nur unter bestimmten Expositionsbedingungen toxisch. Außerdem ist die überwiegende Zahl toxischer Stoffe, denen der Mensch ausgesetzt ist, natürlichen und nicht synthetischen Ursprungs (siehe Kapitel 2 und 9). Eine Exposition gegenüber toxischen Chemikalien synthetischen Ursprungs ist zudem bei Erhaltung des Lebensstils und Lebensstandards der modernen Industrienationen nicht vollständig vermeidbar, und so wurde das „Nullrisiko“ durch das Konzept des „vertretbaren oder akzeptablen Risikos“ ersetzt. Ein gewisses Risiko, das von Null verschieden, aber sehr klein ist, wird dabei in Kauf genommen.

Die wissenschaftliche Abschätzung des zusätzlichen gesundheitlichen Risikos, das durch Exposition gegenüber einem chemischen Stoff hervorgerufen wird – die „Risikocharakterisierung“ oder „Risikoabschätzung“ –, ist eine wichtige Grundlage für Entscheidungen des Gesetzgebers zur Chemikaliensicherheit. Die Risikocharakterisierung gliedert sich in Ermittlung und Bewertung des Risikos (siehe unten). Im Gegensatz zur Risikocharakterisierung, die auf toxikologischen und/oder epidemiologischen Daten beruht, ist „Risikomanagement“ der Prozeß, der Risikocharakterisierung in politisches Handeln umsetzt; daraus resultieren über die Gesetzgebung Grenzwertfestsetzungen und/ oder Anwendungsbeschränkungen. Diese Entscheidungen und ihre Umsetzung in die Praxis unterliegen auch technischen, sozio-ökonomischen und politischen Zwängen und werden oft unter Berücksichtigung einer Nutzen-Risiko-Analyse getroffen (Abbildung 10.1). Für ein zielgerichtetes Risikomanagement und zur Prioritätensetzungen im Gesundheitsschutz ist eine möglichst objektive, genaue und verläßliche Ermittlung und Bewertung des Risikos durch Chemikalien nötig.

Je nach der Art der möglichen Gesundheitsschädigung durch Chemikalien und deren Einsatz oder Entstehen hat der Gesetzgeber zur Schadensverhütung verschiedene Instrumente zur Verfügung. Die Nutzung besonders gefährlicher

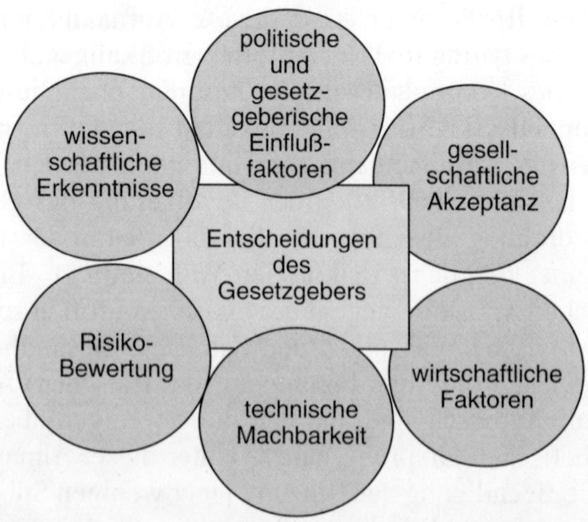

10.1 Vielzahl der Faktoren, die das Risikomanagement beeinflussen.

Stoffe kann er vollständig verbieten oder auf bestimmte Prozesse beschränken. Bei Chemikalien am Arbeitsplatz wird eine Nutzen-Risiko-Überlegung durchgeführt, die zu Belastungsgrenz- oder Richtwerten führt. Potentielle Umweltschadstoffe müssen in der Umwelt durch analytische Verfahren nachgewiesen und ihre Gefährlichkeit durch toxikologische Untersuchungen festgestellt werden. Bei hohem Risiko werden dann Vermeidungsstrategien (Technologieänderungen) entwickelt (Tabelle 10.1).

Tabelle 10.1: Instrumente zur Verhütung der Gesundheitsgefährdung durch Chemikalien

Anwendungsbereich des Stoffes	durchzuführende Maßnahmen
Industriechemikalien	Verbot bei besonders gefährlichen Stoffen, Produktionseinschränkungen, Schutzmaßnahmen am Arbeitsplatz, Alternativen (weniger gefährliche Stoffe)
Arzneimittel	Verwendungsbeschränkungen, Nutzen-Risiko-Abschätzung
Genußmittel	Aufklärung, Selbstbeschränkung
Umweltchemikalien	Bestimmung der Exposition, Vermeidungsstrategien, Anwendungsverbote

Beim Risikomanagement sind besonders bei der Bewertung von Chemikalien in der Umwelt und ihrer Rolle als Risikofaktoren auch die durch epidemiologische Studien erarbeiteten Todesrisiken und deren Ursachen zu berücksichtigen. Tabelle 10.2 zeigt die hauptsächlichen Sterberisiken für einen 45jährigen Mann. Neben dem Herzinfarkt sind Kreislauferkrankungen, Lungenkrebs, Lebererkrankungen und Verkehrsunfälle wichtige Risiken. Diese die Sterblichkeit stark beeinflussenden Risiken sind in erster Linie auf persönliche Lebensumstände (Rauchen, Ernährung, siehe Kapitel 2 und 5) zurückzuführen; Erkrankungen, bei denen Umweltschadstoffe als Ursache in Frage kommen (beispielsweise Leukämie), fallen kaum ins Gewicht (Tabelle 10.2).

Tabelle 10.2: Haupttodesrisiken eines 45jährigen Mannes in der Bundesrepublik

Todesursache	Prozent-Wahrscheinlichkeit*
Herzinfarkt	1,49
Kreislauferkrankungen	0,98
Lungenkrebs (Raucher und Nichtraucher)	0,57
Leberzirrhose	0,55
Selbstmord	0,43
Unfall (Beruf, Verkehr oder Haushalt)	0,4
Dickdarmkrebs	0,18
Magenkrebs	0,17
Alkoholismus	0,14
Speiseröhrenerkrankungen	0,08
Gehirntumor	0,055
Leukämie	0,041
Prostatakrebs	0,023
Mord	0,017

* Prozent-Wahrscheinlichkeiten sagen aus, daß – bei statistischer Betrachtung – ein Mann von 45 Jahren innerhalb von zehn Jahren mit einer bestimmten Wahrscheinlichkeit an der betreffenden Krankheit stirbt; beispielsweise sterben knapp 1,5 Prozent der Männer zwischen 45 und 55 an Herzinfarkt.

Die meist sehr emotionsgeladenen Diskussionen und groß aufgemachten Presseberichte (auch in seriösen Medien!) über die mögliche Rolle toxischer Chemikalien als krankmachende Faktoren sind bei Berücksichtigung dieser Fakten und der Erkenntnisse der Toxikologie nicht hilfreich für eine Prioritätensetzung bei Umwelt- und Gesundheitsschutz. Durch Unkenntnis oder Ignorieren von Sachverhalten und Grundlagen der Toxikologie werden in der Umwelt oder in Nahrungsmitteln in sehr geringen Mengen nachgewiesene Stoffe zu Gesundheitsgefährdungen aufgebauscht (Pestizide an der Nordseeküste, Benzol im Olivenöl, Pestizidrückstände in der Babynahrung als drei Beispiele nur in den ersten Monaten des Jahres 1994). Durch solche Fehlinformationen werden wirkliche, die Gesundheit der Bevölkerung tatsächlich gefährdende Faktoren (Rauchen, Alkohol, falsche Ernährung) aus dem Bewußtsein verbannt.

Bei jeder Diskussion über den Risikobewertungsprozeß ist zu bedenken, daß getroffene Entscheidungen menschliches Leid und erhebliche Kosten zur Folge haben können. Sind nämlich einerseits Belastungsgrenzen nicht ausreichend niedrig gesetzt, besteht die Gefahr, daß zusätzlich zu dem menschlichen Leid Kosten in Milliardenhöhe für die Behandlung der Folgekrankheiten anfallen. Andererseits entstehen bei der Anpassung technischer Prozesse an neue, niedrigere Grenzwerte, die nur auf Emotionen und Aktionismus beruhen, unnötige Kosten in Milliardenhöhe. Daher müssen kontinuierlich neueste Erkenntnisse und Methoden aus der Toxikologie zur Risikocharakterisierung beitragen. Nur auf diese Weise ist sie permanent verbesserbar.

10.2 Allgemeines Vorgehen bei der Risikocharakterisierung

Die Risikocharakterisierung ist ein komplexer Prozeß, der Kenntnisse aus verschiedensten Gebieten voraussetzt. Die Toxikologie liefert die wichtigsten Befunde zur Beurteilung der gesundheitsschädlichen Wirkungen eines Stoffes. Da sie wiederum Erkenntnisse der Grundlagenforschung in Biologie, Medizin und Chemie umsetzt, beeinflußt der Fortschritt in diesen Gebieten die Risikocharakterisierung ebenfalls (Abbildung 10.2).

Zur Abschätzung der Gesundheitsgefährdung durch einen chemischen Stoff sind Kenntnisse zur Toxizität (Bestimmung der Gefährlichkeit) und zur Exposition zu erarbeiten (Risikoermittlung). Durch Analyse der Dosis-Wirkungs-Beziehungen aus Tierversuchen, der aus experimentellen Beobachtungen abgeleiteten Wirkungsmechanismen und, falls möglich, der höchsten Dosis ohne erkennbare Wirkungen läßt sich dann das gesundheitliche Risiko einer bestimmten Exposition beschreiben (Risikocharakterisierung). Parallel dazu wird durch analytische Verfahren bei schon in Nutzung befindlichen Stoffen die gegebene Exposition bestimmt beziehungsweise bei neuen Stoffen die zu erwartende Exposition abgeschätzt. Die toxikologische Risikocharakterisierung kann daher stufenweise erfolgen und muß auch aus Kostengründen nicht für jeden Stoff bis zum Ende durchgeführt werden. Zeigt ein Stoff mit vorhersehbar hoher Exposition nicht akzeptable toxische Wirkungen, können weitere Risikocharakterisierungschritte unterbleiben, die weitere Bearbeitung wird unterbrochen (siehe Abbildung 6.3). Bei sicher auszuschließender Exposition ist eine Risikocharakterisierung ebenfalls nicht nötig.

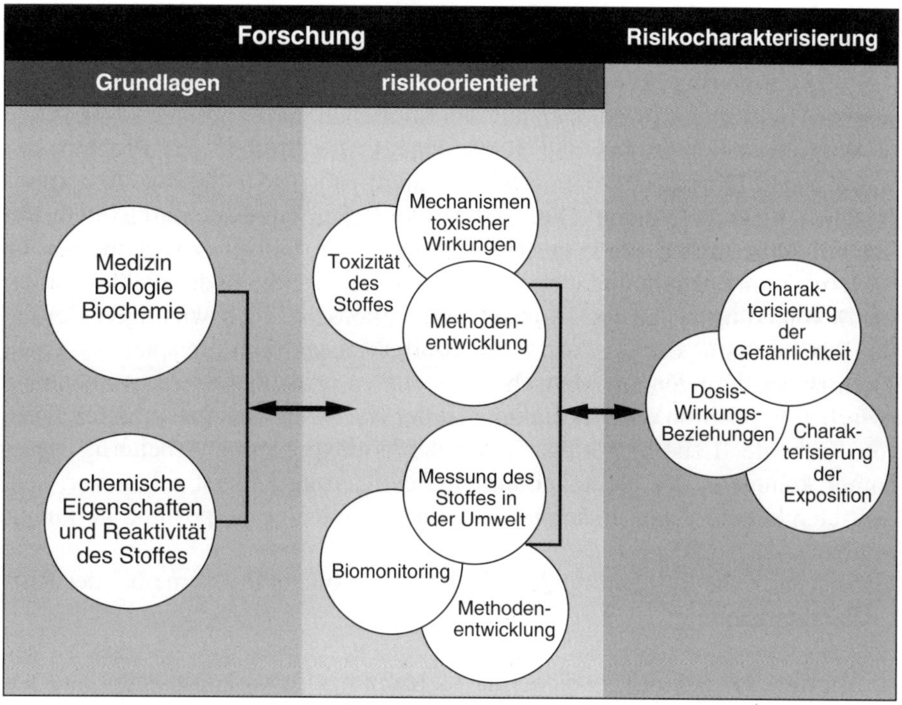

10.2 Bestandteile der toxikologischen Risikocharakterisierung (nach Ziegler, 1993). Die Risikocharakterisierung ist ein vielschichtiger Prozeß; Ergebnisse der Grundlagenforschung sowie der Toxikologie gehen in die Risikocharakterisierung ein.

10.2.1 Experimentell-toxikologische Untersuchungen sind ein wichtiger Bestandteil der Risikoabschätzung

Mit hinreichender Sicherheit ist meist nur die Charakterisierung der Gefährlichkeit eines Stoffes möglich; dazu werden gezielt durchgeführte Tierexperimente genutzt. Die Bestimmung der Exposition, der zweite Teil der Risikoermittlung, ist wegen oft fehlender Daten oder auch aus Kostengründen nur unter bestimmten Voraussetzungen (berufliche Belastung, rezeptpflichtiges Arzneimittel) durchführbar.

Epidemiologie und Toxikologie in der Risikocharakterisierung. Ein direkter Weg zur Risikocharakterisierung und -quantifizierung ist die Erhebung epidemiologischer Daten zur Erkrankungshäufigkeit. Die Epidemiologie versucht die Häufigkeit einer Erkrankung in einzelnen Bevölkerungsgruppen zu bestimmen und Faktoren zu identifizieren, die diese Häufigkeit beeinflussen. Die üblichen epidemiologischen Ansätze arbeiten mit Vergleichskollektiven; bei der Risikocharakterisierung wird die Eintrittswahrscheinlichkeit einer Erkrankung im Vergleichskollektiv gleich 1 gesetzt. Die Eintrittswahrscheinlichkeit im belasteten Kollektiv wird relatives Risiko genannt und als multiplikativer Faktor der Krankheitsinzidenz im nichtbelasteten Kollektiv angegeben. Die epidemiologischen Ansätze (oft mit Daten aus dem Bereich der Arbeitsmedizin) bestimmen Wirkungen auf den Menschen und benötigen keine Daten zu Wirkungsmechanismus und Toxikokinetik des Stoffes; das Problem der Spezies- und Dosisextrapolation (siehe unten) ist – anders als bei Tierexperimenten – nicht vorhanden. Die epidemiologischen Untersuchungen befassen sich mit Schadstoffen, die in der Umwelt oder am Arbeitsplatz vorkommen. Ist die Exposition bekannt und löst eine Erkrankung aus, die in der nichtexponierten Bevölkerung selten ist, kann die Epidemiologie einen wichtigen Beitrag zur Beschreibung der Risikos eines Stoffes leisten. Ein Beispiel für einen durch Beobachtungen am Menschen bestätigten ursächlichen Zusammenhang zwischen Exposition und Erkrankung ist der Nachweis einer bestimmten Form von Krebs der Leberblutgefäße in vinylchloridexponierten Arbeitern. Dieser Tumor kommt in der nichtexponierten Bevölkerung äußerst selten vor; sein Auftreten konnte daher ursächlich mit einer Vinylchloridexposition verknüpft werden.

Meist stößt die Epidemiologie jedoch auf erhebliche Probleme bei der Risikocharakterisierung:

- Risiken durch Stoffe, welche die Inzidenz häufig vorkommender Erkrankungen (beispielsweise von Herz-Kreislauf-Erkrankungen und bestimmten Arten von Krebs wie Lungenkrebs) erhöhen, werden aus statistischen Gründen oft nicht erfaßt,
- Die Epidemiologie kann nur unter großen Schwierigkeiten Dosis-Wirkungs-Beziehungen erstellen. In den meisten Fällen sind Expositionen unbekannt oder nur unzureichend beschrieben, Meßwerte zu Expositionen sind in den seltensten Fällen verfügbar. Personen sind außerdem häufig auch Stoffgemischen ausgesetzt, so daß sich ein ursächlicher Zusammenhang zwischen Erkrankung und Exposition gegenüber einem bestimmten Stoff nicht mehr erarbeiten läßt.
- Oft sind die Gruppen belasteter Personen zur Ableitung statistisch signifikanter Aussagen zu klein.
- Die Zahlenwerte des relativen Risikos liefern nur einen qualitativen Hinweis auf ein erhöhtes Krebsrisiko, da sie lediglich eine Momentaufnahme der Krebsinzidenz des exponierten Kollektivs darstellen und Dosis-Wirkungs-Beziehungen sowie Zeit-Wirkungs-Beziehungen (lange Latenzzeit der Tumorausbildung im Menschen) nicht ausreichend berücksichtigen können.

Der bedeutendste Nachteil der Epidemiologie liegt natürlich darin, daß nur Daten über schon in Nutzung befindliche Stoffe erarbeitet werden können; eine rechtzeitige Prävention ist so nicht möglich. Risiken werden erst erkannt, nachdem eine größere Zahl von Menschen gegenüber dem Schadstoff exponiert wurden und Erkrankungen aufgetreten sind. Damit wird die vom Gesetzgeber auferlegte Vorsorgepflicht nicht erfüllt. Wegen der raschen Entwicklung neuer, preiswerterer und für bestimmte Zwecke besser geeigneter Stoffe ist aber die vorhersehende Risikocharakterisierung zum Gesundheitsschutz unabdingbar. Dieses Ziel läßt sich nur durch sinnvoll geplante toxikologische Untersuchungen erreichen.

Methoden der Risikocharakterisierung auf der Grundlage toxikologischer Untersuchungen. Bei neuen Stoffen beruht die Charakterisierung schädlicher Wirkungen (Gefährlichkeit) und damit der erste Teil der Risikoabschätzung hauptsächlich auf Tierversuchen. Das umfangreiche Datenmaterial zur Toxizität von Chemikalien in Versuchstieren und die bislang vorhandenen Erfahrungen beim Menschen belegen, daß in den meisten Fällen zwischen Mensch und Versuchstier keine qualitativen Unterschiede in den Schadwirkungen bestehen. Quantitative Unterschiede zwischen Mensch und Tier oder einzelnen Tierarten sind meist die Folge der unterschiedlichen Toxikokinetik des Stoffes. Daher kann man toxische Wirkungen, die im Tierexperiment beobachtet werden, bei entsprechender Exposition auch für den Menschen annehmen. Beispielsweise ist die überwiegende Mehrzahl (96 Prozent) der beim Menschen als krebserzeugend nachgewiesenen Stoffe auch in Versuchstieren kanzerogen. Daß die in Tierversuchen beobachteten Effekte auf den Menschen übertragbar sind, beruht auf den unter Säugern vorhandenen Ähnlichkeiten in Anatomie, Physiologie und Biochemie. Das Prinzip der Extrapolation von Tierdaten auf den Menschen ist wissenschaftlich akzeptiert und wird auch von regulatorischen Gremien praktiziert.

Ein Vorteil der toxikologischen Untersuchungen an Versuchstieren ist die Voraussagekraft der Experimente. Trotzdem bestehen noch sehr viele Unsicherheiten, da man von der Reaktion einer begrenzten Anzahl genetisch homogener Versuchstiere unter bestimmten Haltungsbedingungen auf die Wirkungen in einer großen Anzahl genetisch heterogener Menschen mit unterschiedlichsten Lebensumständen schließt. Um eine möglichst hohe Sensitivität zu gewährleisten, führt man Tierversuche mit hohen Dosen durch. Die Ergebnisse müssen auf die niedrigen Belastungen des Menschen extrapoliert werden (Dosisextrapolation). Schließlich kommt der Unsicherheitsfaktor der sogenannten Speziesextrapolation hinzu (siehe unten). Die aus diesen Extrapolationen erwachsenden Unsicherheiten lassen sich durch Aufklärung der Mechanismen, die den toxischen Wirkungen des jeweiligen Stoffes zugrunde liegen, verringern (siehe unten). Da die Erarbeitung neuer Erkenntnisse und Methoden in der Toxikologie ständig fortschreitet, kann die „toxikologische Bewertung" nicht nach vorgegebenen formalen Kriterien durchgeführt werden. Jede Bewertung der Gefährlichkeit einer Substanz muß den aktuellen Kenntnisstand der Toxikologie berücksichtigen und kann daher nur von erfahrenen Toxikologen vorgenommen werden. Allerdings schließt auch die Bewertung durch Fachleute Fehlbeurteilungen nicht grundsätzlich aus.

Die Erarbeitung von Daten zur toxikologischen Bewertung von Stoffen wird stufenweise vorgenommen. Dadurch lassen sich nach jedem Einzelschritt die Ergebnisse bewerten und die gewonnenen Erkenntnisse im nächsten Schritt umsetzten. Am Anfang der zur Charakterisierung toxischer Wirkungen durchgeführten Tierversuche stehen Untersuchungen der akuten Toxizität, die bei Einsatz mehrerer Arten bereits Speziesunterschiede im Ausmaß der Wirkungen aufzeigen können. Man erhält so auch Informationen über Zielorgane und Dosis-Wirkungs-Kurven, die als Basis für weitere Versuchsplanungen dienen (siehe Kapitel 6). Außerdem sollten bei der toxikologischen Charakterisierung eines Stoffes auch frühzeitig Untersuchungen zu Biotransformation und Toxikokinetik durchgeführt werden, deren Ergebnisse eine mögliche Akkumulation der Substanz oder ihrer Metaboliten aufzeigen. Durch Aufklärung der Struktur der Metaboliten läßt sich die Bildung von elektrophilen Zwischenstufen ableiten, die zu kovalenter Bindung an zelluläre Makromoleküle befähigt sind (siehe Kapitel 4 und 5). Parallel zu diesen Untersuchungen im intakten Versuchstier stehen Arbeiten zur Bestimmung des gentoxischen Potentials. Die Gentoxizitätsuntersuchungen sollten sowohl mit der Substanz als auch mit ihren identifizierten Umwandlungsprodukten in mehreren Kurzzeittests (siehe Kapitel 6) durchgeführt werden und von biochemischen Untersuchungen begleitet sein. Diese umfassen die analytische Bestimmung von prämutagenen DNA-Addukten des Fremdstoffes und anderen DNA-Schäden wie Strangbrüchen oder Oxidation von DNA-Basen; auch hier sollte die Erarbeitung von Dosis-Wirkungs-Beziehungen im Mittelpunkt stehen (zu den theoretischen Grundlagen siehe Kapitel 5). Falls diese Untersuchungen keinen Hinweis auf nichtakzeptable toxische Wirkungen der Substanz erbringen, schließt sich ein chronischer Toxizitätsversuch (meist über drei bis sechs Monate) in Nagern an. Dieser hat das Ziel, den Wirkungscharakter bei Langzeitexposition zu erfassen und für chronische Wirkungen Dosis-Wirkungs-Beziehungen abzuleiten. Im letzten Schritt der Risikoermittlung kann, abhängig von den Einsatzmöglichkeiten und der zu erwartenden Exposition, ein chronischer Kanzerogenitätstest mit Nagern (18 bis 24 Monate) notwendig werden. Diese Methoden zur Charakterisierung toxischer Wirkungen sind ausführlich in Kapitel 6 beschrieben.

Abschätzung der Exposition. Die Abschätzung der Stoffexposition ist der wichtigste Schritt auf dem Weg zu einer Risikocharakterisierung, wird jedoch oft vernachlässigt. Um objektiv die möglichen gesundheitlichen Auswirkungen eines Schadstoffes zu beurteilen und besondere Risikofaktoren (Arbeitsplatz, Lebensstil, Wohnort) zu bewerten, benötigt man verläßliche Daten zur Exposition. Für die genaue Abschätzung der Zahl exponierter Personen sowie der Höhe und der Dauer der Exposition sind Kenntnisse über die Freisetzung des Schadstoffes (aus Industrie, Haushalt, Verkehr oder natürlichen Quellen), sein Schicksal in der Umwelt, seine Bioverfügbarkeit aus Umweltmedien und seine Toxikokinetik im Menschen erforderlich (siehe Exkurs 10.1).

Exkurs 10.1: Biomonitoring als Methode zur genaueren Bestimmung von Exposition, Schadwirkungen und individueller Empfindlichkeit

Die Exposition des Menschen gegenüber Schadstoffen wird meist durch Messung der Konzentration des jeweiligen Stoffes in der Atemluft, der Nahrung, dem Trinkwasser und anderen Medien bestimmt. Da man so lediglich die *äußere Exposition* mißt, erhält man auch nur grobe Anhaltspunkte zur tatsächlichen Belastung, die zu Gesundheitsschäden führen kann. Sinnvoller für die Risikoabschätzung ist die Messung des Stoffes, seiner Reaktionsprodukte oder ausgelöster biologischer Veränderungen in exponierten Personengruppen oder die Messung von Indikatoren, die auf eine besondere individuelle Empfindlichkeit gegenüber einem bestimmten Stoff hinweisen. Diese Meßgrößen werden Biomarker genannt; die quantitative Bestimmung von Biomarkern in Ausscheidungen oder leicht zugänglichen Geweben von Exponierten bezeichnet man als *Biomonitoring*. Biomarker lassen sich einteilen in

- Marker der Exposition,
- Marker der Belastung,
- Marker für ausgelöste Veränderungen im Organismus und
- Biomarker für individuelle Unterschiede in der Empfindlichkeit gegenüber toxischen Wirkungen.

Biomarker der *inneren Exposition* sind die Konzentrationen des Stoffes oder seiner Metaboliten in Körperflüssigkeiten oder Ausscheidungsprodukten. Als Biomarker der *inneren Belastung* können das Ausmaß der gebildeten reaktiven Zwischenstufen im Organismus (Menge der modifizierten Makromoleküle) oder Veränderungen wie Chromosomenaberrationen und Mutationen dienen (die Methoden sind in Kapitel 6 beschrieben); ideal zur Risikoabschätzung ist eine Kombination der Bestimmung von modifizierten Makromolekülen und Chromosomenaberrationen oder Mutationen (Abbildung 10.3).

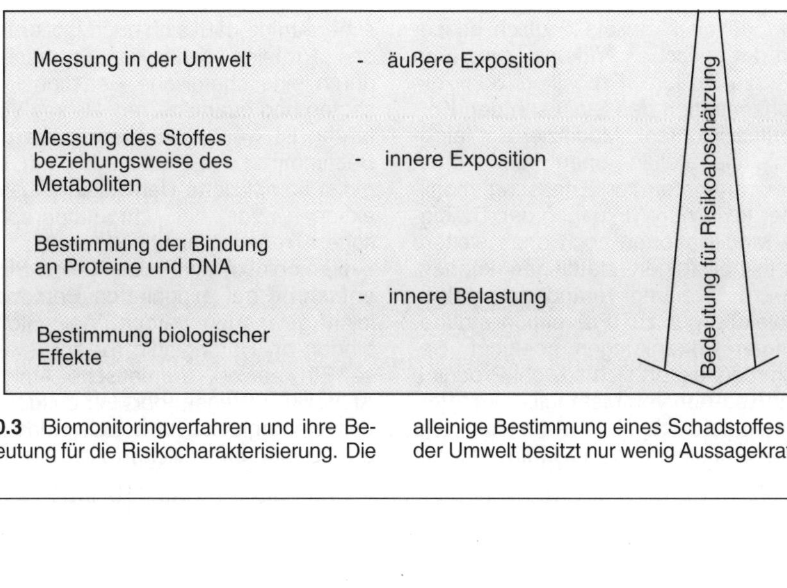

10.3 Biomonitoringverfahren und ihre Bedeutung für die Risikocharakterisierung. Die alleinige Bestimmung eines Schadstoffes in der Umwelt besitzt nur wenig Aussagekraft.

Marker der Exposition

Die Messung des Stoffes oder seiner Metaboliten in Körperflüssigkeiten und in Ausscheidungsprodukten oder, nicht stoffspezifisch, der Ausscheidung von Thioethern (aus der Entgiftung über Glutathionkonjugation) und von Mutagenen mit dem Harn liefert Aussagen über die innere Exposition mit toxischen Stoffen. Oft kann man solche Messungen nur während oder kurz nach Ende der Exposition vornehmen, da viele Stoffe und ihre Metaboliten innerhalb kurzer Zeiträume wieder ausgeschieden werden. Messungen des Stoffes selbst sind einfach durchzuführen und daher vielfach bevorzugt, erlauben jedoch keine Aussagen über die Größe des Risikos; interindividuelle Unterschiede in der Biotransformation bleiben unberücksichtigt.

Biomarker der inneren Belastung

Bei vielen Fremdstoffen beruhen gerade die für die Bewertung bedeutsamen toxischen Wirkungen auf der kovalenten Bindung von reaktiven Zwischenstufen an körpereigene Makromoleküle (siehe Kapitel 5). Daher sollte die Konzentration der die Erkrankung auslösenden modifizierten körpereigenen Moleküle deutlich besser mit der toxischen Wirkung korrelieren als die äußere Exposition oder die Konzentration des Stoffes in den Körperflüssigkeiten. Modifizierte Makromoleküle stellen einen sehr frühen Meßparameter zur Erfassung möglicher toxischer Wirkungen dar. Da diese Modifikationen noch ohne weitere Krankheitsfolgen stattfinden können, ist die Messung veränderter Makromoleküle gut zur Prävention stoffbedingter Erkrankungen geeignet. Bestimmen lassen sich sowohl Produkte der Reaktion von Metaboliten mit Proteinen als auch mit DNA (Protein- und DNA-Addukte); da die Methoden zur Proteinaufarbeitung weniger kompliziert und teilweise automatisierbar sind, beruhen viele praktisch genutzte Verfahren auf der Bestimmung von Proteinaddukten.

Grundvoraussetzung für die Anwendung beim Menschen ist die Nachweisbarkeit von Addukten des Fremdstoffes in leicht zugänglichen Geweben oder in Ausscheidungsprodukten. Dementsprechend analysiert man oft Produkte der Reaktion von Fremdstoffmetaboliten mit Makromolekülen in Blutzellen; im Urin lassen sich oxidierte DNA-Basen, durch DNA-Reparatur freigesetzte modifizierte DNA-Basen sowie DNA- oder Proteinaddukte in abgestoßenen Zellen aus der Blase bestimmen.

Bestimmung von Proteinaddukten beim Biomonitoring

Proteinaddukte entstehen, wenn endständige Stickstoff- (Lysin, Histidin, Valin) und Schwefelatome (Cystein) in Proteinen mit metabolisch gebildeten Elektrophilen reagieren. Nach Isolierung und Hydrolyse des Proteins können die veränderten Aminosäuren durch empfindliche analytische Verfahren quantifiziert werden (Tabelle 10.3).

Bei Addukten bestimmter Struktur (etwa Hämoglobinaddukten aromatischer Amine) läßt sich nach Isolierung des Proteins auch der Fremdstoff durch eine chemische Reaktion freisetzen und quantifizieren. Dieses Verfahren ist weniger aufwendig als die Bestimmung von Proteinaddukten, da meist komplizierte Derivatisierungsreaktionen vor der chromatographischen Trennung nicht nötig sind.

Hämoglobin kann durch eine Blutentnahme bei exponierten Personen leicht gewonnen werden. Viele Stoffe binden an Hämoglobin (beispielsweise Ethylenoxid, aromatische Amine, Aflatoxin). Wegen der Lebensdauer des Hämoglobins von vier Monaten und seiner einheitlichen Altersvertei-

Tabelle 10.3: Methoden zur Quantifizierung von Proteinaddukten im Biomonitoring bei verschiedenen Stoffen

aufgenommerer Schadstoff	modifizierte Aminosäure	Methode zur quantitativen Bestimmung
$Aflatoxin_{B1}$	Lysin	HPLC mit Fluoreszenzdetektor
Ethylenoxid	Valin	GC/MS/SIM
Propylenoxid	Histidin	GC/MS/SIM
4-Aminobiphenyl, Dimethylsulfat, Nitrosamine	Cystein	GC/FID GC/MS/SIM

lung kann die Hämoglobinbindung als Indikator der Exposition gegenüber einem Stoff über einen längeren Zeitraum dienen. Bei chronischer Exposition gibt das Ausmaß der Hämoglobinbindung einen Mittelwert der Exposition über vier Monate an. Serumalbumin ist ein weiteres leicht zugängliches Protein, das auch aus Blutproben gewonnen werden kann. Es wird in der Leber synthetisiert, wo auch viele Fremdstoffe zu reaktiven Zwischenstufen metabolisiert werden. Zur Reaktion mit Serumalbumin müssen die reaktiven Zwischenstufen keine Zellmembranen durchqueren. Serumalbumin kann daher ein besserer Indikator für die Bildung reaktiver Zwischenstufen als Hämoglobin sein. Dies gilt besonders bei chronischer Exposition. Eine Aussage zur Menge an DNA-Addukten ist bei Kenntnis der Konzentration modifizierter Proteine möglich, da man annehmen kann, daß sich die Reaktionsprodukte des Fremdstoffes mit Protein und DNA in einem konstanten Mengenverhältnis befinden. Proteinaddukte können daher als Surrogate für DNA-Addukte dienen.

DNA-Addukte im Biomonitoring

Die Wechselwirkung eines Fremdstoffes mit DNA unter Bildung prämutagener DNA-Addukte gilt als erster bedeutsamer Schritt im Mechanismus der chemischen Kanzerogenese. Die Bestimmung von DNA-Addukten gelingt wegen der sehr geringen Mengen an modifizierten Basen nur mit äußerst empfindlichen und spezifischen Methoden.

Modifizierte Basen in DNA lassen sich nach Hydrolyse der DNA zum Beispiel durch HPLC mit Fluoreszenzdetektion oder durch immunologische Methoden wie dem ELISA quantitativ bestimmen (Tabelle 10.4). Die immunologischen Methoden sind jedoch substanzspezifisch und können nicht zur Bestimmung unbekannter DNA-Addukte verwendet werden.

Durch die Entwicklung der sehr empfindlichen ^{32}P-*Postlabelling* -Methode sind DNA-Addukte in sehr geringen Mengen (ein Addukt pro 10^{10} Basen) erfaßbar. Man isoliert zunächst DNA aus der Gewebe- oder Blutprobe. Diese DNA enthält neben unveränderten Basen auch eine geringe Menge an Modifikationen in Form von Basenaddukten. Durch enzymatische Hydrolyse der DNA erhält man die Monophosphate der Nucleoside und der Addukte, die dann durch Reaktion mit γ-[^{32}P]-Adenosintriphosphat – katalysiert durch eine Polynucleotidkinase – zu den 3',5'-Nucleosid-Diphosphaten umgewandelt werden (Abbildung 10.4). Durch mehrdimensionale Dünnschichtchromatographie lassen sich unveränderte 3',5'-

Tabelle 10.4: Methoden zur Bestimmung von DNA-Addukten im Biomonitoring

Methode	Beispiele
HPLC und fluorimetrische Detektion	Guaninaddukt von $Aflatoxin_{B1}$ im Urin
GC/MS	durch Dimethylsulfat, Nitrosamine und andere Methylierungsmittel methylierte DNA-Basen, durch oxidativen Streß oxidierte DNA-Basen (erfordert Derivatisierung)
HPLC/ECD*	oxidierte DNA-Modifikationen wie 8-Hydroxyguanin
^{32}P-*Postlabelling* mit Chromatographie	DNA-Addukte von 4-Aminobiphenyl (Quantifizierung problematisch), auch bei Exposition gegenüber unbekannten Stoffen anwendbar
immunologische Methoden	DNA-Addukte von $Aflatoxin_{B1}$, Vinylchlorid

* ECD: elektrochemische Detektion

Nucleosid-Diphosphate von denjenigen der Addukte trennen; die Menge gebildeter Addukte wird durch Autoradiographie bestimmt. Zu den Vorteilen der Methode gehört neben der hohen Empfindlichkeit auch die Möglichkeit des Nachweises von unbekannten Addukten und des Einsatzes bei Exposition mit Stoffgemischen. Nachteile sind die notwendigen langen Analysezeiten (bis zu 24 Stunden pro Probe) und die Verwendung radioaktiv markierter Verbindungen.

Als Meßparameter für biologische Veränderungen können Mutationen und Chromosomenschäden bis hin zu physiologischen Untersuchungen (Reaktionszeiten auf audiovisuelle Reize nach Arbeiten mit Lösungsmitteln) dienen. Durch diese Methoden werden erste, noch ohne erkennbare Krankheitszeichen ablaufende Wirkungen erfaßt. Die Bestimmung biologischer Endpunkte im Biomonitoring ist daher eher zur frühzeitigen Erkennung von Schädigungen als zur Vorsorge geeignet. Problematisch ist die oft fehlende Korrelation zwischen der internen Dosis des Stoffes und den ausgelösten Veränderungen.

Biomonitoringverfahren werden auch zur Bestimmung möglicher individueller Empfindlichkeiten gegenüber Fremdstoffen eingesetzt. Durch biochemische oder molekularbiologische Methoden lassen sich interindividuelle Unterschiede in der Expression von Enzymen bestimmen, die an der Bioaktivierung oder Entgiftung von Kanzerogenen beteiligt sind. Als Beispiel kann die Messung der Aktivität von Cytochrom-P-450-1A1 dienen. Dieses P-450-Enzym katalysiert die Bioaktivierung von polyzyklischen Aromaten und aromatischen Aminen (siehe Kapitel 4); seine Expression weist sehr große interindividuelle Unterschiede auf. Coffein zählt zu den Substraten für Cytochrom-P-450-1A1, und durch Messung von Coffeinmetaboliten im Urin kann man die Aktivität des Enzyms einfach bestimmen. Andere polymorph exprimierte Enzyme wie beispielsweise die an der Bioaktivierung aromatischer Amine beteiligte *N*-Acetyltransferase (siehe Kapitel 5) oder Cytochrom-P-450-2D6 lassen sich ebenfalls durch Messung des Umsatzes von Modellsubstraten quantifizieren.

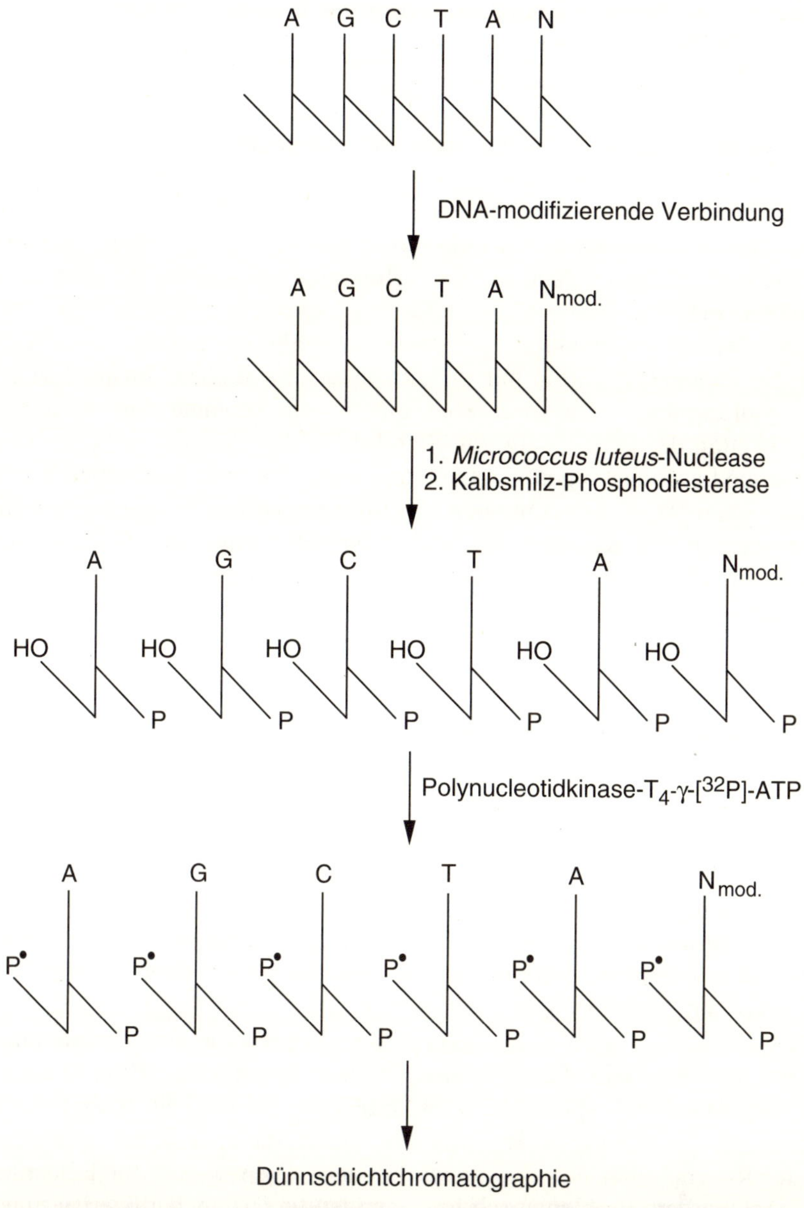

10.4 Schematischer Versuchsablauf beim *Postlabelling*-Verfahren. A, G, C, T = DNA-Basen, $N_{mod.}$ = modifizierte Base, P = Phosphat, P• = [^{32}P]-Phosphat. Das Gemisch aus ^{32}P-markierten unveränderten DNA-Bestandteilen und ^{32}P-markierten modifizierten DNA-Basen wird durch mehrdimensionale Dünnschichtchromatographie aufgetrennt. Dadurch können die modifizierten DNA-Basen quantifiziert werden.

Die Exposition kann durch Messung der Stoffkonzentrationen in der Atemluft oder in anderen Umweltmedien abgeschätzt werden. Erheblich verläßlicher sind in diesem Zusammenhang direkte Bestimmungen in exponierten Personen. Durch Messung der Konzentration des Stoffes oder seiner Metaboliten im Körper oder in Ausscheidungen kann man begrenzte Rückschlüsse auf die Konzentrationen in Ziel- oder Speicherorganen gewinnen. Eine Exposition über einen bestimmten Zeitraum läßt sich durch Bestimmung sinnvoller Parameter ebenfalls abschätzen (siehe Exkurs 10.1). Falls als Belastungsparameter nur Stoffkonzentrationen in Umweltmedien zur Verfügung stehen, muß in die Expositionsabschätzung auch die Bioverfügbarkeit aus diesen Medien für den Menschen eingehen.

Wegen der aufwendigen und zeitintensiven Methoden und der hohen Kosten liegen Daten zur Exposition nur in stark unterschiedlichem Ausmaß vor; bei neuen Stoffen fehlen sie ganz. Hier gilt es, die geplante Anwendung, die Möglichkeiten der Freisetzung, die Stabilität in der Umwelt und die dadurch zu erwartenden Belastungen zu charakterisieren. Die vom Menschen über die verschiedenen Wege aufnehmbaren Stoffmengen sollten möglichst gut abgeschätzt werden; bei Kenntnis der Wirkungsmechanismen des Stoffes können toxikokinetische Untersuchungen unter kontrollierten Bedingungen einen wichtigen Beitrag dazu leisten.

10.3 Risikocharakterisierung

Die eigentliche Risikocharakterisierung integriert die Gefährlichkeit des jeweiligen Stoffes, die aufgenommene Menge und die Dauer der Einwirkung. Wirkungsmechanismen von Stoffen spielen für die zu erwartenden Gesundheitsgefährdungen und damit für die Risikocharakterisierung eine bedeutsame Rolle. Für Stoffe mit reversiblen Wirkungen („Konzentrationsgifte“) und für solche mit irreversiblen Wirkungen („Summationsgifte“, siehe Kapitel 1) fällt die Risikocharakterisierung unterschiedlich aus.

Für viele Stoffe lassen sich wirkungsfreie Konzentrationen definieren. Bei Dosierungen unterhalb dieser Schwellendosen treten keine Effekte auf. Bei Konzentrationsgiften spielt die Dosisrate (pro Zeiteinheit aufgenommene Stoffmenge) die wichtigste Rolle in der Risikocharakterisierung; ausgehend von der Reversibilität der Wirkungen können „Grenzwerte“ für Belastungen abgeleitet werden. Problematisch hingegen ist die Risikocharakterisierung für Stoffe mit irreversiblen Wirkungen, den Summationsgiften, für die sich keine wirkungsfreien Konzentrationen angeben lassen. Zu dieser Gruppe gehören die meisten chemischen Kanzerogene; bei diesen können selbst kleinste Belastungen ein zusätzliches Risiko bedeuten. Bei der Risikoabschätzung erfolgt in diesen Fällen die Festlegung eines „akzeptablen Risikos“ (zum Beispiel: durch Exposition gegenüber dem betreffenden Kanzerogen hervorgerufenes zusätzliches Krebsrisiko von eins zu 10^6). Die Dosis, die dem zusätzlichen Risiko von eins zu 10^6 entspricht, wird als „praktisch sichere Dosis" (*virtually safe dose*) bezeichnet.

10.3.1 Die Risikoabschätzung kann qualitativ und quantitativ durchgeführt werden

Bei der quantitativen Risikoabschätzung extrapoliert man aus der Dosisabhängigkeit toxischer Wirkungen in Tierversuchen mit hohen Dosen mittels mathematischer Verfahren die Wahrscheinlichkeit, mit der bei Menschen, die niedrigen Dosen ausgesetzt sind, Schadwirkungen auftreten. So erhält man Zahlenwerte für die Risiken einer bestimmten Exposition, die zur Festlegung von Grenzwerten dienen können.

Wegen der vielen Unsicherheiten bei der Extrapolation von im Tierversuch gewonnenen Erkenntnissen müssen aber für eine sinnvolle toxikologische Bewertung zahlreiche Erkenntnisse berücksichtigt werden, deren Bedeutung für die Gefährdung belasteter Personen sich nicht quantitativ abgeschätzen läßt. Diese qualitative Risikoabschätzung nutzt Daten zur Biotransformation, zur Gentoxizität eines Stoffes sowie Untersuchungen zum Wirkungsmechanismus für eine nicht quantitative Charakterisierung der Schadwirkungen von Chemikalien.

10.3.2 Stoffe mit toxikologischer Wirkungsschwelle (Konzentrationsgifte) haben eine wirkungsfreie Dosis

Für Stoffe, deren toxische Wirkungen nur von der gegebenen Einzeldosis abhängig sind und die keine Summationseffekte zeigen, gibt es im Tierversuch Dosierungen, bei denen innerhalb des Versuchszeitraumes keine nachweisbare Veränderung einer Meßgröße zu beobachten ist. Solche Stoffe besitzen eine Wirkungsschwelle, und unterhalb dieser Schwellendosis ist die Wahrscheinlichkeit einer toxischen Wirkung gleich null (NEL, *no effect level*). Die Untersuchung der Dosis-Wirkungs-Beziehungen bei subchronischer oder chronischer Tierexposition dient zur Identifizierung des *no observed effect level* (NOEL, Definition siehe Kapitel 1). Bei kontinuierlicher Aufnahme entsprechender Dosen werden also keine Schadwirkungen beobachtet. Neben den Tierversuchen zur Bestimmung von NEL- oder NOEL-Werten sollten zusätzlich noch biochemische Untersuchungen zu Wirkungsmechanismen, Toxikokinetik und Gentoxizität durchgeführt werden.

Von solchen experimentell gewonnenen Daten ausgehend bestimmt man unter Berücksichtigung eines Sicherheitsabstands die maximal zulässigen Belastungen für den Menschen. Für nicht krebserzeugende Verbindungen lassen sich dann tägliche Aufnahmeraten (ADI-Werte, *acceptable daily intake*) definieren, bei denen keine toxischen Wirkungen zu erwarten sind. ADI-Werte werden festgelegt, indem man die in den Tierversuchen abgeleiteten Dosen des *no observed effect level* verwendet und unter Einführung von Sicherheitsfaktoren eine akzeptable tägliche Höchstaufnahmemenge definiert. Der zur Festlegung der zulässigen Dosis für den Menschen herangezogene tierexperimentelle NOEL-Wert beruht auf der Reaktion der jeweils empfindlichsten Tierart beziehungsweise des empfindlichsten Tierstammes.

$$\frac{\textit{no observed effect level}\text{ aus Toxizitätsstudie}}{\text{Sicherheitsfaktor}} = \text{„akzeptable Höchstaufnahmemenge"}$$

Die Einführung von Sicherheitsfaktoren dient der Risikominderung. Dadurch sollen Unwägbarkeiten beziehungsweise im Tierversuch nicht nachvollziehbare Probleme wie die möglichen Unterschiede in der toxischen Wirkung des betreffenden Stoffes in verschiedenen Altersklassen, bei Krankheiten oder Schwangerschaft berücksichtigt werden. Für Unterschiede in der Empfindlichkeit zwischen Mensch und Tier setzt man einen Sicherheitsfaktor von zehn ein; ein weiterer, ebenso großer Sicherheitsfaktor soll mögliche interindividuelle Unterschiede in der menschlichen Bevölkerung und Wechselwirkungen mit anderen Stoffen kompensieren (siehe Kapitel 11). Die genaue Größe des Gesamtsicherheitsfaktors ist allerdings abhängig von Umfang und Qualität der vorhandenen Daten. Der Sicherheitsfaktor von 100 kann dann verwendet werden, wenn die toxischen Wirkungen eines Stoffes im Tierversuch gut charakterisiert sind und Wirkungsmechanismen erarbeitet wurden, aber keine Kenntnisse zur toxischen Wirkung eines Stoffes im Menschen (Exposition am Arbeitsplatz oder bei Unfällen und Vergiftungen) zur Verfügung stehen. Sind Kenntnisse zum Verlauf der Dosis-Wirkungs-Beziehungen und zu NOEL-Werten im Menschen vorhanden, kann – bei nicht vermeidbarer Exposition – ein Sicherheitsfaktor von nur zehn angesetzt werden. Für Stoffe, bei denen nur wenige Untersuchungen zur subchronischen Toxizität vorliegen und keine Wirkungsmechanismen abgeleitet sind, genügen Sicherheitsfaktoren von 100 nicht; hier müssen Faktoren von 1000 oder mehr verwendet werden.

Ein Hauptproblem der unkritischen Anwendung von Sicherheitsfaktoren ist die nicht ausreichende Berücksichtigung des Verlaufs der Dosis-Wirkungs-Beziehungen und ihrer Steilheit. Stoffe mit einer steilen Dosis-Wirkungs-Kurve werden oft genauso behandelt wie Stoffe mit flachen Dosis-Wirkungs-Kurven. Eine weitere Unsicherheit bei der Festlegung von zulässigen Belastungen liegt in der Nutzung des NOEL-Wertes aus dem Tierversuch, da eine hinreichend genaue Ableitung dieses Wertes nur bei großen Tierkollektiven möglich ist und Ergebnisse aus Experimenten mit geringer Tierzahl nur mit Vorsicht auf ein großes Kollektiv exponierter Menschen zu extrapolieren sind.

10.3.3 Für Stoffe ohne Wirkungsschwelle (Summationsgifte) existiert keine wirkungsfreie Dosis

Probleme bei der Risikoabschätzung für Kanzerogene. Für viele chemische Kanzerogene mit additiven und irreversiblen Wirkungen sind keine unbedenklichen Aufnahmemengen oder Schwellenwerte ableitbar. Bei neuen Verbindungen ohne aussagekräftige epidemiologische Daten sind langfristige Kanzerogenitätsuntersuchungen in Nagern das wichtigste Hilfsmittel bei der Charakterisierung möglicher krebserzeugender Wirkungen. Diese Experimente werden nach einem ursprünglich in den USA ausgearbeiteten Protokoll durchgeführt (siehe Kapitel 6). Die krebserzeugende Wirkung aller im Menschen nachgewiesen kanzerogener Chemikalien kann auch im Versuchstier nachvollzogen werden. Daher sollte davon ausgegangen werden, daß ein im Tierversuch eindeutig krebserzeugender Stoff (krebserzeugende Wirkung in mehreren Arten und in beiden Geschlechtern) auch im Menschen bei entsprechender Exposition krebserzeugend ist.

Trotzdem bleiben sehr viele Unsicherheiten und der Zwang zur Extrapolation. Durch Kanzerogenitätsversuche in Nagern kann nur ein kleiner Dosisbereich abgedeckt werden. Dieser liegt meist um mehrere Größenordnungen über der menschlichen Exposition gegenüber diesem Stoff. Der im Tierversuch anwendbare Dosisbereich wird nach oben durch die Toxizität der Substanz und nach unten durch die statistische Signifikanzschwelle begrenzt. Bei den verwendeten Gruppengrößen von 50 bis 60 Tieren bewegt sich, falls die Kontrolltiere keine Tumoren entwickeln, die niedrigste noch nachweisbare Krebsinzidenz bei fünf Prozent (5×10^{-2}). Für den Menschen akzeptable Risiken (zusätzliche Krebsinzidenz von 1×10^{-5} bis 1×10^{-7}) liegen um mehrere Größenordnungen tiefer – in einem Dosisbereich, der in praktisch durchführbaren Tierversuchen keine statistisch signifikanten Ergebnisse liefert (Abbildung 10.5). Um eine Krebsinzidenz von 0,01 Prozent zu erfassen, müßte (unter der Annahme, daß keine Spontantumoren auftreten) ein Minimum von 30 000 Versuchstieren verwendet werden. Eine zusätzliche Krebsinzidenz von 0,01 Prozent in der Bundesrepublik Deutschland würde 8 000 zusätzliche Krebsfälle bedeuten, eine sicher inakzeptabel hohe Zahl. Zur Kompensation der geringen Tierzahlen werden hohe Dosen eingesetzt und auf die tatsächlichen Expositionen des Menschen extrapoliert. Gerade der Verlauf der Dosis-Wirkungs-Beziehungen bei niedrigen Dosen hat aber einen großen Einfluß auf das Krebsrisiko bei einer bestimmten Exposition. In einigen aufwendigen Versuchen ist der tatsächliche Kurvenverlauf im niedrigen Dosisbereich (Dosis-Häufigkeits-Beziehungen) mit großen Tierzahlen nach Gabe stark wirksamer Kanzerogene ermittelt worden. In diesen Experimenten fand man sowohl lineare als auch nichtlineare Dosis-Wirkungs-Beziehungen der Tumorinzidenz; im Verlauf der Kurven im niedrigen Dosisbereich traten substanz-, zielorgan- und speziesabhängige Unterschiede auf (Abbildung 10.6).

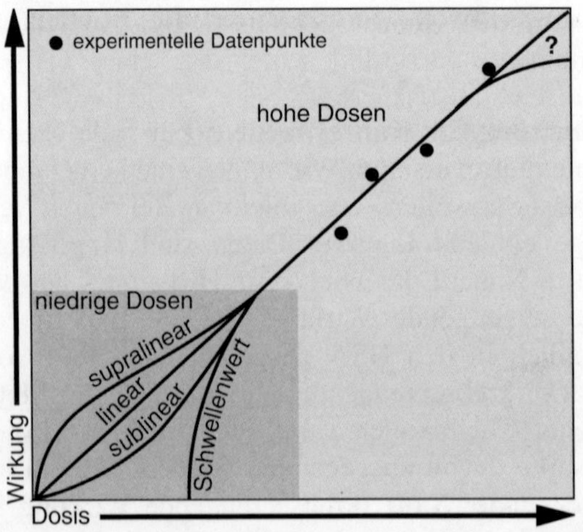

10.5 Probleme bei der Dosis-Extrapolation aus Kanzerogenitätsstudien in Nagern. Möglicher Verlauf der Dosis-Wirkungs-Kurven im niedrigen, für die menschliche Exposition relevanten Dosisbereich unter Verwendung verschiedener mathematischer Modelle. Doppeltlogarithmische Darstellung. Die Wirkung bei sehr niedrigen Dosen ist im Experiment nicht erfaßbar; in diesem Bereich sind sehr unterschiedliche Dosis-Wirkungs-Kurven möglich.

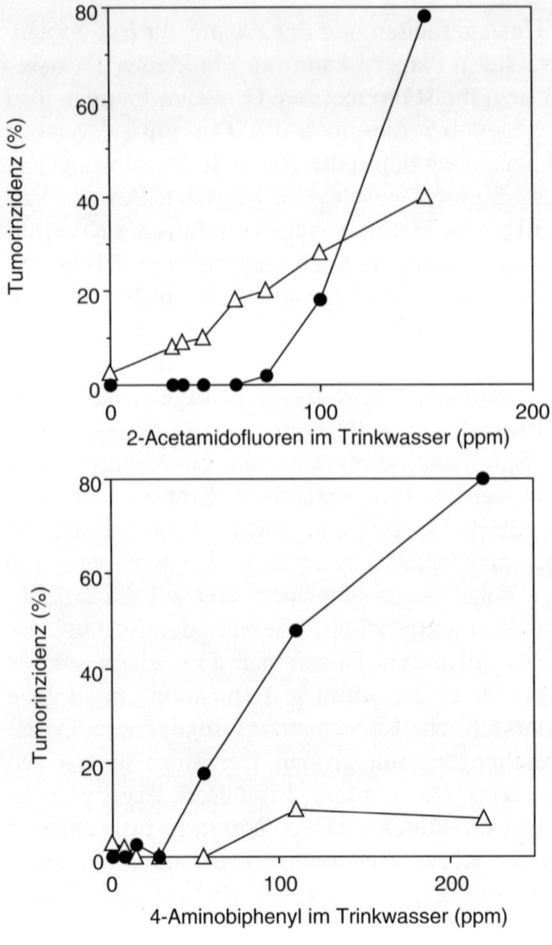

10.6 Tumorinzidenzen in Leber (Δ) und Blase (●) nach Gabe von 2-Acetamidofluoren und 4-Aminobiphenyl in Mäusen über 24 Monate. In diesen Experimenten wurden große Tierzahlen zur Erfassung der Tumorinzidenz bei niedrigen Dosen eingesetzt. Die Inzidenz an Lebertumoren nach 2-Acetamidofluoren-Exposition zeigt eine lineare Abhängigkeit von der Dosis; im Gegensatz dazu sind die Blasentumorinzidenz nach 2-Acetamidofluoren und 4-Aminobiphenyl sowie die Lebertumorinzidenz nach 4-Aminobiphenyl nicht linear dosisabhängig.

Bei den routinemäßig durchgeführten Kanzerogenitätsstudien kann dieser Aufwand aus Zeit-, Kosten- und Tierschutzgründen nicht betrieben werden. Daher nutzt man hier mathematisch-statistische Methoden sowie toxikologische Kenntnisse zur Extrapolation auf den niedrigen Dosisbereich. Im Zweifelsfall nimmt man einen linearen Verlauf der Dosis-Wirkungs-Beziehungen in diesem Bereich an. Dadurch werden Risiken bei bekannter Exposition möglicherweise „überschätzt" („konservativer Ansatz"). Dieses Vorgehen beruht auf dem Prinzip, daß Unsicherheiten bei Schutzgesetzen nicht zu Lasten, sondern zu Gunsten des zu Schützenden auszulegen sind.

10.3.4 Quantitative Krebsrisikoabschätzungen ergeben Zahlenwerte für zu erwartende Tumorinzidenzen

Durch quantitative Risikoabschätzungen (auf der Grundlage der Krebsinzidenz im Tierversuch) versucht man – besonders in den USA – das zusätzliche Krebsrisiko des Menschen bei Exposition gegenüber niedrigen Dosen in Zahlenwerten auszudrücken. Dieses Vorgehen hat sowohl Vor- als auch Nachteile. Für die Festsetzung von Grenzwerten sowie für juristische Auseinandersetzungen mögen Zahlenangaben für das Krebsrisiko einer bestimmten Exposition nützlich sein. Aus Sicht der Toxikologie und angesichts der vielen Unsicherheiten beim Zustandekommen dieser Zahlen ist ihre alleinige Verwendung für die Risikobeurteilung nicht sinnvoll und kann ein trügerisches Gefühl der Sicherheit oder Gefährdung geben. Daher wird die quantitative Risikoabschätzung auf der Grundlage von Tumorinzidenzen in Tierversuchen derzeit kritisch diskutiert (Tabelle 10.5). Neueste Ansätze deuten darauf hin, daß der Stellen-

Tabelle 10.5: Vor- und Nachteile der quantitativen Krebsrisikoabschätzung

Vorteile	Nachteile und Probleme
ergibt Zahlenwerte, die zur Festlegung von annehmbaren Belastungen dienen können	die zur Vorhersage angewendeten Methoden sind für den niedrigen Dosisbereich sehr ungenau
ermöglicht den Vergleich der Risiken bei Exposition gegenüber unterschiedlichen Chemikalien	die mathematischen Modelle beruhen nicht auf biologischen Systemen und Mechanismen der Krebsentstehung
erlaubt Prioritätensetzung für Belastungsbegrenzungen durch Identifizierung von Stoffen mit hohem Risiko	andere Daten zum Wirkungsmechanismus fließen nicht in die Beurteilung ein
	zur Durchführung sind immer teure und zeitaufwendige Kanzerogenitätsversuche nötig

wert quantitativer Verfahren in der Krebsrisikoabschätzung sinken wird; qualitative beziehungsweise semiquantitative Beschreibungen dürften – auch in den USA – an Bedeutung gewinnen.

Die bei der quantitativen Risikoabschätzung angewendeten Extrapolationsmodelle errechnen von den Dosis-Wirkungs-Kurven im Tierversuch aus die dosisabhängige Obergrenze für die Erhöhung der Krebsinzidenz in der menschlichen Bevölkerung bei einer entsprechenden Exposition. Grundlage aller Modelle ist die Annahme, daß die im experimentell zugänglichen Bereich beobachtete Dosis-Häufigkeits-Beziehung bis in extrem niedrige Dosisbereiche gültig ist, daß keine Schwellenwerte für gentoxische Stoffe existieren und daß die gesamte akkumulierte Dosis in die Betrachtung eingeht. Die Genauigkeit der Risikoabschätzung bei niedrigen Dosen ist davon abhängig wie gut das jeweilige mathematische Modell die nicht meßbare Dosis-Häufigkeits-Verteilung bei niedriger Exposition zu beschreiben vermag. Die derzeit gängigen mathematischen Modelle lassen sich in zwei Gruppen einteilen. Die eine Gruppe besteht aus rein statistischen Extrapolationsverfahren ohne biologischen Hintergrund, während in der anderen auch biologische Mechanismen der Krebsentstehung berücksichtigt werden. Die grundlegende Annahme in der zweiten Kategorie dieser Modelle ist, daß der Tumor aus einer Einzelzelle erwächst. Beim sogenannten „Ein-Treffer“ oder *one-hit*-Modell geht man davon aus, daß bereits eine einzige DNA-Schädigung durch den aufgenommenen Fremdstoff zur Tumorbildung führen kann. In diesem Modell ist die Dosis-Häufigkeits-Beziehung im niedrigen Dosisbereich linear. Die biologische Basis für das zweite Modell ist das Mehrstufenmodell der chemischen Kanzerogenese, dem zufolge an der Umwandlung einer normalen Zelle in eine Krebszelle sowohl die „Initiation“ als auch weitere Veränderungen beteiligt sind (siehe Kapitel 3). Dieses Modell beschreibt bei sehr niedrigen Dosen ebenfalls eine lineare Dosis-Wirkungs-Beziehung, die der des Ein-Treffer-Modells ähnlich ist.

Alle verwendeten Modelle simulieren die im Hochdosisbereich erhaltenen Daten relativ gut, weisen jedoch grundsätzliche Probleme bei der Vorhersage von Krebsinzidenzen nach Exposition gegenüber niedrigen und sehr niedrigen Dosen (denen der Mensch ausgesetzt ist) auf; die Vorhersagen unterscheiden sich hierbei teilweise um mehrere Größenordnungen. Zur Bestimmung des Risikos für den Menschen ist also die Auswahl des mathematischen Modells sehr wichtig; welches der vorhandenen Modelle das reale Risiko am besten wiedergibt, läßt sich mit dem aktuellen Kenntnisstand nicht entscheiden. Extrapolationsverfahren aus Tierversuchen sind allerdings unverzichtbar, um Risiken annähernd und vergleichend bestimmen zu können.

10.3.5 Kanzerogenitätsstudien mit hohen Dosen können das Krebsrisiko überschätzen

Die alleinige Anwendung von Studien, die mit hohen Dosen zur Bestimmung möglicher kanzerogener Wirkungen ausgeführt wurden, ist problematisch. Bis zu 40 Prozent der untersuchten Chemikalien zeigten unter diesen Bedingungen zumindest in einer Spezies eine tumorerzeugende Wirkung. Aufgrund von toxischen Wirkungen und spezifischen Wirkungsmechanismen, die nur nach Exposition gegenüber hohen Dosen auftreten, kann eine massive Überschätzung von Risiken erfolgen. Ergebnisse von Kanzerogenitätsuntersuchungen in Nagern sollten daher für eine Abschätzung des menschlichen Krebsrisikos einer bestimmten Exposition nur in Verbindungen mit weiteren toxikologischen Untersuchungen herangezogen werden (Tabelle 10.6).

Tabelle 10.6: Möglichkeiten und Grenzen von Kanzerogenitätsstudien bei hohen Dosen (maximal tolerierten Dosen, MTD)

Aussagemöglichkeiten	Grenzen
identifizieren Stoffe, die unter den Versuchsbedingungen kanzerogen sind	erlauben ohne weitere Daten keine Aussagen über Wirkungen bei niedrigen Dosen
liefern Werte über relative Wirkungsstärken bei unterschiedlichen Stoffen	mechanistische Aussagen sind aus den Ergebnissen nicht ableitbar
charakterisieren Zielorgane und die Art der induzierten Tumoren	wenn die Applikation von sehr hohen Dosen über die Induktion allgemeiner Toxizität sowie spezifischer, nur bei hohen Dosen auftretender Effekte zur Krebsentstehung führt, kommt es zur Überschätzung/Fehleinschätzung des Risikos für den Menschen
ermöglichen das Erstellen von Struktur-Wirkungs-Beziehungen	krebserzeugende Wirkung kann unter Umständen unaufgedeckt bleiben (unempfindliche Spezies; spezielle Art der Applikation)
zeigen bei sachgerechter Durchführung fehlende Kanzerogenität	akute Toxizität verhindert die längerfristige Applikation von wirksamen Dosen

Die auf Tierversuchen beruhende quantitative Krebsrisikoabschätzung kann lediglich Zahlen für die oberen Grenzen des Krebsrisikos bei bestimmten Belastungen des Menschen angeben; das wahre Risiko dieser Belastungen liegt irgendwo zwischen Null und diesen Werten. Zur realistischen Bewertung des Risikos einer bestimmten Exposition müssen daher neben den Ergebnissen der Kanzerogenitätsstudien alle Kenntnisse zum Stoff berücksichtigt werden. Dazu gehören Daten zu Biotransformation und Toxikokinetik, zur Gentoxizität, zu Wirkungsmechanismen sowie Struktur-Wirkungs-Beziehungen und auch epidemiologische Studien. Die Nutzung all dieser Datensätze erlaubt eine qualitative Charakterisierung des Schadpotentials eines Stoffes, die wissenschaftlich begründet werden kann.

10.4 Die Rolle mechanistischer Untersuchungen bei der Ableitung von Dosis-Wirkungs-Beziehungen

Wegen der vielen Beschränkungen der Kanzerogenitätsstudien fließen zunehmend Untersuchungen zu den Wirkungsmechanismen und zur Toxikokinetik chemischer Kanzerogene in die Risikoabschätzung ein. Die Erarbeitung von Kenntnissen zur Wirkung von Stoffen im niedrigen Dosisbereich und die Entwicklung von schnellen und aussagekräftigen Meßmethoden für Schadeffekte bei sehr niedrigen Dosen (DNA-Addukte, Proteinaddukte, Zellproliferation, biologische Regelmechanismen) ermöglichen es, den Verlauf von Dosis-Wirkungs-Beziehungen im niedrigen Dosisbereich zu erfassen und die Aussagen der Extrapolationen zu präzisieren.

Die besten Erfolgsaussichten für die qualitative Risikoabschätzung versprechen Untersuchungen zu den Wirkungsmechanismen nichtgentoxischer Kanzerogene. Einige Stoffe zeigen im Versuchstier kanzerogene Wirkungen, erwiesen sich aber in allen gängigen Gentoxizitätstests nicht als gentoxisch. Kanzerogene dieses Typ werden auch „epigenetische“ Kanzerogene genannt, weil ihre krebserzeugende Wirkung nicht auf direkten Wechselwirkungen mit der DNA oder mit Chromosomen beruht (siehe Kapitel 3). Oft erzeugen diese Verbindungen nur in einem Geschlecht oder auch nur in einer Tierart Tumoren. Für viele solche Stoffe sind in letzter Zeit besondere Wirkungsmechanismen aufgeklärt worden, denen meist eine durch toxische oder hormonelle Effekte erhöhte Zellproliferation zugrunde liegt (als ein Beispiel sei die Kanzerogenität von bleifreiem Benzin genannt, siehe Kapitel 8). Da die Auslösung von Krebs bei diesen Verbindungen auf cytotoxischen oder rezeptorabhängigen Wirkungen beruht, können nichtlineare Dosis-Wirkungs-Beziehungen postuliert werden (Tabelle 10.7).

Ein weiterer vielversprechender Ansatz zur Präzisierung der Risikoabschätzungen sind toxikokinetische Untersuchungen. Unterschiede in Aufnahme, Verteilung, Metabolisierung und Entgiftung können maßgeblichen Einfluß auf Spezies- und Dosisextrapolationen haben. Vergleichende toxikokinetische Untersuchungen (auch mit mathematischen Modellen) vermögen bei der Speziesextrapolation einen wichtigen Beitrag zur Risikocharakterisierung zu leisten (die Grundlagen der Toxikokinetik sind in Kapitel 4 dargestellt). Bei der Do-

Tabelle 10.7: Beispiele für „epigenetische Wirkungsmechanismen" der Krebsentstehung

Wirkungsmechanismus „epigenetischer" Kanzerogene	Beispiele
Induktion von Cytotoxizität und Zellproliferation	unter die Haut implantierte Feststoffe; stark cytotoxische Verbindungen wie Tetrachlorkohlenstoff
Zellproliferation durch rezeptorvermittelte Wirkungen	Hormone wie Estradiol; Peroxisomen-proliferatoren wie Di-(2-Ethylhexyl)phtalat
Stimulierung der Zellteilung, Mechanismus unbekannt	Phenobarbital

sisextrapolation aus Kanzerogenitätsstudien bleiben Dosisabhängigkeiten der Toxikokinetik unberücksichtigt. Der Metabolismus einer Substanz kann bei verschiedenen Dosen unterschiedlich sein; entgiftende Wege, die bei hohen Dosen oft gesättigt werden, können bei niedrigen Dosen besonders wirksam sein (siehe Kapitel 4).

10.5 Alternative Verfahren zur quantitativen Risikoabschätzung

Wegen der vielen wissenschaftlichen Unwägbarkeiten und Annahmen im Prozeß der Risikoabschätzung hat man alternative Methoden zur Charakterisierung des Krebsrisikos durch Umweltchemikalien entwickelt. Da ein Großteil der Unsicherheiten in den Dosis- und Speziesextrapolationen begründet liegt, wurden vergleichende Risikoabschätzungen vorgeschlagen, die nicht auf Extrapolationen beruhen. Basis dieser Risikoabschätzungen sind Vergleiche der Exposition des Menschen gegenüber synthetischen Kanzerogenen und gegenüber natürlichen Kanzerogenen, die mit der Nahrung aufgenommen werden. Das Konzept geht davon aus, daß ein bedeutender Teil des humanen Krebsrisikos natürlichen Nahrungsinhaltsstoffen zuzuschreiben ist (siehe Kapitel 9.4). Die vergleichende Betrachtung macht Extrapolationen unnötig. Die Methode ermöglicht keine Aussage zum absoluten Krebsrisiko, sondern nur Vergleiche verschiedener Risiken untereinander, die im sogenannten HERP-Wert (*human exposure dose to rat potency dose*), zum Ausdruck kommen. Der HERP-Wert wird aus der Wirkungsstärke (TD_{50}-Wert) eines Stoffes im Tierversuch auf Kanzerogenität und der tatsächlichen (berechneten oder abgeschätzten) Exposition des Menschen gegenüber diesem Stoff berechnet; er stellt alleine betrachtet nur eine Zahl ohne Bezug zum Krebsrisiko dar; nur durch Vergleiche der HERP-Werte unterschiedlicher Expositionen lassen sich Risiken vergleichen.

Die Zusammenstellung einer Datenbank für über 1000 Verbindungen und die Berücksichtigung der menschlichen Exposition sollen es erlauben, die jeweils für den Menschen zusätzlich auftretenden Krebsrisiken einer Exposition abzuschätzen. Für die Datenbank wurden Ergebnisse von Kanzerogenitätsstudien sowohl von Fremdstoffen als auch von Naturstoffen aufgearbeitet. Die in der Tabelle 10.8 aufgeführten Beispiele zeigen, daß nach diesem Konzept das Krebsrisiko durch Nahrungsinhaltsstoffe wegen der hohen Exposition häufig um Größenordnungen über dem Krebsrisiko durch Umweltchemikalien liegt.

Tabelle 10.8: Vergleichende Risikobetrachtung mittels des HERP-Konzepts für Nahrungsinhaltsstoffe und Kanzerogene in der Umwelt

HERP (%)	tägliche Exposition des Menschen	Dosis eines Kanzerogens (auf 70 kg Körpergewicht bezogen)	Wirkungsstärke des Kanzerogens bei Ratten (TD_{50} in mg/kg)
0,0008	Schwimmen in chloriertem Wasser (Freibad, 1 Stunde)	Chloroform, 250 μg	119
0,0002	polychlorierte Biphenyle mit der Nahrung	0,2 μg	1,7
0,003	gekochter Schinken, 100 g	Dimethylnitrosamin, 0,3 μg	0,2
0,06	Cola-light, 1 Dose	Saccharin, 95 mg	21,43
0,07	Senf	Allylisothiocyanat, 4,6 mg	9,6
2,8	Bier, 0,5 l	Ethanol, 18 ml	91,10

Dies sollte jedoch keineswegs zu einer Bagatellisierung des Risikos durch chemisch-synthetische Stoffe führen. Der für die Bewertung entscheidende Aspekt ist die bei Nahrungsstoffen und Genußmitteln freiwillige Exposition – im Gegensatz zu der unfreiwilligen Exposition gegenüber Umweltchemikalien. Hinzu kommt, daß Expositionen gegenüber Chemikalien oft erst spät erkannt werden. Der wichtigste Kritikpunkt an der Verwendung von HERP-Werten ist jedoch die ungenügende Berücksichtigung von Individualrisiken für besonders empfindliche Mitglieder der Gesellschaft wie Kinder, Kranke oder beruflich Exponierte. HERP-Werte geben nur Kollektivrisiken an, in Deutschland ist allerdings der Schutz des Individuums vor Schadwirkungen ein wichtiger Aspekt des vorsorgenden Gesundheitsschutzes. Individualrisiken sind abhängig von der tatsächlichen Exposition des Individuums gegenüber einem potentiell krebserzeugenden Stoff oder der individuellen Empfindlichkeit (Tabelle 10.9).

Tabell 10.9: Vergleich der Individual- und Kollektivrisiken* chemischer Kanzerogene

krebserzeugender Stoff	Vorkommen	Individualrisiko	Kollektivrisiko
Aflatoxin	Nahrungsmittel in tropischen Ländern	hoch	hoch
Passivraucher	Haushalt, Arbeitsplatz, Freizeit	gering	hoch
Dieselmotor-emissionen	Diesel-LKW, -PKW, -lokomotiven	gering	hoch
Bis-Chlormethylether	spezielle Arbeitsplätze	sehr hoch	gering
Benzol	Innenraumluft, Zigaretten-rauch, Nahrung, Kfz-Emissionen, Arbeitsplatz	hoch	hoch

* Das Individualrisiko beschreibt die Wahrscheinlichkeit, mit der ein exponierter Mensch einen Tumor bekommt, das Kollektivrisiko die erwartete Zahl an Tumoren infolge der Exposition in der gesamten Bevölkerung.

10.7 Vorgehen bei der Risikoabschätzung am Beispiel von TCDD

Um die großen Schwierigkeiten bei der Risikoabschätzung von toxischen und krebserzeugenden Stoffen in der Umwelt zu verdeutlichen, sollen am Beispiel von 2,3,7,8-Tetrachlordibenzo-*p*-dioxin (TCDD) die grundlegende Vorgehensweise und die auftretenden Probleme dargestellt werden.

Bestimmung von Exposition und Gefährlichkeit von TCDD. TCDD entsteht bei vielen Verbrennungsprozessen, ist in der Umwelt sehr stabil und reichert sich im Fettgewebe an. Das infolge seiner hohen Stabilität ubiquitär verteilte TCDD wird über verschiedene Wege vom Menschen aufgenommen. In der Allgemeinbevölkerung erreichen die Dioxinäquivalente etwa eine Konzentration von 30 ng/kg Körpergewicht (siehe Abschnitt 8.3.1); dies entspricht einer ungefähren täglichen Aufnahme von 1,3 pg/kg TCDD-Äquivalente je Tag (pro Mensch). TCDD ist im Tierversuch eines der stärksten Kanzerogene; in Ratten erzeugt es Tumoren in mehreren Organen (Tabelle 10.10). Bei hoher Exposition gegenüber TCDD muß wegen der Wirkungsstärke der Substanz im Tier auch eine krebserzeugende Wirkung im Menschen angenommen werden. Epidemiologische Studien an arbeitsplatz- oder unfallbedingt hochexponierten Menschen (Beobachtungszeitraum 20 bis 40 Jahre) zeigen jedoch bestenfalls eine geringe, meist nicht signifikante Erhöhung der Tumorraten. Das zusätzli-

Tabelle 10.10: Dosis-Wirkungs-Beziehungen von TCDD im Kanzerogenitätsversuch, ausgedrückt als Zahl der Tiere, die entsprechende Tumoren tragen

	tägliche Dosis (µg/kg)			
	0	0,001	0,01	0,1
männliche Ratten				
Nasentumoren	0	0	0	14
Zungentumoren	0	2	2	7
weibliche Ratten				
Lebertumoren	1	0	4	22
Tumorvorstufen in der Leber	10	6	36	68
Nasentumoren	0	0	4	17
Lungentumoren	10	6	36	49

Quelle: Kociba, R. J.; Keyers, D. G.; Beyer, J. E.; Carreon, R. M.; Wade, C. E.; Dittenber, D. A.; Kalnins, R. P.; Frauson, L. E.; Park, C. N.; Barnard, S. D.; Hummel, R. A.; Humiston, C. G. *Results of a Two-Year Chronic Toxicity and Oncogenicity Study of 2,3,7,8-Tetrachlorodibenzo-p-Dioxin in Rats.* In: *Toxicol. Appl. Pharmacol.* 46 (1978) S. 279–303.

che Krebsrisiko durch die weit niedrigeren Dosen aus der Umwelt läßt sich aus diesen Erkenntnissen nicht ermitteln.

Gentoxische Wirkungen wurden für TCDD nicht nachgewiesen. Für die akute Toxizität und die Kanzerogenität scheint die hohe Affinität von TCDD für den Ah-Rezeptor verantwortlich zu sein, der auch im Menschen vorhanden ist (eine ausführliche Darstellung findet sich in Abschnitt 8.3.1). Die zugrundeliegenden Mechanismen dieser rezeptorvermittelten Kanzerogenese und die hohe Wirkungsstärke harren noch einer befriedigenden Erklärung. Zur Bewertung des Krebsrisikos durch TCDD aus der Umwelt können die Tierversuche zur Kanzerogenität und zum Teil auch abgeleitete Wirkungsmechanismen herangezogen werden; für die Risikoabschätzung nutzbare Erkenntnisse sind daher, wie es leider häufig der Fall ist, nur teilweise vorhanden. Folgende Kenntnisse dienen als Basis für die Dosis- und Speziesextrapolation:

- Menschen und Primaten sind gegenüber den akut toxischen Wirkungen von Dioxinen, die der Kanzerogenität in Nagern zugrunde liegen können, weit weniger empfindlich als Nager.
- Wegen der fehlenden Gentoxizität wirkt TCDD wahrscheinlich als Tumorpromotor; TCDD ist im Versuchstier im Initiations-Promotions-Experiment positiv (siehe die Kapitel 3 und 6).
- Die Dosis-Wirkungs-Kurve der Tumorinduktion im Tierversuch verläuft ungewöhnlich flach; bei der niedrigsten TCDD-Dosis war die Inzidenz von hormonabhängigen Tumoren im Vergleich zur Kontrolle sogar verringert.

Exkurs 10.2: Nutzen-Risiko-Analysen beim Einsatz chemischer Stoffe: Begründung und Bewertung der Anwendung von Pflanzenschutzmitteln

Bei der Bewertung des Risikos durch die Anwendung von synthetischen chemischen Stoffen ist nicht nur die Gesundheit des Menschen von Bedeutung, sondern auch eine mögliche Beeinträchtigung der Pflanzen- und Tierwelt sowie der Vorteil für den Menschen, der durch den Einsatz bestimmter Chemikalien erreicht wird. Als Beispiel für eine ökologische Nutzen-Risiko-Abschätzung sei der Einsatz von Pestiziden in der Landwirtschaft diskutiert. Das Hauptziel der Landwirtschaft besteht in einer ausreichenden, qualitativ hochwertigen und preisgünstigen Versorgung der Bevölkerung mit Agrarprodukten. Dabei sollen bislang ungenützte Flächen als naturbelassene Räume geschützt werden.

Die Entwicklung der Weltbevölkerung besitzt eine ungeheure Dynamik. Zur Jahrhundertwende lebten 1,65 Milliarden Menschen auf der Erde, im Jahr 2 000 wird die Weltbevölkerung wahrscheinlich 6,12 Milliarden betragen. Dabei sind die Zuwachsraten in den Entwicklungsländern mindestens dreimal so hoch wie in den Industrieländern, 1990 stellten die Entwicklungsländer ungefähr 75 Prozent der Weltbevölkerung.

Auch wenn die Bevölkerungsentwicklung vor allem in den Entwicklungsländern zunehmend kritisch betrachtet wird, so muß doch gelten, daß alle diese Menschen Anspruch auf Nahrung haben. Dies bedingt einen dynamisch wachsenden Bedarf an Agrarprodukten, der durch die schon jetzt in vielen Ländern nur unzureichende Versorgung noch verstärkt wird. Man schätzt die Anzahl der unter- oder fehlernährten Menschen weltweit auf ungefähr 350 bis 500 Millionen. Die begrenzte Flächenausstattung und der dynamische Anstieg des weltweiten Bedarfs erfordern eine optimale Verwertung der knappen Ressource Ackerfläche. Global betrachtet ist dieses Ziel bei weitem noch nicht erreicht. Die jährlichen Ernteverluste fünf bedeutender Kulturen (Reis, Mais, Weizen, Zuckerrüben und Baumwolle) durch Unkräuter, Krankheit und tierische Schädlinge liegen weltweit zwischen 25 Prozent für Weizen und ungefähr 50 Prozent für Reis und Zuckerrüben.

Weil die Ausdehnung der Ackerfläche ohne zusätzliche Schäden an der Natur nur sehr eingeschränkt möglich ist, muß der moderne Pflanzenschutz zur Reduktion der Ernteverluste und damit zur Steigerung des Angebots an Agrarprodukten beitragen. Hinzu kommt die außerordentlich wichtige Rolle der Pestizide bei der Bekämpfung solcher Organismen, die durch Übertragung von „Vektoren" Krankheiten im Menschen verursachen. Zu denken ist dabei an die Anopheles-Mücke und die von ihr übertragene Malaria, die weltweit nach wie vor die häufigste und die am häufigsten zum Tod führende Krankheit darstellt; auch Wurmkrankheiten wie zum Beispiel die Flußblindheit befallen immer noch mehrere hundert Millionen Menschen jährlich.

Gleichwohl bedeutet jede Form der Anwendung von Pflanzenschutzmitteln einen Eingriff in natürliche Kreisläufe. Es gilt, diese Eingriffe so gering wie möglich zu halten; mit anderen Worten: gefordert ist ein möglichst umweltverträglicher Pflanzenschutz. Umwelteinwirkungen sind grundsätzlich nur dann ökologisch vertretbar, wenn sie im Rahmen des natürlichen Vermehrungspotentials der Arten ausgeglichen werden können beziehungsweise, wenn sie voraussehbar leicht und nicht nachhaltig sind. Eine ökologisch ausgerichtete Risikoabschätzung im Pflanzenschutz dient dazu, mögliche Nebenwirkungen auf Umweltorganismen zu erkennen und – falls sie unvermeidbar sind – in einem nach wissenschaftlichen Gesichtspunkten vertretbaren Rahmen zu halten.

Alle Risikoextrapolationen für TCDD beruhen auf der rezeptorvermittelten Wirkung, wobei für solche Wirkungen sowohl lineare als auch nichtlineare Dosis-Wirkungs-Beziehungen diskutiert werden. Theoretisch kann ein einziges besetztes Rezeptormolekül einen biologischen Effekt auslösen. Bei Betrachtung der Dosisabhängigkeit von verschiedenen TCDD-Effekten zeigen sich entsprechend auch sehr unterschiedliche Dosis-Wirkungs-Beziehungen. Die Induktion von Cytochrom-P-450-1A1, die über den Ah-Rezeptor vermittelt wird, verläuft bis zu den niedrigsten angewendeten Dosen linear; im Gegensatz dazu unterliegen die durch TCDD ausgelöste Zellproliferation und -transformation von Keratinocyten einer nichtlinearen Dosis-Wirkungs-Beziehung mit einem Schwellenwert. Da man diesen biologischen Effekt als relevanter für die Tumorentstehung anzusehen hat, werden für die Kanzerogenität von TCDD nichtlineare Dosis-Wirkungs-Beziehungen diskutiert.

Bei Berücksichtigung aller toxikologischen Kenntnisse erscheint ein zusätzliches Krebsrisiko durch Exposition mit TCDD aus der Umwelt fraglich. Die Unsicherheiten in der Risikoabschätzung von Dioxinen zeigen sich in den international unterschiedlichen Grenzwertfestlegungen, die in der Anwendung verschiedener Modelle für die Risikoextrapolation begründet sind (Abbildung 10.7).

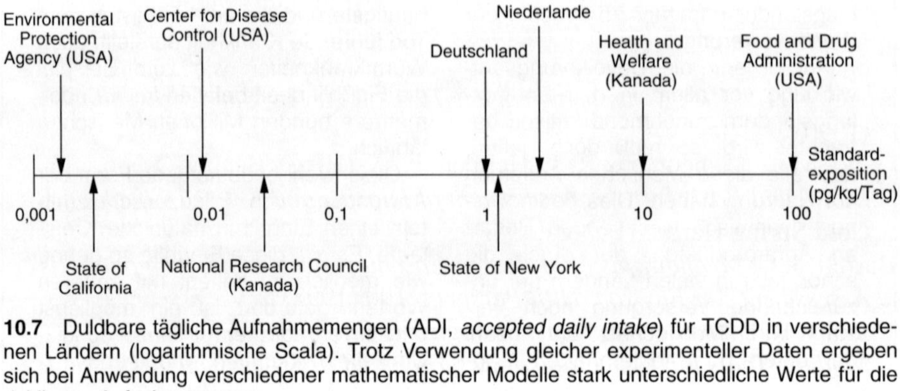

10.7 Duldbare tägliche Aufnahmemengen (ADI, *accepted daily intake*) für TCDD in verschiedenen Ländern (logarithmische Scala). Trotz Verwendung gleicher experimenteller Daten ergeben sich bei Anwendung verschiedener mathematischer Modelle stark unterschiedliche Werte für die duldbaren Aufnahmemengen.

Auf der Grundlage der Ergebnisse von Langzeitstudien zur Kanzerogenese und unter Berücksichtigung unterschiedlicher Eliminations-Halbwertszeiten bei Menschen und Versuchstieren sind in Deutschland vom Bundesgesundheitsamt „duldbare" tägliche Aufnahmemengen von TCDD-Äquivalenten festgelegt worden. Die „duldbare" Aufnahmemenge für den Menschen beträgt danach 1 pg/kg/Tag, was der angegebenen Grundbelastung entspricht. Diese Dosis liegt 1000fach unter derjenigen, die im Tierversuch noch ohne Wirkung blieb. In den USA gelten unter Zugrundelegung anderer Rechenmodelle und Zumutbarkeitskriterien bei linearer Extrapolation der Dosis-Wirkungs-Beziehungen im Tierversuch (quantitative Risikoabschätzung) andere Werte. Von der Environmental Protection Agency wurde eine maximale „duldbare" Aufnahme von 0,006 pg/kg/Tag errechnet; die U.S. Food and Drug Administration, die wieder andere Rechenmodelle verwendet, gibt einen Wert von 60 pg/kg/Tag an. Alle Berechnungen beruhen auf Tumorigenitätsuntersuchungen an der Ratte; deren Übertragbarkeit auf den Menschen ist, wie oben dargestellt, ebenso umstritten wie die linearen Extrapolationen.

Die dargestellten Fakten zeigen wie schwierig die Risikobewertung selbst für intensiv untersuchte Kanzerogene ist. Eine Verbesserung der momentanen Situation kann nur durch weitere Aufklärung der Mechanismen toxischer Wirkungen erreicht werden.

Weiterführende Literatur

Ames, B. N. *Pollution, Pesticides, and Cancer*. In: *J. AOAC Internat.* 75 (1992) S. 1–5.

Ames, B. N.; Gold, L. S. *Too Many Rodent Carcinogens: Mitogenesis Increases Mutagenesis*. In: *Science* 249 (1990) S. 970–971.

Ames, B. N.; Gold, L. S. *Mitogenesis, Mutagenesis, and Animal Cancer Tests*. In: Slaga, T.; Butterworth, B. (Hrsg.) *Chemically Induced Cell Proliferation: Implications for Risk Assessment*. (Wiley-Liss) 1991. S. 1–20

Appel, K. E. *„Risk Assessment" in der Toxikologie*. In: *Bundesgesundhbl.* 6 (1990) S. 240–247.

Gallo, M. A.; Scheuplein, R. J.; Heijden, K. A. (Hrsg.) Banbury Report 35. *Biological Basis for Risk Assessment of Dioxins and Related Compounds*. Cold Spring Harbor (Laboratory Press) 1991.

Barrett, J. C. *Mechanisms of Multistep Carcinogenesis and Carcinogen Risk Assessment*. In: *Environ. Hlth Perspect.* 100 (1993) S. 9–20.

Conolly, R. B.; Andersen, M. E. *Biologically Based Pharmacodynamic Models: Tools for Toxicological Research and Risk Assessment*. In: *Annu. Rev. Pharmacol. Toxicol.* 31 (1991) S. 503–523.

Farmer, P. B.; Neumann, H.-G.; Henschler, D. *Estimation of Exposure of Man to Substances Reacting Covalently with Macromolecules*. In: *Arch. Toxicol.* 60 (1987) S. 251–260.

Gold, L. S.; Slone, T. H.; Stern, B. R.; Manley, N. B.; Ames, B. N. *Rodent Carcinogens: Setting Priorities*. In: *Science* 258 (1992) S. 261–265.

Goodman, G.; Wilson, R. *Quantitative Prediction of Human Cancer Risk from Rodent Carcinogenic Potencies: A Closer Look at the Epidemiological Evidence for Some Chemicals not Definitively Carcinogenic in Humans*. In: *Reg. Toxicol. Pharmacol.* 14 (1991) S. 118–146.

Hoel, D. G.; Haseman, J. K.; Hogan, M. D.; Huff, J.; McConnell, E. E. *The Impact of Toxicity on Carcinogenicity Studies: Implications for Risk Assessment*. In: *Carcinogenesis* 9 (1988) S. 2045–2052.

Hoel, D. G.; Kaplan, N. L.; Anderson, M. W. *Implication of Nonlinear Kinetics on Risk Estimation in Carcinogenesis*. In: *Science* 219 (1983) S. 1032–1037.

Huff, J. *Chemicals and Cancer in Humans: First Evidence in Experimental Animals*. In: *Environ. Hlth Perspect.* 100 (1993) S. 201–210.

Huff, J.; Haseman, J.; Rall, D. *Scientific Concepts, Value, and Significance of Chemical Carcinogenesis Studies*. In: *Ann. Rev. Pharmacol. Toxicol.* 31 (1991) S. 621–652.

IARC *Evaluation of Carcinogenic Risk to Humans*. In: *IARC Monographs* 7 (1987) S. 310–312.

Johannsen, F. R. *Risk Assessment of Carcinogenic and Noncarcinogenic Chemicals*. In: *Crit. Rev. Toxicol.* 20 (1990) S. 341–367.

Lutz, W. K. *Dose-Response Relationship and Low Dose Extrapolation in Chemical Carcinogenesis*. In: *Carcinogenesis* 11 (1990) S. 1243–1247.

Maloney, D. M. *Toxicity Tests in Animals: Extrapolating to Human Risks*. In: *Environ. Hlth Perspect.* 101 (1993) S. 396–401.

Richardson, M. L. (Hrsg.) *Risk Assessment of Chemicals in the Environment*. London (Royal Society of Chemistry) 1988.

Shuker, D. E. G.; Farmer, P. B. *Relevance of Urinary DNA Adducts as Markers of Carcinogen Exposure*. In: *Chem. Res. Toxicol.* 5 (1992) S. 450–460.

Skipper, P. L.; Tannenbaum, S. R. *Protein Adducts in the Molecular Dosimetry of Chemical Carcinogens*. In: *Carcinogenesis* 11 (1990) S. 507–518.

van Welie, R. T. H.; van Dijck, R. G. J. M.; Vermeulen, N. P. E.; van Sittert, N. J. *Mercapturic Acids, Protein Adducts, and DNA Adducts as Biomarkers of Electrophilic Chemicals*. In: *Crit. Rev. Toxicol.* 22 (1992) S. 271–306.

Ziegler, J. *Health Risk Assessment Research: The OTA Report*. In: *Environ. Hlth Perspect.* 101 (1993) S. 402–406.

11

Gesetze

Chemikalienrecht • Anmeldegesetze und Genehmigungsgesetze • Chemikaliengesetz • Gefahrstoffverordnung • Chemikalienverbotsverordnung • Gefahrstoffe • Gefahrensymbole • Arzneimittelgesetz • Pflanzenschutzgesetz

11.1 Vorbemerkungen

Das wachsende Umweltbewußtsein und die zunehmenden Kenntnisse über die Gefährlichkeit von Chemikalien haben zu einer verstärkten gesetzlichen Regelung ihrer Produktion und Nutzung geführt. Die erlassenen Gesetze fördern die Verrechtlichung des Arbeitsumfeldes und haben wichtige Konsequenzen für Verkauf, Anwendung und Entsorgung von chemischen Stoffen. Die Kenntnisse der Grundprinzipien dieser Gesetze erlauben es dem Chemiker, seine Tätigkeit in diesen rechtlichen Rahmen einzupassen.

Zum weiten Feld der Regulierung von chemischen Stoffen gehören auch Gesetze zum Immissionsschutz und zur Abfallentsorgung. Da eine Besprechung des Inhalts dieser Gesetze über den Rahmen eines Lehrbuches der Toxikologie hinausgeht, werden hier nur solche Gesetze und Verordnungen erläutert, die spezifisch den Umgang mit chemischen Stoffen in der Bundesrepublik Deutschland regeln. Das Chemikaliengesetz und die darauf beruhenden Verordnungen nehmen einen breiten Raum ein, da die darin enthaltenen Vorschriften für die Berufspraxis des Chemikers die größte Bedeutung haben.

Ziel aller gesetzgeberischen Maßnahmen auf dem Chemikaliensektor ist der Schutz des Menschen und der Umwelt vor Schadwirkungen. Dieses Ziel erfordert vorsorgliche Regelungen für den sicheren Umgang, Gebrauch und Transport von Chemikalien. Art und Umfang dieser Maßnahmen hängen von den toxischen Eigenschaften des Stoffes und der zu erwartenden Exposition ab.

11.2 Anmeldung und Zulassung als Regelungsinstrumente im Chemikalienrecht

Der Gesetzgeber hat zur Regulierung von Chemikalien zwei verschiedene Gesetzestypen vorgesehen, Anmeldegesetze und Genehmigungsgesetze. Bei Anmeldegesetzen meldet der Hersteller der zuständigen Behörde die Absicht zur Vermarktung einer neuen Chemikalie an und liefert, je nach geplanter Produktionsmenge und Nutzung, Daten zu diesem Produkt. Falls die Anmeldung anerkannt wird, kann das Produkt auf den Markt gebracht werden. Die Behörde muß sich innerhalb einer bestimmten Zeit äußern; lediglich bei begründetem Verdacht kann sie weitere Daten anfordern oder Auflagen für Inverkehrbringen oder Verwendung machen. Nur falls nichtakzeptable potentielle Schadwirkungen erkannt werden, sind – nach ausgiebiger Begründung und politischer Diskussion – ein Verbot oder Anwendungsbeschränkungen für den betreffenden Stoff möglich. Die Verantwortung für potentielle Schadwirkungen des Stoffes liegt also beim Hersteller. Das Chemikaliengesetz ist ein solches Anmeldegesetz.

Bei Zulassungsgesetzen muß der Hersteller die Behörde (zum Beispiel das Bundesgesundheitsamt) um eine Genehmigung des Einsatzes eines bestimmten Erzeugnisses für besondere Zwecke ersuchen. Dazu sind nach einem genau geregelten Verfahren spezifische Daten einzureichen. Die Behörde hat dann die Möglichkeit, das Erzeugnis für bestimmte Zwecke und unter weiteren Auflagen (festgelegte Zeiten, Mengenbeschränkungen) zur Anwendung zuzulassen. Die Verantwortung für eventuelle Folgen der Anwendung bleibt aber beim Hersteller. Falls die Untersuchungen zur Toxizität nichtakzeptable Wirkungen aufzeigen, wird die Zulassung nicht gewährt. Eine einmal erteilte Zulassung kann bei neuen Erkenntnissen oder geänderter Beurteilung des Risikos auch widerrufen werden. Genehmigungsgesetze regeln den Einsatz von Chemikalien als Arzneimittel, als Lebensmittelzusatzstoffe und als Pflanzenschutzmittel.

Grundsätzlich kann die gesetzliche Regulierung von Chemikalien stets nur mit einer mehr oder weniger deutlichen zeitlichen Verzögerung auf neue wissenschaftliche Erkenntnisse zur Toxizität von Stoffen reagieren. Der Gesetzgeber kann erst aktiv werden, wenn Probleme mit bestimmten Stoffen aufgetreten sind oder zumindest erkennbar werden. Unvorhergesehene Schadwirkungen und neue wissenschaftliche Erkenntnisse sind daher in allen Gesetzen zur Regulierung von chemischen Stoffen juristisch durch Generalklauseln erfaßt; damit lassen sich auch bisher unbekannte Gefahrenmomente einordnen.

11.3 Entwicklung gesetzgeberischer Maßnahmen im Chemikalienrecht

Die Entwicklung der Gesetze zur Regulierung von Chemikalien zielte auf drei Personengruppen mit quantitativ unterschiedlichen Expositionsszenarien ab:

1. Hersteller: Bei der Herstellung einer Substanz entstehen potentiell die höchsten Expositionen; andererseits ist die Zahl der Beschäftigten, die mit der Substanz in Berührung kommen, meist gering und überschaubar. Durch Sicherheitsmaßnahmen und spezielle Arbeitsvorschriften lassen sich Expositionen für einzelne Arbeitsplätze erheblich mindern; durch den begrenzten Personenkreis ist eine strikte Überwachung der Einhaltung von Schutzmaßnahmen möglich.
2. Anwender und Weiterverarbeiter: Bei der gewerblichen Anwendung von Chemikalien kommt ein größerer Personenkreis mit dem Stoff in Kontakt. Normalerweise liegen die potentiellen Expositionen niedriger als bei der Produktion; wegen der noch übersichtlichen Zahl exponierter Personen kann das Personal entsprechend ausgebildet und Schutzmaßnahmen durchgeführt werden.
3. Endverbraucher: Hier ist die Zahl der exponierten Personen nicht mehr einzugrenzen und schwer überschaubar; im Extremfall kann die gesamte Bevölkerung betroffen sein. Schutzmaßnahmen können nur empfohlen, nicht vorgeschrieben werden, ihre Einhaltung läßt sich auch nicht überwachen. Normalerweise ist die Exposition aufgrund der Verteilung der Substanz über eine große Zahl an Verbrauchern gering. Wegen fehlender Kenntnisse kann sich der Verbraucher aber vor möglichen Schadwirkungen nicht schützen; ihm sind die Exposition und die Gefährlichkeit der Stoffe oft nicht bekannt. Damit muß sich der Gesetzgeber beim Erlaß von Schutzgesetzen vornehmlich dem Endverbraucher zuwenden.

Die Belastung der Endverbraucher mit Chemikalien ist bei Arzneimitteln übersichtlich und gut abschätzbar; die Dauer der Belastung steht in engem Zusammenhang mit dem Indikationsgebiet, und der belastete Personenkreis ist, besonders bei rezeptpflichtigen Arzneimitteln, eingegrenzt und überwachbar. Bei Pflanzenschutzmitteln und Lebensmittelzusatzstoffen läßt sich die maximal mögliche Belastung ebenfalls noch grob ermitteln. Für die Allgemeinbevölkerung ist der in Nahrungsmitteln nachweisbare Rückstand der entsprechenden Pflanzenschutzmittel beziehungsweise die enthaltene Menge an Lebensmittelzusatzstoffen relevant; Unterschiede in der Belastung ergeben sich durch unterschiedliche Ernährungsgewohnheiten innerhalb der Bevölkerung. Bei anderen Chemikalien ist jedoch weder eine Belastungsabschätzung noch eine Erfassung der belasteten Personen möglich. Belastungspfade können vielfältig sein, für unterschiedliche Chemikalien gelten oft verschiedene Belastungswege. In der genannten Reihenfolge wird also die Eingrenzung der Verbraucherexposition zunehmend ungenauer; die Abschätzung eines möglichen Gesundheitsrisikos ist daher nur bei Kenntnis der Belastungen möglich.

Wie rasch gesetzgeberische Maßnahmen zur Regulierung von Chemikalien eingeführt oder angepaßt werden können, hängt wesentlich mit dem Entwicklungsstand der chemischen Analytik zusammen. Bei Arzneimitteln und landwirtschaftlich genutzten Chemikalien konnte der Gesetzgeber frühzeitig regulierend eingreifen, da die Belastung bekannt war oder bestimmt werden konnte. Daher wurden Zulassungsverfahren für diese Substanzklassen in vielen Ländern schon vor längerer Zeit eingeführt. Diese spezifizieren im Detail Aufbau, Durchführung und Berichterstattung der erforderlichen Sicherheitsuntersuchungen. Für Arzneimittel und Pflanzenschutzmittel sind schon seit Jahren umfangreiche toxikologische Untersuchungen erforderlich. Ein wichtiger Grund für die frühe gesetzliche Regulierung von Arznei- und Pflanzenschutzmitteln ist deren unmittelbare Anwendung am Menschen beziehungsweise die Aufnahme solcher Stoffe über die Nahrung. Als beschleunigende, teilweise auch auslösende Faktoren wirkten Vergiftungen, die nach Gebrauch von Arzneimittel auftraten. Beispiele sind die Todesfälle nach Einnahme des Antibiotikums Sulfanilamid, das als Lösung in Ethylenglykol verkauft wurde (diese Vergiftungen waren mithin ein Grund für die Einrichtung der Food and Drug Administration in den USA) oder unerwartete schwerwiegende embryonale Schäden durch die Anwendung bestimmter Arzneimittel während der Schwangerschaft (Thalidomid-Katastrophe in der Bundesrepublik).

Gesetzliche Bestimmungen zur Regulierung von Industriechemikalien und Prüfauflagen zur Bestimmung möglicher toxischer Wirkungen wurden jedoch erst in jüngster Zeit erlassen. Wichtigster beschleunigender Faktor für die Gesetzgebung auf diesem Gebiet waren wieder die Fortschritte in der instrumentellen Analytik. Erst die empfindliche moderne Analytik ermöglichte es, die sehr niedrigen, aber oft weit verbreiteten Belastungen von Verbrauchern abzuschätzen. Dadurch rückte dieser Problemkreis in das öffentliche Bewußtsein und zog damit zwangsläufig gesetzgeberische Aktivitäten nach sich.

11.4 Das Chemikaliengesetz

Grundlage der gesetzlichen Regulierung von Industriechemikalien in der Bundesrepublik Deutschland ist das 1980 in Kraft getretene Chemikaliengesetz. Vor Erlaß dieses Gesetzes unterlagen Industriechemikalien den verschiedensten Regulierungen; gesetzlich verankert waren lediglich abstrakte Forderungen nach dem Schutz der Gesundheit. Zur Gefahrenabwehr waren keinerlei toxikologische Untersuchungen vorgesehen. Alle durchgeführten Untersuchungen wurden auf freiwilliger Basis von Herstellern oder bestimmten Anwendern vorgenommen.

Zweck des Chemikaliengesetzes ist der vorsorgende Schutz des Menschen und der Umwelt vor den Schadwirkungen von Chemikalien. Dieses Ziel soll durch die Einführung einer Anmeldepflicht für neu auf den Markt gebrachte Stoffe, durch Regeln für den Verkauf und den Umgang mit chemischen Substanzen sowie durch Auflagen, Beschränkungen oder Verbote für besonders gefährliche Stoffe, Zubereitungen oder Stoffanwendungen erreicht werden. Das Gesetz regelt dementsprechend die Markteinführung neuer Stoffe (Anmeldung) und führt eine Einstufungspflicht nach Gefährlichkeitsmerkmalen sowie Regeln zur Verpackung und Kennzeichnung von Chemikalien ein. Weiterhin regelt das Chemikaliengesetz Schutzmaßnahmen für Beschäftigte, die mit chemischen Stoffen umgehen, und ist damit die Rechtsgrundlage der Gefahrstoffverordnung. Die Einführung einer Pflicht für Ärzte, behandlungsbedürftige Vergiftungen beim Bundesgesundheitsamt zu melden, dient zudem dem Zweck, weitere Vergiftungsmöglichkeiten zu erkennen und Therapiemöglichkeiten zu verbessern. Nach dem Vorsorgeprinzip kann die Produktion oder Anwendung von Stoffen, Zubereitungen und Erzeugnissen, die unter dem Gesichtspunkt des Umwelt- und Gesundheitsschutzes bedenklich sind, beschränkt oder verboten werden.

11.4.1 Das Chemikaliengesetz unterscheidet zwischen „neuen Stoffen“ und „alten Stoffen“

Als das Chemikaliengesetz erlassen wurde, befanden sich bereits zahlreiche Chemikalien über lange Zeit in technischer Anwendung. Stoffe, die schon vor Inkrafttreten des Chemikaliengesetzes auf dem Markt waren, werden „Altstoffe“ oder „alte Stoffe“ genannt. Für die meisten dieser „alten Stoffe“ lagen nur unvollständige Toxizitätsdaten vor, aber eine generelle Nachprüfung auf Toxizität nach heutigen Anforderungen war aus Zeit- und Kostengründen (Zeitbedarf pro Stoff: drei Jahre; Finanzbedarf: mehr als zwei Millionen Mark) nicht möglich. Andererseits verfügt man für einige „alte Stoffe“ über umfangreiche Erfahrungen beim Menschen, die während der Jahrzehnte ihrer Handhabung gesammelt wurden. Daher nahm man „alte Stoffe“ von der allgemeinen Prüfverpflichtung, die das Chemikaliengesetz für neue Stoffe vorsieht, aus. Der Gesetzgeber behielt sich jedoch vor, bei Verdacht auf eine Gefährdung entsprechende Untersuchungen nachzufordern. Die Zahl der „alten Stoffe“ wird von verschiedenen Behörden auf wenigstens 100 000 geschätzt.

Durch Aufarbeitung aller Kenntnisse zur Toxikologie dieser Stoffe und durch gezielte experimentelle Untersuchungen zur Toxikologie ausgewählter Verbindungen sollen zudem Wissenslücken schwerpunktmäßig geschlossen werden. Die Auswahl der Stoffe richtet sich dabei nach gefährlichen Eigenschaften und der Belastung der Bevölkerung. Die geplante Novelle des Chemikaliengesetzes (Entwurf Oktober 1993) beinhaltet ebenfalls eine Mitteilungspflicht zu gefährlichen Eigenschaften von Altstoffen. Der Hersteller muß danach jede Information, die zur Toxikologie eines Altstoffes anfällt, der Anmeldebehörde mitteilen.

11.4.2 Für Arznei- und Pflanzenschutzmittel gilt das Chemikaliengesetz nicht

Die Anmelde- und Prüfpflicht des Chemikaliengesetzes gilt nicht für Stoffe, Erzeugnisse und Zubereitungen, deren Anwendung oder Zulassung durch andere Gesetze geregelt wird (§ 2 Chemikaliengesetz). Die Anmeldeverpflichtung besteht beispielsweise nicht für Stoffe, die als Wirkstoff in zulassungspflichtigen Arzneimitteln verwendet werden oder einem Zulassungsverfahren nach dem Pflanzenschutzgesetz unterliegen und nur als Wirkstoff in Pflanzenschutzmitteln dienen sollen. Die Nutzung dieser Stoffe wird vom Arzneimittelgesetz beziehungsweise Pflanzenschutzgesetz geregelt. Eine Kennzeichnungspflicht nach Gefährlichkeitsmerkmalen besteht zwar für Pflanzenschutzmittel, nicht jedoch für Gefahrstoffe bei Verwendung als Arzneimittel, zum Beispiel für die meist kanzerogenen Stoffe, die zur Krebstherapie eingesetzt werden, den Cytostatika.

11.4.3 Neue Stoffe sind vor der Vermarktung einer toxikologischen Prüfung zu unterziehen

Für Substanzen, Zubereitungen und Erzeugnisse, die neu auf den Markt gebracht werden sollen, besteht nach dem Chemikaliengesetz eine klar definierte Prüfverpflichtung (§ 4 Chemikaliengesetz). Durch diese Verpflichtung sollen das toxikologische Wirkprofil einer Substanz und ihre mögliche Gefährlichkeit für die Umwelt vor der Vermarktung abgeklärt werden. Die Prüfnachweise sind mit den Anmeldeunterlagen einzureichen. Die Pflicht zur Anmeldung und damit zur Erarbeitung von Daten zu Toxikologie und Umweltgefährlichkeit gilt nur bei Vermarktung von Stoffen, nicht aber für Zwischenprodukte bei einer mehrstufigen Synthese, die auf dem Firmengelände erfolgt. Die Anmeldepflicht betrifft auch lediglich neue Stoffe. Ausnahmen von der Anmeldung sind vorgesehen bei Stoffen zu Forschungszwecken und für Analysenstandards sowie bei Produktion sehr kleiner Mengen (innerhalb der EU weniger als zehn, bei Vermarktung auch außerhalb der EU weniger als 100 Kilogramm pro Jahr). Hierbei gilt die Auflage, daß nur sachkundige Personen mit der Substanz umgehen dürfen. Ausgenommen von der Anmeldepflicht sind weiterhin Polymere.

Eine strikte Durchführung sämtlicher toxikologischen Prüfungen bei jeder neu vermarkteten Substanz könnte wegen der hohen Kosten die chemische Innovation zum Erliegen bringen. Als Kompromiß wurde daher zur Prüfung

Exkurs 11.1: Definitionen im Chemikaliengesetz

Das Chemikaliengesetz verwendet eine ganze Reihe von Begriffen, deren Definition für das Verständnis des Gesetzestextes wichtig ist (§ 3 und 3a).

Stoffe: Chemische Elemente oder chemische Verbindungen, wie sie natürlich vorkommen oder hergestellt werden, einschließlich der zur Wahrung der Stabilität notwendigen Hilfsstoffe und der durch das Herstellungsverfahren bedingten Verunreinigungen, mit Ausnahme von Lösungsmitteln, die von dem Stoff ohne Beeinträchtigung seiner Stabilität und ohne Änderung seiner Zusammensetzung abgetrennt werden können.

Alte Stoffe: Stoffe, die im Altstoffverzeichnis der Europäischen Gemeinschaften, EINECS (ABl. EG Nr. C 146 A vom 15. Juni 1990), in der jeweils jüngsten im Amtsblatt veröffentlichten Fassung bezeichnet sind.

Neue Stoffe: Stoffe, die nicht alte Stoffe im Sinne der Definition „alte Stoffe" sind.

Zubereitungen: Aus zwei oder mehreren Stoffen bestehende Gemenge, Gemische oder Lösungen.

Erzeugnisse: Stoffe oder Zubereitungen als solche oder in zusammengefügter Form, die bei der Herstellung eine spezifische Gestalt, Oberfläche oder Form erhalten haben, die deren Funktion mehr bestimmen als ihre chemische Zusammensetzung.

Einstufung: Eine Zuordnung zu einem Gefährlichkeitsmerkmal.

Hersteller: Eine natürliche oder juristische Person oder eine nicht rechtsfähige Personenvereinigung, die einen Stoff, eine Zubereitung oder ein Erzeugnis herstellt oder gewinnt.

Einführer: Eine natürliche oder juristische Person oder eine nicht rechtsfähige Personenvereinigung, die einen Stoff, eine Zubereitung oder ein Erzeugnis in den Geltungsbereich dieses Gesetzes verbringt; kein Einführer ist, wer lediglich einen Transitverkehr unter zollamtlicher Überwachung durchführt, soweit keine Be- oder Verarbeitung erfolgt.

Inverkehrbringen: Die Abgabe an Dritte oder Bereitstellung für Dritte; das Verbringen in den Geltungsbereich dieses Gesetzes gilt als Inverkehrbringen, soweit es sich nicht lediglich um einen Transitverkehr Definition für Einführer, zweiter Halbsatz, handelt.

Verwenden: Gebrauchen, Verbrauchen, Lagern, Aufbewahren, Be- und Verarbeiten, Abfüllen, Umfüllen, Mischen, Entfernen, Vernichten und innerbetriebliches Fördern.

Wissenschaftliche Forschung und Entwicklung: Durchführung wissenschaftlicher Versuche oder Analysen unter kontrollierten Bedingungen einschließlich der Bestimmung der Eigenschaften, der Leistung und der Wirksamkeit sowie wissenschaftlicher Untersuchungen im Hinblick auf die Produktentwicklung.

Verfahrensorientierte Forschung und Entwicklung: Die Weiterentwicklung eines Stoffes, bei der die Anwendungsgebiete des Stoffes auf Pilotanlagenebene oder im Rahmen von Produktionsversuchen erprobt werden.

von Stoffen zum Zweck der Anmeldung ein Stufenplan entwickelt. Das Ausmaß der nötigen Prüfungen richtet sich dabei nach dem erwarteten Volumen. Bei sehr geringen Mengen (weniger als eine Tonne pro Jahr) oder zeitlich beschränkter Anwendung kann eine eingeschränkte Anmeldung ohne experimentelle Untersuchungen erfolgen (§ 7a Chemikaliengesetz). Bei Nutzung von Stoffen, bei denen ein besonderes Gefährdungspotential bekannt oder zu erwarten ist, müssen jedoch alle relevanten Kenntnisse vorgelegt werden.

In der niedrigsten Vermarktungsstufe bis 100 Tonnen im Jahr ist (falls keine eingeschränkte Anmeldung möglich ist), eine sogenannte toxikologische Grundprüfung durchzuführen (§ 7 Chemikaliengesetz). Diese beinhaltet Untersuchungen, die das Gefährdungspotential bei einmaliger oder kurz andauernder Exposition abklären sollen (Tabelle 11.1). Wenn von einer Substanz mehr als 100 Tonnen pro Jahr oder insgesamt mehr als 500 Tonnen über einen beliebigen Zeitraum vermarktet werden, so sind erweiterte Kenntnisse zum toxikologischen Wirkungsbild erforderlich (Zusatzprüfung erste Stufe, § 9 Chemikaliengesetz). Die geforderten experimentellen Untersuchungen sollen Effekte sichtbar machen, die bei langfristiger Einwirkung eintreten. Ab 1000 Tonnen pro Jahr oder insgesamt 5000 Tonnen greift die Prüfstufe 2 (§ 9a Chemikaliengesetz). Hier wird eine komplette Charakterisierung des toxikologischen Wirkungsprofils der Substanz gefordert, einschließlich Prüfungen auf krebserzeugende Wirkungen im Langzeittierversuch (Tabelle 11.1).

11.4.4 Zur Anmeldung von Chemikalien müssen umfangreiche Daten vorliegen

Für die Anmeldung von Chemikalien ist die Bundesanstalt für Arbeitsschutz zuständig. Diese Anmeldestelle muß in einer Frist von 60 Tagen dem Anmeldenden mitteilen, ob die Anmeldung als ordnungsgemäß anerkannt wird. Innerhalb dieses Zeitraumes können Berichtigungen und Ergänzungen gefordert werden. Bei der Anmeldung eines neuen Stoffes müssen Identitätsmerkmale (einschließlich Art und Gewichtsanteilen von Hilfsstoffen und Verunreinigungen) und analytische Bestimmungsmethoden für den Stoff selbst sowie Methoden zur Bestimmung der Umweltbelastung eingereicht werden. Zusätzlich verpflichtet die Anmeldung dazu, alle Kenntnisse zu möglichen schädlichen Wirkungen bei der Verwendung sowie Hinweise zur Toxikokinetik anzugeben. Diese Hinweise müssen in der niedrigsten Vermarktungsstufe nicht auf experimentellen Prüfungen beruhen, sondern können auf der Grundlage der physikochemischen Eigenschaften und der Struktur des Stoffes sowie unter Berücksichtigung der bekannten Toxikokinetik strukturverwandter Stoffe abgeleitet werden. Die Anmeldeunterlagen müssen außerdem die vorgesehene Einstufung, Verpackung und Kennzeichnung des Stoffes sowie Empfehlungen über Vorsichtsmaßnahmen bei Verwendung und Methoden zur ordnungsgemäßen Entsorgung enthalten (§ 7 Chemikaliengesetz). Falls der anzumeldende Stoff

Tabelle 11.1: Bei der Anmeldung eines Stoffes erforderliche Prüfnachweise zu Toxikologie und Umweltgefährlichkeit

Grundprüfung (Produktionsmenge bis 100 t/Jahr)	zusätzliche Prüfungen bei Produktionsmengen von mehr als 100 t/Jahr)	zusätzliche Prüfungen bei Produktionsmengen von mehr als 1000 t/Jahr)
physikalisch-chemische Eigenschaften	bestimmte zusätzliche physikalisch-chemische Eigenschaften, falls erforderlich	
akute und subakute Toxizität	subchronische und chronische Toxizität, falls erforderlich	chronische Toxizität, Organtoxizität und Verhaltensstörung
Anhaltspunkte für krebserzeugende oder erbgutverändernde Eigenschaften (zwei Kurzzeittests auf Gentoxizität)	Anhaltspunkte für krebserzeugende oder erbgutverändernde Eigenschaften (zwei Kurzzeittests auf Gentoxizität)	krebserzeugende Eigenschaften (Langzeit-kanzerogenitätsversuch)
	toxikokinetische Grundeigenschaften	Toxikokinetik und Biotransformation
reizende, ätzende und sensibilisierende Eigenschaften	fortpflanzungs-gefährdende Eigenschaften	fortpflanzungs-gefährdende Eigenschaften, peri- und postnatale Wirkungen
Abbaubarkeit in der Umwelt	zusätzliche Untersuchungen zur biologischen und abiotischen Abbaubarkeit	Bioakkumulation, ausgiebige Untersuchungen zur biologischen und abiotischen Abbaubarkeit
Toxizität gegenüber Wasserorganismen (kurzzeitige Einwirkung)	Toxizität gegenüber Wasserorganismen (langfristige Einwirkung)	Toxizität gegenüber Fischen und Vögeln
Hemmung des Algenwachstums, Bakterieninhibition	Toxizität gegenüber Bodenorganismen und Pflanzen	Toxizität gegenüber anderen Organismen (zum Beispiel Regenwürmer)
Adsorption und Desorption an Bodenbestandteile	weitergehende Untersuchungen zu Adsorption und Desorption	Untersuchungen zu Kombinationseffekten bei der Umweltgefährlichkeit

Der Umfang der geforderten Untersuchungen ist in Schlottmann (1993) beschrieben.

als gefährlicher Stoff (siehe Abschnitt 11.5.1) einzustufen ist, muß das vorgesehene Sicherheitsdatenblatt beiliegen. Bei der Anmeldung sind Prüfnachweise vorzulegen, alle Prüfungen müssen nach vorgegebenen Methoden und GLP-Richtlinien (siehe Exkurs 6.2) durchgeführt worden sein.

Das Prüfkonzept stellt also eine Leiter dar, die nur den Zusammenhang zwischen Marktvolumen und möglichen Expositionshöhen berücksichtigt. Allein darauf beruhen die geforderten toxikologischen Prüfungen. Jede Untersuchung zu einer Chemikalie kann jedoch überraschende Ergebnisse erbringen und neue, zuvor nicht bekannte toxische Wirkungen aufzeigen. Dies kann eine Veränderung der Planung des Untersuchungsablaufs erfordern. Weitergehende Prüfungen können bei besonders toxischen oder umweltgefährdenden Verbindungen auch schon bei niedrigen Produktionsmengen erforderlich sein; andere Untersuchungen sind möglicherweise nicht nötig, da eine Exposition gegenüber dem Stoff aus verschiedenen Gründen mit Sicherheit auszuschließen ist. Für nicht erforderliche Untersuchungen durchgeführte Tierversuche widersprächen dem Gedanken des Tierschutzgesetzes und würden einen unnötigen Verbrauch von Tieren und Finanzmitteln bedeuten. Die Anmeldestelle hat nach dem Vorsorgeprinzip auch die Möglichkeit, bei Anhaltspunkten (begründeter Verdacht auf Gefährlichkeit des Stoffes) Prüfnachweise vor Erreichen der vorgesehenen Höchstmengen anzufordern beziehungsweise Auflagen für den Verkauf zu erlassen (§ 11 Chemikaliengesetz).

11.4.5 Außerhalb Deutschlands gelten bei der Regulierung von Industriechemikalien andere Maßstäbe

In den Vereinigten Staaten werden Industriechemikalien durch den Toxic Substances Control Act (TOSCA) kontrolliert. Im Gegensatz zur Europäischen Gemeinschaft (hier ist die Vermarktung und nicht die Herstellung anmeldepflichtig) müssen neue Stoffe in den USA vor Herstellung oder Import der Environmental Protection Agency als zuständiger Behörde gemeldet werden (*premanufacturing notification*). Hersteller oder Importeur sind verpflichtet in der Anmeldung alle ihnen bekannten toxikologischen oder umweltrelevanten Eigenschaften mitzuteilen. Die Art und Menge der vorgelegten Daten liegt im Ermessen des Herstellers oder Importeurs. Die Behörde hat jedoch das Recht zur Nachforderung bestimmter experimenteller Daten, falls sich im Zuge der Bearbeitung durch eine Expertengruppe Verdachtsmomente auf ein Risiko für Gesundheit oder Umwelt ergeben. Für Altstoffe erarbeitet ein Gremium Vorschläge zur experimentellen Abklärung offener Fragen; Industrie oder Importeur können zur Durchführung der entsprechenden Untersuchungen verpflichtet werden.

Auch in Japan sind toxikologische Untersuchungen Voraussetzung für die Zulassung neuer Stoffe. Im Mittelpunkt des Untersuchungsprogramms stehen hier Mutagenitätsstudien, für die detaillierte Methodenvorschriften erlassen wurden. Liefern diese Prüfungen Hinweise auf ein Gefährdungspotential, können die Behörden weitere Untersuchungen verlangen. Zur Abklärung toxischer Wirkungen von Altstoffen besteht ein von der japanischen Regierung finanziertes Untersuchungsprogramm, in dessen Rahmen Daten zur Toxikologie von Altstoffen erarbeitet werden.

11.5 Gefahrstoffverordnung und Chemikalienverbotsverordnung

Im Jahr 1993 wurde das bisherige System der chemikalienrechtlichen Verbote und Beschränkungen, die ihre Grundlage im Chemikaliengesetz haben, grundlegend geändert. Die Anforderungen des allgemeinen Gesundheitsschutzes sind jetzt in der neuen Chemikalienverbotsverordnung niedergelegt; diese enthält Verbote und Beschränkungen des Inverkehrbringens von Stoffen, Zubereitungen und Erzeugnissen. Die arbeitsschutzrechtlichen Verordnungen auf der Grundlage des Chemikaliengesetzes sind in der neuen Gefahrstoffverordnung beschrieben, die Verbote und Beschränkungen der Herstellung und Verwendung sowie das Kennzeichnungsrecht zusammenfaßt.

11.5.1 Gefährliche Stoffe müssen mit Gefahrensymbolen sowie R- und S-Sätzen gekennzeichnet werden

Die Einstufungs- und Kennzeichnungspflicht dient zur schnellen Information über die mögliche Gefährlichkeit von Chemikalien (Tabelle 11.2). Die Gefahrstoffverordnung gibt detaillierte Vorschriften für die Einstufung gefährlicher Stoffe, für die bei Umgang mit diesen Stoffen anzuwendenden Schutzmaßnahmen sowie für Maßnahmen zur Kennzeichnung, Verpackung und Lagerung von gefährlichen Stoffen. Diese sind in einem umfangreichen Regelwerk, „Technische Regeln für Gefahrstoffe“, niedergelegt. Gefahrstoffe sind neben gefährlichen Stoffen und Zubereitungen auch Erzeugnisse, die explosionsfähig sind (Ammoniumnitrat in Düngemitteln) und ungefährliche Stoffe, aus denen bei Herstellung oder Anwendung gefährliche Stoffe freigesetzt werden können. Außerdem gehören Stoffe wie Klinikabfälle und Mikroorganismen, die pathogene Keime enthalten, dazu.

Nach dem Chemikaliengesetz hat der Hersteller die Pflicht, die Eigenschaften eines Stoffes zu ermitteln und ihn nach den Ergebnissen der durchgeführten Prüfungen einzustufen. Die Einstufung von Stoffen erfolgt nach den in der Gefahrstoffverordnung festgelegten Regeln (§ 4, 4a Gefahrstoffverordnung). Im Labor neu synthetisierte Stoffe, zu denen keine Daten zur Toxikologie vorliegen, müssen mit dem Hinweis „Achtung, noch nicht vollständig geprüfter Stoff“ versehen werden. Durch die Gefahrstoffverordnung erhalten auch

Exkurs 11.2: Wichtige Begriffe der Gefahrstoff- und der Chemikalienverbotsverordnung

Das Chemikaliengesetz hat alle Gifte und gefährlichen Arbeitsstoffe (also auch explosionsgefährliche, brandfördernde, leichtentzündliche Stoffe und so weiter) unter dem Begriff *Gefährliche Stoffe* zusammengefaßt. Für den Handel mit sehr giftigen und giftigen Stoffen wie auch für die Ablegung der Sachkenntnisprüfung sind in erster Linie folgende gefährliche Stoffe von Bedeutung (siehe auch Tabelle 11.2):

- sehr giftige Stoffe,
- giftige Stoffe,
- mindergiftige Stoffe,
- ätzende Stoffe,
- reizende Stoffe,
- krebserzeugende Stoffe,
- umweltgefährliche Stoffe.

Diese Stoffe wurden je nach ihrer Gefährlichkeit nach objektiven Grundsätzen neu definiert, wobei sich die Einstufung der einzelnen giftigen Stoffe und Zubereitungen aus dem Grad ihrer Giftigkeit ergibt, der anhand von Tierversuchen ermittelt wird.

Grundlage für die richtige Einstufung der gefährlichen Stoffe ist die Gefahrstoffverordnung. Stoffe und Zubereitungen sind im Sinne des § 3a Abs.1 Chemikaliengesetz wie folgt einzustufen:

Sehr giftig: wenn sie in sehr geringer Menge bei Einatmen, Verschlucken oder Aufnahme über die Haut zum Tode führen oder akute oder chronische Gesundheitsschäden verursachen können.

Giftig: wenn sie in geringeren Mengen bei Einatmen, Verschlucken oder Aufnahme über die Haut zum Tode führen oder akute oder chronische Gesundheitsschäden verursachen können.

Mindergiftig: wenn sie bei Einatmen, Verschlucken oder Aufnahme über die Haut zum Tode führen oder akute oder chronische Gesundheitsschäden verursachen können.

Ätzend: wenn sie lebende Gewebe bei Kontakt zerstören können.

Reizend: wenn sie bei kurzzeitigem, länger andauerndem oder wiederholtem Kontakt mit Haut oder Schleimhaut eine Entzündung hervorrufen können.

Sensibilisierend: wenn sie bei Einatmen oder Hautkontakt Überempfindlichkeitsreaktionen auslösen können, die durch das Immunsystem vermittelt sind.

Krebserregend: wenn sie bei Einatmen, Verschlucken oder Aufnahme über die Haut Krebs erregen oder die Krebshäufigkeit erhöhen können;

Fruchtschädigend: wenn sie bei Einatmen, Verschlucken oder Aufnahme über die Haut nicht vererbbare Schäden der direkten Nachkommenschaft hervorrufen oder deren Häufigkeit erhöhen können.

Erbgutverändernd: Wenn sie bei Einatmen, Verschlucken oder Aufnahme über die Haut vererbbare Schäden zur Folge haben oder deren Häufigkeit erhöhen können.

Auf sonstige Weise chronisch schädigend: wenn sie bei wiederholter oder länger andauernder Exposition einen schweren Gesundheitsschaden verursachen können.

Eine genauere Definition der Gefährlichkeitsmerkmale steht im Leitfaden zur Einstufung und Kennzeichnung gefährlicher Stoffe und Zubereitungen. Die Definitionen von Grenzwerten nach der Gefahrstoffverordnung sind in Kapitel 1 angegeben.

Tabelle 11.2: Stoffeinstufung nach der Gefahrstoffverordnung

Gefahrstoffe	1. gefährliche Stoffe und Zubereitungen (§ 3a ChemG)	1. explosionsgefährliche Stoffe
		2. brandfördernde Stoffe
		3. hochentzündliche Stoffe
		4. leichtentzündliche Stoffe
		5. entzündliche Stoffe
		6. sehr giftige Stoffe
		7. giftige Stoffe
		8. mindergiftige Stoffe
		9. ätzende Stoffe
		10. reizende Stoffe
		11. sensibilisierende Stoffe
		12. krebserzeugende Stoffe
		13. fruchtschädigende Stoffe
		14. erbgutverändernde Stoffe
		15. sonstige Stoffe mit chronisch schädigenden Eigenschaften
		16. umweltgefährliche Stoffe
	2. Stoffe, Zubereitungen und Erzeugnisse, die explosionsfähig sind (zum Beispiel Ammoniumnitrat in Düngemitteln)	
	3. (ungefährliche) Stoffe, Zubereitungen und Erzeugnisse, aus denen bei der Herstellung oder Verwendung gefährliche oder explosionsfähige Stoffe oder Zubereitungen entstehen oder freigesetzt werden können	
	4. Stoffe, Zubereitungen und Erzeugnisse, die erfahrungsgemäß Krankheitserreger übertragen können	

Grenzwerte wie MAK-Werte (Definition siehe Kapitel 1) eine rechtliche Grundlage.

Durch Einführung von Gefahrensymbolen und Gefahrenbezeichnungen sowie sogenannten R- und S-Sätzen auf abgabefertigen Packungen soll versucht werden, dem nicht sachkundigen Verbraucher die von den jeweiligen Stoffen ausgehenden Gefahren bewußt zu machen. Dazu sind Gefahrenhinweise in standardisierter Form in die Gefahrstoffverordnung aufgenommen worden; Abbildung 11.1 zeigt die jeweils zu verwendenden Gefahrensymbole (§ 6 Gefahrstoffverordnung). Falls zur Charakterisierung der Gefährlichkeit eines Stoffes ein Gefahrensymbol nicht ausreicht, können auf einer Packung auch mehrere Symbole gleichzeitig abgebildet werden. Weitere Warnhinweise für den Umgang mit diesen Chemikalien lassen sich in Form der R-Sätze (Bezeichnung besonderer Gefahren) angeben:

Hinweise auf besondere Gefahren (R-Sätze)

R 1 In trockenem Zustand explosionsgefährlich
R 2 Durch Schlag, Reibung, Feuer oder andere Zündquellen explosionsgefährlich

R 3	Durch Schlag, Reibung, Feuer oder andere Zündquellen besonders explosionsgefährlich
R 4	Bildet hochempfindliche explosionsgefährliche Metallverbindungen
R 5	Beim Erwärmen explosionsfähig
R 6	Mit und ohne Luft explosionsfähig
R 7	Kann Brand verursachen
R 8	Feuergefahr bei Berührung mit brennbaren Stoffen
R 9	Explosionsgefahr bei Mischung mit brennbaren Stoffen
R 10	Entzündlich
R 11	Leichtentzündlich
R 12	Hochentzündlich
R 14	Reagiert heftig mit Wasser
R 15	Reagiert mit Wasser unter Bildung hochentzündlicher Gase
R 16	Explosionsgefährlich in Mischung mit brandfördernden Stoffen
R 17	Selbstentzündlich an der Luft
R 18	Bei Gebrauch Bildung explosionsfähiger, leichtentzündlicher Dampf-Luft-Gemische möglich
R 19	Kann explosionsfähige Peroxide bilden
R 20	Gesundheitsschädlich beim Einatmen
R 21	Gesundheitsschädlich bei Berührung mit der Haut
R 22	Gesundheitsschädlich beim Verschlucken
R 23	Giftig beim Einatmen
R 24	Giftig bei Berührung mit der Haut
R 25	Giftig beim Verschlucken
R 26	Sehr giftig beim Einatmen
R 27	Sehr giftig bei Berührung mit der Haut
R 28	Sehr giftig beim Verschlucken
R 29	Entwickelt bei Berührung mit Wasser giftige Gase
R 30	Kann bei Gebrauch leicht entzündlich werden
R 31	Entwickelt bei Berührung mit Säure giftige Gase
R 32	Entwickelt bei Berührung mit Säure sehr giftige Gase
R 33	Gefahr kumulativer Wirkungen
R 34	Verursacht Verätzungen
R 35	Verursacht schwere Verätzungen
R 36	Reizt die Augen
R 37	Reizt die Atmungsorgane
R 38	Reizt die Haut
R 39	Ernste Gefahr irreversiblen Schadens
R 40	Irreversibler Schaden möglich
R 41	Gefahr ernster Augenschäden
R 42	Sensibilisierung durch Einatmen möglich
R 43	Sensibilisierung durch Hautkontakt möglich
R 44	Explosionsgefahr bei Erhitzen unter Einschluß
R 45	Kann Krebs erzeugen
R 46	Kann vererbbare Schäden verursachen
R 48	Gefahr ernster Gesundheitsschäden bei längerer Exposition
R 49	Kann Krebs erzeugen beim Einatmen
R 50	Sehr giftig für Wasserorganismen
R 51	Giftig für Wasserorganismen
R 52	Schädlich für Wasserorganismen

R 53 Kann in Gewässern längerfristig schädliche Wirkungen haben
R 54 Giftig für Pflanzen
R 55 Giftig für Tiere
R 56 Giftig für Bodenorganismen
R 57 Giftig für Bienen
R 58 Kann längerfristig schädliche Wirkungen auf die Umwelt haben
R 59 Gefährlich für die Ozonschicht
R 60 Kann die Fortpflanzungsfähigkeit beeinträchtigen
R 61 Kann das Kind im Mutterleib schädigen
R 62 Kann möglicherweise die Fortpflanzungsfähigkeit beeinträchtigen
R 63 Kann das Kind im Mutterleib möglicherweise schädigen
R 64 Kann Säuglinge über die Muttermilch schädigen

Zusätzlich zu den Gefahrenhinweisen sind auf allen Erzeugnissen, die gefährliche Stoffe, Erzeugnisse oder Zubereitungen enthalten, Sicherheitsratschläge („S-Sätze") anzubringen:

Sicherheitsratschläge (S-Sätze)

S 1 Unter Verschluß aufbewahren
S 2 Darf nicht in die Hände von Kindern gelangen
S 3 Kühl aufbewahren
S 4 Von Wohnplätzen fernhalten
S 5 Unter ... aufbewahren (geeignete Flüssigkeit vom Hersteller anzugeben)
S 6 Unter ... aufbewahren (inertes Gas vom Hersteller anzugeben)
S 7 Behälter dicht geschlossen halten
S 8 Behälter trocken halten
S 9 Behälter an einem gut gelüfteten Ort aufbewahren
S 12 Behälter nicht gasdicht verschließen
S 13 Von Nahrungsmitteln, Getränken und Futtermitteln fernhalten
S 14 Von ... fernhalten (inkompatible Substanzen sind vom Hersteller anzugeben)
S 15 Vor Hitze schützen
S 16 Von Zündquellen fernhalten - Nicht rauchen
S 17 Von brennbaren Stoffen fernhalten
S 18 Behälter mit Vorsicht öffnen und handhaben
S 20 Bei der Arbeit nicht essen und trinken
S 21 Bei der Arbeit nicht rauchen
S 22 Staub nicht einatmen
S 23 Gas/Rauch/Dampf/Aerosol nicht einatmen (geeignete Bezeichnung(en) vom Hersteller anzugeben)
S 24 Berührung mit der Haut vermeiden
S 25 Berührung mit den Augen vermeiden
S 26 Bei Berührung mit den Augen sofort gründlich mit Wasser abspülen und Arzt konsultieren
S 27 Beschmutzte, getränkte Kleidung sofort ausziehen
S 28 Bei Berührung mit der Haut sofort abwaschen mit viel ... (vom Hersteller anzugeben)
S 29 Nicht in die Kanalisation gelangen lassen
S 30 Niemals Wasser hinzugießen

S 33 Maßnahmen gegen elektrostatische Aufladungen treffen
S 35 Abfälle und Behälter müssen in gesicherter Weise beseitigt werden
S 36 Bei der Arbeit geeignete Schutzkleidung tragen
S 37 Geeignete Schutzhandschuhe tragen
S 38 Bei unzureichender Belüftung Atemschutzgerät anlegen
S 39 Schutzbrille/Gesichtsschutz tragen
S 40 Fußboden und verunreinigte Gegenstände mit ... reinigen (Material vom Hersteller anzugeben)
S 41 Explosions- und Brandgase nicht einatmen
S 42 Bei Räuchern/Versprühen geeignetes Atemschutzgerät anlegen u. (geeignete Bezeichnung(en) vom Hersteller anzugeben)
S 43 Zum Löschen ... (vom Hersteller anzugeben) verwenden (wenn Wasser die Gefahr erhöht, anfügen: „Kein Wasser verwenden")
S 45 Bei Unfall oder Unwohlsein sofort Arzt hinzuziehen (wenn möglich dieses Etikett vorzeigen)
S 46 Bei Verschlucken sofort ärztlichen Rat einholen und Verpackung oder Etikett vorzeigen
S 47 Nicht bei Temperaturen über ... °C aufbewahren (vom Hersteller anzugeben)
S 48 Feucht halten mit ... (geeignetes Mittel vom Hersteller anzugeben)
S 49 Nur im Originalbehälter aufbewahren
S 50 Nicht mischen mit ... (vom Hersteller anzugeben)
S 51 Nur in gut gelüfteten Bereichen verwenden
S 52 Nicht großflächig für Wohn- und Aufenthaltsräume zu verwenden
S 53 Exposition vermeiden – vor Gebrauch besondere Anweisungen einholen
S 56 Diesen Stoff und seinen Behälter der Problemabfallentsorgung zuführen
S 57 Zur Vermeidung einer Kontamination der Umwelt geeigneten Behälter verwenden
S 59 Information zur Wiederverwendung/Wiederverwertung beim Hersteller/Lieferanten erfragen
S 60 Dieser Stoff und sein Behälter sind als gefährlicher Abfall zu entsorgen
S 61 Freisetzung in die Umwelt vermeiden. Besondere Anweisungen einholen/Sicher heitsdatenblatt zu Rate ziehen
S 62 Bei Verschlucken kein Erbrechen herbeiführen. Sofort ärztlichen Rat einholen und Verpackung oder dieses Etikett vorzeigen

Zusätzlich existieren noch Kombinationen verschiedener R-Sätze, verschiedener S-Sätze und von R- und S-Sätzen.

11.5.2 Gefährliche Stoffe müssen nach der Schwere der potentiellen Schadwirkungen eingestuft werden

Alle Gefahrstoffe sowie gefährlichen Erzeugnisse und Zubereitungen müssen nach ihrer Gefährlichkeit eingestuft und gekennzeichnet werden. Eine Liste von Stoffen, die vom Gesetzgeber hinsichtlich ihrer Gefährlichkeit bereits eingestuft worden sind, wird laufend aktualisiert und im Bundesanzeiger veröffentlicht. Sie enthält gegenwärtig über 15 000 gefährliche Stoffe und erfaßt damit die meisten giftigen Stoffe. Falls ein Hersteller einen bereits eingestuf-

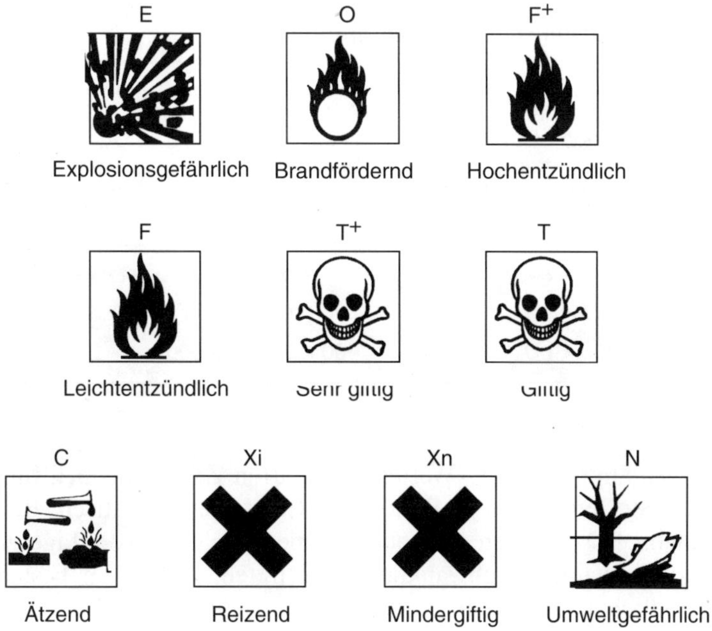

11.1 Gefahrensymbole nach der Gefahrstoffverordnung. Diese Symbole müssen – abhängig von der Einstufung – auf der Verpackung für Chemikalien angegeben werden.

ten Stoff aus dieser Liste in Verkehr bringen will, muß er sein Erzeugnis nur mit den dort vorgeschriebenen Angaben versehen. Noch nicht eingestufte Stoffe muß der Hersteller oder Importeur anhand der Definitionen des Leitfadens im Anhang 1 der Gefahrstoffverordnung selbst einstufen. Dies ist natürlich nur dann möglich, wenn der Hersteller die wichtigsten Eigenschaften seines Produktes kennt. Eine entscheidende Rolle für die Einstufung giftiger Stoffe spielt das toxikologische Wirkungsprofil. Einige der maßgeblichen Kriterien sind kompliziert, und nur eine genaue Kenntnis der möglichen Interpretationen experimenteller Daten läßt eine Einstufung zu. Vielfach ist dafür der Sachverstand eines Toxikologen unerläßlich.

Im Prinzip sollten in die Einstufung Ergebnisse aus Tierversuchen einfließen, welche die Gefährdung des Menschen widerspiegeln; in der Praxis wird meist nur die Ratte als Versuchstier verwendet. Wichtigste Grundlage für die Einstufung sind die akut toxischen Wirkungen eines Stoffes; als Meßgröße dient der LD_{50}-Wert (siehe Kapitel 6). Für die Einstufung mit dem Gefahrensymbol T und der Gefahrenbezeichnung „Giftig" werden die LD_{50}- beziehungsweise LC_{50}-Werte bei Aufnahme über verschiedene Wege (oral, vier Stunden durch Inhalation und durch Hautkontakt) herangezogen: Stoffe, deren LD_{50}-Wert unter 25 mg/kg liegt, sind als sehr giftig einzustufen, solche mit einem LD_{50}-Wert zwischen 25 und 200 mg/kg als giftig und jene mit einem LD_{50}-Wert zwischen 200 und 2 000 mg/kg als mindergiftig (Tabelle 11.3).

Tabelle 11.3: Einstufung sehr giftiger und giftiger Stoffe und Zubereitungen nach dem Leitfaden der Gefahrstoffverordnung

Gefahren-bezeichnung	LD_{50} Aufnahme über den Magen-Darm-Trakt bei Ratten (mg/kg Körpergewicht)	LD_{50} Aufnahme über die Haut bei Ratten oder Kaninchen (mg/kg Körpergewicht)	LC_{50} Aufnahme über die Atemwege bei Ratten (mg/Liter Luft in vier Stunden)
sehr giftig	< 25	< 50	< 0,5
giftig	$25 < LD_{50} < 200$	$50 < LD_{50} < 400$	$0{,}5 < LC_{50} < 2$
mindergiftig	$200 < LD_{50} < 2\,000$	$400 < LD_{50} < 2\,000$	$2 < LC_{50} < 20$

Die Verwendung von LD_{50}-Werten und starren Zahlenangaben für die Einstufung von Stoffen ist aus toxikologischer Sicht problematisch. Bei der Bestimmung von LD_{50}-Werten im Labor können abhängig von Tageszeit, Tierstamm und Tierhaltung Schwankungen auftreten. Außerdem bestehen zwischen der tödlichen Dosis beim Versuchstier und der für den Menschen schädlichen oder tödlichen Dosis oft keine eindeutigen Beziehungen. Die Todesursache ist bei verschiedenen Stoffen meist unterschiedlich; Behandlungsmöglichkeiten akuter Vergiftungen und potentielle Folgeschäden bei Überleben der akuten Vergiftungsphase gehen nicht in die Einstufung ein. Auch die Steilheit der Dosis-Wirkungs-Kurve (siehe Kapitel 1) wird nicht berücksichtigt. Noch schwerwiegender ist die Vernachlässigung möglicher chronischer Schadwirkungen. Hierfür wird nur der Warnhinweis R 39 („ernste Gefahr irreversiblen Schadens") beziehungsweise R 48 Gefahr („ernste Gesundheitsschäden bei längerer Exposition") angegeben. Diese Hinweise machen weder über die Beeinträchtigung der Lebensqualität durch die jeweils ausgelösten Erkrankungen noch über Heilbarkeit beziehungsweise Reversibilität der Krankheitssymptome Aussagen. Dieses Problem läßt sich an einem Beispiel veranschaulichen. Bis-(α-Chlormethyl)-Ether wurde in den fünfziger Jahren technisch begrenzt auf eine kleine Produktionsanlage eingestetzt. Diese Verbindung zeigt eine nur geringe akute Toxizität, und bei Einstufung nach den Richtlinien der Gefahrstoffverordnung würde sie als „mindergiftig" gelten. Es handelt sich jedoch um ein sehr stark wirksames Kanzerogen, das Lungenkrebs erzeugt; trotz der nur begrenzten Verwendung ist ein bedeutender Anteil der am Arbeitsplatz belasteten Personen an Lungenkrebs erkrankt und verstorben.

Stoffe, die spezifische chronische Gesundheitsschäden erzeugen können, müssen neben diesen Gefährlichkeitsmerkmalen mit weiteren R-Sätzen versehen werden. Diese Kennzeichnungspflicht gilt für Verbindungen, die krebserzeugend, mutagen, fortpflanzungsgefährdend und fruchtschädigend sind. Hier existieren zur Einstufung drei Kategorien. Eine Einstufung in die erste Kategorie, in die Stoffe mit der höchsten Gefährlichkeit aufgenommen werden, fußt

Exkurs 11.3: Aufbau des Sicherheitsdatenblattes

Zusätzlich zu der Kennzeichnung auf der Verpackung muß der Hersteller des Stoffes dem Abnehmer ein Sicherheitsdatenblatt (für alle Stoffe) übermitteln, das Informationen über den Stoff und mögliche Gefahren, Maßnahmen zur ersten Hilfe bei Vergiftung und Unfällen sowie Angaben zur Ökologie, Toxikologie und Entsorgung enthält (§14 Gefahrstoffverordnung). Folgende Angaben sind erforderlich:

1. Stoff/Zubereitungs- und Firmenbezeichnung
2. Zusammensetzung/Angaben zu Bestandteilen
3. Mögliche Gefahren
4. Erste-Hilfe-Maßnahmen
5. Maßnahmen zur Brandbekämpfung
6. Maßnahmen bei unbeabsichtigter Freisetzung
7. Handhabung und Lagerung
8. Expositionsbegrenzung und persönliche Schutzausrüstungen
9. Physikalische und chemische Eigenschaften
10. Stabilität und Reaktivität
11. Angaben zur Toxikologie
12. Angaben zur Ökologie
13. Hinweise zur Entsorgung
14. Angaben zum Transport
15. Vorschriften
16. Sonstige Angaben

Das Datenblatt muß in deutscher Sprache abgefaßt sein; auch hier existiert ein Leitfaden zur Erstellung.

praktisch immer auf Erfahrungen am Menschen. Meist sind die entsprechenden Schadwirkungen durch epidemiologische Untersuchungen nachgewiesen. Die Kategorien 2 und 3 gelten für Stoffe, die unter bestimmten Bedingungen im Tierversuch oder in biochemischen Untersuchungen Effekte auslösen, welche in Zusammenhang mit den biologischen Endpunkten Krebs, Mutagenität und Fruchtschädigung beziehungsweise Beeinträchtigung der Fortpflanzungsfähigkeit stehen. Hier gibt der Leitfaden zur Einstufung zwar viele Details an, diese sind jedoch ohne ausreichende Kenntnisse der Toxikologie nur schwer umzusetzen. Zur Durchführung der Einstufung stehen zudem nur für wenige Stoffe die nötigen Daten zur Verfügung. Stoffe, für die noch keine Kanzerogenitätsstudien, aber durch Ergebnisse von Kurzzeittests Hinweise auf ein krebserzeugendes Potential für den Menschen vorliegen, werden in Kategorie 3 eingestuft.

Für „umweltgefährliche" Stoffe gelten im Hinblick auf die Gewässergefährdung bestimmte Vorschriften zur Kennzeichnung, die auf Toxizitätsuntersuchungen an Fischen und Algen beruhen (Tabelle 11.4). Für Stoffe, die absichtlich in größeren Mengen in die Umwelt gelangen (Pflanzenschutzmittel) sind ausgiebige Untersuchungen zu ihrer Umweltverträglichkeit in gesonderten Gesetzen gefordert (siehe Abschnitt 11.8).

Tabelle 11.4: Einstufung „umweltgefährlicher“ Stoffe nach dem Chemikaliengesetz

Gefahrenbezeichnung	akute Toxizität (96 h) LC_{50} (Fisch)
sehr giftig für Wasserorganismen	1 ≤ mg/l
giftig für Wasserorganismen	1 mg/l < LC_{50} ≤ 10 mg/l
schädlich für Wasserorganismen	10 mg/l < LC_{50} ≤ 100 mg/l

11.5.3 Die Gefahrstoffverordnung bestimmt Schutzvorschriften beim Umgang mit Gefahrstoffen

Als weiteres Mittel zum Schutz vor Gefahrstoffen am Arbeitsplatz hat der Gesetzgeber Vorschriften für den Umgang mit solchen Stoffen, Herstellungs- und Verwendungsbeschränkungen für bestimmte Chemikalien (§ 15 Gefahrstoffverordnung) sowie Beschäftigungsbeschränkungen für besonders gefährdete Personengruppen (§ 15b und 15c Gefahrstoffverordnung) erlassen.

Die Vorschriften zum allgemeinen Umgang mit Gefahrstoffen sollen sicherstellen, daß Personen nur in Kenntnis der Gefährlichkeit mit Gefahrstoffen arbeiten. Hierfür sollen folgende Regelungen sorgen: Der Arbeitgeber ist verpflichtet, die Gefährlichkeit aller Stoffe, Zubereitungen und Erzeugnisse in seinem Betrieb zu ermitteln und ein Verzeichnis aller Gefahrstoffe zu führen (§ 16–18 Gefahrstoffverordnung); bei Einsatz besonders gefährlicher Stoffe ist zu prüfen, ob diese nicht durch weniger gefährliche ersetzt werden können (Substitutionspflicht). Beim Umgang mit gefährlichen Stoffen besteht die Pflicht zur Messung ihrer Konzentrationen am Arbeitsplatz. Für alle Arbeitsbereiche sind stoffbezogene Betriebsanweisungen zu erstellen, in denen auf die jeweiligen Gefahren für Mensch und Umwelt hingewiesen wird und erforderliche Schutzmaßnahmen und Verhaltensregeln festgelegt werden (§ 20 Gefahrstoffverordnung). Diese Betriebsanweisungen müssen auch Informationen zur sachgerechten Entsorgung gefährlicher Abfälle enthalten. Für das chemische Labor ist dies eine nach bestimmten Regeln zu erstellende Laborordnung. Auch hierfür existiert ein Leitfaden.

Bei der Lagerung von Gefahrstoffen ist eine Gefährdung von Gesundheit und Umwelt auszuschließen; giftige und sehr giftige Stoffe sind so aufzubewahren, daß nur fachkundige Personen Zugang haben. Durch die Pflicht zu Vorsorgeuntersuchungen soll eine kontinuierliche arbeitsmedizinische Überwachung beim Umgang mit besonders gefährlichen Stoffen und Zubereitungen eingeführt werden; Ziel ist die frühzeitige Erkennung von Erkrankungen, die auf die Einwirkung dieser Stoffe zurückzuführen sind. Für bestimmte Gefahrstoffe und Tätigkeiten gelten besondere Vorschriften (Anhang V, Gefahrstoffverordnung).

Jugendlichen und werdenden oder stillenden Müttern ist der Umgang mit besonders gefährlichen Stoffen verboten (§ 15b Gefahrstoffverordnung). Beim Umgang mit krebserzeugenden Gefahrstoffen, der der zuständigen Behörde angezeigt werden muß, sind zusätzliche Vorsorgemaßnahmen und verschärfte Auflagen zu beachten. Arbeitnehmer sind über die Belastung mit krebserzeugenden Gefahrstoffen zu unterrichten; der Arbeitgeber ist zur Reduktion der Belastung beziehungsweise zum Ersatz von krebserzeugenden Stoffen in Verfahren verpflichtet. Zum vorbeugenden Gesundheitsschutz am Arbeitsplatz bestehen für bestimmte Gefahrstoffe Herstellungs- und Verwendungsverbote (Anhang IV, Gefahrstoffverordnung).

11.5.4 Die Chemikalienverbotsverordnung verbietet die Produktion besonders gefährlicher Stoffe und regelt die Abgabe von gefährlichen Stoffen

Mit den in der Chemikalienverbotsverordnung niedergelegten Verboten für die Herstellung bestimmter Stoffe und den Auflagen für das Inverkehrbringen von Stoffen, Erzeugnissen und Zubereitungen sollen der Umwelt- und der allgemeine Gesundheitsschutz verbessert werden.

Nach § 1 der Chemikalienverbotsverordnung ist das Inverkehrbringen von besonders gesundheitsschädlichen oder umweltgefährdenen Stoffen, außer für besondere Zwecke und für bestimmte Abnehmer, verboten. Zu diesen Stoffen gehören unter anderem Asbest, Formaldehyd, Dioxine, bestimmte Metallverbindungen oder elementare Metalle und Teeröle.

In der Chemikalienverbotsverordnung ist auch der Verkauf von Gefahrstoffen mit den Gefahrensymbolen T (giftig) oder T^+ (sehr giftig) geregelt. Berechtigt zur Abgabe sind nur Personen mit Sachkenntnis. Zum Erlangen der Sachkenntnis ist die Ablegung einer „Sachkenntnisprüfung" nötig. Diese umfaßt Fragen zu den Eigenschaften von Gefahrstoffen, zur Gefahrstoffverordnung, zum Kennzeichnungsrecht für Chemikalien und zur Toxikologie (§ 5 Chemikalienverbotsverordnung). Ausgenommen von der Prüfungspflicht sind Apotheker, Pharmazieingenieure und Drogisten sowie staatlich geprüfte Schädlingsbekämpfer. Ein Hochschulstudium in einer naturwissenschaftlichen Fachrichtung (Chemie, Biologie) alleine berechtigt nicht zum Inverkehrbringen von Gefahrstoffen; erst die Teilnahme an entsprechenden Lehrveranstaltungen in Toxikologie und Rechtskunde sowie eine erfolgreich abgelegte hochschulinterne Prüfung werden als Nachweis der Sachkenntnis anerkannt. Gefahrstoffe, die als giftig, sehr giftig, ätzend, hochentzündlich oder brandfördernd eingestuft sind oder mit dem R-Satz „Irreversibler Schaden möglich" (R 40) bezeichnet sind, dürfen zusätzlich nur unter bestimmten Auflagen abgegeben werden (§ 3 Chemikalienverbotsverordnung).

11.6 Arzneimittelgesetz

In der Bundesrepublik müssen Arzneimittel vom Bundesgesundheitsamt (BGA) zugelassen werden, bevor sie in Verkehr gebracht werden dürfen. Das mit dem Arzneimittelgesetz (AMG) vom 1. 1. 1978 eingeführte Zulassungsverfahren hat das Ziel, durch vorsorgliche Maßnahmen den Verbraucher beim Umgang mit Arzneimitteln zu schützen. Der Arzneimittelhersteller muß in dem Zulassungsantrag den zuständigen Kommissionen des BGA darlegen, daß das Arzneimittel die Zulassungskriterien Qualität, Wirksamkeit und Unbedenklichkeit erfüllt.

Der Begriff *Qualität* ist im AMG als die Beschaffenheit eines Arzneimittels definiert, die nach Identität, Gehalt, Reinheit, sonstigen chemischen, physikalischen und biologischen Eigenschaften oder durch das Herstellungsverfahren bestimmt wird. Dabei ist es wichtig, daß dieser Qualitätszustand reproduzierbar ist und innerhalb der auf dem fertigen Arzneimittel angegebenen Zeitdauer stabil bleibt. In einer Tablette muß beispielsweise ein eindeutig bezeichneter Wirkstoff in der angegebenen Menge enthalten sein. Nicht nur der Wirkstoff, sondern auch die Hilfsstoffe, die der Tablette Form, Aussehen und mechanische Festigkeit verleihen, müssen charakterisiert und ihre Reinheit festgelegt werden. Die Zusammensetzung und die Form der Tablette, in der der Wirkstoff vorliegt, müssen geeignet sein, den Wirkstoff in einer therapiegerechten Art und Weise im Körper freizusetzen. Schließlich muß auch die Verpackung als Teil des Fertigarzneimittels bestimmte Kriterien erfüllen.

Der Begriff *Wirksamkeit* erfaßt alle im Hinblick auf das vorgesehene Behandlungsziel (Anwendungsgebiet) erwünschten Wirkungen. Arzneimittel können therapeutisch wirksam bei kranken Menschen (Besserung eines Zustandes) oder präventiv wirksam bei gesunden Menschen (Verhinderung einer Krankheit oder einer Komplikation) sein. Alle nicht für das vorgesehene Anwendungsgebiet erstrebten Wirkungen des Stoffes sind unerwünschte Arzneimittelwirkungen (UAW). Eine Blutdrucksenkung ist beispielsweise bei einem Arzneimittel, das bei Bluthochdruck eingesetzt werden soll, eine erwünschte Wirkung, kann aber bei einem als Beruhigungsmittel vorgesehenen Stoff eine unerwünschte Arzneimittelwirkung sein.

Die geforderte *Unbedenklichkeit* bedeutet nicht, daß das Arzneimittel frei von unerwünschten Wirkungen sein muß, damit es zugelassen werden kann. Dies ist in der Praxis bei keinem Wirkstoff der Fall. Es genügt, wenn das Ausmaß und die Wahrscheinlichkeit des Auftretens von unerwünschten Wirkungen, angesichts des erwarteten Nutzens durch die Wirksamkeit bei der gegebenen Indikation, als vertretbar angesehen werden können.

Wirksamkeit und Unbedenklichkeit eines neuen Arzneimittels lassen sich nicht unabhängig voneinander beurteilen: Je ausgeprägter die Wirksamkeit und je gravierender die zu behandelnde Krankheit sind, desto schwerere Nebenwirkungen werden toleriert. Für ein Arzneimittel mit dem vorgesehenen Indikationsgebiet „metastasierende inoperable Tumoren“ werden andere Kriterien für die Unbedenklichkeit maßgeblich als für ein Arzneimittel, das bei Schlafstörungen eingesetzt werden soll. In diesem Zusammenhang ist es auch wichtig, ob für das beanspruchte Indikationsgebiet alternative Behandlungsmöglichkeiten durch ebenfalls wirksame und dabei risikoärmere Arzneimittel existieren.

Die Zulassung ist mit den vom Bundesgesundheitsamt erarbeiteten Antragsformularen zu beantragen. Die Prüfanforderungen und die Beschreibung einzelner Untersuchungen sind in den Arzneimittel-Prüfrichtlinien enthalten, welche im Bundesanzeiger 1989 bekanntgemacht worden sind. Der Zulassungsantrag besteht aus drei Abschnitten/Gutachten, welche die Untersuchungen zur Stoffqualität, zur Toxikologie sowie zur experimentellen und klinischen Pharmakologie enthalten.

11.6.1 Das Arzneimittelgesetz verlangt für alle Stoffe vor der Zulassung toxikologische Untersuchungen im Tier und eine klinische Prüfung am Menschen

Das toxikologische Gutachten muß Untersuchungen zu folgenden wesentlichen Bereichen enthalten (eine Auswahl von gängigen Untersuchungsverfahren und Methoden findet sich in Kapitel 6):
- Toxizität bei einmaliger Verabreichung,
- Toxizität bei wiederholter Verabreichung,
- Reproduktionstoxizität,
- mutagenes Potential,
- krebserzeugende Wirkung,
- Pharmakokinetik,
- lokale Verträglichkeit,
- allgemeine Pharmakodynamik.

Die allgemeine Pharmakodynamik (Sicherheitspharmakologie) beschäftigt sich mit den pharmakologischen (nicht unbedingt den toxischen oder schädlichen) Wirkungen eines Stoffes, die zusätzlich zu den für das vorgesehene Indikationsgebiet erwünschten Wirkungen existieren; wichtig sind dabei Wirkungen auf Herz und Kreislauf, Atmung, Niere, Zentralnervensystem, Blutbildung, Leber und Muskulatur.

Die Prüfung von neuen Arzneimitteln am Menschen beginnt erst, nachdem die pharmakologischen Wirkungen und die Toxizität *in vitro* und im Tierversuch umfassend untersucht worden sind. Die entsprechenden Unterlagen müssen vor der Erstanwendung am Menschen beim BGA hinterlegt und die geplanten klinischen Prüfungen bei der zuständigen Landesbehörde angezeigt werden. Die rechtlichen Voraussetzungen für die Durchführung sind im AMG festgelegt. Die klinische Prüfung erfolgt in vier Phasen, die nacheinander durchgeführt werden. Die ersten drei Phasen der klinischen Prüfung (Tabelle

11.5) müssen vor der Zulassung abgeschlossen sein. Die Phase IV dient der Anwendungsüberwachung nach der Zulassung, wenn das Arzneimittel von jedem Arzt zur Behandlung verordnet werden kann. In der klinischen Prüfung vor der Zulassung können nur wenige tausend Patienten über einen relativ kurzen Zeitraum (mehrere Monate bis wenige Jahre) mit dem Medikament behandelt werden. Seltene unerwünschte Arzneimittelwirkungen bleiben dabei möglicherweise verborgen; sie fallen erst auf, wenn das Medikament nach der Zulassung in der Routinebehandlung eingesetzt wird.

Tabelle 11.5: Die drei Phasen der klinischen Arzneimittelprüfung, die vor der Zulassung des Arzneimittels durch das BGA abgeschlossen sein müssen

Phase	Untersuchungskollektiv, Anzahl	Ziele
I	gesunde Probanden, 10–50	Bestimmung der Pharmakokinetik, der pharmakologischen Wirkungen und der Verträglichkeit am Menschen; Dosisfindung für die Anwendung am Patienten
II	Patienten in Kliniken, 30–300	Nachweis der therapeutischen Wirksamkeit im vorgesehenen Indikationsgebiet und der Unbedenklichkeit; Pharmakokinetik und Dosisfindung am Patienten
III	stationäre oder ambulante Patienten, einige hundert bis mehrere tausend	Feststellung von Wirksamkeit und unerwünschten Arzneimittelwirkungen; Vergleich mit existierender Standardtherapie

Die Zulassung von neuen Arzneimitteln ist nicht unbefristet, sondern auf fünf Jahre beschränkt. Eine Verlängerung muß spätestens drei Monate vor Ablauf dieser Fünfjahresfrist beim BGA beantragt werden. Zweck dieser befristeten Zulassung ist die regelmäßige Überprüfung der Arzneimittelsicherheit und die dynamische Beurteilung von Arzneimitteln nach dem aktuellen wissenschaftlichen Kenntnisstand. Die Zulassung kann zurückgenommen (Rücknahme) werden, wenn sie rechtswidrig erfolgte oder wenn falsche Angaben im Zulassungsverfahren gemacht wurden. Das BGA kann auch eine rechtmäßig erteilte Zulassung aufheben (Widerruf) oder ein sofortiges Ruhen der Zulassung anordnen, wenn nachträglich eingetretene Gründe wie zum Beispiel bisher unaufgedeckte lebensgefährliche unerwünschte Arzneimittelwirkungen dies veranlassen.

11.7 Gesetzliche Regelungen für Pflanzenschutzmittel

Die zielgerichtete Entwicklung und der Einsatz neuer Pflanzenschutzmittel (Pestizide) waren eine wichtige Voraussetzung für die enorme Steigerung der Nahrungsmittelproduktion. Pflanzenschutzmittel sind biologisch aktive Stoffe, die neben den erwünschten Wirkungen auf Schadorganismen allerdings bei ihrer Anwendung oder als deren Folge auch unerwünschte Wirkungen auf Menschen, Tiere und Umwelt ausüben können. Ihre Anwendung kann auch zur Belastung weiter Bevölkerungskreise durch mögliche Rückstände in Nahrungsmitteln führen, da ein vollständiger Abbau des Wirkstoffes oft nicht stattfindet. Die Toxikologie der wichtigsten Gruppen von Pflanzenschutzmitteln ist in Kapitel 8 dargestellt.

Durch die Ausweitung des Einsatzes von Pflanzenschutzmitteln wurden neue gesetzliche Grundlagen für deren Anwendung erforderlich. Die Zulassung und die Anwendung von Pestiziden werden in Deutschland durch das Schädlingsbekämpfungsmittelgesetz geregelt, das 1966 verabschiedet und 1990 nach neueren Erkenntnissen maßgeblich novelliert wurde. In diesem Gesetz wird durch die Verpflichtung zur „Prüfung und Zulassung von Pflanzenschutzmitteln“ erstmals ein verbindliches Zulassungsverfahren eingeführt. Der Hersteller muß für die zur Zulassung angemeldeten Schädlingsbekämpfungsmittel sowohl die Wirksamkeit als auch die Umweltverträglichkeit und Unbedenklichkeit für den Menschen (bei sachgerechter Anwendung) nachweisen. Dabei ist die Vorlage toxikologischer Prüfergebnisse zwingend vorgesehen. Die Zulassung darf nur dann erteilt werden, wenn sie »den Erfordernissen des Schutzes von Gesundheit von Mensch und Tier ... nicht entgegensteht«. Die Zulassung erfolgt zunächst immer begrenzt für zehn Jahre, um die Erfassung und Berücksichtigung der möglichen langfristigen Folgen der Stoffe im praktischen Einsatz zu sichern.

Sinnvolle Prüfungsanforderungen in den Zulassungsverfahren sollten einerseits eine zuverlässige Beurteilung der Auswirkungen neuer Pflanzenschutzmittel auf die Umwelt erlauben; andererseits darf ein Übermaß an Anforderungen nicht die Weiterentwicklung zum Erliegen bringen. Der letzte Punkt gewinnt zunehmend an Bedeutung, weil aufgrund neuer wissenschaftlicher Erkenntnisse viele der früher häufig angewendeten Pestizide – zum Beispiel Organochlorinsektizide, Phenoxacarbonsäureherbizide und Chlorphenolfungizide – aus dem Handel gezogen wurden; dies hat in den letzten Jahren den Bedarf an neuen wirksamen und sicheren Verbindungen gesteigert.

Das Bundesgesundheitsamt ist durch das Pflanzenschutzgesetz mit der gesundheitlichen Prüfung von Pflanzenschutzmitteln beauftragt. Die gesundheitliche Prüfung erfolgt im Rahmen des Zulassungsverfahrens anhand der vom Antragsteller in Eigenverantwortung durchgeführten Untersuchungen. Diese Untersuchungen müssen nach GLP-Regeln (siehe Exkurs 6.2) durchgeführt und alle geforderten Prüfnachweise als vollständige Versuchsberichte eingereicht werden. Art und Umfang der Untersuchungen sind in den „Richtlinien für die Prüfung von Pflanzenschutzmitteln im Zulassungsverfahren" der Bundesanstalt für Land- und Forstwirtschaft erläutert. Die geforderten Prüfungen lassen sich in vier Stufen einteilen:

- Standard-Laborprüfungen (meistens Untersuchung der akuten Toxizität),
- erweiterte Laborprüfungen (vorwiegend längerfristig)
- Halbfreiland- und Feldstudien,
- Überwachung von Gesundheitsschäden im Praxiseinsatz (nach der Zulassung).

Tierexperimentelle Prüfungen auf akute Toxizität dienen als Grundlage für die Bewertung der Gefährdung des Anwenders bei kurzzeitiger Exposition. Angaben über Auswirkungen auf den Menschen, die meist aus Erfahrungen bei der Produktion der Stoffe stammen, sollen die im Tierversuch gewonnenen Erkenntnisse ergänzen. Da Beobachtungen am Menschen bei neuen Wirkstoffen meist nur in sehr begrenztem Umfang vorliegen, müssen der Zulassungsbehörde alle gesundheitsrelevanten Kenntnisse zur Verträglichkeit des Stoffes übergeben werden.

Die Ergebnisse tierexperimenteller Prüfungen zur subchronischen und chronischen Toxizität sollen weiteren Aufschluß über das toxikologische Wirkungsprofil eines Stoffes, mögliche Zielorgane und kumulative Effekte geben. In solchen Untersuchungen geht es auch darum, die Zeitabhängigkeit toxischer Wirkungen und deren Reversibilität festzustellen. Parallel dazu durchgeführte Untersuchungen zum Stoffwechsel der Wirkstoffe geben Auskunft zu Aufnahme, Verteilung, Metabolisierung und Ausscheidung. Als Bewertungsgrundlage für krebserzeugende Eigenschaften dienen Kanzerogenitätsstudien an Nagern und Ergebnisse aus Kurzzeittests auf erbgutverändernde Eigenschaften. Zusätzliche Prüfungen an landwirtschaftlichen Nutztieren sowie an Vögeln sind für Pflanzenschutzmittel in den Forderungskatalog aufgenommen worden.

Liegen Hinweise auf besondere toxische Wirkungen vor, können weiterführende Untersuchungen erforderlich werden. Neben den Untersuchungen zur Toxizität in Versuchstieren sind intensive Studien zur Umweltverträglichkeit von Pflanzenschutzmitteln vorgesehen. Zur Abschätzung der Umweltverträglichkeit wird die Wirkung realistischer Umweltkonzentrationen eines Pflanzenschutzmittels (Exposition) auf repräsentative Organismen untersucht. Prüforganismen sind Algen, Wasserflöhe, Fische, Bienen, Vögel und Säugetiere. In Deutschland und einigen anderen Staaten wird auch der Einfluß auf den Stoffwechsel der Bodenmikroorganismen geprüft, da der Umsatz und die Mineralisierung (Abbau zu Kohlendioxid, Wasser und so weiter) der organischen Materie durch Mikroorganismen von entscheidender Bedeutung für die Fruchtbarkeit des Bodens ist.

Zur Kontrolle der Verbraucherexposition gegenüber Rückständen von Pflanzenschutzmitteln in Nahrungsmitteln sind maximal erlaubte Konzentrationen in Form von Grenzwerten festgelegt. Diese Grenzwerte sind „justitiable Größen", also Konzentrationen, die überwacht werden müssen und nicht überschritten werden dürfen. Die Grenzwerte beruhen auf den nach dem Pflanzenschutzgesetz geforderten Studien zur subchronischen oder chronischen Toxizität, die den NOEL (*no observed effect level*, siehe Kapitel 1) liefern. Auf Grundlage dieser Werte und unter Berücksichtigung eines Sicherheitsfaktors können dann ADI-Werte (*acceptable daily intake*, siehe Kapitel 1) festgelegt werden (zur ausgiebigen Diskussion des Verfahrens sei auf Kapitel 10 verwiesen). Man geht dabei von einem durchschnittlichen täglichen Obst- und Gemüseverbrauch von 400 Gramm pro Person bei einem Körpergewicht von 60 Kilogramm aus; erst in neuerer Zeit berücksichtigt man besondere Risikogruppen (zum Beispiel Kinder oder Schwangere) und Ernährungsgewohnheiten. Zunehmend werden auch für Abbauprodukte der Wirkstoffe in der Pflanze Grenzwerte festgesetzt.

ADI-Werte für Pflanzenschutzmittel werden auf internationaler Ebene von der Weltgesundheitsorganisation (World Health Organisation, WHO) festgesetzt. Die WHO gibt allerdings nicht für alle eingesetzten Stoffe solche Werte vor; daher werden in der Bundesrepublik Deutschland für Herbizide und viele neue Wirkstoffe im Rahmen des Zulassungsverfahrens eigene Werte festgelegt – zur Unterscheidung vom ADI-Wert als DTA-Werte (duldbare tägliche Aufnahme) bezeichnet; zuständig dafür ist die Arbeitsgruppe Toxikologie der Kommission für Pflanzenschutz-, Pflanzenbehandlungs- und Vorratsschutzmittel der Deutschen Forschungsgemeinschaft (DFG). Häufig müssen auch für bereits von der WHO bewertete Wirkstoffe DTA-Werte festgesetzt werden, besonders dann, wenn neue Erkenntnisse zur Toxikologie dieser Verbindungen vorliegen.

11.8 Rechtliche Regelungen zum Einsatz von Lebensmittelzusatzstoffen und Kosmetika

Daß Lebensmitteln zugesetzte Chemikalien unter Umständen die Gesundheit gefährden können, ist schon seit dem Mittelalter bekannt; bereits im 15. Jahrhundert wurde die Verwendung von gesundheitsschädlichen Zusätzen verboten – mit zum Teil drakonischen Strafen bei Verstößen. In der Neuzeit hat man im 19. Jahrhundert erstmals Verbote für die Verwendung gesundheitsschädlicher Farbstoffe und anderer Zusatzstoffe (Metalle) ausgesprochen.

Für das derzeit gültige Lebensmittelrecht, das eingeführt wurde, als chemische Zusätze zu Lebensmitteln bereits in großer Zahl verwendet wurden, ist eine Liste allgemein zugelassener Zusatzstoffe erstellt worden; diese Stoffe werden als nicht gesundheitsschädlich angesehen und dürfen eingesetzt werden. Aus Sicht der Toxikologie problematisch ist dabei, daß viele der in dieser Positivliste enthaltenen Stoffe nicht mit den modernen Prüfmethoden auf toxische Wirkungen untersucht wurden. Die Aussage zur Sicherheit beruht nur auf nicht nachgewiesenen Schadwirkungen bei langjähriger Anwendung. Aus den Anmerkungen in Kapitel 10.1 ist ersichtlich, daß bestimmte Schadwirkungen so unerkannt bleiben können. Dazu zählen zum Beispiel Krankheiten, die eine hohe Inzidenz in der Bevölkerung aufweisen oder für deren Ursache auch andere Risikofaktoren verantwortlich sein können. Aufgrund neuer toxikologischer Erkenntnisse können zwar Stoffe, die in der Liste der allgemein zugelassenen Lebensmittelzusatzstoffe enthalten sind, in ihrer Anwendung beschränkt oder ganz verboten werden, die Durchsetzung solcher Maßnahmen ist jedoch ein sehr langwieriger und bürokratischer Prozeß.

Neue Lebensmittelzusatzstoffe müssen ein Zulassungsverfahren durchlaufen, das eine Nutzen-Risiko-Abwägung einschließt. Allgemein ist bei der Verwendung solcher Zusätze immer zuerst die Frage zu stellen, ob der dadurch gewonnene Vorteil das potentielle Risiko rechtfertigt. Letzteres muß durch ausgedehnte Untersuchungen zur akuten und chronischen Toxizität der Substanz abgeschätzt werden. Wichtig ist auch die zu erwartende Exposition; sie läßt sich aus der Stoffmenge ermitteln, die vom Menschen bei Verzehr entsprechend behandelter Nahrungsmittel maximal aufgenommenen wird. Nach Abschluß der toxikologischen Untersuchungen und Einschätzung der Belastung werden durch ein gemeinsames Expertengremium der Weltgesundheitsorganisation und der Welternährungsorganisation ADI-Werte festgelegt.

Für Lebensmittelbedarfsgegenstände wie Verpackungsmaterialien gibt eine Kommission des Bundesgesundheitsamtes Empfehlungen heraus. Als Grundlage dafür dienen toxikologische Studien (Fütterungsversuch von mindestens dreimonatiger Dauer) sowie Untersuchungen zur Abgabe von Schadstoffen in die Lebensmittel. Diese Empfehlungen sind jedoch keine Rechtsnormen. Bei Abweichungen von den Empfehlungen tragen Hersteller und Anwender weiterhin die volle Verantwortung für Schadwirkungen.

Bei kosmetischen Mitteln gilt der Leitgedanke, daß diese bei normaler Anwendung die Gesundheit nicht schädigen dürfen. Die Kosmetikverordnung verbietet den Gebrauch bestimmter Verbindungen in Kosmetika und gibt Empfehlungen zur Prüfung der gesundheitlichen Unbedenklichkeit von kosmetischen Mitteln; diese Empfehlungen geben den Rahmen der toxikologischen Prüfung vor. Wichtigste Punkte im Prüfkatalog sind wegen der besonderen Art der Applikation Untersuchungen zur Reizwirkung auf Haut und Schleimhäute in Versuchstieren.

Weiterführende Literatur

Anhänge I bis IV zur Verordnung zum Schutz vor gefährlichen Stoffen (Gefahrstoffverordnung -GefStoffV). In: *Anlageband zum Bundesgesetzblatt Teil I* Nr. 57 (1993) S. 1–94.

Hörath, H. *Giftige Stoffe – Gefahrstoffverordnung*. 3. Aufl. Stuttgart (Wiss. Verl.-Ges.) 1991.

Schlottmann, U. (Hrsg.) *Prüfmethoden für Chemikalien*. Bonn (S. Hirzel) 1993.

Tiesler, H. *Gefahrstoffe 1993*. Wiesbaden (Universum) 1993.

Verordnung zur Novellierung der Gefahrstoffverordnung, zur Aufhebung der Gefährlichkeitsmerkmaleverordnung und zur Änderung der Ersten Verordnung zum Sprengstoffgesetz Teil 1. In: *Bundesgesetzblatt* Nr. 57 (1993) S. 1781–1812.

Verordnung über die Neuordnung und Ergänzung der Verbote und Beschränkungen des Herstellens, Inverkehrbringens und Verwendens gefährlicher Stoffe, Zubereitungen und Erzeugnisse nach 17 des Chemikaliengesetzes. In: *Bundesgesetzblatt Teil I* Nr. 54 (1993) S. 1720–1733.

Wettig, K.; Baumann, H.; Kayser, D. *Toxikologische Prüfung von neuen Stoffen nach dem Chemikaliengesetz*. In: *Bundesgesundheitsbl*. 4 (1993) S. 140–142.

Glossar

Adaptation Durch biochemische oder morphologische Veränderungen bedingte Anpassung einer Zelle oder eines Organismus an die veränderten Bedingungen.

Allele Zustandsformen eines Gens, die zu unterschiedlicher Ausprägung des betreffenden Merkmals führen können.

Ah-Rezeptor Rezeptor, der planare, polyzyklische Aromaten bindet (Ah = *aryl hydrocarbon*).

aktiver Transport Energieverbrauchender, durch Proteine vermittelter Durchtritt eines Stoffes durch eine biologische Membran.

akut Sofort nach Verabreichung (in der Toxikologie innerhalb von 24 Stunden).

Alveolen Lungenbläschen.

Amidasen Enzyme, die Amide spalten.

Antiport Gegenläufiger Transport an einer Membran, zum Beispiel von Natrium- und Kaliumionen.

AP-Läsionen Durch Entfernung einer Purin- oder Pyrimidinbase entstandene Fehlstellen in der DNA.

Atmungskette In den Mitochondrien lokalisiertes Multi-Enzym-System, das hintereinandergeschaltete Redox-Systeme katalysiert; diese oxidieren Wasserstoff zu Wasser. Die in den den verschiedenen Stufen freiwerdende Energie wird als ATP gespeichert.

ATP Adenosintriphosphat; der wichtigste Träger freier Energie in biologischen Systemen.

Bioaktivierung Enzymatische Umwandlung eines Fremdstoffes in eine reaktivere Verbindung.

Biomonitoring In der Toxikologie: Bestimmung eines Fremdstoffes oder seiner Metaboliten im Körper oder in Ausscheidungsprodukten.

Biotransformation Enzymatische Umwandlung von Fremdstoffen im Organismus (Bioaktivierung oder Entgiftung).

Calciumhomöostase Verteilung und Aufrechterhaltung der Calciumkonzentrationen in der Zelle oder in Organen.

Cholinesterase Enzym, das den Neurotransmitter Acetylcholin spaltet.

Chromatin Spezifisch färbbare Substanz im Zellkern, die aus dem Erbgut (DNA) sowie in veränderlichen Anteilen aus RNA und Proteinen besteht; verdichtet sich (kondensiert) in den Zellteilungsphasen zu den Chromosomen.

Chromosomen Durch Kondensation aus dem Chromatin des Zellkerns entstehende Gebilde, welche die Erbanlagen enthalten; ihre Anzahl pro Zellkern ist artspezifisch.

chronisch Nach langer Zeit oder langfristiger Verabreichung.

Citratzyklus Zentraler, den Kohlenhydraten, Fetten und Proteinen gemeinsamer, oxidativer Abbauweg; liefert Energie und ist eng mit der Atmungskette verbunden.

Coenzym-A In jeder Zelle vorhandenes Coenzym, das sich aus Adenosindiphosphat, Pantothensäure und Cysteamin zusammensetzt; in der aktivierten Form enthält es eine Acetylgruppe in Form eines Thioesters (Acetyl-CoA); ist an der Bildung energiereicher Verbindungen im Stoffwechsel beteiligt.

Cortex Rinde.

Cotransport Durch ein Transportsystem vermittelter gemeinsamer Transport von zwei Ionen oder Molekülen.

Cytochrom-P-450 Eine Hämgruppe enthaltendes Protein des Fremdstoffwechsels; katalysiert oxidative, reduktive und hydrolytische Reaktionen.

Cytoplasma Alle zellulären Elemente mit Ausnahme der Plasmamembran und des Zellkerns.

Cytosol Die löslichen Elemente des Cytoplasma (das heißt Cytoplasma ohne Zellorganellen und Cytoskelett).

Cytoskelett Netzwerk von Proteinfilamenten, das der Zelle ihre Gestalt gibt und ihre Bewegungen beeinflußt (zelluläres Gerüst).

Darmflora Natürlicherweise im Darm vorhandene Bakterien.

Depolarisation Abnahme der Konzentration ladungstragender Ionen an einer Seite der Zellmembran; führt zur Umpolarisierung (Positivierung) des Membranruhepotentials und zur Ausbildung eines Aktionspotentials.

DNA-Polymerase Enzym, das bei der Neubildung eines DNA-Stranges die Anlagerung der Nucleotide katalysiert.

DNA-Replikation Verdoppelung der DNA.

DNA-Transkription Umschreiben der Erbinformation in die Transportform mRNA.

Dosis-Wirkungs-Beziehung Abhängigkeit der Wirkungsstärke von der gegebenen Stoffmenge.

Endocytose Transport von größeren festen Partikeln und Lösungströpfchen in die Zelle durch Einschluß in bläschenförmige Membranabschnürungen.

endogen Im Körper selbst entstehend.

endoplasmatisches Retikulum System feiner Membranen, die von der Kernhülle ausgehend das Cytoplasma durchziehen.

Enzyminduktion Nach Fremdstoffgabe vergrößerte Produktion von Enzymen, was zu einer erhöhten Konzentration an fremdstoffmetabolisierenden Enzymen führt.

Epidemiologie Disziplin, die Verteilung von Krankheiten und Todesursachen in Bevölkerungsgruppen untersucht.

epigenetische Mechanismen Krebsentstehung über Mechanismen, die keine Wechselwirkung mit DNA beinhalten.

Erythrocyten Rote Blutkörperchen.

Esterasen Esterspaltende Enzyme.

Exocytose Transport von größeren festen Partikeln und Lösungströpfchen in den Extrazellulärraum durch Einschluß in bläschenförmige Membranabschnürungen.

exogen Von außen.

Exposition Kontakt mit einem Fremdstoff.

FAD Flavin-Adenin-Dinucleotid; Coenzym verschiedener Oxidasen.

forensische Toxikologie Toxikologische Untersuchungen zur Festellung einer Vergiftungsursache.

Fungizide Substanzen für die Vernichtung schädlicher Pilze.

Funktionalisierung Einfügung funktioneller Gruppen in Moleküle.

Genamplifikation Vermehrung der Kopienzahl eines Gens.

Gen DNA-Abschnitt, der eine Polypeptidkette codiert.

Genexpression Umsetzung genetischer Information in Proteine.

gentoxisch Oberbegriff, der alle möglichen DNA-Schädigungen umfaßt.

Glomerulus Nierenkörperchen; von einer Kapsel umgebenes Kapillarknäuel, Ort der Abgabe des Primärharns.

Glucuronsäure An einem Kohlenstoffatom oxidierte Glucose.

Glutathion Tripeptid, das eine wichtige Rolle bei der Entgiftung spielt.

Glykolyse Abbau der Glucose.

Golgi-Apparat Subzelluläre Struktur (Organelle), die dem Sekrettransport und der Lysosomenproduktion dient.

Herbizid Substanz für die Vernichtung von Unkräutern.

Histone Am Aufbau der Nucleosomen beteiligte DNA-bindende Proteine.

Initiation Erstes Stadium der Krebsentstehung; DNA-Schädigung durch einen krebserzeugenden Stoff.

Intermediärfilamente Bestandteil des Cytoskeletts; langgestreckte Polypeptide wie Vimentin, Keratin und Desmin.

Intermediärstoffwechsel Alle Veränderungen, welche Nahrungsbestandteile von ihrer Resorption bis zur Ausscheidung als Stoffwechselendprodukte oder bis zum Einbau in körpereigene Strukturen erfahren.

intraperitoneal Unter das Bauchfell.

Inzidenz Häufigkeit einer Erkrankung in bestimmten Bevölkerungsgruppen.

Kanzerogen Krebserzeugender Stoff.

Konjugation Kopplung eines Fremdstoffes mit einem körpereigenen Molekül.

LC_{50} Letale Konzentration; Konzentration eines Stoffes in der Atemluft, die zum Tode von 50 Prozent der exponierten Versuchstiere führt (abhängig von Dauer der Exposition).

LD_{50} Letale Dosis, Menge eines Stoffes, die zum Tode von 50 Prozent der exponierten Versuchstiere führt.

Leberzirrhose Knotiger Umbau der Leber mit Narbenbildung und Zellveränderungen.

Lipasen Fettspaltende Enzyme.

LOEL *Lowest observed effect level*, niedrigste Dosis mit beobachteter toxischer Wirkung.

Lysosomen Abgegrenzte Bläschen im Cytoplasma, die reich an abbauenden Enzymen (zum Beispiel Katalase) sind.

maligne Transformation Krebsartige Umwandlung einer in Kultur genommenen Zelle.

Metastasierung Tumorabsiedlung, Bildung von Tochtergeschwülsten.

Met-Hämoglobinämie Oxidation des Eisenatoms im Hämoglobin von der zweiwertigen in die dreiwertige Form, dadurch wird der Sauerstofftransport unmöglich.

Mikrofilamente Bestandteile des Cytoskeletts, Aktinfilamente.

Mikrosomen Bei der Zellfraktionierung aus dem endoplasmatischen Retikulum entstehende Membranfragmente.

Mikrotubuli Röhrenförmige Zellstrukturen aus gleichförmigen Proteinuntereinheiten (Tubuli).

Mikrovilli Fingerförmige Ausstülpungen einer Zelle, die einen dichten „Rasen“ (Bürstensaum) bilden.

Mitochondrien Zellorganellen im Cytoplasma, in denen unter anderem die Atmungskette abläuft; die „Kraftwerke“ der Zelle.

Mitose Zellteilung unter Erhalt des vollen Chromosomensatzes (zum Beispiel bei somatischen Zellen).

Monooxygenasen Enzyme, die ein Sauerstoffatom aus molekularem Sauerstoff auf andere Stoffe übertragen.

mRNA *Messenger*-RNA, Boten-Ribonucleinsäure; überträgt die Information eines DNA-Abschnitts (Gens) an den Ort der Protheinsynthese.

Mutation Dauerhafte Änderung der Erbinformation, die an alle Tochterzellen weitergegeben wird.

Na^+-K^+-ATPase Enzym, das an der Zellmembran unter Verbrauch von ATP Natrium gegen Kalium austauscht.

NADH Nikotinamid-Dinucleotid in der reduzierten Form.

NADPH Nikotinamid-Dinucleotidphosphat in der reduzierten Form.

NEL *No-effect-level*, Dosis ohne toxische Wirkung.

Nephron Funktionelle Einheit der Niere bestehend aus Glomerulus und Tubulusapparat.

Neurotransmitter Botenstoff im Nervensystem.

Nierenmark Die innere Nierenschicht. (Die äußere Nierenschicht nennt man Nierenrinde.)

Nierentubulus Abschnitt des Nephrons mit intensivem Stoffaustausch.

NOEL *No observed effect level*, Dosis ohne nachweisbare toxische Wirkungen.

Noxe Agens mit schädigendem Einfluß, beispielsweise eine Chemikalie oder Strahlung.

Nucleus Zellkern.

nucleare Matrix Proteingerüst des Zellkerns, das hauptsächlich aus einem peripheren Porenkomplex und einem zentralen fibrogranulären Netzwerk besteht.

Nucleasen Enzyme, welche DNA oder RNA abbauen.

Onkogen Gen, dessen Genprodukt Zellproliferation und -differenzierung beeinflußt; wenn in einem solchen Gen Veränderungen (Mutationen) auftreten, kann dies zur krebsartigen Umwandlung normaler Zellen führen.

organotrope Toxizität Organspezifizität; Schadwirkung eines Stoffes auf ein ganz bestimmtes Organ.

oxidative Phosphorylierung Bildung energiereicher Phosphate in der Atmungskette.

oxidativer Streß Toxische Wirkungen durch Sauerstoffradikale.

Peritoneum Bauchfell.

Peroxidasen Peroxidspaltende Enzyme.

Peroxisomen Zellorganellen, die Enzyme zur Wasserstoffperoxidbildung und -spaltung enthalten.

Persistenz Langlebigkeit eines Stoffes in der Umwelt oder im Organismus.

Pestizide Stoffe, die gegen Schadorganismen eingesetzt werden.

Pfortader Gefäß, das Blut aus den Venen des Magens und des Darms der Leber zuführt.

Phagocytose Freßtätigkeit bestimmter Zellen (Phagocyten); dient unter anderem der Abwehr des Organismus gegen Bakterien.

Pharmakologie Lehre von der Wirkungen von Arzneimitteln.

Phase-I-Reaktionen Funktionalisierungsreaktionen – Oxidationen, Reduktionen, Hydrolysen –, durch die körpereigene und Fremdstoffe funktionelle Gruppen für die Phase-II-Reaktionen erhalten.

Phase-II-Reaktionen Kopplungsreaktionen an Acetyl-, Sulfat-, Glucuronyl- oder andere Gruppen, die gewöhnlich die Polarität und damit die Ausscheidungsfähigkeit von körpereigenen und Fremdstoffen erhöhen.

Pinocytose Vesikulärer Transport von gelösten Substanzen in die Zelle.

Plasma Alle nichtzellulären Blutbestandteile.

Plasmaeiweißbindung (Reversible) Bindung eines Stoffes an Proteine im Blut.

Primärharn Nach Filtration des Blutes im Glomerulus der Niere gebildete Flüssigkeit.

Progression Drittes Stadium der Krebsentstehung, das hauptsächlich durch die Zunahme des zerstörerischen Potentials und der Metastasierungsfähigkeit des Tumorgewebes charakterisiert ist.

Promotion Zweites Stadium der Krebsentstehung, in dem Zellen, die eine Initiation erfahren haben, bevorzugt vermehrt werden.

Prostaglandine Gruppe von Botenstoffen und Entzündungsmediatoren.

Prostaglandinsynthase Enzym, das die Umwandlung von Arachidonsäure in ein bestimmtes Prostaglandin katalysiert.

Proteinkinasen Enzyme, die Proteine phosphorylieren.

Resorption Aufnahme eines Fremdstoffes durch eine Membran in den Blutkreislauf.

Revertante Wiederentstandener ursprünglicher Wildtypstamm infolge einer Rückveränderung einer Mutation.

Rezeptor Protein, das spezifisch bestimmte Substanzen bindet, wodurch Folgereaktionen in der Zelle ausgelöst werden.

Ribosomen Teils frei im Cytoplasma bewegliche, teils an das endoplasmatische Retikulum gebundene Zellorganellen; Orte der Proteinsynthese.

Risiko In der Toxikologie das Produkt aus Gefährlichkeit (mögliche toxische Wirkungen) und Exposition.

Rodentizid Substanz zur Tötung von Nagetieren.

rRNA Ribosomale RNA.

second messenger Kleine Moleküle oder Ionen, die als intrazelluläre Boten in der Signaltransduktionskette agieren.

Sexualhormone Androgene, Östrogene und Gestagene.

Signaltransduktion Informationsübertragung mittels Botenstoffe.

subakut Zwischen 24 Stunden und zwei Wochen nach Stoffgabe auftretende Wirkung.

subchronisch Zwischen zwei Wochen und drei Monaten nach Stoffgabe auftretende Wirkung.

Synapse Ort der Erregungsübertragung zwischen zwei Nervenzellmembranen.

systemische Wirkungen Wirkungen eines Stoffes, die die Funktion des gesamten Organismus beeinträchtigen.

TD_{50} Dosis, die nach langfristiger Verabreichung in 50 Prozent der Versuchstiere einen Tumor erzeugt.

Thrombocyten Blutplättchen sorgen für die Blutgerinnung.

Toxikodynamik Wechselwirkung eines Stoffes mit körpereigenen Strukturen, die zu toxischen Wirkungen führt.

Toxikokinetik Geschwindigkeit der Aufnahme, Verteilung, Metabolisierung und Ausscheidung eines Schadstoffes.

Toxikologie Lehre von den schädlichen Wirkungen von Chemikalien.

Transkription Synthese eines mRNA-Stranges, der komplementär zur DNA eines bestimmten Abschnitts ist.

Translation Übersetzung der mRNA-Sequenz in eine Aminosäuresequenz (Proteinsynthese).

tRNA Transfer-RNA; bewirkt den Transport von Aminosäuren zu den Ribosomen, wo die Proteinsynthese stattfindet.

Tumorsuppressorgene Gene, welche die Zellproliferation unter Kontrolle halten und dadurch die Tumorentstehung unterdrücken.

ubiquitär Überall vorhanden.

Zelldifferenzierung (Irreversible) Entwicklung von spezialisierten Strukturen und Funktionen in einer Zelle.

Index

B

C

E

F

G

Q

R

T